最新 公衆衛生学
〔第6版〕

摂南大学薬学部教授　上野　　仁
名城大学名誉教授　小嶋　仲夫　編集
摂南大学名誉教授　中室　克彦

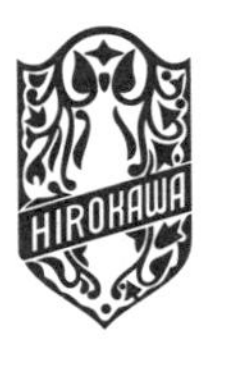

東京　廣川書店　発行

執筆者一覧（五十音順）

植田　康次	名城大学薬学部助教
上野　　仁	摂南大学薬学部教授
緒方　文彦	近畿大学薬学部講師
岡本誉士典	名城大学薬学部助教
奥野　智史	摂南大学薬学部准教授
川﨑　直人	近畿大学薬学部教授
小嶋　仲夫	名城大学名誉教授
櫻井　映子	いわき明星大学薬学部教授
佐藤　雅彦	愛知学院大学薬学部教授
丹保　好子	北海道薬科大学教授
戸田　晶久	第一薬科大学教授
中室　克彦	摂南大学名誉教授
増田　園子	元北海道医療大学薬学部教授

最新公衆衛生学〔第6版〕

編　者　上野　仁（うえの　ひとし） 小嶋　仲夫（こじま　なかお） 中室　克彦（なかむろ　かつひこ）	平成 2 年 4 月 25 日　初 版 発 行© 平成 12 年 3 月 20 日　第 2 版発行 平成 16 年 2 月 25 日　第 3 版発行 平成 19 年 3 月 26 日　第 4 版発行 平成 22 年 8 月 20 日　第 5 版発行 平成 27 年 1 月 30 日　第 6 版発行 **平成 30 年 3 月 1 日　第 6 版 3 刷発行**

発 行 所　株式会社　**廣川書店**

〒 113-0033　東京都文京区本郷 3 丁目 27 番 14 号

電話　03(3815)3651　FAX　03(3815)3650

第6版発行に際して

「最新公衆衛生学」は，平成7年に第1版を刊行してから版を重ね，このたび第6版を発行することになりました．今回の第6版改訂は，新しい時代の社会的ニーズに応えることのできる薬剤師や薬学研究者の育成を目指すことを目的とした薬学教育モデル・コアカリキュラム（平成25年12月改訂）の大幅改訂に合わせて行いました．

薬剤師は医療の一翼を担い，国民の生命を守る担い手として医療法のなかに位置づけられ，薬剤師職能を活用し多くの社会的役割を果たしており，国民の信頼をますます獲得しつつあります．一方，薬学教育においては，時代に即応した新しい医療技術，あるいは医薬品の創製・適用における先端技術の進歩に伴い信頼される薬剤師，優れた薬学研究者を養成することが薬学教育の現場に強く求められています．

今回の改訂は，超高齢社会における多様な社会のニーズに応えることのできる薬剤師および薬学研究者の育成を目指した6年制薬学教育において必要な公衆衛生学に注力し執筆しました．すなわち，本書の章構成である健康と疾病，疫学，感染症とその予防，保健統計と母子保健，生活習慣病とその予防，職業病とその予防，栄養・食品と健康，化学物質の生体への影響，人と生態系，薬剤師の社会的貢献を「平成25年度改訂版 薬学教育モデル・コアカリキュラム」にある「薬学と社会」および「衛生薬学」の2つの分野における到達目標に対応させて改訂するとともに，学習者の立場に立ちいずれの章にも「薬学教育モデル・コアカリキュラム」の到達目標を記載しました．そのため本書は，薬学教育6年制に相応しい公衆衛生学の教科書であると確信しております．

なお，第6版を作成するに当たっては，専門的な研究業績を有する方々に新たに参加・分担いただき，一層の充実を図りました．本書が将来の日本を担う新しい時代の薬剤師を養成する薬学教育・研究に貢献できることを切望しております．

本書の刊行に当たってご協力いただいた廣川書店の野呂嘉昭氏，粟屋恭行氏，荻原弘子氏をはじめ編集部の皆様に厚く謝意を表します．

平成27年1月

編集者一同

ま え が き

人は種々の疾病を予防し，健康を保持増進することを目的とし，さらに環境の変化から生ずる影響に対処するために，生活の中に衛生という科学的概念を取り入れ，生命の健全化を図ってきた．しかしながら，産業活動の急速な発展は，20世紀後半において，生活環境を破壊し，健康を脅かす要因をつくり出すに至った．われわれは豊かな人間生活の回復と生活環境を保全することが，来るべき21世紀に対する責務であることを銘記すべきである．このような現状に対応するため，近代科学は，その学問的体系の中で公衆衛生学を生んだ．公衆衛生学は，薬学，医学，工学，農学，水産学，栄養学など多くの分野で重要な教科目の一つになっている．

現在，医療法の改正に伴い，薬剤師が医療の担い手として位置づけられ，その役割を果たすためには，薬剤師自身が薬学・医学などの広い知識と医療の担い手としての自覚を持つことの認識が重要であるとの声が高く叫ばれている．そのため，薬学教育において修得すべき公衆衛生学は，衛生薬学として薬剤師が必要な公衆衛生に関する知識・技能の基本的事項を包含するものである．

また，公衆衛生学は，薬剤師国家試験科目として衛生薬学に包括され，該当する学科目は，病原微生物学，栄養化学，疫学，生態学，毒性学，環境科学などである．本書はこれらを基本として，疾病予防，健康の維持・増進に必須の公衆衛生上の知識と技能のうち，薬剤師として身につけておくことが必要と考えられる保健衛生，環境衛生，食品衛生，栄養，化学物質の毒性，労働衛生学などについて包括することとした．しかしながら，これらを体系化することは極めて困難なことが多い．幸いにもこれらの各分野で活躍されている若い研究者の方々の協力を得ることができた．執筆に当たっては，最新の報告や資料をできるだけ収集してわかりやすく記述した．したがって本書「最新公衆衛生学」は，薬系の学生の教科書として，また公衆衛生に関連する業務に従事される方々の参考書として活用されれば望外の喜びである．

終わりに，本書の出版にあたって御世話になりました廣川書店の窪田 皓氏をはじめ編集部の皆様に厚く謝意を表します．

1995年1月

佐谷戸 安好

目 次

1 健康と疾病

1.1 健康と疾病の予防

1.1.1 公衆衛生の意義

人はその生命を維持し，健康を増進させるとともに，生活するのに必要な衣食住は文明の進化に伴って多様化させ，その結果，人をとり巻く自然環境を急速に変化させてきた．人はこうした環境の変化に対応するため，また種々の病因に対して健康を維持するために，生活の中に衛生という科学的概念を取り入れて，生命の健全化を図ってきた．

人が肉体的な健康を保ち，これを増進させることが衛生である．このような考え方による人の健康を，すべての人が保持し，そして人間性の豊かな社会を創設しようとすることが**公衆衛生**である．そのための科学が衛生学とされている．衛生学は，集団を対象とした公衆衛生学に対し，基礎的で個人的分野を対象としたものは個人衛生学と呼ばれている．しかし個人衛生学も公衆衛生学も現在では発展のプロセスが異なるだけで，同じものと考えられている．

アメリカの公衆衛生学者であるウインスロー（Charles Edward A. Winslow：1877～1957）によると，「公衆衛生とは，組織された地域社会の努力によって疾病を予防し，寿命を延長し，さらに肉体的ならびに精神的機能を増進させる科学でもあって，技術でもある．これらを実現させるための具体的努力の内容は，環境衛生改善，感染症予防，衛生教育，医療看護サービスの組織化，社会制度の改善である．」と述べている．公衆衛生の目的を達成するには，自然科学，人文科学およびそれらの技術を公衆衛生へ導入することが必要であって，この科学技術が**公衆衛生学**である．さらにまた，公衆衛生学を基盤として，公衆衛生を社会に適用して推進することを公衆衛生活動という．

わが国において初めて衛生という用語が使用されたのは，正応元（1288）年に丹波行長の著書「衛生秘要抄」の書名においてである．また公衆衛生という言葉が使われたのは，明治12（1879）年柴田承桂訳「衛生概論上篇」においてである．薬学と公衆衛生の係わりは明治6（1873）年に文部省に医務局が設置されたことに始まる．表1.1に日本における薬学と公衆衛生の関係年表を示す．

表1.1　薬学と公衆衛生の関係年表

西　暦	元　号	事　項
1863	慶応 4 年	江戸を東京に改称
1873	明治 6 年	文部省医務局設置，翌1875年内務省衛生局に移管・東京司薬場設置
1878	明治 11 年	東京大学医学部製薬学科卒業生誕生
1879	明治 12 年	伝染病予防法制定
1881	明治 14 年	東京薬舗学校開設・私立薬学教育の嚆矢，日本薬学会創立
1883	明治 16 年	司薬場を内務省衛生局試験所に改称，陸軍に薬剤官設置，衛生局試験所技師と共に明治の薬学教育に貢献
1887	明治 20 年	「衛生試験所官制」公布，検明部・薬剤部の2部を設置
1890	明治 23 年	薬剤師試験規則による第1回薬剤師試験（学説と実地）施行
1893	明治 26 年	日本薬剤師会発足
1900	明治 33 年	法律第15号「飲食物其の他の物品取締に関する法律」飲料物関係内務省令の公布
1903	明治 36 年	日本薬学衛生試験法調査専門委員会発足
1905	明治 38 年	衛生技術官会議の発足と飲食物試験方法の協定・飲料水試験方法の協議
1925	大正 14 年	薬剤師法公布
1926	昭和 元 年	健康保険法施行
1929	昭和 4 年	日本衛生化学会発足
1930	昭和 5 年	学校薬剤師第1号東京市に誕生
1932	昭和 7 年	水道法公布
1937	昭和 12 年	保健所法制定
1938	昭和 13 年	国民健康保険法公布
1943	昭和 18 年	薬事法公布
1945	昭和 20 年	第二次世界大戦終了
1946	昭和 21 年	労働基準法施行
1947	昭和 22 年	食品衛生法
1948	昭和 23 年	WHO（世界保健機関）発足，日本薬剤師協会（日本薬学会と日本薬剤師会の合流），国連総会「世界人権宣言」，性病予防法制定，薬事法公布，医療法公布
1949	昭和 24 年	第1回薬剤師国家試験実施
1950	昭和 25 年	日本人平均寿命（男子58.0歳，女子61.5歳）初めて50歳を突破
1952	昭和 27 年	栄養改善法公布，日本薬学会協定衛生試験法大改訂
1953	昭和 28 年	水俣病第1号患者発生
1955	昭和 30 年	医薬分業法公布（医薬分業の原則が法制化），荻野医師が医学界にイタイイタイ病報告
1958	昭和 33 年	学校保健法公布（学校薬剤師必置制），下水道法制定

表1.1　つづき

西　暦	元　号	事　項
1959	昭和34年	国民健康保険法施行，（社）日本薬学会設立
1962	昭和37年	厚生省サリドマイド製剤製造販売中止を勧告
1963	昭和38年	老人福祉法
1964	昭和39年	阿賀野川有機水銀中毒（第二水俣病）発生
1970	昭和45年	厚生省キノホルムおよびその含有製剤の販売中止を指示
1979	昭和54年	WHO，天然痘根絶を宣言，医薬品副作用被害救済基金法公布
1983	昭和58年	老人保健法施行
1988	昭和63年	後天性免疫不全症候群の予防に関する法律（エイズ予防法）
1989	平成元年	（財）日本薬剤師研修センター発足，エイズ予防法制定
1992	平成4年	「医療法」一部改正，薬剤師責任加重
1993	平成5年	環境基本法
1994	平成6年	地域保健法
1995	平成7年	高齢社会対策基本法
1997	平成9年	介護保険法
1999	平成11年	感染症予防法（感染症の予防及び感染症の患者に対する医療に関する法律）施行
2003	平成15年	食品安全基本法
2004	平成16年	学校教育法・薬剤師法一部改正公布（薬剤師養成教育六年制へ）
2006	平成18年	日本の平均寿命男女平均82歳で世界1位（WHO発表）
2007	平成19年	がん対策基本法施行
2008	平成20年	長寿（後期高齢者）医療制度施行

1.1.2　健康の概念

A　健康の考え方

健康 health とは，病気でない状態と表現できるが，現在では健康と病気の境界が区別できず，1つの連続的スペクトルとして理解される．公衆衛生の向上によって若年死亡者が減少し，高齢化が進行するに従って，何らかの医学的異常を抱えながら正常な社会生活を営む高齢者が増えている．このように健康についての考え方が大きく変化し，疾病現象ではなく，生活現象として捉えられるようになっている．図1.1に示すように，健康を1つの連続的スペクトルと考えると，病気と健康のピラミッドの概念が生まれる．大部分の人は健康で普通に生活をしているが，一部重い病気の人もいる．その中間に健康→半健康→病弱→病気に至るさまざまな段階がある．

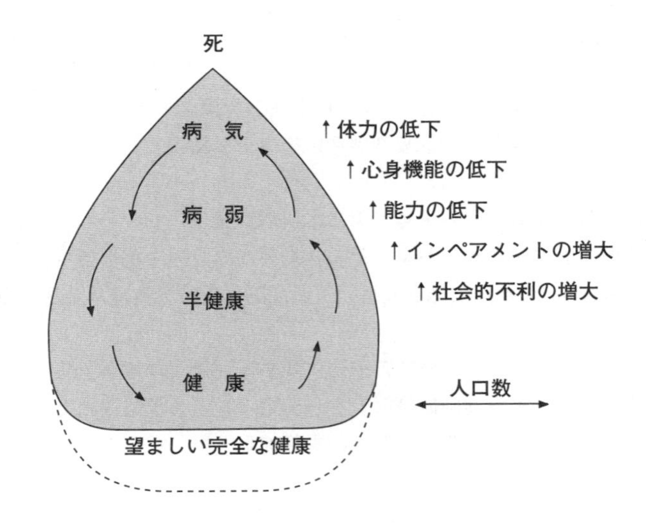

図 1.1　病気と健康のピラミッド
（鈴木庄亮，久道茂編：シンプル衛生公衆衛生学 改訂第3版，p.3，南江堂，1990より一部改変）

B　健康の定義

健康は肉体的，精神的，社会的に完全に良好な状態をいい，健康な状態とは，「与えられた遺伝的，環境的条件下での身体の各部が適正に機能を発揮できるような個体の状態」であり，このいわば肉体的な健康を保持，増進させることが衛生である．

生体が内的，外的環境の変化にかかわらず内部環境を絶え間なく安定な範囲に保ち，生体内の恒常性が保たれていれば，それは健康な状態といえる．人々の健康の保持には，個人の努力だけでなく，社会制度や施設または経済状態などの種々の条件が関係してくる．したがって健康の定義も拡大して考える必要がある．

世界保健機関 World Health Organization（WHO）の健康憲章に示された健康の定義では，「健康とは，完全な肉体的，精神的ならびに社会的福祉の良好な状態であり，単に疾病または病弱でないということではない．"Health is a state of complete physical, mental and social well-being and not merely the absence of disease or infirmity."」となっている．

さらに，「最高の健康水準を享受することは，いかなる人種，宗教，政治的信条，経済的あるいは社会的状態を問わず，すべての人間の基本的な権利である」と述べている．

健康を考えるとき，肉体，精神，社会の3要素を，それぞれ切り離して論ずることは事実上困難である．肉体，精神，社会それぞれの面から健康状態を議論する場合には，世界保健機関の定義にも認められるように，決して消極的ではなく，積極的な考え方で健康をとらえなければならない．

C 健康水準

地域別比較のための健康状態を示す健康指標としては，年齢調整死亡率，乳児死亡率，0歳平均余命，50歳以上死亡割合（PMI）が用いられる．また，死亡統計を用いて国際間の健康水準を比べるための総合健康指標としては，粗死亡率／死亡率，1歳平均余命，PMIが用いられる．

人の健康のレベルを評価する健康指標（健康水準）には集団の指標と個人の指標がある．公衆衛生の立場から，個人レベルだけではなく，集団レベルの健康を考えることが重要である．

集団の健康指標には，平均余命と平均寿命，乳児死亡率，死亡率などの死亡統計がある．また，医療機関数，医師の数，医薬品の供給などの保健医療サービスに関する指標や安全な水の供給，廃棄物処理などの生活環境条件に関する指標も含まれる．

1.1.3 世界保健機関（WHO）の役割

A 世界保健機関（WHO）の沿革と組織

第二次世界大戦の末期の1946年，ロンドンで開催された第1回国際連合経済社会理事会において，人間の健康を基本的人権の1つととらえ，その達成を目的として世界保健機関（World Health Organization，WHO）の設置が決定された．さらに世界保健憲章が採択され，61か国がこれに調印した．これら各国の批准を得て1948年より事業を開始した．

WHOは，加盟国（191か国）代表で構成される総会が意志決定機関で，毎年1回，本部事務局のあるジュネーブで開催される．WHOの職員は医学，薬学，衛生工学などを専攻した専門職員と一般職員によって構成されている．業務を運営するため，世界を6地域，すなわち，ヨーロッパ，アフリカ地域，東地中海，東南アジア，西太平洋，アメリカ地域に分けて域内各国に対する技術協力を行っている．わが国は西太平洋地域の構成員（構成国は29か国）で，事務局はフィリピンのマニラに置かれている．

B WHOの活動

WHOは創立以来，憲章に規定された目的，任務を遂行するために，感染症対策，衛生統計，基準づくり，医薬品供給，技術協力，研究開発などの保健分野の広範な活動を実施してきている．WHOは近年「2000年までにすべての人々に健康を（2000年健康戦略）」の目標を掲げ，その行動計画を実施に移してきた．その根幹をなすものとして**プライマリーヘルスケア** primary health care（PHC）がある．

WHOと国際児童基金 United Nations International Children's Emergency Fund（UNICEF）は1978年，Alma Ata（旧ソ連）において合同会議を開催し，Alma Ata 宣言を議論（未採択）し，このときPHCの普及に関する議論に基づき，PHCをより充実化・具体化したのが，後の**オタワ憲章**（1986年）による**ヘルスプロモーション**（健康推進）に繋がった．

PHCの具体的な業務は，当面の健康問題とその予防・対策に関する教育，食糧の供給と適正な栄養摂取の推進，安全な水の十分な供給と基本的な環境衛生，家族計画を含む母子保健サービス，主要な感染症に対する予防接種，地方病の予防と対策，一般的な疾病と傷害の適切な処置，必須医薬品の準備などがあげられている．このようなPHCの考え方は，現在のWHOの理論的・精神的支柱となっている．

Alma Ata宣言におけるPHCの具体的な内容を以下に示す．

(1) 健康は基本的権利であり，可能な限り高度な健康水準を達成する．
(2) 2000年までに，すべての人が社会的，経済的に生産性のある生活を送れる健康水準を達成する．
(3) 教育を受けた医療関係者による医療サービスの受給は，あらゆる国の人々において，最低限の健康施策を行う．
(4) PHCの達成には，1次予防から3次予防までを含めて推進する．
(5) PHCの達成には，地域住民の積極的な参加が必要である．
(6) PHCの達成には，国際間の相互協力が重要である．
(7) PHCにおける最低限8つの達成事項を具体的に示す．
　① 保健問題と予防対策に関する健康教育
　② 食物供給と適切な栄養摂取の推進
　③ 安全な飲料水の十分な確保と衛生的な環境（トイレ）の確保
　④ 産児制限を含む母子保健サービスの推進
　⑤ 風土病の予防と対策（1次予防）
　⑥ 予防接種による6種類の予防接種（1次予防）
　⑦ 必須医薬品の常備（1次医療）
　⑧ 通常の疾病に対する適切な治療（1次医療）

1.1.4　国際機関と公衆衛生

公衆衛生に関しては，国際的には交流と協力がある．これらにはいずれも多国間交流および2国間交流がある．これら種々の機関を通じて，国際会議やセミナーの開催，統一的な基準に基づく資料の入手や作成，あるいは意見の交換など多国間の交流が行われている．

すなわち，国際機関の多国間交流には，WHO，国際連合United Nations（UN），国連合同エイズ計画United Nations AIDS（UNAIDS），国際がん研究機関International Agency for Research on Cancer（IARC），国連環境計画United Nations Environmental Programme（UNEP），国際食糧農業機関Food and Agriculture Organization（FAO），経済協力開発機構Organization for Economic Cooperation and Development（OECD），国連児童基金United Nations International Children's Emergency Fund（UNICEF），国連人口基金United Nations Fund for Population

Activities（UNFPA），国際労働機関 International Labour Organization（ILO），アジア太平洋地域経済社会委員会 Economic and Social Commission for Asia and the Pacific（ESCAP）などがあり，それぞれの目的を果たしている．

これら機関は以下に示す種々の活動を行ってきている．

1948 年　ジュネーブ宣言：WHO の発足と医の倫理

1964 年　ヘルシンキ宣言：インフォームド・コンセント informed consent

1974 年　予防接種拡大計画 Expanded Program on Immunization（EPI）

1978 年　アルマ・アタ Alma Ata 宣言（未採択）：プライマリーヘルスケア primary health care（PHC）の議論

1980 年　痘そう（天然痘）根絶宣言：1977 年，ソマリアで最後の自然感染例

1986 年　オタワ憲章：PHC の具体的内容を定義し採択（PHC）

1988 年　ポリオ根絶宣言 ⇒ WHO は「世界ポリオ根絶計画」に現在変更

1.2 疾病の自然史と疾病予防

1.2.1 疾病の自然史

人は健康な状態（感受性期）から生体内において病因と生体の防御機構とのバランスが崩れた結果，病気の芽が発生し，それが進展すると血液検査や尿検査によって検査値の異常として発見できるようになり（無症候期），さらに進行すると発熱，痛みなどの自覚症状が現れるようになる（臨床的疾病期）．病気が発症し，さらに進行すると死に至る．死亡しなくても慢性化する者，後遺症を残して治癒する者，完全に治癒する者などに分かれる．この疾病の一連の経過を疾病の自然史と呼んでいる．図 1.2 にこの疾病の自然史と予防手段の適用段階を模式的に示す．

疾病は，通常何らかの自覚症状の出現あるいは健康診断などの異常所見で発見し発生を認知できる．病原細菌が発見された時代では「それぞれの病気には特定の病原体がある」という**特異的原因説**の考え方が大勢を占めていた．しかし，最近では感染症でさえ病原菌の存在は発病の必要条件ではあっても十分条件ではなく，その発生には個体，さらに個体を取り巻く環境条件が複雑に関係しているという**多要因原因説**が主流になってきた．がん，心疾患，脳血管疾患，糖尿病などの生活習慣病の成り立ちを考える場合は，複数の病因が関与していることが考えられるため，この多要因原因説によらなければ説明できない．生活習慣病などの慢性疾患は，性，年齢，栄養，免疫，ライフスタイルなどで構成される宿主要因やそれを取り巻く種々の病原微生物，有害化学物質などの環境要因などのリスクファクターが相互に複雑に作用しあって発生すると考えられている．

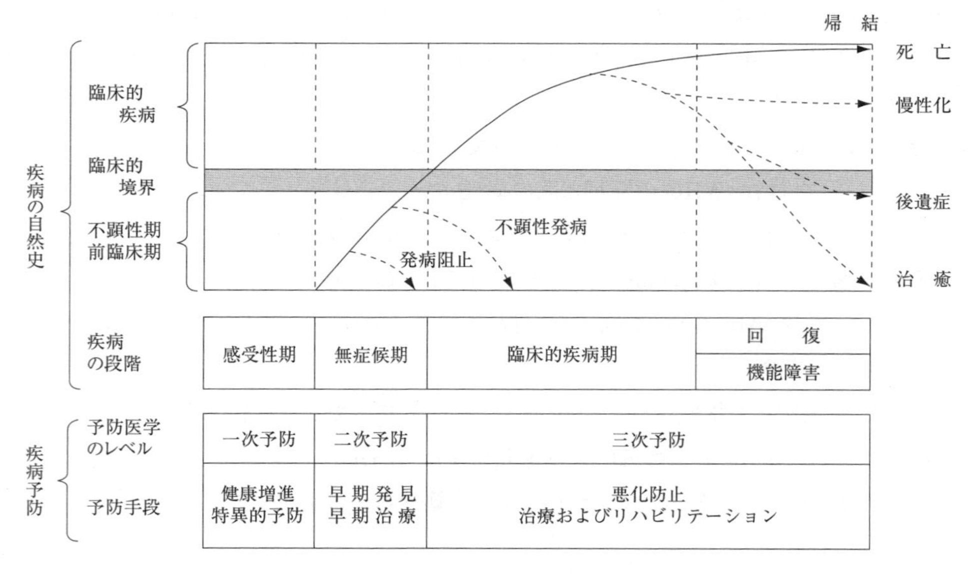

図 1.2　疾病の自然史と予防手段の適用段階
（澤村良二，中村健一編：薬学領域の公衆衛生学，南山堂，1997）

1.2.2　疾病予防の概念

健康を維持するためには，次のような予防医学的に見た予防活動の方法や段階に関心をもつことが必要である．

A　一次予防

一次予防には，**健康増進**（非特異的防御）と**特異的防御**の2つの段階がある．健康増進には，健康教育・衛生教育（生活習慣病教室，高血圧教室，生活指導・行動の変容，生活習慣の改善など），食生活改善（栄養補給，減塩指導など），健康相談・性教育（遺伝相談，結婚相談など），体力増進，ヘルスチェック，食品の監視などがある．特異的防御には，感染症に対する予防接種や消毒，予防内服，環境中有害因子の排除，職業病の予防（有害物質の発生や気中濃度管理などの作業環境管理や労働衛生保護具の使用などの作業管理），学校薬剤師業務などがある．

B　二次予防

二次予防には，**早期発見**としての検診，スクリーニング，サーベイランスがある．具体的には，疾病の早期発見のためのがん（胃・大腸・肺・子宮・乳房・前立腺など）集団検診，結核，循環器疾患，糖尿病などの検診および人間ドックのような総合検診，新生児マススクリーニング，サーベイランス，B 型肝炎母子感染防止事業および適切な**早期治療**などがあげられ，重症化および合併症を防止することがある．

C　三次予防

三次予防には，能力低下および機能喪失の防止としての合併症，後遺症の予防（悪化防止），疾病の再発防止（アフターケア），および機能回復訓練（リハビリテーション，理学療法・作業療法，腎疾患患者の人工透析）による社会復帰の促進（職場の適正配置，雇用促進）がある．

包括的（保健）医療とは，特に一次，二次予防の手段を特定の集団に，組織的，能率的に行うことであり，集団の健康水準を向上させるための健康管理を行う活動をいう．

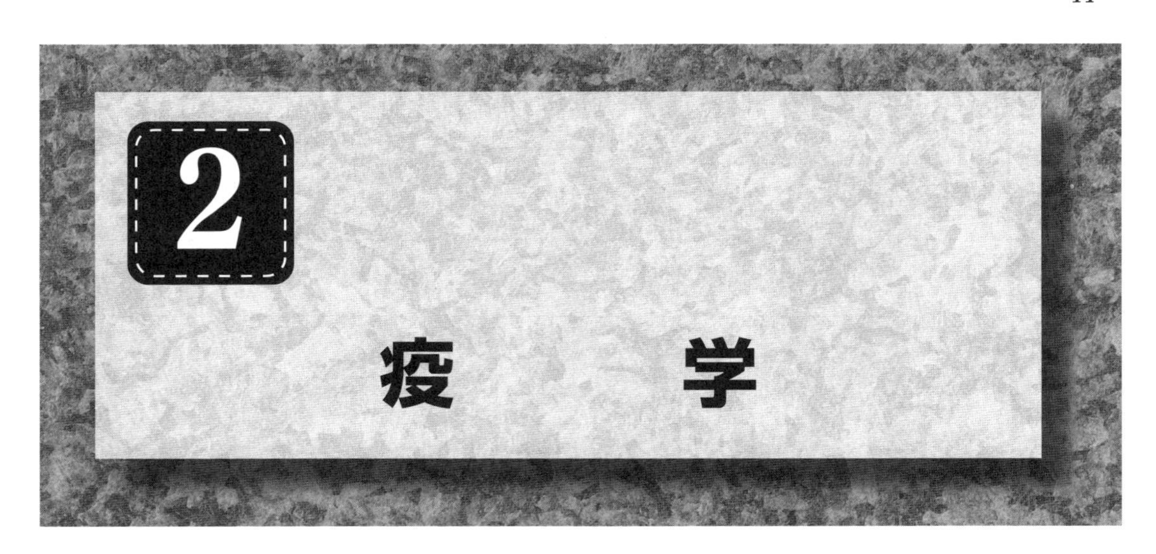

2.1 疾病予防における疫学の役割

疫学は英語で epidemiology という．その語源はギリシア語の ***epi***（upon），***demos***（people），***logos***（doctrine）が複合したものであり，「人々のうえで起きている諸事情に関する学問」という意味になる．

2.1.1 疫学の定義と役割

疫学とは，「明確に規定された人間集団の中で出現する健康事象の頻度と分布，およびそれらに影響を与える要因を明らかにすることによって，健康関連の諸問題に対する有効な対策を樹立するための科学」と定義づけることができる．疫学は元来，疫病 epidemic など社会基盤に打撃を与えるほどの被害を及ぼす急性感染症の流行に関する理論を明らかにすることを目的として発達した学問であった．最近では疫学の対象が広がり，生活習慣病や環境汚染に基づく健康障害，社会環境の急速な変化に起因するストレスや精神疾患，栄養素の欠乏症などの幅広い健康事象の原因究明を目指すようになった．いわば，疫学は実践的な学問であり，その手法は医学，薬学，保健学などの幅広い学問分野に応用されている（表 2.1）．とくに公衆衛生分野では，疫学は公衆衛生活動の基礎となる学問として位置づけられている．すなわち，疫学調査をもとに集団における健康上の問題点を明らかにすることによって，有効な疾病予防対策を樹立し，長寿，体力の向上，健康増進，QOL の向上などの健康水準を積極的に高めるための方略を追求するための科学的根拠を提供するものである．

表 2.1　疫学の応用分野

分野	内容
分子疫学 molecular epidemiology	DNA 解析などの分子生物学的技術を採用することによって，疾病の原因となる遺伝子多型などを研究する疫学.
遺伝疫学 genetic epidemiology	家系などを対象にして遺伝的要因による疾病の成因，分布，予防を研究する疫学.
血清疫学 seroepidemiology	感染症の蔓延や流行予測を行うために対象集団の血清抗体価などを利用する疫学.
臨床疫学 clinical epidemiology	臨床医が患者を治療する際の意志決定に応用する目的で，患者の死亡や疾病の転帰についての分布と頻度にかかわる決定因子を研究する疫学.
環境疫学 environmental epidemiology	外的環境中における物理学的，化学的または生物学的な要因と疾病などの健康事象との因果関係を明らかにするために行われる疫学.
薬剤疫学 pharmacoepidemiology	薬剤の有効性，安全性，経済性等を評価し，薬物療法の適正化を図ることを目的に，薬剤服用に関連した事象の分布とそれを規定する要因について研究する疫学.
理論疫学 theoretical epidemiology	感染症の伝播モデルや疾病のメカニズムを説明するために数学モデルや統計学的モデルを用いる疫学.

2.1.2　疫学の三要因

疾病発生の原因には環境を含む多くの要因を考慮すべきであるという考え方は，Hippocrates の時代にさかのぼることができる．彼の著書「空気，水，場所について」では，新しい地域に赴任して医療に従事するときは，まず季節，風，水，土，気温，生活習慣，食習慣に注意を払うべきであると述べている．その後，J. Graunt（1620 ～ 1674）は，ペストの死亡率の性差や地域差などを数値化することによって，ペストの流行の疫学像を初めて明らかにした．イギリスの麻酔医 J. Snow（1813 ～ 1858）は，コレラ菌が発見される 30 年前にコレラ死亡者の日別分布や発生地図を作成し，コレラ流行の原因になった共同井戸の汚染を突き止め，コレラが伝染病であることやその伝播様式を初めて明らかにした（図 2.1）．この方法は，現在も疫学調査の第 1 段階として実施されている**記述疫学**（2.3.1 参照）に相当する．このような疾病発生の原因には，定められた宿主が多要因の作用を段階的に受け，そのときに変動して起こる複雑な生物学的変化が関係している．そこには，疾病発生の直接的原因として作用する**病因**に加え，生物体として本来持っている**宿主要因**とその周囲の**環境要因**の両者が作用している．これら 3 つの要因を**疫学の三要因**と呼び，実際の疫学研究において最初に着目すべき重要な要点である．これらの三要因のうち，疾病発生にかかわる宿主要因と環境要因の事例を表 2.2 に示す．

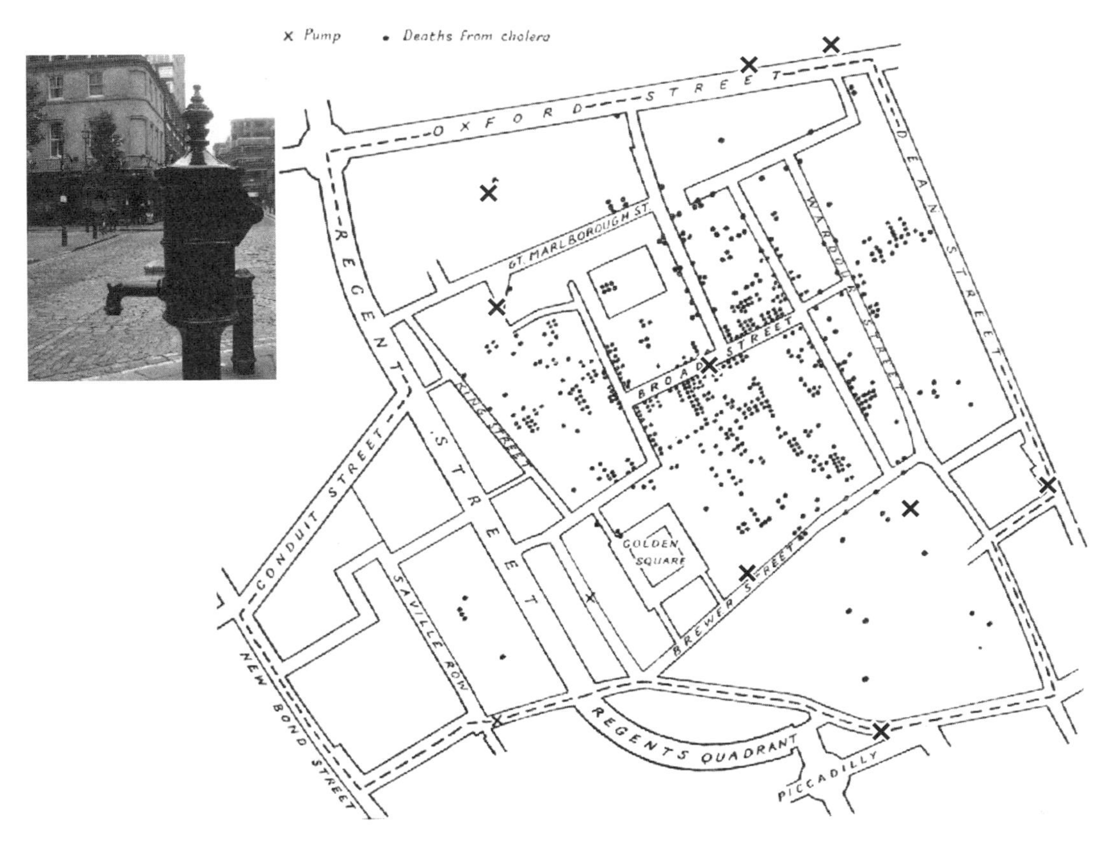

図 2.1　J. Snow のコレラマップと手押し井戸

コレラによる死者（黒点）の分布から規則的なパターンが読み取れる．Snow は，死亡の原因がブロード街の中央にある手押し井戸（×）であると判断した．コレラに汚染した手押し井戸のレバーを取り外すことでコレラのまん延が収束した．

表 2.2　疾病発生にかかわる宿主要因と環境要因の事例

宿主要因	先天的特性	人種，先天性抵抗力，遺伝形質，性差など
	後天的特性	年齢，体格，体型，性格，行動型，栄養状態，既往症，免疫など
環境要因	化学的要因	栄養素，天然毒，化学薬品，微量元素，重金属など
	物理的要因	気温，気湿，気圧，気象，高度，緯度，地形，地質，水質，大気，放射線，騒音，振動など
	社会的要因	社会，経済，労働，人災，天災，教育文化，風習，医療保健，家族，食習慣，喫煙，飲酒，嗜好習慣など
	宿主以外の生物的要因	媒介動物，媒介昆虫，寄生虫，原虫，リケッチア，細菌，ウイルスなど

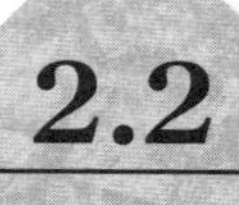

2.2 疫学指標

疫学において，ある集団に発生する健康事象とその推定される要因との関連性を明らかにするためには，まず健康事象の発生する頻度や分布を正しく把握することが重要となる．そのためには，a/b のように分母 b と分子 a の関係を用いて頻度・分布の指標化を行う必要がある．

2.2.1 分母・分子の定義と標準化

疫学指標に用いる分母は，対象とする疾病に罹患する可能性のある集団を設定する．このような集団を**危険人口**と呼ぶ．例えば，乳がんや子宮がんの罹患に対する危険人口には少なくとも女子人口が該当し，ジフテリアや麻疹のように一度罹患したら終生免疫が得られる感染症の場合は，予防接種を受けていない未感染者が危険人口となる．しかし，性，年齢，顕性感染の有無などのように明らかに識別可能なものを除いては，多くの場合危険の有無を判定することは難しいため，対象集団の全人口を用いることが多い．このような集団全体を分母として扱う場合を，**全数調査**または**悉**(しっ)

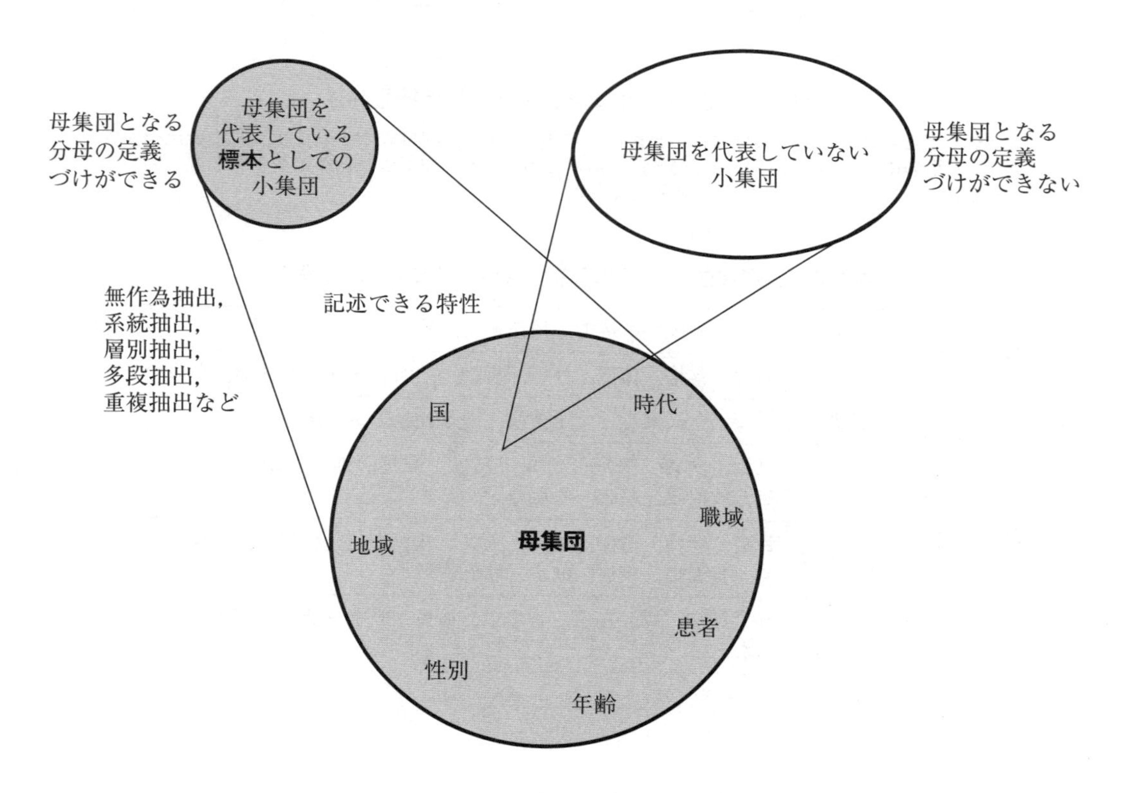

図 2.2　母集団となる分母の定義づけの重要性

皆調査と呼ぶ．分母の規模が大きい場合には，母集団を反映するように無作為抽出，系統抽出または層別抽出などを行うことによって，ある集団全体（母集団）から抽出された小集団（標本）にする．このような調査方法を**抽出調査**または**標本調査**という．標本は母集団の適切な代表であり，集団の特徴を明瞭に記述した定義づけが必要である（図 2.2）．

分子には，測定された疾病の数が入る．よく用いられる疾病量としては死亡や罹患などがあり，その頻度を分子の数として測定するので分母と同様に定義づけが重要となる．例えば，死因統計は **ICD-10**（4.2.3 参照）に基づいて行われる必要がある．また，死亡率や罹患率を集団間で比較する場合は，年齢構成を同一にしないと比較ができない．疾病の頻度の測定方法も一定の診断基準が必要である．例えば，高血圧の罹患率では WHO の高血圧の定義に基づいて判定する．このように，率の比較を可能にするためには，分母となる集団の定義から，分子の定義，分子をある診断基準に従って数えるための測定方法に至るまで詳細に規定し基準を定める必要がある．この過程全体を**標準化**と呼ぶ．

2.2.2 主な疫学指標

分母と分子が把握されれば疾病の頻度を指標化することができる．指標化には，動態的な方法と静態的な方法がある．前者は，ある期間内における疾病の発生を観察することであり，**罹患率**や**死亡率**などがそれにあたる．後者は，ある時点における疾病の頻度を観察することであり，**有病率**が該当する．有病率を罹患率で割ると，**平均罹患期間**が求められる．

ある地域や特定の人口集団を長期間観察する場合，転入，転出，死亡などによって集団内の各個人の観察期間が大きく偏ってしまうことがある．このような場合は，観察の最初に決められた人口集団を分母に用いることができない．そこで，便宜的に 1 人 1 年の観察を 1 単位とし，その合計を分母として罹患率や死亡率を算出することが多い．1 人を 10 年間観察した場合も 10 人を 1 年間観

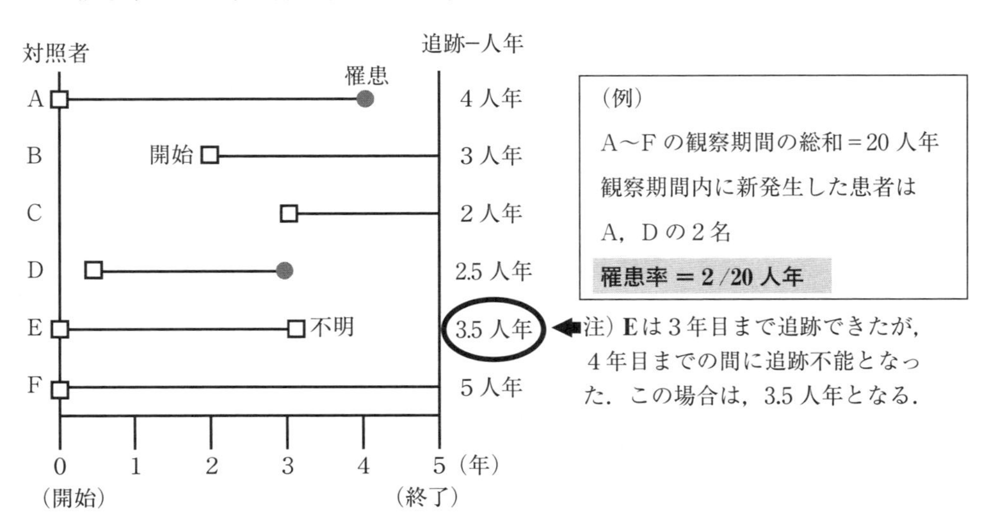

図 2.3 人年法による罹患率の計算

察した場合も同じと数えるわけである．この単位を**人年**といい，人年を分母に指標化を行う方法を**人年法**と呼ぶ（図 2.3 参照）．これら疫学調査に用いられる主な指標を表 2.3 に示す．

表 2.3 主な疫学指標

疫学指標	定　義	計算式
有病率 prevalence	ある集団のある時点における疾病を有している者の割合で，通常 100，1,000，10 万人に対する率で表す．	有病率 $= \dfrac{\text{ある時点における患者数}}{\text{ある集団の調査対象全員の数}} \times$（10 万など）
罹患率 incidence	ある集団の一定観察期間における疾病の発症頻度の率．通常，対象者が疾病にかかりうる状態のときのみ（危険人口）を分母として数え，観察対象になった者 1 人を 1 年間観察した場合を 1 人年とし，100，1,000，10 万人年に対する率で表す．	罹患率 $= \dfrac{\text{一定の観察期間内に新たに発生した患者数}}{\text{観察対象者全員の疾病にかかりうる状態にある期間の合計(人年)}} \times$（10 万など）
累積罹患率 cummulative incidence	観察の最初に決められた人口集団の観察期間中の罹患数を人口集団で割ったもので，通常 100，1,000，10 万人に対する率で表す．	累積罹患率 $= \dfrac{\text{一定の観察期間内に新たに発生した患者数}}{\text{観察開始時点の対象者で疾病にかかりうる状態にある者の人数}} \times$（10 万など）
死亡率 mortality rate	ある集団の一定観察期間における死亡者の割合で，通常 100，1,000，10 万人に対する率で表す．	死亡率 $= \dfrac{\text{一定の観察期間の死亡数}}{\text{観察集団の人口}} \times$（10 万など）

2.3 観察的疫学研究

観察的疫学研究 observational study とは，疫学研究者自身は集団や集団構成員に対して何の介入もしない研究（**観察研究**）のことをいう．疫学の定義に示されているように，人間集団における健康に関連する事象の頻度や分布を観察・測定し，それらに影響を与える要因を明らかにするために行う．まず記述疫学によって疾病の流行状態や集団の特徴を把握し，それにかかわり深い要因を見つけ出して疾病発生との関係について仮説を立てる．つぎに，その仮説の妥当性を検証するために分析疫学を行い，要因曝露と疾病発生との因果関係を推定する．

2.3.1　記述疫学

記述疫学 descriptive epidemiology は，既存の各種統計資料や報告資料を活用することや，実際の調査活動を通じることによって，集団のなかで発生した疾病発生の「**対象**」を正確に把握することが目的である．疫学調査の第一段階であり，「**人**」(先天的，後天的，社会的，生物的要因など)，「**時間**」(周期，変動，時間的傾向など)，「**場所**」(地理，緯度，高度など）の3つの面から疾病発生の頻度・分布のパターンを記述することによって，その発生や頻度・分布を規定する要因に関する仮説を導くことにある．**横断的研究**（2.3.2 C参照）を行って，要因曝露と疾病発生との因果関係についての仮説を立てることもある．

2.3.2　分析疫学

分析疫学 analytical epidemiology は，記述疫学で導き出された要因曝露と疾病発生に関する仮説が妥当であるかどうかを検証するものである．症例対照研究やコホート研究は，要因曝露から疾病発生までの期間，時間軸に沿って動態的に調べるので**縦断的研究** longitudinal study ともいう．実際の疫学研究では，症例対照研究とコホート研究を組み合わせたり，目的や特徴によって使い分けたりして，より効果的に研究を行う方法が取られている（表2.4）．

A　症例対照研究

症例対照研究 case-control study は，調査目的の疾病に罹患している者（症例群）と，症例群と類似しているが罹患していない者（対照群）の両集団について，仮説に立てられた要因への曝露状況を比較する方法である．過去にさかのぼって調査するため，**後ろ向き研究**とも呼ばれる．比較的短時間に少人数で実施でき，希少な疾病の研究に適応できるため，新しい病因仮説の検証や既知病因の再検証などの臨床疫学，医薬品の希少な副作用調査（**市販後サーベイランス**）などの薬剤疫学，その他多くの疫学研究で用いられている．

症例対照研究では，対象者の記憶の正確性や対照群の設定の仕方に注意しなければならない．症例群の選択，対照群の選択のいずれか，または両方が適切でないときに**選択バイアス**（2.4.1 参照）が起き，しばしば誤った結論が導かれる．調査対象は，症例群，対照群それぞれの母集団からの無作為抽出標本でなければならない．症例群を任意に収集しているため，罹患率や死亡率が求められないので真の相対危険度は算出できない．そこで，症例群は対照群よりどれだけ要因への曝露が多いのかを調べるために症例群と対照群でそれぞれ要因への曝露の比（**オッズ比**）を求め，相対危険度の近似値とする（2.4.2 B参照）．

表 2.4　症例対照研究とコホート研究の比較

項　目	症例対照研究	前向きコホート研究	後ろ向きコホート研究
調査方法	過去にさかのぼって調査	将来に向かって追跡調査	既存の記録に基づいて追跡調査
対象集団について最初に必要な情報	罹患情報	曝露情報	曝露情報
調査対象者数の規模	少なくてすむ	多数必要	多数必要
調査期間	短い	長い（特に潜伏期間の長い疾患や低頻度疾患）	短縮できる
費用・労力	少ない	多い	中間
希少疾患への適応性	適する	不適	特別な曝露を受けた特殊な集団では可能
人口移動の大きい集団への適用	可能	不可能	できることもある
対象の偏り	ときにあり（致命率の高い疾患）	少ない	ときにあり
曝露情報の信頼性	よくない（記憶に頼るため）	よい	既存の記録に依存
罹患率の測定	できない	できる	できる
関連性を表す統計量	オッズ比	相対危険度，寄与危険度	相対危険度，寄与危険度
他疾患の評価	できない	できる	できる
他要因の評価	できる	できない	できない

B　コホート研究

コホート研究 cohort study は，対象とする疾病に罹患していない者で，あらかじめ仮説に立てられた要因に曝露した者の集団と，その要因に曝露しない者の集団を設定し，両集団を追跡して疾病の発生状況を比較する方法である．**コホート**とは，もともと古代ローマの歩兵隊の 1 単位を表し，300 〜 600 人の兵隊の集団を意味する．疫学では共通の因子をもったものの集まりという意味で使用される．そのため，コホート研究では要因曝露群と要因非曝露群（対照群）のコホートをつくって追跡するので，**要因対照研究** factor-control study または追跡研究 follow-up study とも呼ばれる．また，追跡の仕方によって前向きコホート研究と後ろ向きコホート研究がある．

コホート研究では要因曝露群と対照群のコホートを作成して追跡するため，そこから発生する疾病の頻度を直接測定でき，両群からの疾病発生の状況の差異を罹患率の比（**相対危険度**）や罹患率の差（**寄与危険度**）で比較することができる（2.4.2 A参照）．

1）前向きコホート研究

調査を計画した時点の曝露情報に基づいて将来に向かって疾病発生を追跡する方法である．長期間追跡調査を行うため，結果が得られるまで多くの時間や費用と人手が必要であり，観察期間中に対象者が脱落したり，要因への曝露量が変化したりする可能性がある．しかし，要因曝露に関してバイアス（2.4.2 参照）が少なく，複数の疾病を対象とすることも可能であり，信頼性の高い情報が得られることから，症例対照研究と同様に多くの疫学研究で採用されている．

2）後ろ向きコホート研究

過去の記録や記憶に基づいて要因曝露量を決定してコホートを作成し，現在の疾病の発生状況を比較するものである．この方法は，過去に要因曝露などの情報が記録などで存在するような職業病の疫学や食中毒の原因究明のための喫食調査などで用いられる方法である．前向きコホート研究と比べて短期間で調査が可能であり，対象者の脱落などの可能性は低いが，過去の記録や記憶に基づくために要因曝露量の決定が困難なことがある．

C　横断的研究

横断的研究 cross-sectional study は，観察集団において，ある時点での疾病の有無と何らかの要因との関係を記載する方法である．すなわち，曝露に関する情報と疾病などの罹患に関する情報を問診，検診や既存資料などによって同じ時点で調べる方法のことである．横断的研究では，縦断的研究と異なり，その時点での**有病率**を用いて要因曝露と疾病発生との関係を記載していくので，要因曝露と疾病発生との時間的な関係が明らかでないと意味づけが難しい．曝露情報が長期間変わらないような要因，例えば宗教，人種，血液型，社会経済水準，職業などの観察ではとくに有用である．このように，横断的研究は短時間で結果が得られるので，記述疫学における要因曝露と疾病発生との因果関係に関する仮説の設定のために繁用されている．

D　生態学的研究

生態学的研究 ecological study は，対象集団の個人ごとの資料を基に直接解析するのではなく，国，地方など集団を単位にして病因と疾病との関係を記載する方法である．この研究には，1つの調査時点において異なる地域や国の間で病因と疾病との関係を比較し記載する方法と，1つの国や地方を対象として時間的な変化から病因と疾病との関係を比較し記載する方法とがある．例えば，前者は各国のたばこ消費量と肺がんによる死亡率をまとめることで，肺がんの危険因子として喫煙の影響を記載するような場合であり，後者は同一地域で十数年にわたり，地域での食塩摂取量と脳卒中死亡率の関係を調べ，脳卒中の危険因子としての食塩摂取の影響を記載するようなものである．

2.4 分析疫学における危険度評価と判定

要因に対する曝露量と疾病の発生頻度が測定できれば，得られる測定値の誤差をなるべく排除するとともに，危険度評価の推定と統計学的検定を行い，因果関係の判定基準に照らして要因曝露と疾病発生との因果関係を判定する．

2.4.1 バイアスの除外

疫学研究では，要因曝露量と疾病の発生頻度を観察するが，これらの観察によって得られた値と真の値との差，すなわち誤差が問題となる．標本を観察した結果から，母集団の状況について判定するわけであるが，母集団全体の中で起こっている疾病発生の頻度や曝露量から標本抽出変動にともなう偶然による誤差を標本誤差（偶然誤差）と呼ぶ．この場合，誤差の方向や大きさは一定ではない．しかし，母集団の値（真値）との差に，ある一定の方向性のある系統誤差が生じる場合があり，これを**バイアス** bias（偏り）と呼ぶ．分析疫学で起こりやすいバイアスを表2.5に示す．

バイアスの除外の方法としては，研究計画の段階で行うものとして標本抽出の無作為化，観察対象の限定，対象集団のマッチングなどがあり，解析段階で行うものとして交絡因子ごとに層別化，標準化，統計的モデリングなどがある．

表2.5　バイアスの種類

選択バイアス selection bias	実際に観察する集団が本来目的とする正しい代表ではなく，特定の傾向，特性，方向性をもった集団であるときに起こる偏りをいう．
情報バイアス information bias	観察を行う集団から情報を得るときに，その情報が正しくないために起こる偏りをいう．測定の誤り，誤回答，虚偽の回答，記憶の誤りなどが該当する．
交絡バイアス confounding bias	調査対象とする要因以外に背景因子があり，疾病異常の出現頻度に影響を与える因子を**交絡因子** confounding factor と呼び，これによる偏りをいう．例えば，高血圧が脳卒中を起こすかどうかの調査の場合，年齢が高ければ脳卒中を起こしやすいし，高血圧者も多い．この場合，背景因子の高年齢が交絡因子となり，交絡バイアスを生じる．一般に，生活習慣病を対象とする場合は交絡バイアスが生じやすいといわれている．

2.4.2　危険度の推定と統計学的検定

A　相対危険度と寄与危険度

最も簡単な例として，要因に対する曝露の有無によって，それぞれの群から疾病発生の結果が得られた場合，表 2.6 のように **2 × 2 分割表（四分割表）** を作成する．コホート研究では罹患率や死亡率が直接測定できるので，以下に示す疾病発生の危険度評価の推定が可能である．

表 2.6　要因曝露の有無と疾病発生に関する 2 × 2 分割表

要因曝露	疾病発生		計
	あり	なし	
あり	a	b	a + b
なし	c	d	c + d
計	a + c	b + d	a + b + c + d = N

1）相対危険度

相対危険度 relative risk は，**リスク比** risk ratio とも呼び，要因曝露によって疾病発生の危険度がどれだけ高くなったかを表す指標である．すなわち，疾病発生に対する要因の持つ強さを示すもので，表 2.6 から要因非曝露群の罹患率に対する要因曝露群の罹患率の比として以下の式で求められる．

$$\text{相対危険度} = \frac{\text{要因曝露群の罹患率}}{\text{要因非曝露群の罹患率}}$$

$$= \frac{\dfrac{a}{a+b}}{\dfrac{c}{c+d}}$$

2）寄与危険度

寄与危険度 attributable risk は，要因曝露によって疾病発生の危険度がどれだけ増えたかを表す指標である．すなわち，疾病発生に対する要因のもつ大きさを示すもので，表 2.6 から要因曝露群の罹患率と要因非曝露群の罹患率の差として以下の式で求められる．

$$\text{寄与危険度} = \text{要因曝露群の罹患率} - \text{要因非曝露群の罹患率}$$

$$= \frac{a}{a+b} - \frac{c}{c+d}$$

相対危険度と寄与危険度の関係は，例えば，ある要因曝露によるがん死亡に関する疫学研究における死亡率と背景因子である年齢との関係（図2.4）で示すことができる．この場合，がんのバックグラウンドリスク（対照群のがん死亡率）は年齢とともに増加することが多いので，（a）のように相対危険度が年齢にかかわらず一定であるなら，寄与危険度が年齢とともに増加することになる．また，（b）のように寄与危険度が年齢にかかわらず一定であるなら，相対危険度は年齢とともに減少することになる．

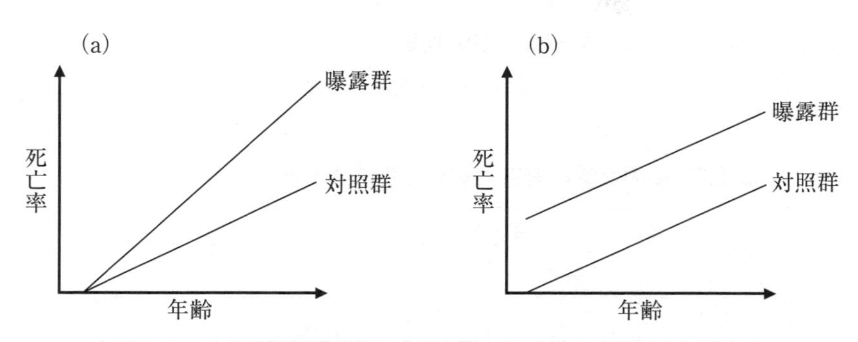

図 2.4　ある要因曝露群と対照群における年齢対がん死亡率

3）寄与危険度割合

寄与危険度割合 attributable risk percent（ARP）は，曝露群の罹患率のうち，その曝露が原因となっている部分の割合を示す指標である．すなわち，要因曝露を取り除くことによって減少できる部分の割合を示すもので，寄与危険度を要因曝露群の罹患率で除することによって求められる．

$$\text{寄与危険度割合} = \frac{\text{寄与危険度}}{\text{要因曝露群の罹患率}}$$

$$= \frac{\dfrac{a}{a+b} - \dfrac{c}{c+d}}{\dfrac{a}{a+b}}$$

$$= 1 - \frac{1}{\text{相対危険度}}$$

B　オッズ比

オッズ odds とは「見込み」の意で，ある事象が起こる確率 p と起こらない確率（$1-p$）との比 $p/(1-p)$ のことである．一方，別の事象が起こる確率を q とすると，その事象のオッズは同様に $q/(1-q)$ となる．**オッズ比** odds ratio とは，これら2つのオッズの比のことであり，$\{p/(1-p)\}/\{q/(1-q)\}$ で表される．

コホート研究では，オッズ比は要因非曝露群の発症オッズに対する要因曝露群の発症オッズの比で表される．すなわち，表2.6からオッズ比は次式で示される．しかし，コホート研究では相対危険度が算出できるので，オッズ比を通常求める必要はない．

$$\text{コホート研究におけるオッズ比} = \frac{\text{要因曝露群における発症オッズ}}{\text{要因非曝露群における発症オッズ}}$$

$$= \frac{\left(\frac{a}{a+b}\right) \Big/ \left(\frac{b}{a+b}\right)}{\left(\frac{c}{c+d}\right) \Big/ \left(\frac{d}{c+d}\right)}$$

$$= \frac{\frac{a}{b}}{\frac{c}{d}} = \frac{ad}{bc}$$

症例対照研究では罹患率が求められないので相対危険度や寄与危険度は算出できない．そこで，対照群の曝露オッズに対する症例群の曝露オッズの比を求めることによって，要因曝露と疾病との関連の強さが推定できる．すなわち，表2.6の疾病発生ありを症例群，疾病発生なしを対照群と見なすと，オッズ比は次式で示される．

$$\text{症例対照研究におけるオッズ比} = \frac{\text{症例群における曝露オッズ}}{\text{対照群における曝露オッズ}}$$

$$= \frac{\left(\frac{a}{a+c}\right) \Big/ \left(\frac{c}{a+c}\right)}{\left(\frac{b}{b+d}\right) \Big/ \left(\frac{d}{b+d}\right)} = \frac{\frac{a}{c}}{\frac{b}{d}}$$

$$= \frac{ad}{bc}$$

症例対照研究において，疾病の発生率が低く，しかも抽出された症例群や対照群がそれぞれの母集団を代表する場合には，$a + b \fallingdotseq b$，$c + d \fallingdotseq d$となり，オッズ比は以下のように相対危険度の近似値となる．

$$\text{相対危険度} = \frac{\frac{a}{a+b}}{\frac{c}{c+d}} \fallingdotseq \frac{\frac{a}{b}}{\frac{c}{d}} = \frac{ad}{bc} = \text{オッズ比}$$

C　点推定と信頼区間

相対危険度やオッズ比による疾病発生の危険度評価は，1つの値であるため**点推定**といわれている．しかし，点推定は真値と比べて誤差があるはずなので精度を高めるためには，その幅やサイズを表すための**信頼区間**を求める必要がある．例えば，算出されたオッズ比を95%信頼区間で表すとき，次式によって求められる．

$$\text{オッズ比の95\%信頼区間} = \exp\left\{ \ln(\text{オッズ比}) \pm 1.96 \sqrt{\frac{1}{a} + \frac{1}{b} + \frac{1}{c} + \frac{1}{d}} \right\}$$

D　統計学的検定

2つの特性で調査対象が分類されているとき，両者の関連性を検定する必要があり，*t* 検定など各種の統計学的検定法が用いられる．すなわち，ある要因曝露と疾病異常との関連性を検定したいとき，まず両者の間に関連性がないという帰無仮説を設定する．**χ^2（カイ2乗）検定**は2つ以上の群からなる疫学研究でよく用いられている検定法であり，表2.6から次式で判定する．

$$\chi^2 = \frac{N(\mathrm{ad}-\mathrm{bc})^2}{(\mathrm{a}+\mathrm{b})(\mathrm{c}+\mathrm{d})(\mathrm{a}+\mathrm{c})(\mathrm{b}+\mathrm{d})} \qquad (N = \mathrm{a}+\mathrm{b}+\mathrm{c}+\mathrm{d})$$

χ^2 分布表における自由度1，有意水準5%（p 値 < 0.05）の χ^2 値は3.841，有意水準1%（p 値 $<$ 0.01）では6.635である．上式で算出した χ^2 値がこの値よりも大きいと，帰無仮説が棄却され，ある要因曝露と疾病発生との間には関連性があるという対立仮説を採択する．このように，相対危険度やオッズ比による疾病発生の危険度評価の推定に加え，統計学的検定を行う必要がある．

2.4.3　因果関係の判定

介入研究が可能な場合は，要因曝露と健康事象との関連性を証明することは比較的容易である．しかし，観察的疫学研究に基づいた場合，その因果関係の立証は容易ではない．その主な理由として，ヒトを研究対象にしていること，関連する環境要因に多様性があることなどが挙げられる．また，統計学的に有意な相関があった場合でも，すぐに因果関係があるとはいえない．反対に，両者の関連が統計学的に有意でない場合も，すぐに因果関係がないと判断してはいけない．疫学的な研究資料に基づいて因果関係の有無を判断する際に現在最もよく用いられている基準は，米国の喫煙と健康に関する検討委員会が1964年に発表した5項目からなるものである（表2.7）．

表2.7　因果関係の判定基準

関連の強固性 strength of association	要因曝露による疾病発生が要因非曝露の場合に比べ十分高く（相対危険度，オッズ比），また要因曝露量と疾病発生の頻度の間で量-反応関係が認められること．
関連の一致性 consistency of association	異なる研究者，研究方法，研究対象者で行われた疫学研究でも同じ結論が得られること．
関連の時間性 temporal relationship of association	要因曝露が疾病発生よりも時間的に先行していること．疾病の発生が要因曝露を惹起したり，要因曝露以前に疾病発生が存在したりする危険性がないこと．
関連の特異性 specificity of association	その要因曝露でのみ疾病発生する場合や疾病発生するためには当該要因曝露が必須であることなどの特異性が高いこと．生活習慣病の発生は交絡因子が多く，因果関係の特異性は高くない．
関連の整合性 coherence of association	要因と疾病発生の関係が，既存の医学・生物学的知見と矛盾なく説明できること．

2.5 介入研究

介入研究 intervention study は，要因曝露と疾病発生との因果関係を証明するために，志願者を募り，対象集団に人為的に介入し要因を曝露したり除去したりしてコホートを作成し，疾病の発生を追跡調査してその影響を判定する方法である．

A 臨床試験

臨床試験 clinical trial は，新薬など新しい治療法の効果を判定するために，患者を対象に実施される介入研究である．このうち，**ランダム化比較試験** randomized controlled trial（RCT）は，患者を無作為に2群に分け，一方には真薬を投与し，もう一方には偽薬 placebo を投与して効果を比較する方法である．なかでも，医薬品等製造販売の承認申請のために行われる臨床試験（**治験**）では，**第Ⅲ相試験** phase Ⅲ trial として薬物の効能や一般的な副作用の発生率の決定的なエビデンスを得るために採用されている．臨床試験では，薬の効果に対する患者や判定する医師の期待などの影響を除くために，患者に投与された薬の真偽を患者および判定する医師に知らせない**二重盲検法** double blind test がよく採用されている．

B 野外試験

野外試験 field trial は，疾病予防のための生活習慣の改善，検診，予防接種などの効果を判定するために健康者を対象に行う介入研究である．健康な者を募って無作為に2群に分け，一方には検討すべき疾病予防策を実施し，もう一方は対照として何もしないで疾病の発生などを追跡調査して効果を比較する．実例として，米国や中国などで実施されたβ-カロテン摂取による肺がん予防効果の研究などがある．

C 地域介入研究

地域介入研究 community intervention trial は，対象が個人単位ではなく，調査対象が地域単位の介入研究である．例えば，栄養改善運動などを実施した地域と実施しない地域で疾病の発生などを比較して効果を判定する方法である．実例として，米国のフッ素を添加した水道水によるむし歯の予防効果の研究などがある．

2.6 EBMと臨床指標

根拠に基づく医療 evidence-based medicine（EBM）とは，過去の臨床データや論文などを広く検索・活用し，時には新たに臨床研究を行うことによって客観的な疫学的観察や統計学による治療結果の比較に根拠を求めながら医療を行うものである．EBMの実践には，**科学的根拠**，**患者の価値観**，**臨床的専門技能**（臨床経験）の3つの要素をバランスよく統合することが重要であり，患者の問題の定式化に際して，どのような**患者** patient（P）に，どのような**曝露** exposure（E）や**介入** intervention（I）をしたか，何と**比較** comparison（C）して，どのような**結果** outcome（O）が得られたか，すなわち**PECO**や**PICO**を考える必要がある．これをキーワードとして問題解決のための情報収集を行い，情報の吟味と患者への適用と評価を行っていくのがEBMである．

2.6.1 診断の有効性

患者に対して臨床的な予測を行う目的で，臨床的なパラメータを調べる一般に治療行為の有効性を示すための評価指標を**エンドポイント**という．臨床試験でのエンドポイントは，治療の目的に合っており，なおかつ，客観的に評価できる項目が望ましいとされている，臨床試験における治療行為のアウトカムは，死亡率の低下，疾患の発症率の低下，QOLの向上，副作用の低減などであり，これらの評価指標を**真のエンドポイント** true endpoint という．一般には，それらを治験の期間内で評価することは難しいため，血糖値，血清脂質値，腫瘍サイズ，血圧などの短期間で評価できる**代用エンドポイント** surrogate endpoint が用いられる．

診断確定のプロセスで，ある代用エンドポイントとしての検査の妥当性の指標として，検査の有効性が重要である．有効性を示す指標に，**感度** sensitivity（ST）「疾患がある人のうち検査が陽性に

表2.8　代用エンドポイントとしての臨床検査の結果

検査結果	疾患（人）	
	あり	なし
陽性	TP	FP
陰性	FN	TN

{ TP（真陽性 true positive）：疾患があるときに検査が陽性
{ TN（真陰性 true negative）：疾患がないときに検査が陰性
↓
検査結果から正しい診断ができる

{ FP（偽陽性 false positive）：疾患がないときに検査が陽性
{ FN（偽陰性 false negative）：疾患があるときに検査が陰性
↓
検査結果から誤った診断がなされる

なる確率」，**特異度** specificity（SP）「疾患がない人のうち検査が陰性になる確率」がある．これらの指標は，数値が大きいほど検査結果の有効性が高い．臨床検査の結果（表2.8）をもとに，次式から求められる．

$$\text{感度（ST）} = \frac{\mathrm{TP}}{\mathrm{TP}+\mathrm{FN}} \times 100$$

$$\text{特異度（SP）} = \frac{\mathrm{TN}}{\mathrm{FP}+\mathrm{TN}} \times 100$$

検査の有効性を表すもう一つの指標に，「もっともらしさ」を表す意味の**尤度比**（ゆうどひ）likelihood ratio（LR）がある．**陽性尤度比**（LR+）は，「疾患がある人のうち検査が陽性になる確率と，疾患がない人のうち検査が陽性になる確率の比」である．その検査が陽性であった場合の「もっともらしさ」を示すものであり，その数値が大きいほど（+∞に近いほど），確定診断に優れる．

$$\text{陽性尤度比（LR+）} = \frac{\dfrac{\mathrm{TP}}{\mathrm{TP}+\mathrm{FN}}}{\dfrac{\mathrm{FP}}{\mathrm{FP}+\mathrm{TN}}} = \frac{\text{感度}}{1-\text{特異度}}$$

陰性尤度比（LR－）は，「疾患がある人のうち検査が陰性になる確率と，疾患がない人のうち検査が陰性になる確率の比」である．その検査が陰性であった場合の「もっともらしさ」を示すものであり，その数値が小さいほど（0に近いほど），除外診断に優れる．

$$\text{陰性尤度比（LR－）} = \frac{\dfrac{\mathrm{FN}}{\mathrm{TP}+\mathrm{FN}}}{\dfrac{\mathrm{TN}}{\mathrm{FP}+\mathrm{TN}}} = \frac{1-\text{感度}}{\text{特異度}}$$

2.6.2 相対リスクと必要治療数

臨床試験においても，コホート研究と同様の指標化を行う．**相対リスク** relative risk（RR）は，**相対危険度**と同じであり，臨床試験の結果（表2.9）から，治療群と対照群の発症率の比を求める．この値が1より小さければ治療が有効であり，1より大きければ治療が有害となる．

$$相対リスク(RR) = \frac{治療群の発症率}{対照群の発症率}$$

$$= \frac{\frac{a}{a+b}}{\frac{c}{c+d}}$$

表 2.9　ある治験薬とプラセボ投与による臨床試験の結果

薬物治療結果	疾患発症（人）		合　計
	あり	なし	
治療群	a	b	a + b
対照群	c	d	c + d

相対リスク減少率 relative risk reduction（RRR）は，相対リスクから求められ，因果関係の程度を表す．この値が0より大きければ治療が有効であり，0より小さければ治療が有害となる．

$$相対リスク減少率(RRR) = 1 - 相対リスク(RR)$$

$$= 1 - \frac{\frac{a}{a+b}}{\frac{c}{c+d}}$$

絶対リスク減少率 absolute risk reduction（ARR）は，対照群と治療群の発症率の絶対差であり，寄与危険度の絶対値と同じである．その治療によってどれだけ発症率が減少（増大）したかの指標である．

$$絶対リスク減少率(ARR) = |対照群の発症率 - 治療群の発症率|$$

$$= \left| \frac{c}{c+d} - \frac{a}{a+b} \right|$$

必要治療数 number needed to treat（NNT）は，絶対リスク減少率の逆数にすることで，何人の患者を治療すると少なくとも1人の発症を減らせるかが求まる．これは治療効果を確認するためには何人の患者が必要かを示すものであり，NNTが小さい治験薬ほど有効性が高いことを意味する．

$$\text{必要治療数（NNT）} = \frac{1}{\text{絶対リスク減少率(ARR)}} = \frac{\dfrac{a}{a+b}}{\left|\dfrac{c}{c+d} - \dfrac{a}{a+b}\right|}$$

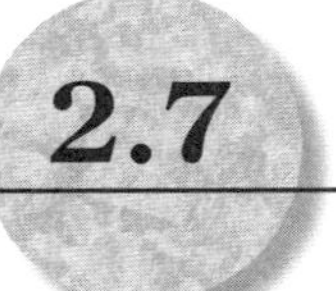

2.7 メタアナリシスとプール解析

過去に行われた目的，方法が同じで複数の疫学研究結果として算出されたオッズ比などの値を統計学的に統合すること，またはその統計的解析方法を**メタアナリシス**または**メタ分析 meta-analysis** という．一方，目的，方法が同じ複数の疫学研究結果の元データを合算して一つの疫学研究結果のように再解析する方法を**プール解析**という．どちらも個別研究では症例などの標本サイズが小さい場合や，曝露群の数が足らなくて有意な結果が出なかったり，信頼性の低い結果となったりした場合でも，統合することで解析結果の信頼性をより高めることが期待できる．

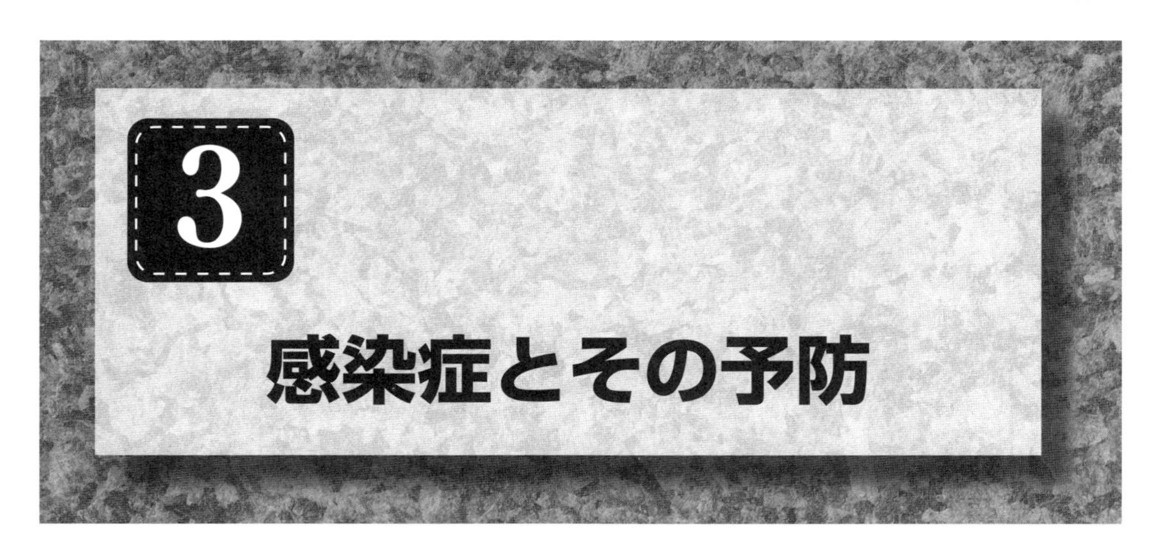

3.1 感染症成立の条件と予防対策

感染症とは，病原体が宿主の体内に侵入し，発育または増殖することによって引き起こされる疾病をいう．宿主であるヒトが感染して発病する場合を**顕性感染**と呼び，感染してから発症するまでの期間である**潜伏期**は病原体の種類によってほぼ一定である．感染症を発症するには，**感染源**，**感染経路**および**宿主の感受性**の３つの条件が必要であり，これらは疫学における病因，環境要因および宿主要因の三要因にそれぞれ対応するものである．これらの３条件のうち，１つでも取り除くことができれば感染症は成立しないので感染症予防のための公衆衛生対策として重要である．

3.1.1 感染源対策

A 感染源

感染症を引き起こす主な病原体には，ウイルス，クラミジア，リケッチア，マイコプラズマ，スピロヘータ，細菌，真菌，寄生虫，原虫などがある．感染源は，これらの病原体を保持し，周囲への感染を引き起こさせるおそれのあるものを指し，以下に示すものがある．

1）感染症患者および保菌者

感染症患者は最も強力な感染源である．また，健康的に見えても病原体を体内にもっていて，それを排出している者を**保菌者**（病原体保有者，キャリア）と呼び，公衆衛生上とくに問題となる感染源である．保菌者には，発症前の潜伏期に病原体を排出する潜伏期保菌者，感染症の症状が治った後も病原体を排出している病後保菌者，**不顕性感染**による健康保菌者などがある．いずれの場合も，保菌者は本人や周囲の者が気づいていないことが多く，感染源になりやすい．とくに，赤痢菌や腸チフス菌，B型肝炎，ポリオ，エイズ（HIV）などのウイルスあるいは性器クラミジアなどでは患者よりも病原体保有者の方が多く，感染源として重大である．

2）病原体保有動物

病原体をもっている家畜，野生動物，ペットなどの動物のほか，病原体を運ぶノミ，ダニ，ハエ，蚊，ゴキブリ，ネズミなどの動物をいう．とくに，狂犬病，日本脳炎，オウム病，炭疽などは，脊椎動物に常在する感染症で，ヒトにも感染するので**人畜共通感染症**と呼ばれる．

3）病原体汚染物

病原体に汚染された食物，水，空気，土壌，器具などである．

B　感染源対策

有効な感染源対策は，第一に感染源の発見，隔離および患者の治療である．これら対策は，主に感染症予防法などの関連法規をもとに行われている．また，病原体に汚染されたおそれのある感染源は**消毒**が重要である．消毒とは，病原体を死滅または発育する能力を断って感染の危険を取り除くことであり，滅菌のように病原体，非病原体を問わず，芽胞もすべて死滅させる必要はない．消毒薬は，病原体の種類や用途・状況などによって適切に選択する必要がある（表3.1）．

表3.1　主な消毒薬の病原微生物および用途に対する有効性

消毒薬	一般細菌	緑膿菌	MRSA	結核菌	真菌	芽胞形成菌	HBV	HIV	用途別				
									皮膚	傷口	器具	環境	排泄物
消毒用エタノール	○	○	○	○	○	×	○	○	○	×	○	△	×
クレゾール石けん	○	○	○	○	△	×	×	×	×	×	○	○	○
石炭酸（フェノール）	○	○	○	○	△	×	×	×	×	×	○	○	○
ベンザルコニウム塩化物	○	○	△	×	△	×	×	×	○	○	○	○	×
クロルヘキシジン	○	○	○	×	△	×	×	×	○	○	○	○	×
次亜塩素酸ナトリウム	○	○	○	△	○	△	○	○	×	×	○	○	△
ホルムアルデヒド	○	○	○	○	○	○	△	△	×	×	○	○	△
グルタルアルデヒド	○	○	○	○	○	○	○	○	×	×	○	○	○

消毒薬の効果：○有効，△やや有効，×無効
MRSA : methicillin-resistant *Staphylococcus aureus*
HBV : hepatitis B virus
HIV : human immunodeficiency virus

3.1.2 感染経路対策

A 感染経路

感染源から病原体が宿主へ感染する経路を感染経路といい，その態様によって以下に示すものがある．

1）接触感染

a）直接接触感染

感染源との直接的な接触による感染経路であり，とくに性的接触などの感染（性感染症：3.2.4参照）がこれに含まれる．

b）間接接触感染

感染源を触れた手指などから間接的に宿主の体内へ病原体が入る感染経路をいう．これにはおむつの処置や病原体保有動物の排泄物処理などで起こる**糞口感染**や，医療従事者による MRSA などの**院内感染**が該当する．

2）飛沫感染

飛沫感染は，呼吸器感染症などで患者や保菌者のくしゃみや咳によって小さな飛沫となって出た病原体が，宿主に直接吸入される感染経路のことである．インフルエンザ，風疹，ムンプス，RSウイルス感染症などのウイルス，マイコプラズマ肺炎などのマイコプラズマやジフテリア菌の感染がこれに該当する．

3）空気感染

a）飛沫核感染

患者や保菌者のくしゃみや咳による飛沫が長時間空中に浮遊して水分が蒸発し，感染力を保持したまま粒子となった飛沫核の吸入による感染経路をいう．麻疹，水痘などのウイルスや結核菌の感染が主にこれに該当する．

b）塵埃感染

病原体が衣服や寝具などから出る塵埃（じんあい）に付着したもの，感染鳥の排泄物や羽毛から出た微粒子，あるいは病原体に汚染した水のエアロゾルなどが空気中を飛散し，これらを吸入することによる感染経路をいう．オウム病などのクラミジアやレジオネラ属菌の感染がこれに該当する．

4）媒介物感染

a）水系感染

病原体で汚染している水が媒介することによる感染経路をいう．汚染水の経口摂取によるコレラ菌，パラチフス菌，腸チフス菌，赤痢菌，腸管出血性大腸菌，クリプトスポリジウムなどの感染や，遊泳等による結膜への直接侵入によるアデノウイルス感染（咽頭結膜熱や流行性角結膜炎（五類感染症））がこれに含まれる．

b）経口感染

病原体に直接汚染された食物や，殺菌・消毒不足の手指あるいはハエ，ネズミ等によって病原体に汚染された食品などを経口摂取することによる感染経路である．腸炎ビブリオ，サルモネラ菌，カンピロバクターなどの細菌性食中毒のほか，A型肝炎ウイルスや上記の消化器系感染症原因菌などの経口感染がこれに該当する．

5）媒介動物感染

動物が媒介する感染経路をいう．ハエは汚染された汚物や食品から赤痢菌などの病原体を他の食品へ媒介し，蚊は日本脳炎ウイルス，ウエストナイルウイルス，黄熱ウイルス，デングウイルス，チクングニアウイルス，マラリア原虫などを媒介する．また，ペスト菌をもつネズミに寄生したノミはネズミの血液からペスト菌をヒトへ媒介する．マダニ（重症熱性血小板減少症候群（SFTS），急性脳炎），シラミ（発疹チフス）やツツガムシ（つつが虫病）も媒介動物となる．

6）輸血・臓器製剤感染

医療現場における病原体を含む血液，血液製剤や臓器製剤による感染経路をいう．これまでに，この感染経路によって発生した薬害エイズや薬害肝炎などの感染がしばしば大きな社会問題となっており，その予防対策が重要である．

7）母子感染

母から児への感染経路であり，**垂直感染**とも呼ばれる（3.2.3参照）．これに対して，集団のなかでヒトからヒトへ感染する事例は，水平感染と呼ばれている．

B　感染経路対策

周囲の環境を整備することにより，有害昆虫やネズミなどの駆除，食肉や魚介類などの食品の加熱処理などが有効である．また，感染経路を断つために交通の遮断もあり得る．港湾や空港における船舶，航空機，貨物，ヒトの検疫も感染経路を断つ意味から行われている．医療現場では血液や血液・臓器製剤による感染事故が多発したため，現在では輸血による感染防止対策として，献血時に梅毒トレポネーマ，B型肝炎（HBs，HBc），C型肝炎（HCV），エイズ（HIV），成人T細胞白血病（HTLV-1）の5種類の病原体の抗体検査による感染有無の検査が行われている．

3.1.3 宿主の感受性対策と予防接種

A 宿主の感受性

病原体が宿主に侵入したとしても，必ずしも感染症が発症するとは限らない．宿主の感受性とは，感染症の発生を決定づける宿主側の要因であり，**抵抗力**がどの程度であるかを概念的に示したものである．抵抗力とは，病原体の侵入・増殖あるいはその有毒産物による障害を阻止する身体機能の総和を意味するものであり，これらの機能が著しく低下した宿主を**易感染宿主**と呼ぶ．抵抗力は以下に分類される．

1）先天性抵抗力

先天性免疫または**自然免疫**ともいい，微生物感染に対して先天的に備わっている非特異的抵抗性や遺伝的抵抗性，ホルモン，インターフェロンなどの種々の機構が関与する．

2）後天性抵抗力

後天性免疫または**獲得免疫**ともいい，さらに**受動免疫**と**能動免疫**に分類される．

a）自然受動免疫

主に母子免疫のことである．生後3か月頃の乳児は自らの免疫系が完成しておらず抵抗力が弱いが，胎児期に母体から胎盤経由で補給されたIgG抗体による新生児の全身性免疫と，生後まもない頃に母乳由来の分泌型IgA抗体の経口摂取による腸管免疫がこれに含まれる．

b）人工受動免疫

免疫グロブリン製剤などの投与によって獲得される受動免疫である．

c）自然能動免疫

特定の微生物感染や異物などの非自己抗原の刺激によって獲得される細胞性免疫や体液性免疫のことである．前者は主としてT細胞やマクロファージなどの抗原提示細胞が関与する．後者はB細胞が抗体産生細胞に分化成熟後，IgM（主として1次応答），IgG（2次応答，全身性免疫），IgA（分泌型，粘膜免疫），IgE（I型アレルギー，寄生虫防御）などの抗体産生を惹起する．ポリオ，日本脳炎，ジフテリアなどは，宿主が感染して自然能動免疫を獲得しても症状が出ない場合がある．このような感染を**不顕性感染**という．

d）人工能動免疫

予防接種によって獲得される能動免疫である．

B 日和見感染と院内感染

臓器移植等で免疫抑制剤を投与した患者，免疫力低下を招く疾患の罹患者，高齢者など加齢に伴う体力減衰等の要因により抵抗力が低下した者などは，易感染宿主となりやすい．易感染宿主は，正常時の宿主には病原性を発現し得なかった非病原菌や弱毒菌などの感染を許し，しばしば重篤な疾病に陥ることがある．このような感染を**日和見感染**と呼ぶ（表3.2）．日和見感染を引き起こす原因の多くは，病院などの医療機関内で易感染宿主の状態になった患者が，病原体を保持した他の患者と接触した医療従事者によって接触感染することで引き起こされることから，**院内感染**とも呼ばれる．高度薬剤耐性菌による院内感染では，治療が難しく患者の生命にかかわることも少なくない．医療機関の多くは，医師，薬剤師，看護師，臨床検査技師などの感染管理を担当する感染制御チーム infection control team（ICT）を設け，院内のICTラウンドを通じて手洗いや消毒等の基本的な感染予防対策や感染経路別対策，感染患者に対する抗生物質の適正使用による多剤耐性菌の発生防止に努めている．

表3.2　日和見感染症を引き起こす主な病原体

病原体	病原体の種類	感染症名
サイトメガロウイルス	DNAウイルス	サイトメガロウイルス感染症
ポリオーマウイルス	DNAウイルス	進行性多巣性白質脳症
単純ヘルペスウイルス	DNAウイルス	単純ヘルペスウイルス感染症
カポジ肉腫関連ヘルペスウイルス	DNAウイルス	カポジ肉腫（エイズの日和見感染）
メチシリン耐性黄色ブドウ球菌(MRSA)	グラム陽性球菌	メチシリン耐性黄色ブドウ球菌感染症
バンコマイシン耐性腸球菌(VRE)	グラム陽性球菌	バンコマイシン耐性腸球菌感染症
緑膿菌	グラム陰性桿菌	緑膿菌感染症
レジオネラ属菌	グラム陰性桿菌	レジオネラ症
マイコバクテリウム属菌	グラム陽性桿菌	マイコバクテリウム感染症
セラチア属菌	グラム陰性桿菌	セラチア感染症
カンジダ	酵母	カンジダ症
ニューモシスチス・ジロヴェチ	真菌	ニューモシスチス肺炎（エイズの日和見感染）
アスペルギルス	真菌	アスペルギルス症
クリプトコッカス属菌	真菌	クリプトコッカス髄膜炎
トキソプラズマ	原虫	トキソプラズマ症
クリプトスポリジウム	原虫	クリプトスポリジウム症
ディフィシル菌	グラム陽性桿菌	偽膜性大腸炎

C　宿主の感受性対策

宿主の感受性対策には，人工受動免疫と人工能動免疫である予防接種とがある．前者には，ある種の免疫不全症患者に対するヒト免疫グロブリン製剤の投与や，ジフテリア，ガス壊疽，破傷風などの感染症の予防や治療の目的で投与される馬抗血清などの例がある．また，新生児の感染症予防のために，妊娠後期の妊婦へのワクチン接種や免疫グロブリン製剤の投与によって，経胎盤的に

IgG 抗体を移行させることも人工受動免疫にあたる．

1）予防接種の種類

予防接種は，感染症予防における人工能動免疫獲得のための有力な宿主の感受性対策の1つである．予防接種に用いるワクチンには，生ワクチン，不活化ワクチンおよびトキソイドがあり，対象感染症の予防接種に実用化されている（表3.3）．一般に，ワクチンは10℃以下で遮光して保存する．

表3.3　ワクチンの種類と投与方法

分　類	抗　原	感染症名	接種方法
生ワクチン	細菌	結核*	経皮接種
	ウイルス	ムンプス（流行性耳下腺炎），麻疹，風疹，水痘，黄熱	皮下投与
		ロタウイルス感染症（感染性胃腸炎）	経口接種
不活化ワクチン	細菌	百日咳，コレラ，インフルエンザ菌b型（Hib）感染症，小児肺炎球菌感染症	皮下投与
	ウイルス	ポリオ（急性灰白髄炎），インフルエンザ，日本脳炎，B型肝炎	皮下投与
		ヒトパピローマウイルス感染症	筋肉内接種
トキソイド	毒素	ジフテリア，破傷風，ハブ（蛇毒）	皮下投与

＊ BCG；弱毒ウシ型結核菌カルメット・ゲラン株

2）生ワクチン

細菌やウイルスの病原性をほとんどなくし，免疫原性のみを残した，生きているワクチンである．1回の接種で十分な免疫効果が得られ，体液性免疫と細胞性免疫の双方を誘導できる．通常，自然感染と同等な強い持続する免疫が得られるが，弱毒の程度によっては本来の疾患の症状が出現したり，強毒株に突然復帰したりする可能性などの欠点もある．また，接種間隔は4週間以上必要である．経口生ポリオワクチンは，ワクチン由来の感染例が報告されており，2012年に副作用の少ない不活化ワクチンに変更された．

3）不活化ワクチン

細菌またはウイルスを殺菌・不活化した病原体（死菌ワクチン），あるいは病原体の成分のうち病原性をもたず免疫を与える成分（抗原）だけを取り出したもの（成分ワクチンまたはコンポーネントワクチン）であり，病原性が出るおそれはなく，体液性免疫のみが得られる．しかし，免疫持続期間が短く，追加接種が必要である．接種間隔は1週間以上あければよい．

4）トキソイド

病原体が産生する毒素をホルマリンなどで化学処理することにより免疫原性が損なわれないように無毒化したものである．不活化ワクチンと混合して用いると免疫相乗効果が得られる．ジフテリア diphtheria トキソイド，百日咳 pertussis 不活化ワクチンと破傷風 tetanus トキソイドの混合ワクチンである**DPT（三種混合）ワクチン**や，これに不活化ポリオワクチン inactivated polio vaccine（IPV）を混合した**DPT-IPV（四種混合）ワクチン**は，この効果を利用したものである．

5）わが国の定期予防接種の特長

戦後わが国では，感染症の脅威に対する社会的防衛の観点から，予防接種が強制接種として実施され，感染症の流行防止に大きな成果をあげてきた．しかし，予防接種の副反応による健康被害が報告されるようになり，医療と社会状況の変化をふまえて1994年に**予防接種法**が改正された．その内容としては，① 国民は「予防接種を受けるよう努めなければならない」として，予防接種を受けることは強制ではなく**努力義務**であるとされ，義務接種から**勧奨接種**への転換が行われ，② 万一，健康被害が起きた場合は国が迅速な救済を図ることがこの法律の目的として位置づけられ，③ 健康被害防止の観点から予防接種を受けることが不適当な者や要注意者を定めるとともに，十分な予診・問診が行えるよう，かかりつけ医師による個別接種が推奨されている．さらに2013年の改正では，先進諸国と比べて公的に接種するワクチンの種類が少ない，いわゆるワクチン・ギャップの問題の解消や，予防接種施策を総合的かつ継続的に評価・検討する仕組みの構築等のため，予防接種制度について幅広い見直しを行っている．

予防接種法に基づく予防接種の**実施主体は市町村長**である．その対象感染症として，麻疹 measles と風疹 rubella の対策を一層強化するために，2005年から**MRワクチン**として2回接種することになった．また，2007年より結核予防法が感染症予防法に統合されて乾燥BCGワクチンが追加された．日本脳炎ワクチンは，マウスの脳の中でウイルスを増殖させてホルマリン等で不活化したものであるが，急性散在性脳髄膜炎 acute disseminated encephalomyelitis（ADEM）との因果関係から差し控えられていた．しかし，2009年からウイルスをVero細胞（アフリカミドリザル腎臓由来株化細胞）で増殖させてホルマリンで不活化した乾燥細胞培養日本脳炎ワクチンが承認され，供給されるようになった． 2012年からポリオが弱毒生ワクチンから不活化ワクチンに変更になり，従来のDPTとIPVを合わせたDPT-IPVが採用された．2013年から小児の髄膜炎による死亡や後遺症を予防するためにインフルエンザ菌b型 haemophilus influenza-type b（Hib（ヒブ））感染症と肺炎球菌感染症（小児がかかるものに限る）に対する不活化ワクチンと，子宮頸がんの予防のためにヒトパピローマウイルス感染症に対する不活化ワクチンが追加され，さらに2014年から水痘に対する乾燥弱毒性ワクチン，2016年からB型肝炎に対する不活化ワクチンが追加されている．現在，**定期接種**として，集団予防目的のための**A類疾病**（努力義務も接種勧奨もあり，13種）と，個人予防目的のための**B類疾病**（努力義務も接種勧奨もなし，2種）が定められ，その接種時期が定められている（表3.4）．さらに，**臨時接種**として，A類疾病のうち，まん延予防上緊急の必要があるものを指定し，現在，痘そうが政令で定められている．また，臨時接種のB類疾病には弱毒型インフルエンザ等が想定されている．

予防接種健康被害救済制度は，予防接種法による定期接種または臨時接種を受けたことにより疾病に罹り，障害を残したり死亡したりした場合に対する救済を目的にした制度である．対象者には

表 3.4 予防接種法に基づいた定期予防接種と接種時期

種 類	ワクチンの名称	対象となる感染症	接種の対象年齢（標準的な接種年齢）・回数
A 類疾病，13 疾患（主に集団予防，重篤な疾患の予防に重点，本人に努力義務，接種勧奨あり）	DPT-IPV ワクチン（沈降精製百日せきジフテリア破傷風不活化ポリオ混合ワクチン）※ ※接種状況に応じて，DPT，DT，IPV ワクチンを選択	ジフテリア，百日咳，破傷風，急性灰白髄炎	1 期初回：生後 3 ～ 90 か月未満（生後 3 ～ 12 か月未満）・3 回 1 期追加：生後 3 ～ 90 か月未満（1 期初回後 12 ～ 18 か月）(1 期初回接種（3 回目）終了後，6 か月以上の間隔をおく）・1 回 2 期：11 歳～ 13 歳未満（小学校 6 年）・1 回
	MR ワクチン（乾燥弱毒生麻しん風しん混合ワクチン）	麻疹，風疹	1 期：生後 12 ～ 24 か月未満・1 回 2 期：5 歳以上 7 歳未満で小学校就学前の 1 年間・1 回
	乾燥細胞培養日本脳炎ワクチン	日本脳炎	1 期初回：生後 6 ～ 90 か月未満（3 歳）・2 回 1 期追加：生後 6 ～ 90 か月未満（4 歳）(1 期初回後 6 か月以上の間隔をおく）・1 回 2 期：9 ～ 13 歳未満（小学校 4 年）・1 回
	乾燥 BCG ワクチン	結核	生後 12 か月未満（生後 5 ～ 8 か月が望ましい）・1 回
	ヒブワクチン	インフルエンザ菌 b 型（Hib）感染症	生後 2 か月～ 7 か月未満・4 回 ただし，接種開始が生後 7 か月～ 12 か月未満は 3 回，生後 12 か月～ 60 か月未満は 1 回
	小児用肺炎球菌ワクチン	肺炎球菌感染症（小児がかかるものに限る）	生後 2 か月～ 7 か月未満・4 回 ただし，接種開始が生後 7 か月～ 12 か月未満は 3 回，生後 12 か月～ 24 か月未満は 2 回，生後 24 か月～ 60 か月未満は 1 回
	子宮頸癌予防ワクチン	ヒトパピローマウイルス感染症	小学校 6 年～高校 1 年の女子（中学校 1 年）・3 回
	水痘ワクチン	水痘	生後 12 ～ 36 か月未満・2 回
	B 型肝炎ワクチン	B 型肝炎	水平感染予防：生後 2 か月から 4 週間隔で 2 回，さらに 1 回目の接種から 20 週以上経ってから 1 回の計 3 回 母子感染予防：B型肝炎母子感染防止事業による
B 類疾病，2 疾患（主に個人予防に重点，努力義務なし，接種勧奨なし）	インフルエンザ HA ワクチン	インフルエンザ（A/ ブタ由来 H1N1 型，A/H3N2 型，B 型）	65 歳以上の者 60 歳以上 65 歳未満で心臓，腎臓，呼吸器機能またはヒト免疫不全ウイルスによる免疫機能に障害を有する者（ただし，成人用肺炎球菌ワクチンの接種については，肺炎球菌ワクチン（ポリサッカライド）の接種を受けたことがない者）
	成人用肺炎球菌ワクチン	成人の肺炎球菌感染症	

医療費，障害年金，死亡一時金などが支給される．これらの定期予防接種の他に，個人が自発的に受ける目的で，医療行為の一つとして医療機関が行う任意接種がある．任意接種により健康被害が生じた場合には，独立行政法人医薬品医療機器総合機構法に基づく**医薬品副作用被害救済制度**により救済される．ただし，日本国内未承認のもの（例えば，日本国内未承認の個人輸入されたワクチン）により，健康被害が生じた場合には救済されない．

予防接種は，誰でも接種できるものではなく，妊娠している者が麻疹，風疹の予防接種の対象者となっている場合や，明らかな発熱（37.5℃以上）を呈している者などは**予防接種不適当者**に該当する．また，予防接種後に発熱やアレルギー症状を呈する者や，心臓血管や肝・腎臓疾患，その他免疫不全などの疾患を有する者は**予防接種要注意者**に該当する．

3.2 感染症の現状

3.2.1 新興感染症および再興感染症

A 新興感染症

近年の人間活動における野生動物との新たな接触により今までに経験しなかった病原体に遭遇する機会が増えたこと，交通機関の発達により風土病とされたような特定地域に限定して発生していた感染症が広がりをみせていること，診断法や検査技術の向上により新しく発見された感染症が増加してきたことなどにより，それまで未知であったか，あるいは新たに認識された病原体でヒトに感染症を引き起こすものを総称して**新興感染症**と呼ぶようになった．世界保健機関（WHO）は，1990年に新興感染症を「過去約20年の間に，それまで知られていなかった新しく認識された感染症で，局地的あるいは国際的に公衆衛生学上問題となる感染症」と定義しており，1970年以降に発生したものを新興感染症として扱っている（表3.5）．また，WHOは，新興感染症に対処する能力の強化と，その監視および対策のための国際間協力体制の支援を表明している．

B 再興感染症

再興感染症とは，その発症が一時期は減少していたが，再び注目されるようになった感染症に対する総称である．WHOは，1990に再興感染症を「既知の感染症で，すでに公衆衛生上の問題とならない程度までに患者が減少していた感染症のうち，この20年間に再び流行しはじめ，患者数が増加したもの，あるいは将来的に再び問題となる可能性がある感染症」と定義している．いったん制圧したか，一時期は減少した感染症が再度増加する原因として，耐性菌の増加，地球温暖化による生態系の変化，交通手段の発達，病原性の強毒化などが挙げられる（表3.6）．

3.2.2 国際感染症および輸入感染症

A 国際感染症

国際感染症とは，これまでに国内での感染事例がなく，世界のある特定地域にのみ発生していたものが，国際的に注目され世界的に広がるか否かを知るために監視されるようになった感染症をい

表 3.5 近年発見された代表的な病原体と感染症（新興感染症）

発見年	病原体の名称	病原体の種類	感染症名	主な流行地など
1973	ロタウイルス	RNA ウイルス	乳児下痢症	米国を中心に全世界
1976	ライム病ボレリア	スピロヘータ	ライム病	欧州，北米を中心に全世界，マダニが媒介
1976	クリプトスポリジウム	原虫	急性・慢性下痢	全世界，水系感染
1977	レジオネラ・ニューモフィラ	グラム陰性桿菌	レジオネラ症（在郷軍人病）	米国フィラデルフィアで発見，全世界
1977	エボラウイルス	RNA ウイルス	エボラ出血熱	サハラ以南の熱帯諸国
1977	ハンタウイルス	ウイルス	腎症候性出血熱	アジアを中心にユーラシア大陸
1977	カンピロバクター・ジェジュニ	グラム陰性桿菌	腸炎	全世界
1978	A 群溶血性レンサ球菌	グラム陽性球菌	中毒性ショック症候群（TSS）	全世界
1980	ヒトレトロウイルス（HTLV-1）	RNA ウイルス	成人 T 細胞白血病	西日本，カリブ海沿岸，南米
1982	大腸菌 O-157:H7	グラム陰性桿菌	出血性大腸炎，溶血性尿毒症症候群	全世界
1983	ヒト免疫不全ウイルス（HIV）	RNA ウイルス	後天性免疫不全症候群（AIDS）	全世界
1983	ヘリコバクター・ピロリ	グラム陰性桿菌	消化性潰瘍	全世界
1988	ヒトヘルペスウイルス 6 型	DNA ウイルス	小児の突発性発疹	全世界
1989	C 型肝炎ウイルス	RNA ウイルス	肝炎	全世界
1990	サビアウイルス	RNA ウイルス	ブラジル出血熱	ブラジル
1991	ガナリトウイルス	RNA ウイルス	ベネズエラ出血熱	ベネズエラ
1992	ビブリオコレラ O-139	グラム陰性桿菌	新型コレラ	インドで発見
1992	バルトネラ・ヘンセレ	グラム陰性桿菌	猫ひっかき病	全世界
1993	ハンタウイルス	RNA ウイルス	ハンタウイルス症候群	米国ニューメキシコ州が最初で北米，南米
1995	ヒトヘルペスウイルス 8 型	DNA ウイルス	エイズ患者のカポジ肉腫	全世界
1996	異常プリオン	プリオン	クロイツフェルト・ヤコブ病，牛海綿状脳症	全世界
1997	鳥インフルエンザ A/H5N1 ウイルス	RNA ウイルス	鳥インフルエンザ（H5N1）	ニワトリからヒトに感染，香港で流行
1999	ニパウイルス	RNA ウイルス	脳炎	マレーシアで発見
2003	SARS コロナウイルス	RNA ウイルス	重症急性呼吸器症候群（SARS）	中国が最初で全世界
2009	ブタ由来インフルエンザ A/H1N1 ウイルス	RNA ウイルス	新型インフルエンザ（A/H1N1）	メキシコ，米国で発生，全世界
2011	SFTS ウイルス	RNA ウイルス	重症熱性血小板減少症候群（SFTS）	中国，韓国，日本などで発生
2012	MERS コロナウイルス	RNA ウイルス	中東呼吸器症候群（MERS）	中東に渡航歴のある症例から発見
2013	鳥インフルエンザ A/H7N9 ウイルス	RNA ウイルス	鳥インフルエンザ（H7N9）	ハト，ニワトリからヒトに感染，中国で流行

表 3.6 代表的な再興感染症

感染症名	病原体の種類	感染経路	再興感染症としての原因
デング熱	RNA ウイルス	蚊の媒介感染	熱帯地域への海外渡航者の増加 媒介蚊の活動拡大
黄熱	RNA ウイルス	蚊の媒介感染	熱帯地域への海外渡航者の増加
狂犬病	RNA ウイルス	イヌ，ネコ，アライグマ，キツネ，スカンクの接触感染	感染動物の輸入の可能性
再興型インフルエンザ	RNA ウイルス	飛沫感染	アジアインフルエンザ（A/H2N2）などの再流行の可能性
結核	グラム陽性桿菌	飛沫核感染	高齢者に感染者が多い，多剤耐性菌の出現など
サルモネラ感染症	グラム陰性桿菌	経口感染	鶏卵関連食品の汚染など
コレラ	グラム陰性桿菌	経口感染	海外渡航者の増加，汚染食品の輸入など
ペスト	グラム陰性桿菌	ノミの媒介感染	ペスト菌常在地域への海外渡航や感染動物の輸入の可能性
マラリア	原虫	蚊の媒介感染	熱帯地域への海外渡航者の増加，航空機等による感染蚊の国内持込の可能性
トキソプラズマ症	原虫	ネコなどの接触感染	感染動物との接触機会の増大
リーシュマニア症	原虫	サシチョウバエの媒介感染	熱帯地域への海外渡航者の増加による国内持込の可能性
エキノコックス症	寄生虫	キタキツネの糞などからの経口感染	キタキツネとの接触機会の増大
住血吸虫症	寄生虫	幼虫が皮膚から侵入	海外渡航者の増加による国内持込の可能性

う．検疫法の対象となる検疫感染症（3.3.2 A参照）のうち，ラッサ熱（国内での発生が1例報告されている），エボラ出血熱，クリミア・コンゴ出血熱，南米出血熱，マールブルグ病は，いずれも国際感染症である．これらの国際感染症は，アフリカや中南米を中心に患者発生が散発しており，病原体はRNA ウイルスで血液や体液との接触により水平感染し，発熱，頭痛などから重症化すると出血症状がみられるウイルス性出血熱である．今後，船舶または航空機を介して国内に侵入する可能性が危惧されているが，有効なワクチンは今のところない．なお，オムスク出血熱やキャサヌール森林病など新たに四類感染症に追加された感染症もウイルス性出血熱であり，国内での発生例はない．

B 輸入感染症

輸入感染症とは，本来はわが国に常在せず，熱帯地域や特定地域に発生が限られたものが，旅行者や輸入食品などによって国内に持ち込まれるようになった感染症をいう．これにはデング熱，マラリア，黄熱病などの熱帯性感染症が該当するほか，最近ではコレラ，腸チフス，細菌性赤痢，性感染症なども海外から持ち込まれることが多いことから輸入感染症に含まれるようになった.

3.2.3 母子感染症

母子感染症とは，母体からの**垂直感染**によって児に伝播する感染症をいう．垂直感染には，胎児が子宮内で母体の血中に存在する病原体が胎盤を経由するか，または胎盤中で増殖した病原体によって起こる**経胎盤感染**（子宮内感染）のほか，分娩時に胎児が産道を降りていくときに母体の血液や子宮頸管，膣，外陰部などに存在する病原体によって起こる**産道感染**，および新生児への授乳時に母乳中に移行した病原体によって起こる**母乳感染**に分類される．母子感染症を引き起こす病原体によって，主な垂直感染の経路が存在する（表 3.7）．とくに，トキソプラズマ原虫，梅毒トレポネーマ，風疹ウイルス，ヒトサイトメガロウイルス，単純ヘルペスウイルスなどは，妊娠中の感染によって胎児に奇形または重篤な母子感染症を引き起こすおそれがあり，病原体の頭文字を取って**TORCH 症候群**と呼ばれている.

母子感染症の予防対策は，感染源である妊婦の感染症予防と治療，出産時および出産後の児に対する適切な健康管理が重要である.

表 3.7 主な母子感染症とその感染経路

感染症名	病原体の種類	主な垂直感染の経路*
先天性トキソプラズマ感染症	原虫	経胎盤感染
梅毒	スピロヘータ	経胎盤感染
先天性風疹症候群	RNA ウイルス	経胎盤感染
単純ヘルペスウイルス感染症	DNA ウイルス	経胎盤感染，産道感染
サイトメガロウイルス感染症	DNA ウイルス	経胎盤感染，産道感染
後天性免疫不全症候群（エイズ）	RNA ウイルス	経胎盤感染，産道感染，母乳感染
成人 T 細胞白血病	RNA ウイルス	経胎盤感染，母乳感染
B 型肝炎	DNA ウイルス	経胎盤感染，産道感染
C 型肝炎	RNA ウイルス	経胎盤感染 , 産道感染
淋菌感染症	グラム陰性双球菌	産道感染

* 母乳による一過性感染は除く.

1）妊娠期の感染症予防

妊娠 3 か月以内の妊婦が風疹ウイルスに感染すると，死産のほか，胎児の先天性白内障，心奇形，聴力障害，知的障害などの**先天性風疹症候群**を引き起こす．風疹は終生免疫が得られるため，わが国では風疹ワクチンの**定期予防接種**が行われている．また，妊婦が妊娠期にサイトメガロウイルスに感染すると，経胎盤感染により胎児に黄疸，肝脾腫，小頭症，血小板減少などの重篤な障害や死産をもたらすことがある．そのため，TORCH 症候群による妊娠期の感染予防と早期の治療が重要である．

2）B 型肝炎母子感染防止事業

B 型肝炎は，母子感染が主要な感染経路である．そこで，わが国では 1985 年より B 型肝炎の撲滅を図ることを目的に，**B 型肝炎母子感染防止事業**として妊婦健診の際に HB 抗体価を公費で検査している．B 型肝炎ウイルスを保有している妊婦（キャリア妊婦；**HBs 抗原陽性**）から出生した児に対しては，医療保険適用により**抗 HBs 人免疫グロブリン（HBIG）**と **B 型肝炎ワクチン**の出生直後と 2 か月後における投与（母親が医療保険適用で検査し HBe 抗原陰性であれば出生直後に 1 回投与）が行われている．

3.2.4　性感染症

性感染症 sexually transmitted disease（STD）とは，WHO により提唱された用語であり，水平感染のうち性的接触によって病原体が伝播する様式をもつ感染症の総称である．病原体の伝播を引き起こす性的接触には，性交や，性器との直接または間接的な接触による経口感染，あるいはその類似行為などが含まれる．かつては，性病予防法に規定された感染症であり，その代表的なものを表 3.8 に示す．このうち，鼠径リンパ肉芽腫と軟性下疳を除き，感染症予防法の五類感染症に指定

表 3.8　主な性行為感染症と治療法

感染症名	病原体の種類	治療法
B 型肝炎	DNA ウイルス	抗ウイルス薬ラミブジン，アデホビル，エンテカビルおよびインターフェロンの投与
C 型肝炎	RNA ウイルス	インターフェロンとリバビリンの併用療法
エイズ	RNA ウイルス	ジドブジンなどの核酸系逆転写酵素阻害剤，ネビラピンなどの非核酸系逆転写酵素阻害剤，およびリトナビルなどのプロテアーゼ阻害剤による多剤併用療法
性器クラミジア感染症	クラミジア	テトラサイクリン系，マクロライド系，ニューキノロン系の抗生物質の投与
鼠径リンパ肉芽腫	クラミジア	テトラサイクリン系，マクロライド系，ニューキノロン系の抗生物質の投与
梅毒	スピロヘータ	ペニシリン系抗生物質の投与
性器ヘルペスウイルス感染症	DNA ウイルス	抗ウイルス薬アシクロビルの投与
尖形コンジローマ（ヒトパピローマウイルス感染症）	DNA ウイルス	切除，CO_2 レーザー蒸散法，電気メス焼灼などによる外科的治療，5-フルオロウラシル軟膏，ブレオマイシン軟膏などの塗布
淋菌感染症	グラム陰性双球菌	ニューキノロン系抗生物質の投与
軟性下疳	グラム陰性桿菌	テトラサイクリン系，マクロライド系，ニューキノロン系の抗生物質の投与

されている．性器クラミジア感染症は，わが国で最も多い性感染症であり，とくに女性患者の報告数が急増している．

性感染症の予防対策は，感染経路である性的接触での感染防御が主体となる．性感染症の原因となる病原体は，精液，腟液，血液などの体液中に含まれ，主に陰茎，腟，肛門，尿路中の粘膜を通過して感染する．また，口腔，のど，気道，眼からも感染することがある．性交渉時にはコンドームを使用することや，パートナーの制限などの性生活の注意によって感染予防が可能であり，そのための性教育や啓蒙が必要である．梅毒は，輸血による感染防止対策として病原体の抗体検査が行われている．また，多くの性感染症の治療には，その病原体に依存して抗生物質や抗ウイルス薬の使用が有効である（表3.8）．

3.3 わが国の感染症関連法規

3.3.1 感染症法

従来，わが国の感染症対策は伝染病予防法（1897年制定）を中心に行われてきたが，これに従来の性病予防法（1948年制定）と後天性免疫不全症候群の予防に関する法律（エイズ予防法，1989年制定）を統廃合し，1998年に**感染症の予防及び感染症の患者に対する医療に関する法律**（感染症法）が制定された．本法は，2006年に結核予防法を統廃合するとともに，新興感染症や生物テロが懸念される重篤な感染症に対する対策の強化，検疫対策の強化，動物由来感染症に対する対策の強化，人権尊重に基づいた各種手続きの見直し，新型および再興型インフルエンザへの対応などのため頻繁に改正され現在に至っている．

感染症法では，病原体等の管理体制を確立し，不適切な管理や生物テロによる人為的な感染症の発生・まん延を防止する目的で「**特定病原体等**」の所持，輸入，運搬，その他の取扱いに関する項目が制定されている．「病原体等」とは「感染症の病原体及び毒素」と定義され，WHOの実験室バイオセーフティ指針（2004）によるレベルbiosafety level（BSL）に基づいた病原体リスクと，疾病の侵入や拡散を阻止するためのバイオセキュリティの概念を取り入れ，病原性の程度のほか，国民の生命および健康に与える影響の強さにより**一種病原体等**，**二種病原体等**，**三種病原体等**および**四種病原体等**に分類され，病原体等の所持や適正な取扱い等に関して規制される（表3.9）．また，届出対象の感染症を**一類感染症**，**二類感染症**，**三類感染症**，**四類感染症**，**五類感染症**，**新型インフルエンザ等感染症**，**指定感染症**および**新感染症**として分類し，危険度に合わせた医療体制が図られている（表3.10）．

表 3.9　感染症予防法における特定病原体等の種別と所持者の義務等

特定病原体等の種別	性　格	病原体等名	病原体等所持者の義務等
一種病原体等 (6種) 【所持等の禁止】	感染すれば，生命および身体に回復しがたい程の極めて重大な被害を及ぼすおそれがあるもの．	エボラウイルス クリミア・コンゴ出血熱ウイルス 痘そうウイルス 南米出血熱ウイルス マールブルグウイルス ラッサウイルス	国または政令で定める法人のみ施設を特定して所持，輸入，譲渡および譲受けが可能． 運搬の際には公安委員会への届出が必要． 発散行為の処罰． 記帳義務，施設の基準，保管，使用，運搬，滅菌等の基準の遵守．
二種病原体等 (6種) 【所持等の許可】	治療や検査等に用いられる社会的有用性もあるが，感染した場合，生命および身体に重大な被害を及ぼすおそれがあり，さらに生物テロに使用される危険性も指摘されているもの．	SARSコロナウイルス 炭疽菌 野兎病菌 ペスト菌 ボツリヌス菌 ボツリヌス毒素	試験研究等の目的で厚生労働大臣の許可を受けた場合に，所持，輸入，譲渡および譲受けが可能． 運搬の際には公安委員会への届出が必要． 記帳義務，施設の基準，保管，使用，運搬，滅菌等の基準の遵守．
三種病原体等 (25種) 【所持等の届出】	所持に関して事前規制により所持者を制限するまでの必要性はないが，事後規制的には，適正な管理体制を図るとともに，所持者を把握する必要もあることから，施設基準等に従った施設における所持等を認めつつ，所持した場合の届出については義務づけるとされたもの．	Q熱コクシエラ 狂犬病ウイルス 多剤耐性結核菌（RFP*, INH** に耐性） コクシジオイデス真菌 サル痘ウイルス 腎症候性出血熱ウイルス 西部馬脳炎ウイルス ダニ媒介性脳炎ウイルス 東部馬脳炎ウイルス ニパウイルス 日本紅斑熱リケッチア 発疹チフスリケッチア ハンタウイルス肺症候群ウイルス Bウイルス 鼻疽菌 ブルセラ菌 ベネズエラ馬脳炎ウイルス ヘンドラウイルス リフトバレーウイルス 類鼻疽菌 ロッキー山紅斑熱リケッチア 重症熱性血小板減少症候群ウイルス オムスク出血熱ウイルス キャサヌル森林病ウイルス 中東呼吸器症候群ウイルス	病原体等の種類等について7日以内に厚生労働大臣へ事後届出が必要． 運搬の際には公安委員会への届出が必要． 記帳義務，施設の基準，保管，使用，運搬，滅菌等の基準の遵守．
四種病原体等 【基準の遵守】	施設基準等に従った所持等を認め，その基準に対する違反が判明した場合に，改善命令や立入検査等を行うとされたもの．	インフルエンザウイルス 新型インフルエンザ等感染症のウイルス 黄熱ウイルス クリプトスポリジウム原虫 結核菌（多剤耐性結核菌を除く） コレラ菌 志賀毒素 赤痢菌属 チフス菌 腸管出血性大腸菌 鳥インフルエンザウイルス パラチフスA菌 ポリオウイルス ウエストナイルウイルス オウム病クラミジア デングウイルス 日本脳炎ウイルス	施設の基準，保管，使用，運搬，滅菌等の基準の遵守．

* RFP：rifampicin（リファンピシン）
** INH：isonicotinic acid hydrazide（イソニアジド isoniazid）

表 3.10　感染症予防法における感染症類型に対応した医療体制と届出

感染症類型	主な対応	医療機関（定義）	医療費負担	届　出
新感染症	**原則として入院** 特定職種への就業制限 消毒等の対応措置 例外的に，建物への措置，通行制限の措置	**特定感染症指定医療機関** （新感染症の所見のある者または一類もしくは二類感染症の患者を入院させる医療機関として厚生労働大臣が指定した病院．全国に数か所整備）	**全額公費** （医療保険の適用なし）	患者（死体を含む），無症状病原体保有者の氏名，年齢，性別その他厚生労働省令で定める事項を直ちに保健所長経由で都道府県知事に届出る．
一類感染症		**第一種感染症指定医療機関** （一類もしくは二類感染症の患者を入院させる医療機関として都道府県知事が指定した病院．各都道府県に1か所整備）	**医療保険適用**（入院費残額は公費負担）	
二類感染症 新型インフルエンザ等感染症	**状況に応じて入院** 特定職種への就業制限 消毒等の対物措置	**第二種感染症指定医療機関** （二類感染症，新型インフルエンザ等感染症の患者を入院させる医療機関として都道府県知事が指定した病院．原則として各二次医療圏域に1か所）		
三類感染症	**特定職種への就業制限** 消毒等の対物措置	一般の医療機関	**医療保険適用**（自己負担あり）	
四類感染症	**媒介動物の輸入規制，消毒，物件の廃棄等の物的措置** 消毒等の対物措置			
五類感染症	**感染症の発生状況の収集，分析とその結果の公開，提供** （感染症発生動向調査）			全数把握：全医療機関の医師は，全数届出と定められた感染症の患者または無症状病原体保有者を診断（死体を検案）したときは，7日以内に年齢，性別その他厚生労働省令で定める事項を保健所長経由で都道府県知事に届出る． 定数把握：指定届出機関の医師は，全数届出と定められた以外の感染症の患者または無症状病原体保有者を診断（死体を検案）したときは，診断・検案した日の属する週の翌週の月曜日に都道府県知事に届出る．ただし，診断・検案した日が日曜日の場合は，その日の属する月曜日，また，性器クラミジア，性器ヘルペス，淋菌，メチシリン耐性黄色ブドウ球菌などの感染症の場合は，診断した日の属する月の翌月の初日に届出る．
指定感染症	一～三類感染症に準じた入院・消毒等の対応	一～三類感染症に準じる	一～三類感染症に準じる	一～四類感染症および新型インフルエンザ等感染症に準じた届出

A　一類感染症

感染症予防法において「感染力，罹患した場合の重篤性等に基づく総合的な観点から見た危険性が極めて高い感染症」と定義されたものが，**一類感染症**として指定されている（表3.11）．痘そうとペスト以外はいずれも**国際感染症**であり，いずれも**ウイルス性出血熱**であるため，発熱，頭痛などの症状のほか重症化すると出血症状を呈し，致命率が高い．また，これらは**動物由来感染症**であり，感染した疑いのあるサルを診断した場合は，直ちに最寄りの保健所長を経由して都道府県知事に届出ることとなっている．ペストは，長年にわたり国内での患者発生がないが，ペスト菌常在地域への海外渡航やペットとして感染動物の輸入の可能性が否定できないため**再興感染症**に分類される．痘そうは，1980年にWHOが撲滅宣言を行ってから自然界に存在しないが，ヒトに対して強い感染力を有し，テロによる生物化学兵器としての使用が危惧されているために指定された．一類感染症の患者は，**原則として入院**が必要であり，その医療機関は特定感染症指定医療機関または第一種感染症指定医療機関に限られる．

表3.11　一類感染症とその特徴

No.	感染症名	病原体の種類	特　徴
1	エボラ出血熱	RNAウイルス	主にアフリカ中央部で発生するウイルス性出血熱．自然宿主は不明．致命率50～80%．
2	クリミア･コンゴ出血熱	RNAウイルス	アフリカ大陸から東欧,中近東,中央アジア諸国,中国西部で発生するウイルス性出血熱．ウシ,ヤギ,ヒツジなどの哺乳動物が自然宿主でマダニが媒介．致命率20%以上．
3	痘そう	DNAウイルス	世界中で患者の発生はなく，種痘の定期接種は廃止．
4	南米出血熱	RNAウイルス	中南米で発生するウイルス性出血熱の総称．げっ歯類のヨルマウスの唾液や排泄物との接触によって感染．致命率30%．
5	ペスト	グラム陰性桿菌	全身性の侵襲性感染症でノミやエアロゾルを介して伝播し，感染経路によって腺ペスト，肺ペスト，敗血症型ペストに分けられる．国内での患者発生は長年ない．
6	マールブルグ病	RNAウイルス	アフリカ中東部や南部で発生するウイルス性出血熱．自然宿主は不明．致命率20%以上．
7	ラッサ熱	RNAウイルス	西アフリカや中央アフリカ地域で発生するウイルス性出血熱．西アフリカ一帯に生息する野ネズミのマストミスが伝播．致命率1～2%．

B　二類感染症

感染症予防法において「感染力，罹患した場合の重篤性等に基づく総合的な観点から見た危険性が高い感染症」と定義されたものが，**二類感染症**として指定されている（表3.12）．急性灰白髄炎

（ポリオ）とジフテリアは，**定期予防接種**の対象感染症であり，国内での発生は現在ほとんどない．結核は，結核予防法の廃止によって新たに指定された．重症急性呼吸器症候群（SARS）は，危険性が極めて高い感染症ではないため一類感染症から移行した．SARS，鳥インフルエンザ（A/H5N1またはA/H7N9），中東呼吸器症候群（MERS）は，政令として指定感染症に指定されたが，本指定の失効後においても輸入感染の可能性が高い感染症として感染症予防法上の措置等を可能にするために指定されている．二類感染症の患者は，**状況に応じて入院**が必要であり，その医療機関は特定感染症指定医療機関，第一種感染症指定医療機関または第二種感染症指定医療機関に限られる．

表 3.12　二類感染症とその特徴

No.	感染症名	病原体の種類	特　徴
1	急性灰白髄炎（ポリオ）	RNA ウイルス	経口感染するが，ほとんどが不顕性感染で終わる．5% ほどが感冒様症状を呈し，0.1% が下肢の弛緩性麻痺，重症では呼吸運動麻痺により死亡する．近年の国内での発生事例はすべてワクチン株由来の症例である．
2	結核	グラム陽性桿菌	飛沫核感染により感染．喀痰検査で排菌していれば結核病棟への入院が義務づけられる．近年の新規患者数は未だ 2 万人を超えている．
3	ジフテリア	グラム陽性桿菌	飛沫感染による上気道粘膜疾患．2000 年以降は国内患者の発生はない．
4	重症急性呼吸器症候群（病原体がSARSコロナウイルスであるものに限る）	RNA ウイルス	飛沫感染や接触感染により感染．発熱，咳などのインフルエンザ様症状から肺炎へ進行する．国内での発生はまだない．
5	鳥インフルエンザ（病原体がインフルエンザ A ウイルスであってその血清亜型がH5N1またはH7N9に限る）	RNA ウイルス	高病原性インフルエンザで鳥から鳥への感染が主であるが，鳥からヒトへの感染による死亡例が報告されている．
6	中東呼吸器症候群（MERS）	RNA ウイルス	中東地域に居住または渡航歴のある者，あるいはこの新種のコロナウイルスによる症例が継続的に報告され，院内感染や家族内感染が確認されている．

C　三類感染症

感染症予防法において「感染力，罹患した場合の重篤性等に基づく総合的な観点から見た危険性が高くないが，特定の職業への就業によって感染症の集団発生を起こし得る感染症」と定義されたものが，**三類感染症**として指定されている（表 3.13）．腸管感染症のコレラ，細菌性赤痢，腸チフス，パラチフスは，当初は二類感染症に指定されていたが，無症状病原体保有者は入院措置の必要がないため，腸管出血性大腸菌感染症と同様に集団感染を予防するために**特定職種への就業制限**のみが可能な三類感染症に移行した．

表 3.13　三類感染症とその特徴

No.	感染症名	病原体の種類	特　徴
1	コレラ	グラム陰性桿菌	国内ではO1エルトール型とO139ベンガル型の経口感染により感染．産生したコレラトキシンはアデニル酸シクラーゼを活性化しcAMP上昇により水様性下痢を呈する．
2	細菌性赤痢	グラム陰性桿菌	ヒトとの接触感染，媒介動物感染，媒介物感染により感染．大腸粘膜内で増殖し，発熱，腹痛，水様性下痢，粘血便を起こす．有効なワクチンがなく永久免疫が得られない．
3	腸管出血性大腸菌感染症	グラム陰性桿菌	ベロ毒素産生性の腸管出血性大腸菌（O157:H7など）で汚染された食物などを経口摂取することによって起こる．溶血性尿毒症症候群（HUS）または脳症などの重篤な合併症を発症する．
4	腸チフス	グラム陰性桿菌	ヒトとの接触感染，媒介物感染により感染．腸管リンパ組織内で増殖し，発熱，脱水，全身状態悪化によるチフス性顔貌，腸出血を起こす．
5	パラチフス		

D 四類感染症

感染症予防法において「動物又はその死体，飲食物，衣類，寝具その他の物件を介して人に感染し，国民の健康に影響を与える恐れがある感染症」と定義されたものが，**四類感染症**として指定されている（表3.14）．四類感染症では，**動物由来感染症**や**人畜共通感染症**に対して感染源となる動物の輸入規制，消毒，ねずみ・蚊の駆除等の対物措置のほか，汚染した食品や土壌などを介した感染症に対する物件の廃棄等の物的措置などが取られる．

表 3.14　四類感染症とその感染経路

No.	感染症名	病原体の種類	感染経路
1	E型肝炎	RNAウイルス	家畜の糞口感染，水系感染
2	ウエストナイル熱	RNAウイルス	蚊の媒介感染
3	A型肝炎	RNAウイルス	家畜の糞口感染，汚染食品の経口感染
4	エキノコックス症	寄生虫	エキノコックス属条虫の幼虫保有動物の糞口感染
5	黄熱	原虫	ネッタイシマカの媒介感染
6	オウム病	クラミジア	鳥との接触感染
7	オムスク出血熱	RNAウイルス	マダニの媒介感染，げっ歯類の接触感染
8	回帰熱	スピロヘータ	ダニまたはシラミの媒介感染
9	キャサヌル森林病	RNAウイルス	マダニの媒介感染
10	Q熱	リケッチア	家畜やペットの接触感染
11	狂犬病	RNAウイルス	感染イヌ，ネコ，アライグマ，キツネ，スカンクの咬傷感染
12	コクシジオイデス症	真菌	米国西南部における汚染土壌の塵埃感染
13	サル痘	DNAウイルス	感染ザルの接触感染
14	ジカ熱	RNAウィルス	マダニの媒介感染

表 3.14　つづき

No.	感染症名	病原体の種類	感染経路
15	重症熱性血小板減少症候群（病原体がSFTSウイルスであるものに限る）	RNA ウイルス	マダニの媒介感染
16	腎症候性出血熱	RNA ウイルス	げっ歯類の糞口感染，汚染土壌の塵埃感染
17	西部ウマ脳炎	RNA ウイルス	蚊の媒介感染
18	ダニ媒介脳炎	RNA ウイルス	マダニの媒介感染
19	炭疽	グラム陽性桿菌	感染動物または汚染土壌との接触感染
20	チクングニア熱	RNA ウイルス	蚊の媒介感染
21	つつが虫病	リケッチア	ツツガムシの媒介感染
22	デング熱	RNA ウイルス	蚊の媒介感染
23	東部ウマ脳炎	RNA ウイルス	蚊の媒介感染
24	鳥インフルエンザ（H5N1およびH7N9を除く）	RNA ウイルス	鳥との接触感染
25	ニパウイルス感染症	RNA ウイルス	コウモリからブタを介して感染
26	日本紅斑熱	リケッチア	マダニの媒介感染
27	日本脳炎	RNA ウイルス	蚊の媒介感染
28	ハンタウイルス肺症候群	RNA ウイルス	ネズミの媒介感染
29	B ウイルス病	DNA ウイルス	感染ザルの咬傷感染
30	鼻疽	グラム陰性桿菌	感染馬などからの飛沫感染，経口感染
31	ブルセラ症	グラム陰性桿菌	感染動物との接触感染
32	ベネズエラウマ脳炎	RNA ウイルス	蚊の媒介感染
33	ヘンドラウイルス感染症	RNA ウイルス	オオコウモリからウマを介した接触感染
34	発しんチフス	リケッチア	シラミの媒介感染
35	ボツリヌス症	グラム陽性桿菌	ボツリヌス毒素を含む汚染食品による食中毒
36	マラリア	原虫	蚊の媒介感染
37	野兎病	グラム陰性桿菌	ウサギなどの野生動物の接触感染
38	ライム病	スピロヘータ	マダニの媒介感染
39	リッサウイルス感染症	RNA ウイルス	感染コウモリの咬傷感染
40	リフトバレー熱	RNA ウイルス	蚊の媒介感染，感染家畜の接触感染
41	類鼻疽	グラム陰性桿菌	熱帯地域の汚染された土壌や水の経気道・経口感染
42	レジオネラ症	グラム陰性桿菌	汚染水の塵埃感染
43	レプトスピラ症	スピロヘータ	保菌動物の尿，汚染した水や土壌の経口または経皮感染
44	ロッキー山紅斑熱	リケッチア	マダニの媒介感染

E　五類感染症

感染症予防法において「国が**感染症発生動向調査**を行い，その結果などに基づいて必要な情報を一般国民や医療関係者に提供・公開していくことによって，発生・拡大を防止すべき感染症」と定義されたものが，**五類感染症**として届出別に指定されている（表 3.15）．これらの感染症の患者の

表 3.15　五類感染症と届出別分類

No.	全医療機関からの届出が必要な疾病	指定届出機関（定点）からの届出が必要な疾病		
1	アメーバ赤痢	小児科定点 （週単位で報告）	17	RSウイルス感染症
2	ウイルス性肝炎（E型およびA型を除く）		18	咽頭結膜熱
3	急性脳炎（ウエストナイル脳炎および日本脳炎などを除く）		19	A群溶血性レンサ球菌咽頭炎
4	クリプトスポリジウム症		20	感染性胃腸炎
5	クロイツフェルト・ヤコブ病		21	水痘
6	劇症型溶血性レンサ球菌感染症		22	手足口病
7	後天性免疫不全症候群		23	伝染性紅斑
8	ジアルジア症		24	突発性発疹
9	侵襲性インフルエンザ菌感染症 侵襲性髄膜炎菌感染症 侵襲性肺炎球菌感染症		25	百日咳
			26	ヘルパンギーナ
			27	流行性耳下腺炎
10	先天性風疹症候群	インフルエンザ定点 （週単位で報告）	28	インフルエンザ（鳥インフルエンザおよび新型インフルエンザ等感染症を除く）
11	梅毒	眼科定点 （週単位で報告）	29	急性出血性結膜炎
12	破傷風		30	流行性角結膜炎
13	バンコマイシン耐性黄色ブドウ球菌感染症	性感染症定点 （週単位で報告）	31	性器クラミジア感染症
14	バンコマイシン耐性腸球菌感染症		32	性器ヘルペスウイルス感染症
15	風疹		33	尖圭コンジローマ
16	麻疹		34	淋菌感染症
		基幹定点 （週単位で報告）	35	感染性胃腸炎（病原体がロタウイルスであるものに限る）
			36	クラミジア肺炎（オウム病を除く）
			37	細菌性髄膜炎（髄膜炎菌，肺炎球菌，インフルエンザ菌を原因として同定された場合を除く）
			38	マイコプラズマ肺炎
			39	無菌性髄膜炎
		基幹定点 （月単位で報告）	40	ペニシリン耐性肺炎球菌感染症
			41	メチシリン耐性黄色ブドウ球菌感染症
			42	薬剤耐性アシネトバクター感染症
			43	薬剤耐性緑膿菌感染症
		厚生労働省令で定める疑似症	38℃以上の発熱および呼吸器症状（明らかな外傷または器質的疾患に起因するものを除く），もしくは発熱および発疹または水疱（当該感染症が二～五類感染症の患者であることが明らかな場合を除く）	

届出については，全医療機関を対象とした全数把握と，指定届出機関が定められた定点把握に分類されている．

F 新型インフルエンザ等感染症

新型インフルエンザ等感染症は，**新型インフルエンザ**および**再興型インフルエンザ**に分類される．新型インフルエンザは，感染症予防法において「新たにヒトからヒトに伝染する能力を有することとなったウイルスを病原体とするインフルエンザであって，一般に国民が当該感染症に対する免疫を獲得していないことから，当該感染症の全国的かつ急速なまん延により国民の生命および健康に重大な影響を与えるおそれがあると認められているもの」と定義されている．ブタ由来インフルエンザ（A/H1N1）は，かつて新型インフルエンザに位置づけられたが，重篤性は高くなく現在は季節性インフルエンザと同様に扱われている．

再興型インフルエンザは，「かつて世界的規模で流行したインフルエンザであってその後流行することなく長期間が経過しているものとして厚生労働大臣が定めるものが再興したものであって，一般に現在の国民の大部分が当該感染症に対する免疫を獲得していないことから，当該感染症の全国的かつ急速なまん延により国民の生命及び健康に重大な影響を与えるおそれがあると認められるもの」と定義されている．これには，かつて「アジアかぜ」として流行したが近年は流行が確認されないインフルエンザ（A/H2N2）などが想定されている．また，新型インフルエンザ等感染症に対する医療体制は，**二類感染症と同等の対応**をすることになっている（表 3.10）．

G 指定感染症および新感染症

指定感染症は，感染症予防法において「既知の感染症の中で一類～三類感染症および新型インフルエンザ等感染症に分類されない感染症において，当該疾病のまん延により国民の生命および健康に重大な影響を与えるおそれがあるもの」と定義されるものであり，政令で 1 年間に限定して指定される．

新感染症は，感染症予防法において「ヒトからヒトに伝染すると認められる疾病であって，既知の感染症と症状等が明らかに異なり，その伝染力および罹患した場合の重篤度から判断した危険性が極めて高い感染症」と定義されている．新感染症は，将来出現しうる未知の感染症に対する対応をあらかじめ定めたものである．新感染症の患者は，原則として入院が必要であり，その医療機関は特定感染症指定医療機関に限られる．

H わが国の感染症発生状況

わが国が感染症のまん延防止のために行っている**感染症発生動向調査**の対象感染症は，一類～五類感染症および新型インフルエンザ等感染症である．このうち，一類～四類感染症および新型インフルエンザ等感染症は全数把握であり，その患者または無症状病原体保有者を診断した場合は**直ちに**届出ることになっているが，五類感染症では全数把握と定点把握に分類され，届出の対応も異なっている（表 3.10）．

1）結　核

グラム陽性無芽胞桿菌，偏性好気性，ミコール酸に富んだ細胞壁を有する抗酸菌である結核菌の経気道感染によって発症し，主に肺胞マクロファージ中で増殖し，炎症性の感染病巣を形成する．WHO の推計によると，世界人口の約 1/3 にあたる 20 億人が結核に感染し，そのうち毎年 800 万人の新たな結核患者が発生し，300 万人が結核で死亡している．その 99% が開発途上国に集中している．これは単独の病原体による死亡としては依然として最悪の第 1 位である．また，HIV 感染者の多い地域では結核が増加の傾向にあり，**HIV 感染が結核のリスクファクター**となっている．さらに，1980 年以後，多剤耐性結核菌による症例が増加しており，感染症予防法における特定病原体等の種別では，多剤耐性結核菌は三種病原体等に，それ以外の結核菌は四種病原体等に規定されている（表 3.9）．多剤耐性結核菌の出現は，抗結核薬の多剤併用とその長期投与により，そのコンプライアンスの低下が関係していると示唆されている．このような多剤耐性結核菌の出現減少と結核の根本治療を目的として，**直接服薬確認療法**（直接監視下短期化学療法）**directly observed treatment, short-course（DOTS）**が導入され，患者の服薬状況を直接確認し，治療を支援する取り組みがなされている．

わが国の結核罹患率は，1970 年代まで順調に減少してきたが，80 年代に入って減少率の鈍化を示し，さらに逆転して増加傾向を示すようになった．そのため，厚生省（当時）は 1999 年に「結核緊急事態宣言」を発している．最近は罹患率の低下傾向を示しているが，2015 年の 10 万人当たりの罹患率は 14.4，死亡率は 1.6 であり，他の先進国に比べると依然として発生数が多い．その多くは 70 歳以上の高齢者で占められており，多剤耐性結核菌の出現が問題となっている．

2）急性灰白髄炎（ポリオ）

ポリオウイルスによる感染症であり，感染者のほとんどが不顕性に終わるが，約 5% が発熱，頭痛，咽頭痛，悪心，嘔吐などの感冒様症状に終始し（不全型），1 ～ 2% では上記の症状に引き続き無菌性髄膜炎を起こす（非麻痺型）．定型的な麻痺型ポリオを発病するのは感染者の 0.1 ～ 2% であり，四肢の非対称性の弛緩性麻痺が出現する．わが国では戦前から戦後において多発していた感染症であるが，1940 年代頃から全国各地で流行がみられ，1960 年には 5 千人以上の患者が発生する大流行となった（図 3.1）．そのため，1961 年に経口生ワクチンを緊急輸入し，一斉に投与することによって流行は急速に終息した．1963 年からは国産の経口弱毒生ワクチンの 2 回投与による定期接種が行われるようになり，1980 年の I 型ポリオの症例を最後に野生型ポリオウイルスによる発生は認められていない．しかし，その後もワクチン株由来の症例が散見されるため，2012 年に不活化ワクチンに変更された．

3）コレラ

コレラ毒素による激しい下痢（アデニル酸シクラーゼ活性化による cAMP 上昇）や，嘔吐，脱水症状を起こす消化器系感染症である．病原体の O1 血清型コレラ菌（グラム陰性無芽胞桿菌 *Vibrio cholerae*）には，古典型（アジア型）とエルトール型があり，O1 エルトール型の方が軽症

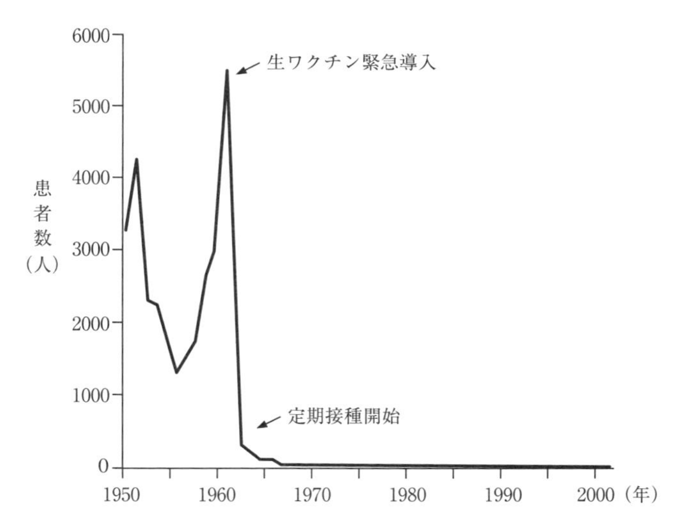

図 3.1　急性灰白髄炎（ポリオ）患者報告数の年次推移
（厚生労働省調査 2002 年）

であるが発症率は高い．O139 血清型（ベンガル型）コレラは，新興感染症の 1 つであり，1992 年インド南部で発生している．わが国では，1920 年頃まで毎年 1 万人以上の患者の発生がみられたが，その後は激減して患者の発生は散見される程度であった．1970 年代から毎年数十人の患者が発生するようになり（**再興感染症**），その約 9 割が海外渡航によって国内に持ち込まれたものである（**輸入感染症**）．そのほとんどが O1 エルトール型であるが，O139 型も数件の患者が発生している．最近，海外渡航歴のない患者の報告がみられることから，汚染した輸入食品を介した経口感染が重視されている．

4）細菌性赤痢

原因菌はグラム陰性無芽胞桿菌の赤痢菌であり，大腸粘膜内で増殖し，発熱，腹痛，水様性下痢，粘血便を起こす．主な感染源はヒトであり，患者や保菌者の糞便，汚染された手指，食品，水，ハエ，器物を介して直接あるいは間接的に感染する．わが国の赤痢患者数は，戦後しばらくは 10 万人を超え，2 万人近くもの死者をみたが，1965 年半ば頃から激減した．その後，水系感染による集団発生も起こっているが，現在までに実用化されたワクチンはなく，最近では毎年 1,000 人前後の患者が発生している．

5）腸管出血性大腸菌感染症

O157:H7 をはじめとする**ベロ毒素**産生性のグラム陰性無芽胞桿菌である腸管出血性大腸菌で汚染された食物などを経口摂取することによって起こる腸管感染が主体である．ベロ毒素 verotoxin（VT）は，アフリカミドリザルの腎臓由来の培養細胞であるベロ細胞に対して致死的に作用することから命名されたものであり，O157:H7 が産生する VT1，VT2 のうち，前者は赤痢菌が出す**志賀毒素**と同じ，後者はその類似タンパク質である．1982 年に米国でハンバーガーを原因とする出血性大腸炎が集団発生した事例において，大腸菌 O157 が原因菌として分離されたのが最初である．この菌は強い酸抵抗性を示し，胃酸の中でも生残して 50 個程度でも発症させると考えられており，ヒトからヒトへの二次感染が起きやすいのも問題である．その症状は，無症候性から軽度の下痢，激しい腹痛，頻回の水様便，さらに，激しい血便とともに重篤な合併症を起こし死に至るものまでさまざまである．また，有症者の 6 ～ 7% において下痢などの初発症状発現の数日から 2 週間以内に**溶血性尿毒症症候群** hemolytic uremic syndrome（HUS）または脳症などの重篤な合併症が発症する．HUS を発症した患者の致死率は 1 ～ 5% とされている．わが国では，1990 年埼玉県浦和市（当時）の幼稚園の井戸水を原因とした園児 2 名の死亡事件で注目され，その後 1996 年岡山県に始まった集団発生や大阪府堺市の学校給食での集団発生事件など爆発的な患者数の増加をみた．その後，散発事例における患者数はほぼ横ばい状態で，年間 3 ～ 4 千人の患者が発生している．

6）日本脳炎

日本脳炎ウイルスによる感染症であり，高熱，頭痛，悪心，嘔吐などを主症状とする．日本脳炎患者は，世界的には年間 3 ～ 4 万人の報告がある．わが国ではコガタアカイエカが媒介するが，患者発生数は 1966 年の 2017 人をピークに減少し，1992 年以降では毎年 10 人以下となっており，そのほとんどが高齢者である．ワクチンの定期接種によりすでに流行が阻止されているが，1999 年以後は比較的若年の患者が 1 ～ 2 例発生している．厚生労働省では毎年夏に，ブタの日本脳炎ウイルス抗体獲得状況から，間接的に日本脳炎ウイルスの蔓延状況を調べている．それによると，毎夏日本脳炎ウイルスをもった蚊が発生しており，国内でも感染の機会はなくなっていないことが示されている．

7）ウエストナイル熱

ウエストナイルウイルスによる感染症であり，発症した場合は発熱，頭痛，背部痛，筋肉痛，筋力低下，食欲不振などを主症状とする急性熱性疾患である．本病原体は，日本脳炎ウイルスと相同性が高い RNA ウイルスであり，その感染環は鳥と蚊によって維持されている．アジアではコガタアカイエカが主要な媒介蚊であり，ヒト，動物は他に感染を起こさない，いわゆる終宿主となる．わが国では感染例は認められていないが，近年まで報告のなかったヨーロッパやアメリカなどで 1990 年代中頃から流行が発生しており，新興感染症・輸入感染症として注意が必要な疾患である．

8）マラリア

マラリア原虫による急性熱性疾患である．わが国のマラリアの発生は，戦後直後は 43 万人にのぼったが，その原因は南方地域からの復員兵によるものであり，海外渡航者の感染事例（**輸入感染症**）がほとんどである．患者数は，1990 年代には年間 50 ～ 80 人で推移していたが，2000 年に 154 人と一時的に増加した．しかし，その後は減少傾向にある．

9）ウイルス性肝炎

ウイルス性肝炎の主な原因ウイルスは，A型，B型，C型，D型，E型の5種類である．これらのウイルス性肝炎は，主たる伝播経路によって，A型，E型肝炎などの糞口感染によるもの（流行性肝炎，四類感染症），およびB型，C型，D型肝炎などの血液由来感染（血清肝炎，五類感染症）の2つに大別されるが，症状あるいは身体所見のみでは，互いに鑑別は困難であり，多くは血清学的検査を必要とする．各々のウイルス性肝炎に特異的な抗原，抗体，ウイルス遺伝子などの検査方法が開発され，診断や病態の把握，治療効果などの判定に応用されている．急性B型肝炎におけるB型肝炎ウイルス（HBV）の感染状態ではHBs抗原が持続的に産生されており，HBs抗原が陽性であればB型肝炎と診断しうる（図3.2）．HBs抗体はHBVに対する中和抗体と考えられており，HBs抗原が経過とともに減少・消失し，HBs抗体が出現してくる．

10）レジオネラ症

グラム陰性桿菌であるレジオネラ属菌による感染症で，劇症型の肺炎（レジオネラ肺炎）とポンティアック熱が主要な病型である．本菌は，もともと1976年米国の在郷軍人legionnaireの大会で会場の空調設備の冷却水が汚染し，エアロゾルとともに会場の人々に吸入され，肺炎の集団発生を引き起こして多数の死者を出したことで知られるようになった（**在郷軍人病**）．本来は，土壌細菌であるが，冷却塔，給湯系，渦流浴（ジャグジー）などの人工環境にアメーバを宿主として増殖する．レジオネラ肺炎は，臨床症状では他の細菌性肺炎との区別は困難であり，全身性倦怠感，頭

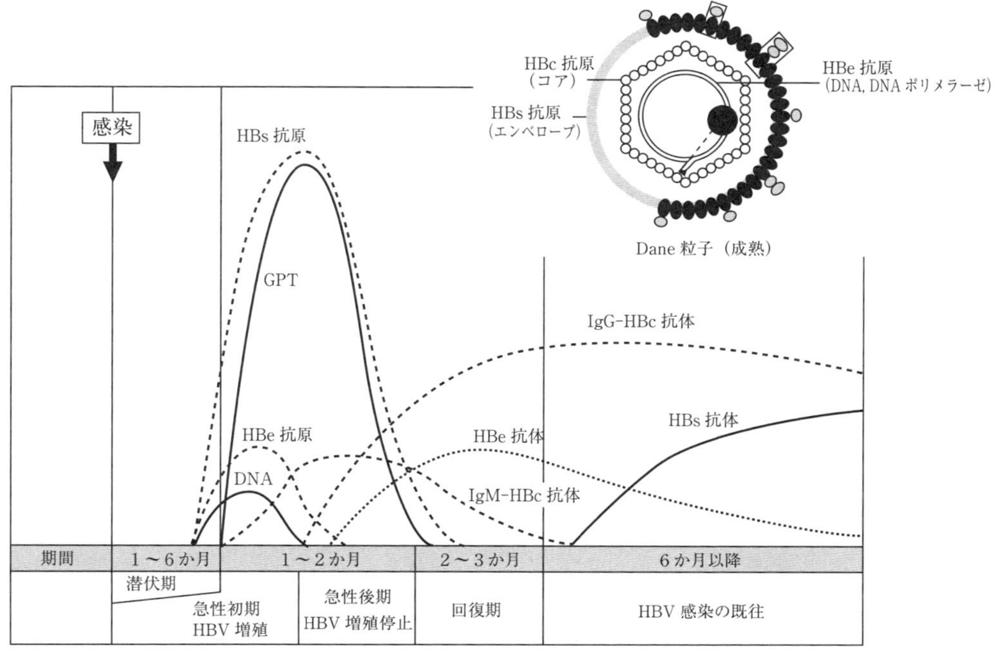

図3.2　急性B型肝炎における抗原・抗体の変動
（*Medical Practice*, **13**：1367－1371, 1996）

痛，食欲不振などの症状に始まり，乾性咳嗽，高熱，胸痛がみられるようになる．昏睡，幻覚，四肢の振戦などの中枢神経系の症状が出現するのも本症の特徴とされる．一方，ポンティアック熱は，突然の発熱，悪寒，筋肉痛で始まるが，一過性で治癒する．免疫不全者に感染すると，時に心内膜炎や腹膜炎など全身の化膿性病変を起こす．ヒトからヒトへの感染はない．

11）クリプトスポリジウム症

クリプトスポリジウム原虫による経口感染による感染症であり，激しい水様下痢，腹痛，嘔吐などの症状を呈する．経口感染すると，宿主の腸管上皮細胞の微絨毛に侵入して寄生体胞を形成し，無性生殖（メロゾイト形成）から有性生殖により**嚢胞体（オーシスト）**が糞便に多数排泄される．オーシストはその場でスポロゾイトを放出して自家感染を繰り返すか，糞便とともに外界へ排泄されて，水や食品に混じって新たな感染を起こす．オーシストは頑丈な殻をもち，通常の消毒薬や水の塩素消毒では死滅させることができないが，乾燥には弱い．人畜共通感染症であり，ウシ，ブタ，イヌ，ネコ，ネズミなどにも感染する．1996年，埼玉県越生町で小中学生を中心とした約1000人の本症の集団発生があり，その原因は町営の簡易水道によるものであったが，その後は年間10例程度の発生数である．

12）後天性免疫不全症候群（エイズ）

ヒト免疫不全ウイルス **human immunodeficiency virus**（HIV）感染によって引き起こされ，重篤な全身性免疫不全によって特徴づけられる疾患である．HIVはレトロウイルスに属し，CD4細胞膜タンパク質を受容体として細胞に侵入して逆転写酵素を利用して増殖する性質をもつため，ヘルパーT細胞やマクロファージに感染し破壊する．HIV感染成立の2～3週間後にHIV血症が急速にピークに達し，リンパ節腫脹，発熱，咽頭痛，頭痛などのインフルエンザ様の症状を呈することがある．感染後6～8週で血中に抗体が産生されると，ピークに達していたウイルス量は6～8か月後にある一定のレベルまで減少し，定常状態となり，その後数年～10年間ほどの無症候期に

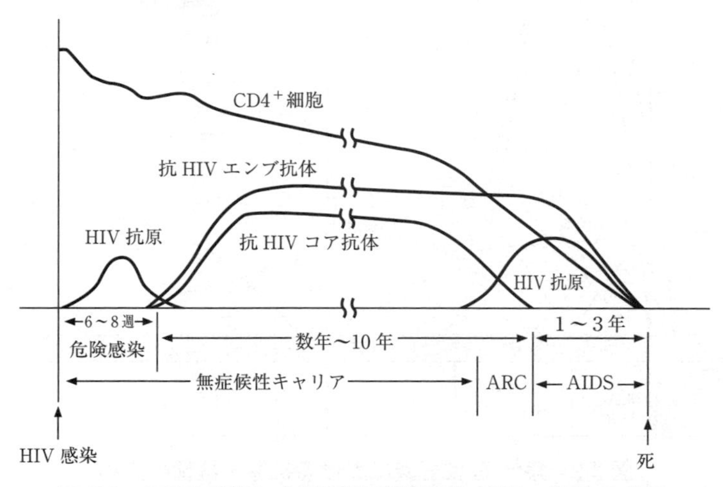

図3.3　HIV感染における臨床経過と抗原・抗体の変動

入る（図 3.3）．無症候期を過ぎエイズ発症前駆期（中期）になると，発熱，倦怠感，リンパ節腫脹，下痢，体重減少などが起こり，帯状疱疹（ほうしん）などを発症しやすくなる．この状態を**エイズ関連症候群** AIDS-related complex（ARC）という．抗 HIV 療法が行われないと HIV 感染がさらに進行し，$CD4^+$ リンパ球数が $200/mm^3$ 以下になるとニューモシスチス肺炎などの日和見感染症を発症しやすくなり，その後サイトメガロウイルス感染症，非定型抗酸菌症，カポジ肉腫，中枢神経系の悪性リンパ腫などを発症する頻度が高くなり，食欲低下，下痢，低栄養状態，衰弱などが著明となる．これらの症状が後天性免疫不全症候群 acquired immunodeficiency syndrome（AIDS）であり，未治療の場合の予後は 2 ～ 3 年である．しかし，最近では azidothymidine（AZT）などの逆転写酵素阻害剤やプロテアーゼ阻害剤による多剤併用療法 highly active anti-retroviral therapy（HAART 療法）によって，先進国における HIV 患者の死亡率や日和見感染の発生率を低下させ，HIV 患者の予後は大きく改善している．

従来わが国では，非加熱輸入血液凝固因子製剤によるもの（**薬害エイズ**）が感染者の大多数を占めていたが，現在では**日本国籍男子の同性間性的接触**による感染が主体となっている．HIV 感染者 の年間報告数は，1992 年のピーク後一旦減少したが，1996 年以降再び増加傾向が続き，累計 HIV 届出総数は 1 万 5 千人を超えている（図 3.4）．

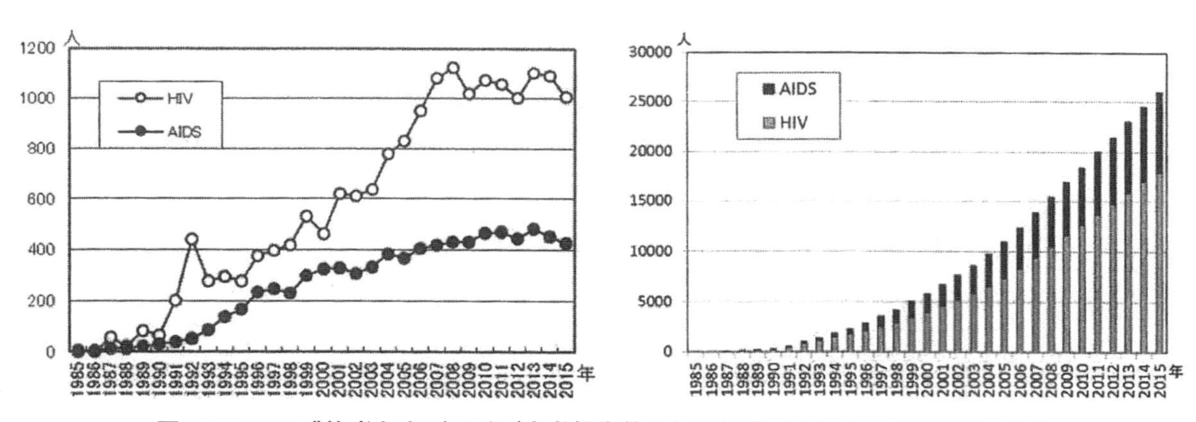

図 3.4 HIV 感染者およびエイズ患者報告数の年次推移（左）および累計数（右）
（厚生労働省エイズ動向委員会：平成 27 年エイズ発生動向年報）

13）風　疹

発熱，発疹，リンパ節腫脹を特徴とするウイルス性発疹症である．風疹に感受性のある妊娠 20 週頃までの妊婦が風疹ウイルスに感染すると，出生児が**先天性風疹症候群**を発症する可能性がある．2011 年にアジアで大規模な風疹流行が発生し，海外で感染を受けて帰国した後に風疹を発症する成人男性と職場での集団発生が散発的に報告されるようになった．2010 年に 87 人であった報告数は 2011 年に 378 人となり，急速に全国に感染が拡大している．報告患者の 9 割が成人であり，男性が女性の約 3.5 倍である．男性は 20 ～ 40 代に多く，女性は 20 代に多い．それに応じて先天性風疹症候群の報告数も増大している．

14）麻　疹

発熱，発疹，リンパ節腫脹を特徴とするウイルス性発疹症である．わが国では，通常，春から夏にかけて流行する．1984 年に大きな全国流行があり，1991 年にも流行があった．2008 年から 2013 年までの5年間の期限付き措置として，1回しか定期予防接種の機会がなかった年齢層のうち，第3期（中学校1年生相当年齢），第4期（高校3年生相当年齢）の年齢の者に対する2回目の定期接種が導入されたため，20 歳未満の症例の占める割合が相対的に減少した．

15）インフルエンザ

インフルエンザは RNA ウイルスで A，B，C の3型があり，ヒトに対して世界的に流行しているのは A 型と B 型である．これらのウイルス粒子表面には，糖タンパク質の赤血球凝集素（HA）とノイラミニダーゼ（NA）があり，これらが感染防御免疫の標的抗原となっている．とくに A 型ウイルスでは，HA に 15 種類，NA に9種類の抗原性の異なる亜型が存在し，ヒトのインフルエンザでは A/H1N1（ソ連型）と A/H3N2（香港型）が交互に流行しており，B 型ウイルスと併せて五類感染症に位置づけられている．これら HA と NA のさまざまな組合せをもつウイルスがヒト以外にもブタや鳥などその他の宿主に広く分布している．鳥インフルエンザは，H5 または H7 亜型に属し，現在までに世界各地で鶏の感染死亡事例が報告されているが．そのほとんどはヒトには感染しない．例外的に感染した鳥と近距離で接触した場合や，それらの内臓や排泄物に接触したことによって，一部のウイルスがヒトに感染することが報告されるようになった．とくに，鳥インフルエンザ A/H5N1 および A/H7N9 は高病原性であり，重症患者では肺炎，多臓器不全などの症状を呈し，死亡事例が報告されたことから二類感染症に指定された．それ以外の鳥インフルエンザは四類感染症に指定されている．新型インフルエンザ（A/H1N1）は，ブタ，鳥，ヒトのインフルエンザ遺伝子を併せもっており，ヒトはその抗体をもっていないことから世界的大流行（pandemic）に近い流行を示している．

わが国の季節性インフルエンザの発生は，毎年 11 月下旬から 12 月上旬頃に始まり，翌年の1～3月頃に患者数が増加し4～5月にかけて減少していくパターンを示す．しかし，夏季に患者が発生し，インフルエンザウイルスが分離されることもあり，流行の程度とピークの時期はその年によって異なる．インフルエンザ流行の大きい年には，インフルエンザ死亡者数および肺炎死亡者数が顕著に増加し，さらには循環器疾患を始めとする各種の慢性基礎疾患を死因とする死亡者数も増加するため，結果的に粗死亡率が増加することが明らかになっている（超過死亡）．とくに，高齢者がこの影響を受けやすい．

16）メチシリン耐性黄色ブドウ球菌感染症

メチシリン（ジメトキシフェニルペニシリン）などのペニシリン剤をはじめとして，β-ラクタム剤，アミノ配糖体剤，マクロライド剤などの多くの薬剤に対して多剤耐性を示す黄色ブドウ球菌（グラム陽性球菌）methicillin-resistant *Staphylococcus aureus*（MRSA）による感染症である．黄色ブドウ球菌は，ヒトや動物の皮膚，消化管内などの体表面に常在するグラム陽性球菌であり，通常は無害であるが皮膚の化膿症から，肺炎，腹膜炎，敗血症，髄膜炎などに至るまでさまざまな重症感染症の原因となる．一方，エンテロトキシンやTSST-1（炎症性T細胞活性化抗原）などの毒素を産生するため，食中毒やトキシックショック症候群，腸炎などの原因菌ともなる．本菌は，1940年代に量産化されたペニシリンGに対して当時良好な感受性を示し，化膿症や肺炎などの治療に奏効したが，同時期にペニシリナーゼを産生するペニシリン耐性株が出現し，その後ペニシリンの普及と使用量の増加に伴い世界各地に広がっていった．これに対抗するためにメチシリンが開発され，1960年頃より欧米で使用されるようになったが，間もなくメチシリンやセフェム剤に対する結合親和性が非常に弱いペニシリン結合タンパク（PBP2′）を産生する ***mecA*** 遺伝子を獲得したメチシリン耐性株（MRSA）が海外で確認されるようになった．MRSAの病原性は通常の黄色ブドウ球菌と比較して特に強いわけではなく，それらと同等程度の各種感染症を引き起こす．したがって，通常の感染防御能力を有する場合には無害である．しかし，医療現場におけるMRSAによる院内感染は比較的多く，易感染状態の患者のMRSA感染症に対して抗菌化学療法を実施する際に，各種の抗菌薬に抵抗性を示すため治療が困難で重症化する事例が多い．また，新生児や高齢者などもハイリスクグループである．そのため，新生児室などでMRSAが蔓延し問題となることがしばしば報じられている．

17）バンコマイシン耐性腸球菌感染症

バンコマイシン耐性腸球菌（グラム陽性球菌）vancomycin resistant enterococci（VRE）は，バンコマイシン（VCM：MRSAなどグラム陽性菌に有効な抗菌薬）に耐性な遺伝子（***vanA***，***vanB*** など）を獲得した腸球菌である．健常者の場合は，腸管内にVREを保菌していても通常無症状であるが，術後患者や感染防御機能の低下した患者では腹膜炎，術創感染症，肺炎，敗血症などの感染症を引き起こすことがあり，無症状の保菌者が長期間にわたってVREを排出し続け周囲に感染させることが懸念されている．厚生労働省の調査結果では，海外から輸入されている鶏肉の一部が ***vanA*** 型VREに汚染されていたことが判明しており，国内でのVRE対策上無視できない問題となっている．そのため，鶏肉の生産国や輸出国に対し，家畜へのアボパルシン（VCMと構造が類似し，成長促進を目的とした抗生物質）の使用制限や飼育環境の改善などの申し入れが行われ，事態の改善が図られている．

18）成人T細胞白血病

成人T細胞白血病 adult T-cell leukemia（ATL）は，感染症予防法に指定されていないが，わが国では無症状病原体保有者が多いこともあり，輸血感染を防止するための抗体検査が行われている．ATLは，ヒトで最初に確認されたレトロウイルスであるヒトT細胞白血病ウイルス human T-cell leukemia virus type 1（HTLV-1）の $CD4^{+}$ T細胞の感染によって起こる悪性のリンパ腫（白血病）をいう．ほとんどの感染者は，HTLV-1抗体陽性であり，世界的にはカリブ海沿岸，南米，中央アフリカ地域に集中しており，わが国では西日本に多くみられる．とくに，沖縄，鹿児島，宮崎，長崎各県のキャリア率は約5%で，世界的にみても最も HTLV-1 地域集積性が高い．これらの人口は日本全国の約4.6%であるが，国内キャリアの1/3を占める．人口比約1%（約150万人）の長崎県では，全国平均の10倍，年間約70例の発症と死亡が確認され，他のすべての白血病とリンパ腫の合計に匹敵する．家族集積性が高く，垂直感染（主に感染細胞を含んだ母乳），水平感染（輸血，性行為）で伝播すると考えられている．キャリアの年間ATL発病率は，平均0.1～0.2%，70歳までの推定累積発症率は2～5%と見積もられている．

3.3.2　検疫法および狂犬病予防法

A　検疫法

検疫法は，国内に常在しない感染症の病原体が船舶または航空機を介して国内に侵入することを防止するとともに，船舶または航空機内で発生する感染症予防を目的として1951年に制定された法律である．国は本法と国際保健規則に則り，検疫所を海港と空港に設置して検疫業務を行っている．対象となる**検疫感染症**は，2014年政令において一類感染症（エボラ出血熱，クリミア・コンゴ出血熱，痘そう，南米出血熱，ペスト，マールブルグ病，ラッサ熱），新型インフルエンザ等感染症，チクングニア熱，デング熱，マラリア，鳥インフルエンザ（A/H5N1またはA/H7N9），中東呼吸器症候群（MERS），ジカ熱となっている．

B　狂犬病予防法

狂犬病の発生予防，まん延防止および撲滅を目的として1950年に制定された．現在，狂犬病をヒトに感染させるおそれが高い輸出入検疫対象動物として，イヌに加えてネコ，アライグマ，キツネ，スカンクが指定されている．

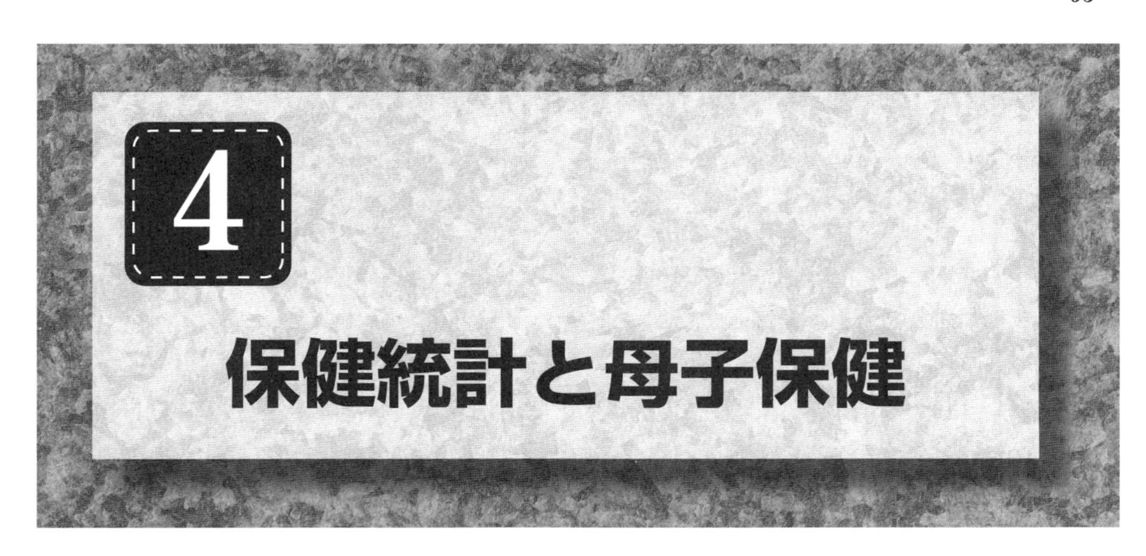

4.1 人口静態

人口は，その集団において絶えず変動する．人口統計は，集団の現状を把握することによって，公衆衛生活動の実践や将来の状況予測などに活用される．人口統計は，**人口静態統計**と**人口動態統計**の二種に大別される．

ある人口集団における人口の状態は，出生や死亡，転入や転出などにより，時とともに絶えず変化している．流動する人口の状態を特定の一定時点で調査して得られた構成や特性を**人口静態** state of population という．

4.1.1 国勢調査と人口静態統計

人口静態統計の代表的調査に国勢調査がある．わが国の**国勢調査**は，統計法に基づき5年毎に10月1日午前0時現在において日本国内に3か月以上常住している全人口（国内定住人口）を対象に実施される．第1回は1920（大正9）年に実施され，末尾0の年には大規模調査が行われ，末尾5の年は簡易調査が行われている．その間，実施月日に合わせた毎年の10月1日現在の人口（**年央人口**という）をもって人口静態統計もなされている．総人口や男女人口が推計され，人口増加率，人口密度，人口性比（女子人口を100としたときの男子人口の割合）などが公表され，その年次推移を把握し国際比較をすることができる．また，それらの結果は人口動態統計や生命表の作成に利用される．

なお，国勢調査における大規模調査項目は，人口の基本的属性（氏名，性別，出生年月日，婚姻状態，国籍など）および経済的属性（世帯主の続柄，就業状況，事業の種類，従業上の地位など）

のほか，住宅（住居の種類，居室数，住宅の建て方など），人口移動（5年前の住居の所在地），教育に関する22項目で，簡易調査では人口の基本的属性，経済的属性および住宅に関する17項目となっている．

4.1.2　わが国の人口の推移

2016年10月1日現在の総人口は，1億2,693万3千人（男6,176万6千人，女6,516万7千人）である．

わが国の人口は，江戸時代の約260年間は3,000万人前後でほとんど増減がなかったが（多産多死），明治時代に入って急激に増加し始め（多産少死），初めて国勢調査が行われた1920年には5,596万人に達している．1975年には1億1,194万人となり，55年間で倍増している．わが国の人口推移を表4.1に示す．

第二次世界大戦後の人口の年平均増加率は，第1次ベビーブーム（1947～1949年）を除き，1955～1970年には1%程度で推移した．その後，第2次ベビーブーム（1971～1974年）を除くと出生率が低下したため，人口増加率も1980年には0.8%，1990年には0.3%と低下し，1995年以降は0.2%前後となっている．2005年には△0.01%と，戦後初めて前年を下回り，2011年以降は△0.2%となっている．わが国の**人口転換**（多産多死から少産少死への転換）は1957年頃に完了し，以後は少産少死となっている．

将来人口について国立社会保障・人口問題研究所が2017年に実施した推計によると，人口推計の出発点である2015年の総人口は1億2,709万人であった．その後漸減し，2055年には1億人を割り，2065年には8,808万人になると予測されている．

表4.1　わが国の人口の推移

	総人口[1]（千人）	人口増減率[2]（%）	人口密度（1㎢当たり）	人口性比（女100対男）
昭和25年（1950）	83 200	1.75	226	96.3
30（'55）	89 276	1.17	242	96.6
35（'60）	93 419	0.84	253	96.5
40（'65）	98 275	1.13	266	96.4
45（'70）	103 720	1.15	280	96.4
50（'75）	111 940	1.24	301	96.9
55（'80）	117 060	0.78	314	96.9
60（'85）	121 049	0.62	325	96.7
平成2（'90）	123 611	0.33	332	96.5
7（'95）	125 570	0.24	337	96.2
12（2000）	126 926	0.20	340	95.8
17（'05）	127 768	△0.01	343	95.3
22（'10）	128 057	0.02	343	94.8
27（'15）	127 095	△0.11	341	94.8
28（'16）※	126 933	△0.13	341	94.8

資料　総務省統計局「国勢調査報告」※は「人口推計（平成28年10月1日現在）」

注　1)　各年10月1日現在人口（昭和45年までは沖縄県を含まない）。
2)　人口増減率は，前年10月から当年9月までの増減数を前年人口で除したもの。
3)　△はマイナスを示す。

（国民衛生の動向 2017/2018, p.49）

4.1.3 世界人口の動向

国連の推計によると，西暦元年の世界人口は約2億5,000万人であり，2倍の5億人に達したのは17世紀になってからである．その後，1650年頃の産業革命を契機に世界人口は増加し，およそ200年後の1830年には10億人に，その100年後の1930年には20億人，1950年には25億人に達した．さらに，そのわずか25年後の1975年には40億人に達し，2000年には60億人を超えている（表4.2）．今後，年平均人口増加率は低下し続けるが，人口はさらに増加を続け，2040年には約90億人に達すると予測されている（表4.2）．

表4.2 世界人口の推移と将来予測

	世界全域		先進地域[1]		発展途上地域[2]	
	年央推計人口（100万人）	年平均増加率（%）	年央推計人口（100万人）	年平均増加率（%）	年央推計人口（100万人）	年平均増加率（%）
1950年	2 525	…	813	…	1 712	…
'55	2 758	1.77	863	1.19	1 895	2.03
'60	3 018	1.80	915	1.17	2 103	2.08
'65	3 322	1.92	966	1.08	2 357	2.28
'70	3 682	2.06	1 008	0.85	2 675	2.53
'75	4 061	1.96	1 047	0.77	3 014	2.39
'80	4 440	1.78	1 082	0.65	3 358	2.16
'85	4 853	1.78	1 114	0.58	3 739	2.15
'90	5 310	1.80	1 144	0.55	4 165	2.16
'95	5 735	1.54	1 170	0.44	4 565	1.84
2000	6 127	1.32	1 189	0.32	4 938	1.57
'05	6 520	1.24	1 209	0.34	5 311	1.46
'10	6 930	1.22	1 233	0.40	5 696	1.40
'15	7 349	1.18	1 251	0.29	6 098	1.36
'20	7 758	1.11	1 266	0.24	6 492	1.29
'25	8 142	0.99	1 277	0.17	6 864	1.15
'30	8 501	0.88	1 284	0.11	7 217	1.03
'35	8 839	0.80	1 287	0.05	7 552	0.93
'40	9 157	0.72	1 288	0.01	7 869	0.84
'45	9 454	0.65	1 288	△0.01	8 166	0.75
'50	9 725	0.57	1 286	△0.02	8 439	0.67

資料 UN「World Population Prospects: The 2015 Revision」
注 1) ヨーロッパ，北部アメリカ（合衆国とカナダ），日本，オーストラリア，ニュージーランドからなる地域である。
2) 先進地域以外の地域である。
（国民衛生の動向 2017/2018, p.56）

産業革命以降第二次世界大戦までの人口増加は，先進工業国を中心にしたものであり，西欧諸国では18世紀から19世紀初期にかけて人口転換を完了している．第二次世界大戦後の**人口爆発**と呼ばれるような急激な人口増加は，発展途上国を中心にしたものであり，多くの発展途上国が多産多死から多産少死へと移行したためである．

2015年の世界人口はおよそ73億人であり，1億人以上の国は12か国である（表4.3）．国別分布をみると，第1位は中国で約13億7,600万人，第2位はインドで約13億1,100万人，次いで第3位は米国で約3億2,200万人，日本は10位で約1億2,700万人である．

表 4.3　人口1億人以上の国

2015年

順位	国名	人口（百万人）	世界人口に占める割合（%）
	世界	7 349	100.0
1	中国	1 376	18.7
2	インド	1 311	17.8
3	アメリカ合衆国	322	4.4
4	インドネシア	258	3.5
5	ブラジル	208	2.8
6	パキスタン	189	2.6
7	ナイジェリア	182	2.5
8	バングラデシュ	161	2.2
9	ロシア連邦	143	2.0
10	日本	127	1.7
11	メキシコ	127	1.7
12	フィリピン	101	1.4

資料　UN「World Population Prospects: The 2015 Revision」
日本は総務省統計局「平成27年国勢調査」

（国民衛生の動向 2017/2018, p.56）

4.1.4　人口ピラミッド

各国の人口の年齢階層別構成はいずれも過去には多産多死型であった．ある国や地域の人口構成をグラフに表すとき，横軸の左方向に男子人口を，右方向に女子人口をとり，縦軸に年齢をとると，多産多死型の図形は三角形でピラミッド型となる．男女別，年齢階層別人口構成を同時に表現できるこのようなグラフを**人口ピラミッド**という．人口ピラミッドには**ピラミッド型（富士山型；人口増加型）**，**つりがね型（ベル型；人口静止型）**，**つぼ型（人口減少型）**の3つの基本型があり，その他に**星型（都市型）**と**ひょうたん型（農村型）**がある（図4.1）．

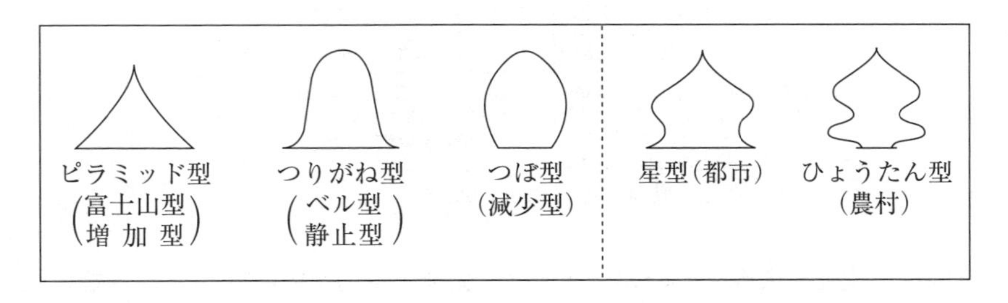

図4.1　人口ピラミッドの基本型

ピラミッド型（人口増加型）は，出生率と死亡率がともに高く，戦前の日本や発展途上国でみられる．つりがね型（人口静止型）は，出生率と死亡率がともに減少し，人口増加がゆるやか，またはほとんどない状態であり，先進諸国で多くみられる．つぼ型（人口減少型）は，つりがね型が進行し，出生率が著しく減少した状態であり，将来人口が減少する．また星型は，生産年齢人口（15～64歳）の流入により突出している状態で，都市に多くみられる．ひょうたん型は，生産年齢人口の流出によりへこんでいる状態で，農山漁村に多くみられる．

人口ピラミッドは，国や地域の社会情勢の歴史を人口変動に反映させた記録である．2016 年のわが国の人口ピラミッドを図 4.2 に示す．いわゆるひょうたん型となっているが，上記の農村型とは違い，第 1 次および第 2 次ベビーブームの中間期がくびれ，ピラミッドのすそが次第に狭まっているのが特徴的である（基本 3 型の中ではつぼ型となっている）．わが国も数十年前までは典型的なピラミッド型であったことを記録している．

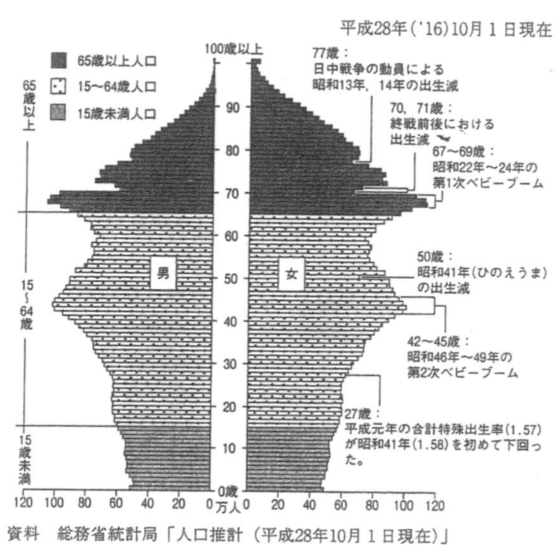

資料　総務省統計局「人口推計（平成28年10月 1 日現在)」

図 4.2　わが国の人口ピラミッド

（国民衛生の動向 2017/2018，p.49）

4.1.5　年齢 3 区分別人口とその指標

総人口の年齢構成を問題にする場合，**年齢 3 区分別人口**が用いられる．それぞれの区分は，0 〜 14 歳を**年少人口**，15 〜 64 歳を**生産年齢人口**，65 歳以上を**老年人口**とし，年少人口と老年人口の和を**従属人口**という．それぞれの年齢 3 区分別人口の生産年齢人口に対する割合（%）を**年少人口指数**（少子化の程度を示す），**老年人口指数**（高齢化の程度を示す），**従属人口指数**（扶養負担の程度を示す）という．また，老年人口の年少人口に対する割合を**老年化指数**（高齢化の程度を示す）という．

$$年少人口指数 = \frac{年少人口}{生産年齢人口} \times 100$$

$$従属人口指数 = \frac{年少人口 + 老年人口}{生産年齢人口} \times 100$$

$$老年人口指数 = \frac{老年人口}{生産年齢人口} \times 100$$

$$老年化指数 = \frac{老年人口}{年少人口} \times 100$$

表4.4にわが国の年齢3区分別人口と諸指標の推移を示す．また図4.3は，わが国の年齢3区分別人口構成割合の推移である．

表4.4　わが国の年齢3区分別人口と諸指標の推移

各年10月1日現在

	年齢3区分別人口（千人）				年齢3区分別人口構成割合（%）				指数[3]			
	総数	年少人口（0～14歳）	生産年齢人口（15～64歳）	老年人口（65歳以上）	総数	年少人口（0～14歳）	生産年齢人口（15～64歳）	老年人口（65歳以上）	年少人口指数	老年人口指数	従属人口指数	老年化指数
昭和25年[1]（1950）	83 200	29 428	49 658	4 109	100.0[1]	35.4	59.7	4.9	59.3	8.3	67.5	14.0
35（'60）	93 419	28 067	60 002	5 350	100.0	30.0	64.2	5.7	46.8	8.9	55.7	19.1
45（'70）	103 720	24 823	71 566	7 331	100.0	23.9	69.0	7.1	34.7	10.2	44.9	29.5
55[1]（'80）	117 060	27 507	78 835	10 647	100.0[1]	23.5	67.4	9.1	34.9	13.5	48.4	38.7
平成2[1]（'90）	123 611	22 486	85 904	14 895	100.0[1]	18.2	69.7	12.1	26.2	17.3	43.5	66.2
12[1]（2000）	126 926	18 472	86 220	22 005	100.0[1]	14.6	68.1	17.4	21.4	25.5	46.9	119.1
17[1]（'05）	127 768	17 521	84 092	25 672	100.0[1]	13.8	66.1	20.2	20.8	30.5	51.4	146.5
22[1]（'10）	128 057	16 803	81 032	29 246	100.0[1]	13.2	63.8	23.0	20.7	36.1	56.8	174.0
27[1]（'15）	127 095	15 864	75 918	33 422	100.0[1]	12.6	60.7	26.6	20.8	43.9	64.9	210.6
28（'16）※	126 933	15 780	76 562	34 591	100.0	12.4	60.3	27.3	20.6	45.2	65.8	219.2

資料　総務省統計局「国勢調査報告」※は「人口推計（平成28年10月1日現在）」
注　1）　総数には年齢不詳を含む。また，年齢3区分別人口は，年齢不詳を按分した人口は用いていない。その構成割合は，年齢不詳を除いた人口を分母として算出している。　2）　昭和45年までは沖縄県を含まない。

3）　$年少人口指数 = \frac{年少人口}{生産年齢人口} \times 100$　　$老年人口指数 = \frac{老年人口}{生産年齢人口} \times 100$

$従属人口指数 = \frac{年少人口+老年人口}{生産年齢人口} \times 100$　　$老年化指数 = \frac{老年人口}{年少人口} \times 100$

（国民衛生の動向 2017/2018, p.49）

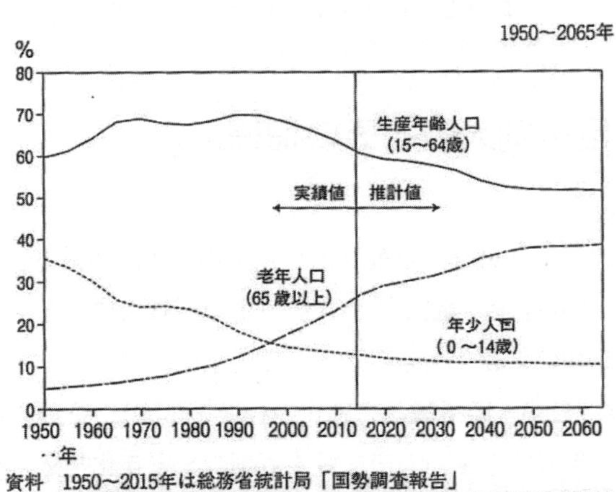

図4.3　年齢3区分別人口構成割合の推移

（国民衛生の動向 2017/2018, p.51）

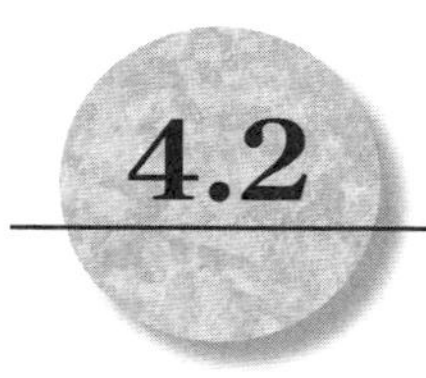

4.2 人口動態

ある人口集団の人口は常に変動しており，出生や移入により増加し，死亡や移出により減少する．一定の期間（通常1年）における人口の変動を**人口動態** movement of population という．出生，死亡による人口の自然増減と婚姻，離婚，移出入による人口の社会的増減とがある．出生，死亡，婚姻，離婚，死産，転入，転出は法令により届け出が義務づけられている．

4.2.1 戸籍法と人口動態統計

人口動態統計は，戸籍法に基づいた出生，死亡，婚姻，離婚の届書，および死産の届出に関する規定による届書から作成された人口動態調査表を一定期間（通常1年）集計したものである．わが国の人口動態調査は，戸籍法制定の翌年の1899年から近代的な人口動態統計制度として行われるようになった．1947年以降は統計法に基づいて厚生省（現・厚生労働省）がとりまとめている．なお，戸籍法は，1898年に制定され，出生届，死亡届，婚姻届および離婚届などを規定している．

4.2.2 出生統計

表4.5に出生統計に用いられる指標を示す．

表4.5 出生統計に用いられる指標

指　標	計算式
出生率（粗出生率）	$\dfrac{\text{年間出生数}}{\text{人口}} \times 1{,}000$
自然増加率	$\dfrac{\text{出生数}-\text{死亡数}}{\text{人口}} \times 1{,}000 = \text{出生率}-\text{死亡率}$
合計特殊出生率（粗再生産率）	$\left\{\dfrac{\text{母の年齢別出生数}}{\text{年齢別女子人口}}\right\}$ 15～49歳までの合計
総再生産率	$\left\{\dfrac{\text{母の年齢別女児出生数}}{\text{年齢別女子人口}}\right\}$ 15～49歳までの合計
純再生産率	$\left\{\dfrac{\text{生命表による年齢別女子定常人口}(L_x)}{\text{生命表による0歳の女子生存数}(100{,}000)} \times \dfrac{\text{母の年齢別女児出生数}}{\text{年齢別女子人口}}\right\}$ 15～49歳までの合計

1）出生率（粗出生率）

人口当たりの1年間の出生数をいい，通常人口1,000人当たりで表す（表4.5）．分母には性や年齢などで分けていない総人口を用いているので**粗出生率**ともいう．また出生数とは（出産数－死産数）である．出生率の低下は年少人口の低下をきたし，相対的に老齢人口割合が高まる（**相対的老齢化**）．

2）人口の自然増加と社会増加

1年間の出生数と死亡数の差を**自然増加**といい，人口1,000人当たりの比率を**自然増加率**という（表4.5）．自然増加率は年間の人口変動を示すものであり，人口が増加しているときは正の値，減少しているときは負の値を示す．自然増加率は一定期間内での人口変動を把握することができるが，将来の人口変動を知ることはできない．

人口の移入と移出の差を**社会増加**と呼んで自然増加と区別している．わが国全体の人口増加には自然増加が主に関係し，地域的にみると社会増加が大きく影響する．

3）再生産率

将来の人口変動を予測する指標として**再生産率**が利用される．再生産率は1人の女性が一生の間に産む子供の数を示したものであり，**合計特殊出生率（粗再生産率）**，**総再生産率**，**純再生産率**の3種類がある．子供を産むことが可能な母親の年齢を**再生産年齢**といい，15～49歳としている．

a）合計特殊出生率（粗再生産率）

1人の女性が一生の間に産む平均出生（男女）児数をいう（表4.5）．合計特殊出生率が2.1以上であれば，将来人口は増加に向かうことが予測される．わが国の合計特殊出生率は，1975年以降2.00を下回っており2015年には1.45となっている．

b）総再生産率

1人の女性が一生の間に産む平均女児数をいう（表4.5）．男児は直接再生産には結びつかないので，再生産に直接結びつく女児のみについて求めた指標である．ただし，すべての女児が再生産年齢まで生存するわけではないため，将来人口を予測する指標としては精密さに欠ける．

c）純再生産率

1人の女性が残す次世代の母親となりうる平均女児数をいう（表4.5）．生まれてきた女児が再生産年齢（15～49歳）を過ぎるまでの間に生存している確率を見込んだものであり，将来人口を最も正確に予測する指標である．

純再生産率が1のとき，次世代の人口の変化はみられない．これを静止人口という．純再生産率が1を超えるとき将来の人口は増加し，1を下回るとき減少する．純再生産率1に相当する合計特殊出生率はおよそ2.1である．日本を含め先進諸国の純再生産率はすべて1未満である．

表4.6にわが国の出生数・出生率・再生産率の推移を示す．

表 4.6 出生数・出生率・再生産率の推移

	出生数	出生率[1]（人口千対）	合計特殊出生率[2]	総再生産率	純再生産率
昭和25年('50)	2 337 507	28.1	3.65	1.77	1.50
35 ('60)	1 606 041	17.2	2.00	0.97	0.92
45 ('70)	1 934 239	18.8	2.13	1.03	1.00
55 ('80)	1 576 889	13.6	1.75	0.85	0.83
平成2 ('90)	1 221 585	10.0	1.54	0.75	0.74
12 ('00)	1 190 547	9.5	1.36	0.66	0.65
22 ('10)	1 071 304	8.5	1.39	0.67	0.67
23 ('11)	1 050 806	8.3	1.39	0.68	0.67
24 ('12)	1 037 231	8.2	1.41	0.68	0.68
25 ('13)	1 029 816	8.2	1.43	0.70	0.69
26 ('14)	1 003 539	8.0	1.42	0.69	0.69
27 ('15)	1 005 677	8.0	1.45	0.71	0.70
*28 ('16)	976 979	7.8	1.44	…	…

資料 厚生労働省「人口動態統計」，国立社会保障・人口問題研究所「人口統計資料集」
注 1) 昭和25～41年は総人口を，昭和42年以降は日本人人口を分母に用いている。
2) 15～49歳の各歳別日本人女性人口を分母に用いている。
＊ 概数である。
(国民衛生の動向 2017/2018, p.60)

4.2.3 死亡統計

死亡統計は，国や地域など人口集団の健康水準，保健衛生状態を示す指標である．表 4.7 に死亡統計に用いられる指標を示す．

1) 死亡率（粗死亡率）

人口当たりの 1 年間の死亡数をいい，通常人口 1,000 人当たりで表す．単に死亡率という場合は**粗死亡率**のことを示す．死亡率の低下は寿命の延長につながり，高齢者数を増加させる（**絶対的老齢化**）．出生率の低下と相対的老齢化とが同時に進行している現在のわが国では，人口の老齢化が確実かつ急速に進んでいる．（粗）死亡率は，集団の死亡水準を示す健康指標として用いることができるが，その数値は人口の年齢構成の影響を受ける（高年齢層の多い地域では死亡率が高い）．したがって，年齢構成の異なる 2 つの集団の健康水準を比較するための指標としては（粗）死亡率は適当でない．

2) 年齢調整死亡率

死亡率を年齢構成の異なる集団間で比較したり，同じ集団でも年齢構成が異なる時系列比較をするような場合，年齢構成の影響を除いた**年齢調整死亡率**が利用される．以前は「訂正死亡率」あるいは「標準化死亡率」と呼ばれていたが，1991 年に名称が「年齢調整死亡率」と変更され，同時に，男女とも**「昭和 60（1985）年モデル人口」**(表 4.8）が**基準人口**として使用されるようになった．表 4.9 にわが国の死亡率・年齢調整死亡率の推移を示す．

表 4.7　死亡統計に用いられる指標

指　標	計算式
死亡率（粗死亡率）	$\dfrac{\text{年間死亡数}}{\text{人口}} \times 1{,}000$
年齢調整死亡率	$\dfrac{\left(\begin{array}{l}\text{観察集団の各年齢の死亡率}\times\\ \text{基準人口集団のその年齢の人口}\end{array}\right)\text{の各年齢の総和}}{\text{基準人口集団の総人口}} \times 1{,}000$
PMI（50歳以上死亡割合）	$\dfrac{\text{50歳以上死亡数}}{\text{全死亡数}} \times 100$
乳児・新生児・早期新生児死亡率	$\dfrac{\text{乳児・新生児・早期新生児死亡数}}{\text{出生数}} \times 1{,}000$
周産期死亡率	$\dfrac{\text{妊娠満22週以後の死産数}+\text{早期新生児死亡数}}{\text{出生数}+\text{妊娠満22週以後の死産数}} \times 1{,}000$
死産率	$\dfrac{\text{死産数}}{\text{出生数}+\text{死産数}} \times 1{,}000$
妊産婦死亡率	$\dfrac{\text{妊産婦死亡数}}{\text{出生数}+\text{妊娠満12週以後の死産数}} \times 100{,}000$
死因別死亡率	$\dfrac{\text{ある死因の死亡数}}{\text{人口}} \times 100{,}000$

表 4.8　基準人口（昭和 60 年モデル人口）

	基準人口		基準人口		基準人口
総数	120 287 000	30～34歳	9 130 000	65～70歳	4 511 000
0～ 4歳	8 180 000	35～39	9 289 000	71～74	3 476 000
5～ 9	8 338 000	40～44	9 400 000	75～79	2 441 000
10～14	8 497 000	45～49	8 651 000	80～84	1 406 000
15～19	8 655 000	50～54	7 616 000	85歳以上	784 000
20～24	8 814 000	55～59	6 581 000		
25～29	8 972 000	60～64	5 546 000		

表 4.9 粗死亡率・年齢調整死亡率（人口千対）の推移

	粗死亡率[1]			年齢調整死亡率[2]	
	総数	男	女	男	女
昭和25年(1950)	10.9	11.4	10.3	18.6	14.6
35 ('60)	7.6	8.2	6.9	14.8	10.4
45 ('70)	6.9	7.7	6.2	12.3	8.2
55 ('80)	6.2	6.8	5.6	9.2	5.8
平成2 ('90)	6.7	7.4	6.0	7.5	4.2
12 (2000)	7.7	8.6	6.8	6.3	3.2
17 ('05)	8.6	9.5	7.7	5.9	3.0
22 ('10)	9.5	10.3	8.7	5.4	2.7
27 ('15)	10.3	10.9	9.7	4.9	2.5
*28 ('16)	10.5	11.1	9.9	…	…

資料 厚生労働省「人口動態統計」
注 1) 年齢調整死亡率と併記したので粗死亡率と表したが，単に死亡率といっているものである。
2) 年齢調整死亡率の基準人口は「昭和60年モデル人口」であり，年齢5歳階級別死亡率により算出した。
* 概数である。
（国民衛生の動向 2017/2018, p.64）

3）PMI（proportional mortality indicator：50歳以上死亡割合）

全死亡者のうち，50歳以上の死亡者の占める割合で**PMR（proportional mortality ratio）**ともいわれる．PMIが高値を示すほど，その集団の健康水準が高いことを意味する．人口構成が不明な発展途上国でも死亡数と死亡者の年齢がわかれば算出できることから，国際間の健康水準，公衆衛生状態を比較する指標の一つとして用いられる．特に，発展途上国の国際比較に用いられる．なお，PMIは先進国ではいずれも高値を示すことから，先進国同士の比較にはあまり適さない．最近では，先進国の国際比較には「65歳以上死亡割合」が利用されている（表4.10）.

表 4.10 65歳以上死亡数の死亡総数に対する割合の国際比較

	65歳以上死亡数の死亡総数に対する割合(%)
日本('15)	88.9
カナダ('08)	77.7
アメリカ合衆国('14)	73.2
フランス('12)	80.9
ドイツ('14)	84.3
イタリア('13)	87.9
オランダ('14)	83.4
スウェーデン('14)	87.6
イギリス('14)	84.0
オーストラリア('14)	81.2
ニュージーランド('15)	99.9

資料 厚生労働省「人口動態統計」
UN「Demographic Yearbook」
（国民衛生の動向 2017/2018, p.73）

4）死因別死亡率

死因統計は，WHOの**「疾病および関連保健問題の国際統計分類」（国際疾病分類，ICD）**による死亡診断書に基づきなされる．1995年にICDの第10回修正（ICD-10）が適用され，分類体系に大きな変更が生じ，図中の鋭角的な変動となった．

主要死因別にみた死亡率（人口10万対）（図4.4）と年齢調整死亡率（人口10万対）（図4.5）の年次推移を示す．1981年から死因順位の第1位となっている**悪性新生物**と，**心疾患**，**肺炎**，**脳血**

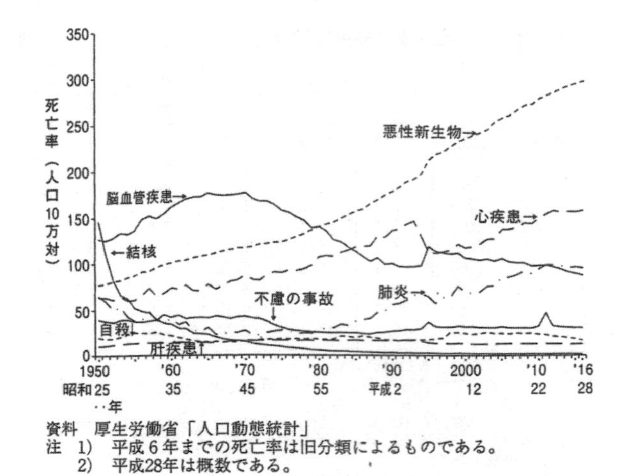

資料　厚生労働省「人口動態統計」
注　1)　平成6年までの死亡率は旧分類によるものである。
　　2)　平成28年は概数である。

図 4.4　主要死因別にみた死亡率（人口 10 万対）の推移
（国民衛生の動向 2017/2018, p.65）

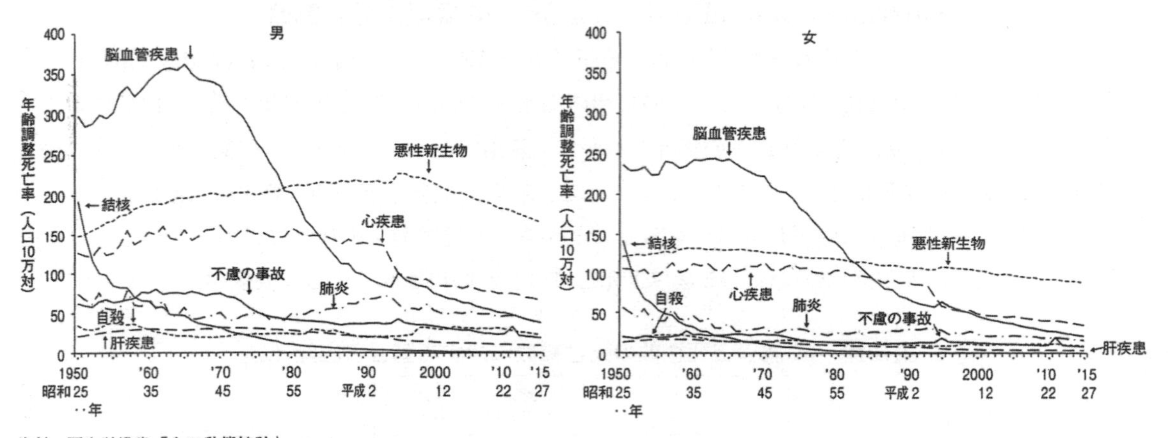

資料　厚生労働省「人口動態統計」
注　1)　年齢調整死亡率の基準人口は「昭和60年モデル人口」である。
　　2)　平成6年までの死亡率は旧分類によるものである。

図 4.5　性・主要死因別にみた年齢調整死亡率（人口 10 万対）の推移
（国民衛生の動向 2017/2018, p.65）

管疾患がわが国の 4 主要死因である．

2016 年の死因順位は，第 1 位が悪性新生物であり，以下 10 位までは心疾患，肺炎，脳血管疾患，老衰，不慮の事故，腎不全，自殺，大動脈瘤及び解離，肝疾患の順である．年次別死因順位（5 位まで）と年齢階級別死因順位（5 位まで）を付表 4.1，4.2 に示す．

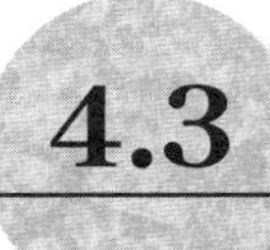

4.3 生命表と平均余命

4.3.1 生命表と生命関数

生命表 life table とは，人の一生において各年齢の死亡，生存の状況を示す表で死亡表 mortality table とも呼ばれる．わが国では厚生労働省が作成し公表している生命関数値表のことである．同時出生の集団（10 万人）が作成基礎年次の年齢別死亡率で将来にわたって死亡するものとすれば，時の経過とともにいかに死亡が減少し，各年齢の生存者の割合がどのように変化していくか，平均してあと何年生き延びられるか（**平均余命**）などを 6 つの**生命関数（死亡率，生存数，死亡数，定常人口，定常人口合計，平均余命）**によって表現しているものである．同時生命表 current life table ともいう．生命表の生命関数は次の通りである．

死亡率 mortality rate：$_nq_x$

x 歳でちょうどの者が，$x+n$ 歳に達しないで死亡する確率．

生存数 number surviving：l_x

10 万人の出生者が上記の死亡率に従って死亡していく場合，x 歳に達するまで生き残る人数の期待値．

死亡数 number dying：$_nd_x$

x 歳ちょうどの生存数 l_x のうち，$x+n$ 歳に達しないで死亡する人数の期待値．

定常人口 stationary population：$_nL_x$

定常人口合計 total stationary population：T_x

毎年 10 万人の出生があり，かつ上記の死亡率が一定不変の場合における定常状態（人口集団の年齢構造が一定の型に収束した状態）の x 歳以上 $x+n$ 歳未満の人口を $_nL_x$，および x 歳以上の定常人口の合計を T_x で表す．

平均余命 expectation of life：$\mathring{e}_x$

x 歳ちょうどの者のその後の生存年数の期待値（T_x/l_x で得られる．図 4.6）．

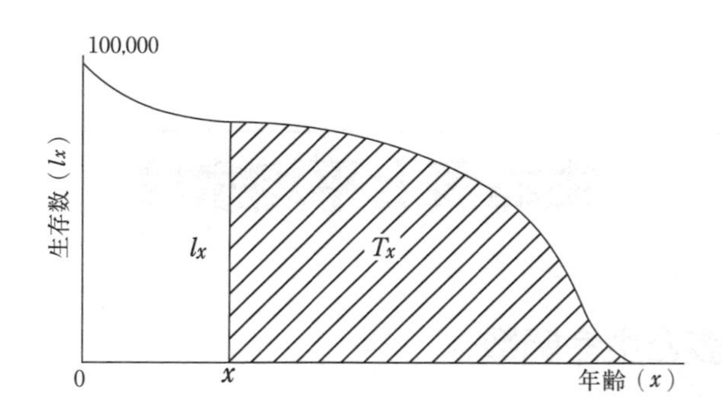

図 4.6　生存数 l_x と定常人口合計 T_x との関係
T_x/l_x で *x* 歳の平均余命が算出される.

生命表には，国勢調査年次の人口動態統計（確定数）と国勢調査人口に基づいた5年に1度作成の**完全生命表**と，人口動態統計（概数）と推定人口を用いて毎年作成される**簡易生命表**（付表4.3, 4.4）がある．生命表は人口の年齢構造には影響されないので，年齢や，構成の異なる集団の比較が可能であり，集団の健康指標として用いられる.

4.3.2　平均余命と平均寿命 expectation of life at birth

平均余命は生命表の生命関数のうちの一つで，*x* 歳ちょうどの者のその後の生存年数の期待値と定義されている．したがって，それぞれの年齢に対する平均余命が求められるが，0歳ちょうどの者の平均余命は，全年齢の死亡状況を集約したもので，特に**平均寿命**という．2016年の平均寿命は男80.98年で，女87.14年である．平均寿命は，出生直後からの死亡率を反映し，全年齢の死亡

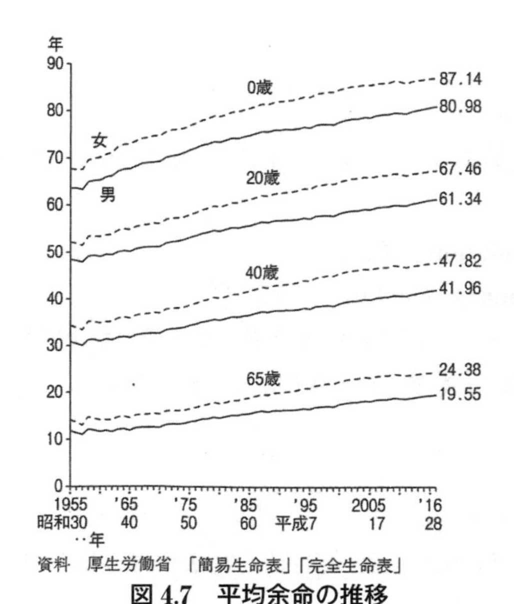

図 4.7　平均余命の推移
（国民衛生の動向 2017/2018, p.85）

状況を集約したものであるので，保健福祉水準の総合的指標として広く活用される．平均余命の年次推移を図 4.7 に示す．表 4.11 にはわが国の平均寿命の推移を，表 4.12 には平均寿命の国際比較を示す．

表 4.11 戦後における平均寿命の推移（単位 年）

	男	女		男	女
昭和22年＊（'47）	50.06	53.96	昭和57年（'82）	74.22	79.66
23（'48）	55.60	59.40	58（'83）	74.20	79.78
24（'49）	56.20	59.80	59（'84）	74.54	80.18
25（'50）	58.00	61.50	60＊（'85）	74.78	80.48
25～27＊（'50～'52）	59.57	62.97	61（'86）	75.23	80.93
26（'51）	60.80	64.90	62（'87）	75.61	81.39
27（'52）	61.90	65.50	63（'88）	75.54	81.30
28（'53）	61.90	65.70	平成元（'89）	75.91	81.77
29（'54）	63.41	67.69	2＊（'90）	75.92	81.90
30＊（'55）	63.60	67.75	3（'91）	76.11	82.11
31（'56）	63.59	67.54	4（'92）	76.09	82.22
32（'57）	63.24	67.60	5（'93）	76.25	82.51
33（'58）	64.98	69.61	6（'94）	76.57	82.98
34（'59）	65.21	69.88	7＊（'95）	76.38	82.85
35＊（'60）	65.32	70.19	8（'96）	77.01	83.59
36（'61）	66.03	70.79	9（'97）	77.19	83.82
37（'62）	66.23	71.16	10（'98）	77.16	84.01
38（'63）	67.21	72.34	11（'99）	77.10	83.99
39（'64）	67.67	72.87	12＊（'00）	77.72	84.60
40＊（'65）	67.74	72.92	13（'01）	78.07	84.93
41（'66）	68.35	73.61	14（'02）	78.32	85.23
42（'67）	68.91	74.15	15（'03）	78.36	85.33
43（'68）	69.05	74.30	16（'04）	78.64	85.59
44（'69）	69.18	74.67	17＊（'05）	78.56	85.52
45＊（'70）	69.31	74.66	18（'06）	79.00	85.81
46（'71）	70.17	75.58	19（'07）	79.19	85.99
47（'72）	70.50	75.94	20（'08）	79.29	86.05
48（'73）	70.70	76.02	21（'09）	79.59	86.44
49（'74）	71.16	76.31	22＊（'10）	79.55	86.30
50＊（'75）	71.73	76.89	23（'11）	79.44	85.90
51（'76）	72.15	77.35	24（'12）	79.94	86.41
52（'77）	72.69	77.95	25（'13）	80.21	86.61
53（'78）	72.97	78.33	26（'14）	80.50	86.83
54（'79）	73.46	78.89	27＊（'15）	80.75	86.99
55＊（'80）	73.35	78.76	28（'16）	80.98	87.14
56（'81）	73.79	79.13			

資料 厚生労働省「簡易生命表」「完全生命表」
注 1） ＊印は完全生命表である。
2） 昭和20年，昭和21年は基礎資料が不備につき，本表から除いてある。
3） 昭和47年以降は沖縄県を含めた値であり，46年以前は同県を除いた値である。

（国民衛生の動向 2017/2018, p.85）

4.3.3 WHO の健康指標

死亡統計を用いて国際間の健康水準を比べるための包括的健康指標（健康総合指標）として，WHO は（粗）死亡率，1 歳平均余命，PMI（50 歳以上死亡割合）を推奨している．なお，早期新生児死亡の届け出の厳密さが国によって一定しないことがあるので，0 歳平均余命（平均寿命）でなく**1 歳平均余命**が推奨されており，PMI は人口構成が不明な発展途上国でも算出できることから推奨されている．

また，健康水準を比較する健康指標は集団によって異なるが，地域別比較のための健康状態を示す健康指標としては，年齢調整死亡率，乳児死亡率，0 歳平均余命（平均寿命），65 歳以上死亡割合，死因別死亡率などが用いられている．

表 4.12　平均寿命の国際比較

（単位　年）

地域	国名	作成基礎期間	男	女	（参考）人口（万人）
日本		2016*	80.98	87.14	12 502
アフリカ	アルジェリア	2015	76.4	77.8	3 996
	エジプト	2016*	70.5	73.3	8 896
	南アフリカ	2009	53.5	57.2	5 400
	チュニジア	2015*	74.5	77.8	1 115
北アメリカ	カナダ	2010-2012*	79.4	83.6	3 585
	コスタリカ	2015	77.37	82.42	483
	キューバ	2011-2013	76.50	80.45	1 124
	メキシコ	2014	72.05	77.55	12 101
	アメリカ合衆国	2014*	76.4	81.2	32 142
南アメリカ	アルゼンチン	2008-2010	72.08	78.81	4 314
	ブラジル	2015*	71.9	79.1	20 445
	チリ	2013	76.25	81.44	1 801
	コロンビア	2010-2015	72.07	78.54	4 820
	ペルー	2010-2015	71.54	76.84	3 115
アジア	バングラデシュ	2013	68.8	71.4	15 688
	中国	2015*	73.64	79.43	137 122
	キプロス	2014	80.9	84.7	85
	インド	2011-2015*	66.9	70.0	121 337
	イラン	2011	71.5	74.0	7 877
	イスラエル	2014*	80.3	84.1	822
	マレーシア	2016*	72.6	77.2	3 100
	パキスタン	2007	63.55	67.62	19 171
	カタール	2011	76.47	80.95	222
	韓国	2015*	79.0	85.2	5 062
	シンガポール	2016*	80.6	85.1	554
	タイ	2015*	71.6	78.4	6 861
	トルコ	2014	75.29	80.73	7 774
ヨーロッパ	オーストリア	2016*	79.14	83.95	858
	ベルギー	2014*	78.6	83.5	1 126
	チェコ	2016*	76.22	82.05	1 054
	デンマーク	2015-2016*	78.8	82.8	568
	フィンランド	2016*	78.4	84.1	547
	フランス	2016*	79.3	85.4	6 440
	ドイツ	2013-2015*	78.18	83.06	8 120
	ギリシャ	2014	78.45	83.51	1 086
	アイスランド	2016*	80.7	83.7	33
	イタリア	2015*	80.115	84.606	6 080
	オランダ	2016*	79.9	83.2	1 694
	ノルウェー	2016*	80.61	84.17	517
	ポーランド	2016*	73.9	81.9	3 801
	ロシア	2014*	65.29	76.47	14 351
	スペイン	2015*	79.93	85.42	4 645
	スウェーデン	2016*	80.56	84.09	975
	スイス	2015*	80.7	84.9	824
	ウクライナ	2013	66.34	76.22	4 276
	イギリス	2013-2015*	79.09	82.82	6 488
オセアニア	オーストラリア	2013-2015*	80.4	84.5	2 378
	ニュージーランド	2014-2016*	79.91	83.40	460

参考　香港（Hong Kong）の平均寿命は2016年＊で，男が81.32年，女が87.34年である。（人口731万人）
資料　国連「Demographic Yearbook 2015」
　　　ただし，＊印は平均寿命が当該政府の資料によるものである。
注　　人口は年央推計人口で，2015年の値である（南アフリカ，バングラデシュ，イスラエル，カタール，タイは2014年。ロシアは2013年。インドは2012年）。
　　　ただし，日本は平成28年10月1日現在日本人推計人口である。

（国民衛生の動向 2017/2018, p.428）

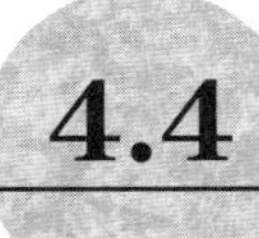

4.4 傷病統計

4.4.1 傷病統計とは

傷病統計（疾病統計）は，傷病（疾病・傷害）の状況を把握し，人口の高齢化や生活習慣病の増加などに対応した保健医療施策の推進に利用される．傷病の状況は人口動態統計における死因分析からも間接的にある程度推定できるが，風邪，高血圧症，骨折などのような直接の死因とはなりにくい傷病については，正確な状況を把握することはできないことから，傷病統計が行われるようになった．

傷病統計には，世帯を調査対象にした**国民生活基礎調査**と医療施設を調査対象にした**患者調査**に加えて，「感染症の予防及び感染症の患者に対する医療に関する法律」(感染症法）に基づく**感染症発生動向調査**（医師による届出）や食品衛生法に基づく**食中毒統計**（医師による届出）などがある．傷病統計では，**罹患率**，**有病率**，**有訴者率**，**通院率**，**受療率**，**受診率**，**病床利用率**，**平均在院日数**などの指標が用いられる．表 4.13 に傷病統計に用いられる指標を示す．

表 4.13 傷病統計に用いられる指標

指　標	計算式
罹患率	$\dfrac{\text{一定期間に新しく発生した患者数}}{\text{調査人口}} \times 100{,}000$
有病率	$\dfrac{\text{一定時点における患者数}}{\text{調査人口}} \times 100{,}000$
有訴者率	$\dfrac{\text{有訴者数}}{\text{世帯員数}} \times 1{,}000$
通院者率	$\dfrac{\text{通院者数}}{\text{世帯員数}} \times 1{,}000$
受療率	$\dfrac{\text{調査日に医療施設で受療した患者数(推計)}}{\text{人口}} \times 100{,}000$

1）罹患率

罹患率は，一定期間（通常は 1 年間）内に新たに傷病者になった数（罹患者数）の単位人口（通常 10 万人）に対する割合である．感染症や食中毒などの急性疾患の指標に利用される．なお，調査期間以前から傷病者となっていた者は除かれる.

2）有病率

有病率は，ある時点（調査日）における傷病者数（有病者数）の単位人口（通常10万人）に対する割合である．生活習慣病などの慢性疾患の累積患者数を知る指標に利用される．また，有病率は罹患率と有病期間によって左右される.

4.4.2　国民生活基礎調査

1986年に，これまで行われてきた厚生行政基礎調査，国民健康調査，国民生活実態調査，保健衛生基礎調査の4つの調査が1つに統合され，国民の保健，医療，福祉，年金，所得等，国民生活の基礎的事項を世帯側から総合的に把握する調査として**国民生活基礎調査**が創設された．国民生活基礎調査は，3年ごとに大規模調査が，中間の各年は小規模調査が実施される．なお，調査は世帯を調査対象に層化無作為抽出して行われる.

1）有訴者率

有訴者とは，世帯員（入院者を除く）のうち，病気やけがなどで自覚症状のある者をいう．65歳以上では国民の約半数が有訴者となっており，自覚症状としては「肩こり」,「腰痛」,「手足の関節が痛む」,「体がだるい」などとなっている.

2）通院者率

通院者とは，世帯員（入院者を除く）のうち，病院，診療所，介護保険施設，歯科診療所，病院の歯科，あんま・はり・きゅう・柔道整復師に通っている（調査日に通院しなくても，ここ1月ぐらい通院治療が継続している場合を含む）者をいう．65歳以上では6割以上の者が通院者となっている．通院者の傷病で多いのは「高血圧症」や「歯の病気」などとなっている．図4.8に性・年齢階級別にみた通院者率を示す.

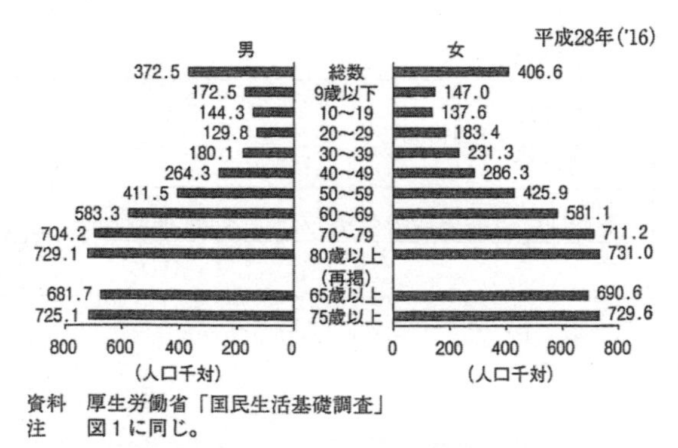

図4.8　性・年齢階級別にみた通院者率（人口千対）
（国民衛生の動向 2017/2018, p.88）

4.4.3　患者調査

患者調査は，全国の医療施設（病院，一般診療所，歯科診療所など）を利用する患者の傷病などの状況を把握するため，1953年から毎年実施され，1984年からは3年に1度の実施となっている．調査は，病院の入院では二次医療圏単位で，病院の外来と診療所では都道府県単位で層化無作為された医療施設を受診した患者すべてが対象となる．調査日は，3年に1度10月中旬の3日間のうち医療施設ごとに定めた1日，退院患者は9月中の1か月である．

1）受療率

受療率は，人口10万人に対する推計患者数をいう．受療率を年齢階級別にみると，入院および外来ともに年齢が高くなるに従って高くなっており，65歳以上が入院受療率の約6割を，外来受療率の約4割を占めている．図4.9に性・年齢階級別にみた受療率を示す．

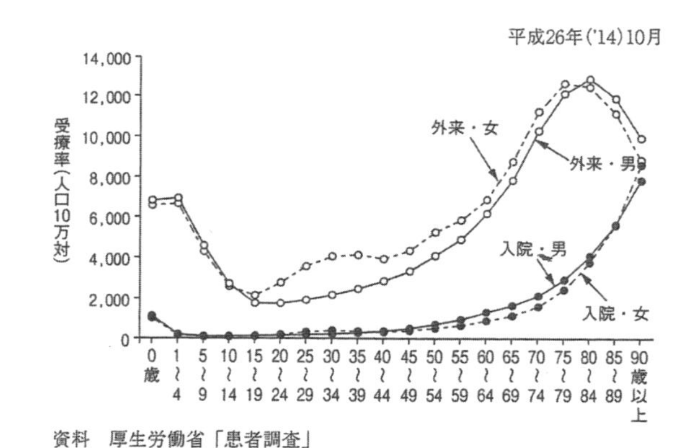

図4.9　性・年齢階級別にみた受療率（人口10万対）－入院，外来－
（国民衛生の動向 2017/2018, p.91）

母子保健とその指標

4.5.1　母子保健の意義

健康に子供を産み，健全に育てて行くには家族をはじめ，社会の大きな支援のしくみが必要である．妊娠・分娩は，女性の健康に対する危険度が高まるときであるが，同時に，母親の妊娠以前や妊娠中の健康状態は新生児や乳児期の健康に強い影響を与える．母性の保護と尊重，母性および乳幼児における健康の保持・増進，母性および乳幼児の保護者自らが積極的に母子保健に関する理解を深め，その健康の保持・増進に努力するという新しい母子保健の理念のもとに，1965年（8月）に**母子保健法**が制定された．

母子保健は，妊娠・出産および出生後の発育を通して，思春期，妊娠，分娩，出産，新生児期，幼児期にわたり行われる総合的な保健活動である．そのため，母体内に新しい生命が誕生してから個体が形成されていく過程，および出生後の心身ともに発育・成長していく過程において，適切な対策を講じることが母子保健の原則である．

女性における思春期以降の健康，妊娠してから分娩後の産褥・授乳期に至るまでの母体の健康が，子供の健康に大きな影響を与える．また，子供は遺伝，体内環境，出産・保育状況などにより様々な影響を受けるため，胎児や妊婦の母体保護，および乳幼児の適切な保育が重要である．

4.5.2　母子保健に関する統計的指標と動向

母子の健康状態を評価する指標には，以下の項目がある（4.2　人口動態の項 p.69 参照）．

$$\text{出生率} = \frac{\text{年間出生数}}{\text{10月1日現在日本人人口}} \times 1{,}000$$

$$\text{死亡率} = \frac{\text{年間死亡数}}{\text{10月1日現在日本人人口}} \times 1{,}000$$

$$\text{乳児死亡率} = \frac{\text{年間乳児死亡数}}{\text{年間出生数}} \times 1{,}000$$

$$\text{新生児死亡率} = \frac{\text{年間新生児死亡数}}{\text{年間出生数}} \times 1{,}000$$

$$\text{自然増減率} = \frac{\text{自然増減数(出生数－死亡数)}}{\text{10月1日現在日本人人口}} \times 1{,}000$$

$$\text{死産率(総数・自然・人工)} = \frac{\text{年間死産数(妊娠満12週以後の死児の出産)}}{\text{年間出産数(出生数＋死産数)}} \times 1{,}000$$

$$\text{周産期死亡率} = \frac{\text{年間周産期死亡数}}{\text{年間出生数＋年間の妊娠満22週以後の死産数}} \times 1{,}000$$

$$\text{妊娠満22週以後の死産率} = \frac{\text{年間の妊娠満22週以後の死産数}}{\text{年間出生数＋年間の妊娠満22週以後の死産数}} \times 1{,}000$$

$$\text{早期新生児死亡率} = \frac{\text{年間早期新生児死亡数(生後1週(7日)未満の死亡数)}}{\text{年間出生数}} \times 1{,}000$$

A 乳児死亡率，新生児死亡率

乳児の生存は，母体の健康状態や養育条件などが影響するため，乳児死亡率は，地域の衛生状態，保健医療の水準，経済・教育などの社会的状況を反映する．

わが国の乳児死亡率は，1947 年では 76.7 であったが，その後の急速な改善により，2015 年には 1.9 まで低下し，世界的にも最良の水準である．乳児死亡の原因には，先天的なものと後天的なものとがあり，生後 4 週未満の新生児死亡，特に生後 1 週未満の早期新生児死亡は，先天奇形，変形および染色体異常などの先天的要因による場合が多い．一方，新生児以降になると，細菌感染や不慮の事故など，後天的要因による死亡が多くなる（図 4.10）．

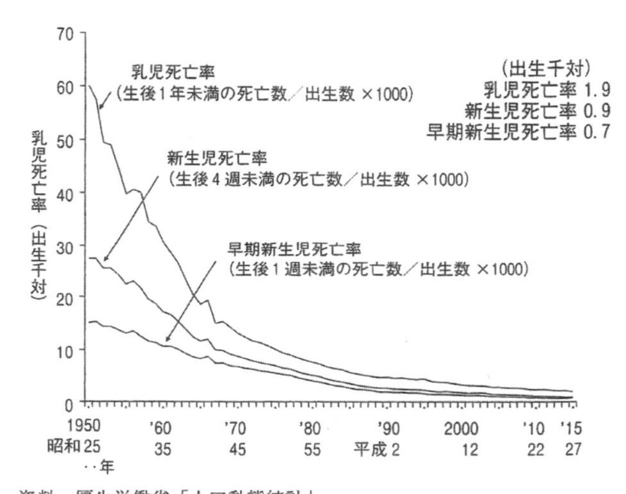

資料 厚生労働省「人口動態統計」

図 4.10 生存期間別乳児死亡率の年次推移

（図説 国民衛生の動向 2017/2018, p.78）

B 周産期死亡率，死産率

周産期死亡とは，妊娠満 22 週以後の死産と生後 1 週未満の早期新生児死亡とを合わせたものをいう．この時期は母体の健康状態によって胎児や新生児の健康が影響されることから，WHO では母子健康の指標として推奨している．

わが国の周産期死亡数と周産期死亡率の年次推移を図 4.11 に示す．妊娠満 22 週以降の死産数，早期新生児死亡数は年々低下し続け，2015 年の周産期死亡率は 3.7 となっている．周産期死亡において，早期新生児死亡数に比べ，妊娠満 22 週以降の死産数の多いことがわが国の特徴である．

人口動態統計でいう死産は，妊娠満 12 週以後の死児の出産であり，自然死産と人工死産に分けられる（図 4.12）．わが国では 1985 年以降，自然死産率に比べて人工死産率の方が高率となり，2015 年の死産率は，自然死産 10.6，人工死産 11.4 となっている（図 4.13）．

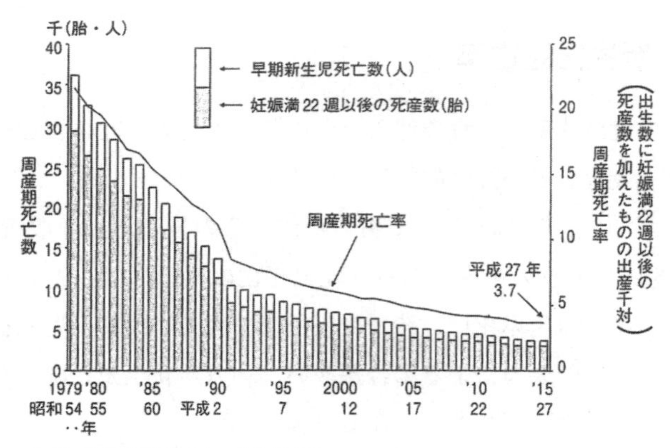

図 4.11　周産期死亡数および死亡率の年次推移
（国民衛生の動向 2017/2018, p.77）

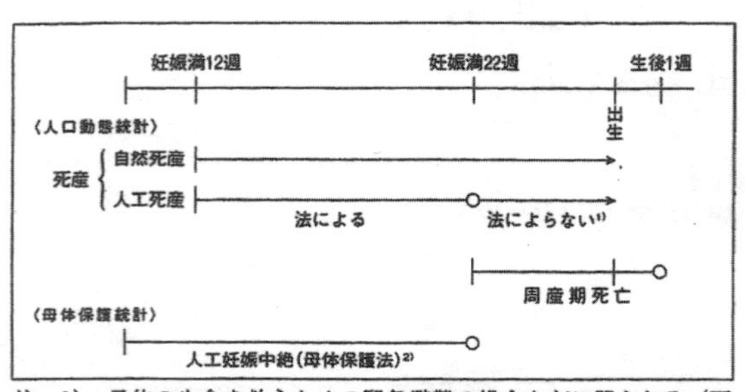

注　1)　母体の生命を救うための緊急避難の場合などに限られる（死亡診断書・出生証明書・死産証書記入マニュアル（平成7年版）から）。
2)　平成3年(1991)以降，従来の「妊娠満23週以前」が「妊娠満22週未満」となった。
3)　○は未満を示す。

図 4.12　人口動態統計の死産・周産期死亡と人工妊娠中絶
（国民衛生の動向 2014/2015, p.74）

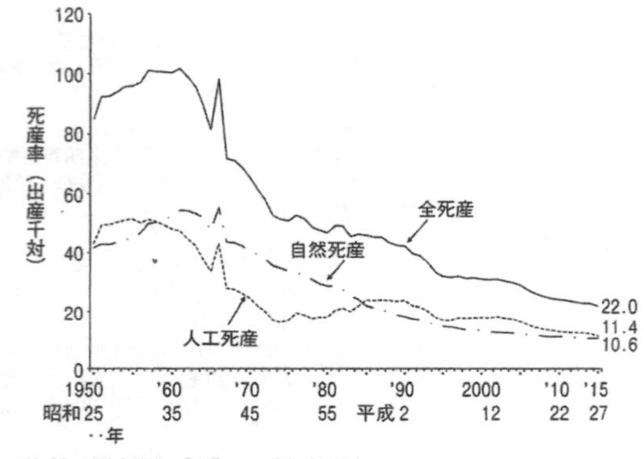

図 4.13　自然-人工別死産率（出産千対）の推移
（国民衛生の動向 2017/2018, p.75）

C　妊産婦死亡率

妊産婦死亡は，妊娠・産褥（分娩後6週間以内）に直接関連する疾病や異常による母性の死亡をいう．出血と高血圧性障害が原因である．妊産婦死亡率は，（妊産婦死亡数÷出産（出生＋死産）数）× 10,000（または 100,000）で算出される．妊娠・分娩に伴う母体の死亡は，妊産婦のおかれている保健管理レベルの指標である．妊産婦死亡率（出産10万対）の年次推移をみると，1950年の161.2に比べ，1965年では80.4と半減し，2015年には3.8まで低下して着実に改善してきている．

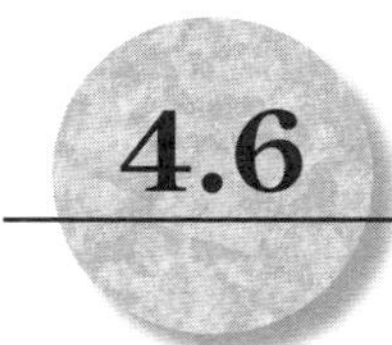

母子保健対策

わが国における母子保健対策として，思春期から妊娠，出産，育児期，新生児期，乳幼児期を通して，一貫した体系のもとに総合的に進められていくことを目指しており，図4.14で示したように，各々の時期に適切な保健サービスが提供されるよう体系化が図られている．

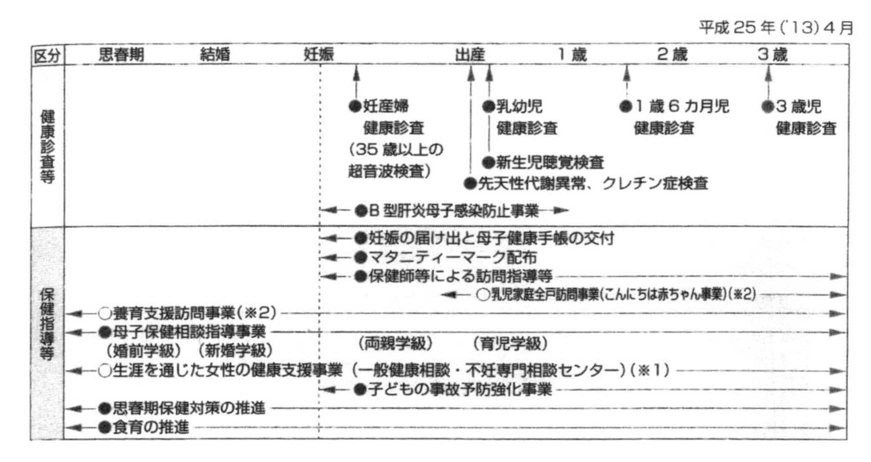

区分	思春期	結婚	妊娠	出産	1歳	2歳	3歳

療養援護等

○未熟児養育医療

○不妊に悩む方への特定治療支援事業（※1）

●妊娠中毒症等の療養援護

○小児慢性特定疾患治療研究事業

○小児慢性特定疾患児に対する日常生活用具の給付

○結核児童に対する療育の給付

○療育指導事業（※1）

○代謝異常児等特殊ミルク供給事業

○成育疾患克服等次世代育成基盤研究（厚生労働科学研究費）

医療対策等

○健やかな妊娠等サポート事業（※1）

○子どもの心の診療ネットワーク事業（※1）

○児童虐待防止医療ネットワーク事業（※2）

注　○国庫補助事業　●一般財源による事業　※1　母子保健医療対策等総合支援事業
　　※2　児童虐待・DV対策等総合支援事業

図4.14　主な母子保健施策

（図説 国民衛生の動向 2013/2014，p.65-66）

A　保健指導

1）妊娠届および母子健康手帳の交付

妊婦は妊娠すると速やかに妊娠の届け出を保健所（市町村）にすることになっている．妊娠届は，妊婦から乳幼児へと一貫した母子保健サービスを実施するための出発点として重要なものである．妊娠届に対して母子健康手帳が交付される．母子健康手帳は，記録（医学的記録，保護者などの記録）と情報（行政情報，保健・育児情報）より構成されている．

2）妊産婦および乳幼児の保健指導

妊娠，出産，育児に関する必要な保健指導は，主に市町村で行われている．保健指導には，婚前学級，両親学級，育児学級などの集団指導と，必要に応じて妊産婦・新生児に対する訪問指導のような個別指導とがある．

B　健康診査

健康診査は，疾病や異常の早期発見（2次予防）ならびに危険因子の早期発見による疾病などの発生予防（1次予防）を目的として実施される．健康診査には，妊婦，幼児（1歳6か月児と3歳児）に対する健康診査などがある．市町村において妊婦は健康診査を公費で受けられ，ハイリスク妊娠（母体，胎児，新生児に危険が起こる可能性のある状態）を探し出して予防する．2011年からは，成人T細胞白血病ウイルス（HTL-V）抗体検査，性器クラミジア検査も妊婦健康診査の標準的項目に追加されている．幼児については，心身障害および視聴覚障害，発達障害の早期発見，むし歯の予防，栄養状態などの健康診査が行われ，栄養指導，育児指導などが行われている．

C　療養援護・医療対策

1）妊産婦および小児に対する医療援護

妊娠高血圧症候群（妊娠中毒症）や妊産婦の糖尿病，貧血，産科出血，心疾患などの合併症は，妊産婦死亡や周産期死亡の原因となり，また未熟児の出産や心身障害児の発生原因となる場合がある．そのため，訪問指導のほか，入院治療の必要がある妊産婦（低所得階層）に対して，早期に適正な治療が受けられるように医療援助が実施されている．

体重が2,500 g未満の乳児が出生したときは，保護者はその旨を市町村に届ける（低体重児の届出）．出生時の体重が極めて少ない（2,000 g以下）場合や体温が異常に低い場合，あるいは異常に強い黄疸がある場合などでは，死亡率も高く，心身障害を残す可能性も高いので，生後速やかに適切な処置をとることが必要である．そのため，養育に医療が必要な未熟児に対し，入院医療費の一部が公費負担される**未熟児養育医療**が実施されている．

2）小児慢性特定疾患治療研究事業

小児の難病・慢性疾患は，治療期間が長くかつ高額な治療費の負担となり，児童の健全な育成を妨げることにつながる．小児がんなど小児慢性特定疾患（14 疾患群 722 疾病（2017 年 4 月時点））に罹患している児童に対し，治療の普及促進を図り，あわせて本疾患患者の家族における経済的，精神的負担の軽減を図ることを目的として，小児慢性特定疾患治療研究事業が行われている．18 歳未満（引き続き治療が必要と認められる場合には 20 歳未満）までの入院治療の医療費について公費による援助が実施されている．

4.6.1　B 型肝炎母子感染防止事業

B 型肝炎は，B 型肝炎ウイルス hepatitis B virus（HBV）の感染によって引き起こされ，慢性 B 型肝炎患者の 10 ～ 15%が肝硬変，肝がんに進行するなど臨床的に重大な疾患である．B 型肝炎ウイルスを保有している妊婦からの出生児は母子感染によって新たなウイルスキャリアとなり，急性肝炎などを発症することがある．わが国では，母親を介した新たなウイルスキャリアの発生を防ぐために母子感染予防対策の一環として，1985 年から **B 型肝炎母子感染防止事業**が実施されている．仮に産道感染しても，早期処置によって感染防止が可能との考えに基づく対応である．妊婦全員に**公費**で HBs 抗原検査を行い，陽性者を対象に，図 4.15 のスケジュールで感染予防措置が行われる．**HBs 抗原陽性の妊婦**からの**すべての出生児を対象として，出生後直ちに抗 HBs ヒト免疫グロブリン（HBIG）**の投与と **B 型肝炎ワクチン**の接種が行われる．1 か月および 6 か月の乳児の抗体産生能が大きくなった時点で再び B 型肝炎ワクチンの接種が行われる．生後 9 ～ 12 か月を目安に HBs 抗原と HBs 抗体検査が実施されている．

乳児の B 型肝炎ワクチン，抗 HBs ヒト免疫グロブリンの投与には医療保険が適用される．この防止事業によってわが国の母子感染の 95%が防止され，B 型肝炎ウイルスキャリアが減少するなど，大きな成果を収めている．一方，予防処置が十分に行われていない例もあり，母子感染対策の普及啓発が今後も重要である．

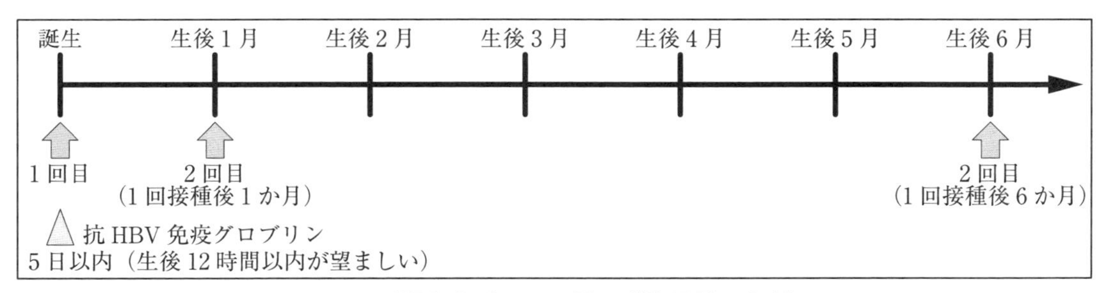

図 4.15　B 型肝炎ウイルスの母子感染予防スケジュール
母子感染の予防に関する B 型肝炎ワクチンの用法変更が承認され，B 型肝炎母子感染予防方法は，2014 年 3 月より図 4.15 のスケジュールに変更された．
（医療上の必要性の高い未承認薬・適応外薬検討会議公知申請への該当性に係る報告書「公益社団法人日本産婦人科医会母子保健部会 B 型肝炎母子感染予防方法の変更について」）

4.6.2 新生児マススクリーニング

先天的代謝異常症は，遺伝子の変異によってある特定の酵素が欠損し，その酵素が関与する生体内物質（アミノ酸，糖，ホルモンなど）の代謝異常によって発症する先天性の疾患である．疾患を新生児の段階で発見し，早期に治療を行うことによって知的障害など心身障害の発生を予防することが可能なものがある．現在，生後4～7日のすべての新生児を対象として，血液を用いて**マススクリーニング検査**が**公費**で実施されている．

対象として6疾患（フェニルケトン尿症，メープルシロップ尿症，ホモシスチン尿症，ガラクトース血症，先天性副腎過形成症，クレチン症（先天性甲状腺機能低下症））がある．新生児マススクリーニングで発見される疾患はすべて国の**小児慢性特定疾患治療研究助成事業**により**公費**で成人になるまで治療を受けることができる．これら先天性代謝異常疾患の成因，測定物質および治療法を表4.14に示す．

6疾患に加えて有機酸代謝異常症，脂肪酸代謝異常症，アミノ酸代謝異常症など早期治療により効果が期待できる25疾患（2017年時点）を発見できる**タンデムマス法**を用いた新生児マススクリーニング検査が2011年3月より積極的に導入されつつある．

表4.14　新生児マススクリーニング実施内容

疾患名		主な成因	測定物質	治療法	発生頻度
アミノ酸代謝異常	フェニルケトン尿症	フェニルアラニン水酸化酵素欠損	フェニルアラニン	フェニルアラニンを制限したチロシン添加ミルク	1/80,000
	メープルシロップ尿症	分岐鎖 α-ケト酸脱水素酵素欠損	ロイシン	分岐鎖アミノ酸を制限したミルク	1/500,000
	ホモシスチン尿症	シスタチオニン合成酵素欠損	メチオニン	メチオニンを制限したシスチン強化ミルク	1/180,000
糖の代謝異常	ガラクトース血症	ガラクトース-1-リン酸ウリジルトランスフェラーゼ欠損	ガラクトース ガラクトース-1-リン酸	ガラクトース（乳糖）を制限したミルク	1/35,000
内分泌疾患	先天性副腎過形成症	プロゲステロン-21-水酸化酵素欠損	17α-ヒドロキシプロゲステロン	ヒドロコルチゾン補充療法	1/15,000
	クレチン症（先天性甲状腺機能低下症）	甲状腺ホルモン合成酵素欠損	甲状腺刺激ホルモン（TSH）	チロキシン補充療法	1/4,000

4.6.3　母子保健行政：わが国の子育て支援

母子保健は生涯を通じた健康の出発点であり，次世代を健やかに育てるための基盤となるものである．1994年に母子保健法が改正され，国が主導する母子保健事業から，市町村を中心とした母子保健事業へ一元化され，住民により身近な母子保健サービスが提供されている．また，少子化の進行や女性の社会進出などによって変化した子供を取り巻く環境に対応するために，次世代育成支援対策に関し，次代の社会を担う子供が健やかに生まれ，育成される環境整備を進める様々な子育て支援の対策が講じられている．

2000年に，これまでの母子保健の取り組みと状況を踏まえ，21世紀の母子保健の取り組みの方向性と目標や指標を示し，国，都道府県，市町村および関係機関・団体が一体となって推進する国民運動計画として「**健やか親子21**」が策定された（図4.16）．主要課題は，① 思春期の保健対策の強化と健康教育の推進，② 妊娠・出産に関する安全性と快適さの確保と不妊への支援，③ 小児保健医療水準を維持・向上させるための環境整備，④ 子どもの心の安らかな発達の促進と育児不安の軽減である．ヘルスプロモーションにその基本理念を置き，61の目標値を設定している．2001年より2010年までの10年計画で開始された「健やか親子21」の実施期間は，2003年に制定

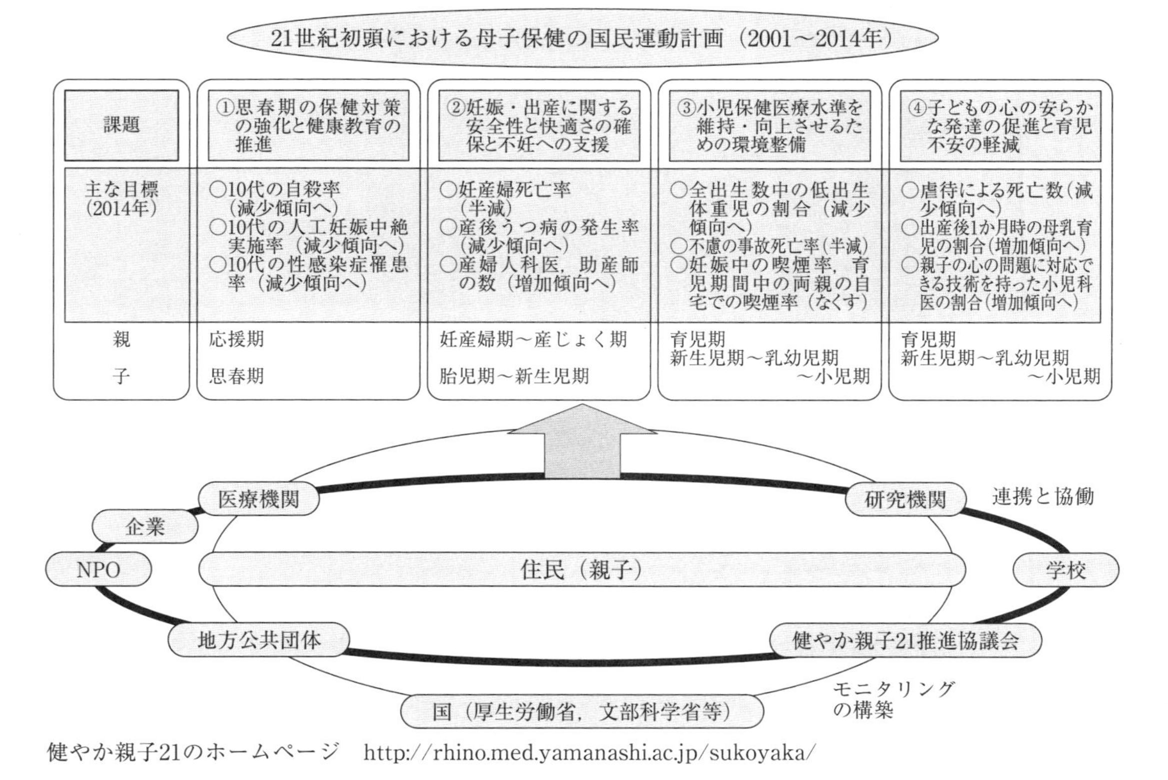

図4.16　健やか親子21について
（図説 国民衛生の動向 2013/2014, p.63）

された**次世代育成支援対策推進法**に基づく都道府県・市町村の次世代育成行動計画と連携して取り組みの推進を図るという観点から，2014年まで延長された．現在は，2015年度から「健やか親子（第2次）」が進められている。

次世代育成支援対策推進法では保護者が子育ての第一義的責任者である自覚をもち，子育ての意義についての理解を深め，子育てに伴う喜びが実感できるよう地方公共団体および事業主に対し，次世代育成支援のための行動計画の策定を義務づけ，迅速かつ重点的に推進している．

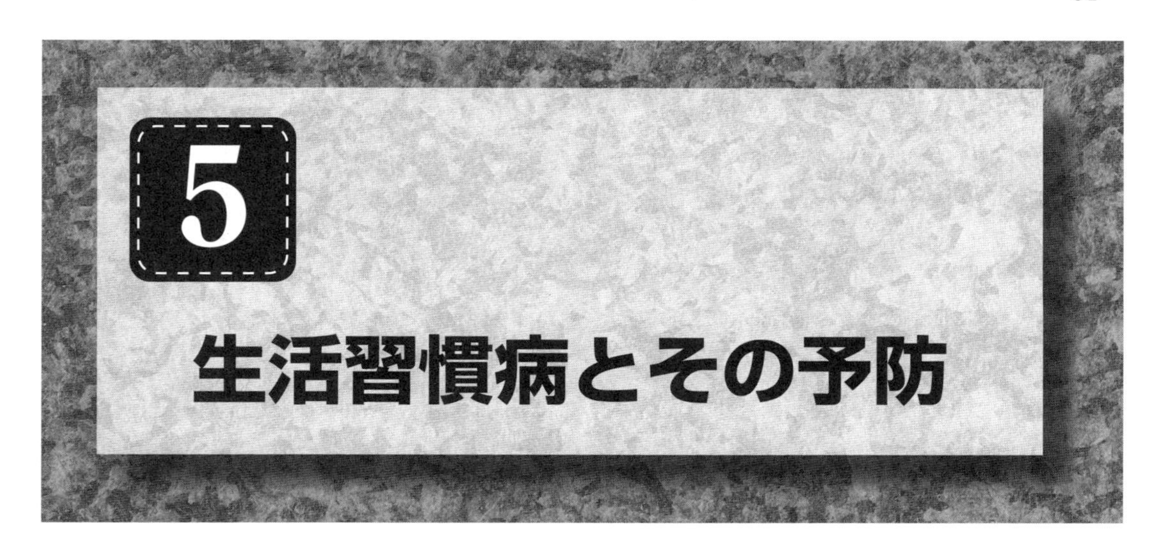

5 生活習慣病とその予防

5.1 生活習慣病の現状と予防対策

わが国における死因は，1960 年前後を境として，主要死因が感染症から生活習慣病へと推移してきた．現在，わが国の四大死因のうち，悪性新生物（がん），心疾患，脳血管疾患（脳卒中）が総死亡数の約 60％を占める．今後，人口の高齢化に伴い，生活習慣病はいっそうの増加傾向が想定され，生活習慣病予防対策の重要度が増してきている．

5.1.1 生活習慣病の概念

生活習慣が深く関与する疾患として，悪性新生物，心疾患，脳血管疾患，糖尿病，高血圧症，脂質異常症，肥満などがある．これらの他，慢性閉塞性肺疾患（COPD，慢性気管支炎や肺気腫の総称），痛風，骨粗鬆症，歯周病，アルコール性肝疾患なども生活習慣が密接に関わる疾患である．

生活習慣病は，食習慣，運動習慣，休養，喫煙，飲酒などの生活習慣がその発症・進行に関与する疾患群と定義されている．生活習慣病の特徴は，① 加齢（遺伝要因），病原体・ストレス・有害物質（環境要因），食生活・運動（生活習慣要因）など多要因であり，② 長期の要因曝露で発症に至るまでの潜伏期が長く，③ 疾病の慢性化と再発がある．2014 年の患者調査によると，悪性新生物 163 万人，糖尿病 317 万人，高血圧性疾患 1,011 万人，心疾患 173 万人，脳血管疾患 118 万人となっている．

生活習慣病の発症と強い関連が認められている要因を**危険因子（リスクファクター）**という．糖尿病（高血糖）や高血圧が悪影響をもたらし，心疾患や脳血管疾患が進展し，合併症となることが多い．このように危険因子は複雑に積み重なり，慢性的な生活習慣病を発症・進行させることから，危険因子を知り，除外する必要がある．生活習慣病は，生活習慣の改善により発症・進行を予防すること（1次予防：疾病を未然に防ぐ）が重要である．

5.1.2　悪性新生物

1）動　向

各年齢に到達するまでの**累積がん死亡リスク**（ある年齢までにがんで死亡するおおよその確率）について，2010年の年齢階級別がん死亡率に基づいて算出すると，加齢とともに上昇し，生涯を通じてがんで死亡するリスクは，男性26%（4人に1人），女性15%（6人に1人）となる（図5.1）．**累積がん罹患リスク**（ある年齢までにがんと診断されるおおよその確率）は，2010年の年齢階級別がん罹患率の推計値に基づいて算出すると，40歳に至るまでは男女ともに1～2%程度であるが，加齢と共に上昇し，生涯でがんに罹患するリスクは，男性60%，女性45%となる（図5.1）．これは，男女ともに2人に1人は一生のうちに何らかのがんに罹患するということを示している．

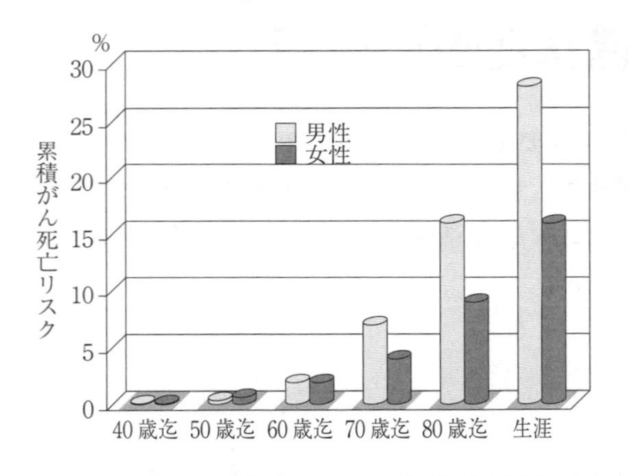

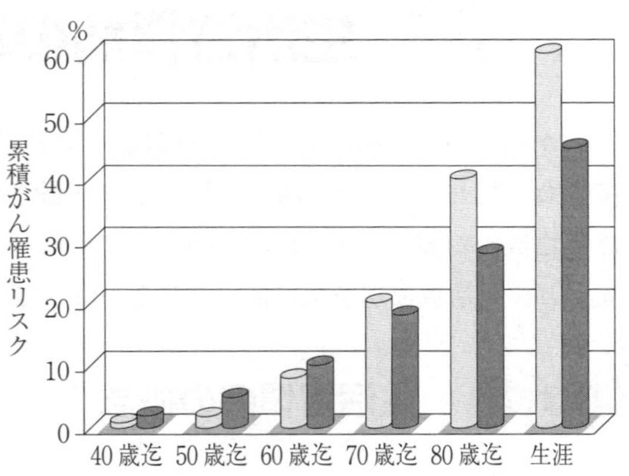

図5.1　各年齢までの累積がん死亡リスク（%）と累積がんに罹患リスク（%）

年齢階級別がん死亡率（平成22年）に基づいて，当該年齢までにがんで死亡する確率，がんに罹患する確率を表す．

（資料　独立行政法人国立がん研究センターがん対策情報センター）

悪性新生物の粗死亡率は一貫して上昇を続け，1981年以来，わが国の死因第1位である．2016年には37.2万人が死亡し，全死亡者の28.5%を占める．2016年の部位別死亡数は，男性で肺，胃，大腸，肝，女性で大腸，肺，胃，乳房の順に多い．**年齢調整死亡率**の推移（図5.2）をみると，男性は1996年から減少し，女性は長期にわたって減少し続けている．**部位別年齢調整死亡率**では部位による傾向の差異がみられ，男性は肺がん，大腸がん，膵臓がん，前立腺がん，女性は乳がん，肺がん，大腸がん，膵臓がんが増加している．その他，肝臓がん，胆のうがん，膵臓がんなどの難治がんやがん治療後に別の部位に発生する多重がんが増加している．一方，胃がん，食道がんの年

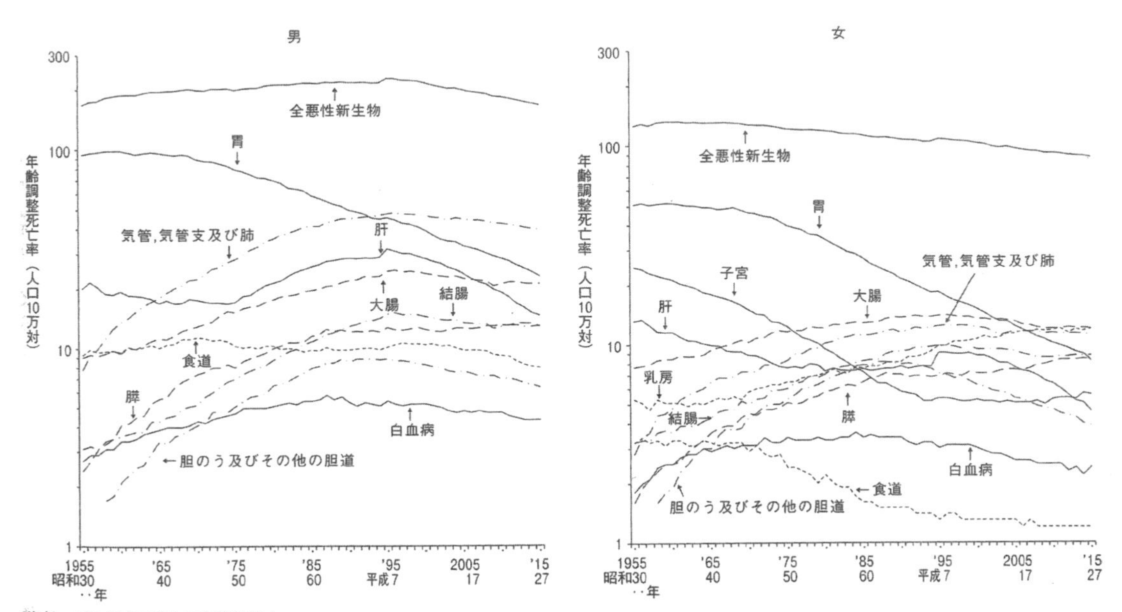

資料 厚生労働省「人口動態統計」
注 1) 大腸は，結腸と直腸S状結腸移行部及び直腸を示す。ただし，昭和40年までは直腸肛門部を含む。
2) 結腸は，大腸の再掲である。
3) 肝は，肝及び肝内胆管を示す。
4) 年齢調整死亡率の基準人口は「昭和60年モデル人口」である。

図 5.2 部位別にみた悪性新生物の年齢調整死亡率の推移
（国民衛生の動向 2017/2018, p.67）

齢調整死亡率は低下している．

2）危険因子

悪性新生物の危険因子は，食物，喫煙，飲酒，放射線，紫外線，大気汚染，農薬，薬剤，ウイルスや細菌による感染などさまざまなものがあるが，生活習慣に着目すると，食物（35%）と喫煙（30%）の影響が大きいと考えられている．わが国では現在，日本人を対象集団とした大規模多目的コホート研究が実施され，科学的根拠に基づく発がん性，がん予防効果の評価が蓄積されている（表 5.1）．

3）喫 煙

国際がん研究機関（IARC）による報告（2012 年）では，**喫煙**は 17 の部位のがん（肺・口腔・咽頭・喉頭・鼻腔・副鼻腔・食道・胃・大腸・膵臓・肝臓・腎臓・尿管・膀胱・子宮頸部・卵巣・骨髄性白血病）を「確実」に引き起こし，**受動喫煙**も肺がんを「確実」に引き起こすことが示されている．本人の喫煙が，がんの罹患および死亡に寄与する割合はそれぞれ，男性で 29.7%，34.4%，女性で 5.0%，6.2% と試算されている．たばこの煙には 60 種類以上の発がん物質が含まれ，気道や肺，消化管，さらには血液中に移行して排出される経路でもリスクが高くなることに注意が必要である．

表5.1　日本人を対象集団とした生活習慣とがんの関連

関連の強さ	リスクを上げるもの		リスクを下げるもの	
	要因	関連するがん	要因	関連するがん
確実 ほぼ確実 （可能性大）	喫煙	食道，胃，肺，膵臓，子宮頸，肝臓，（大腸，乳房）	運動	大腸，（乳房）
	受動喫煙	肺	授乳	（乳房）
	飲酒	食道，大腸，肝臓	野菜	食道，（胃）
	肥満	乳房<閉経後>，大腸，肝臓，（子宮内膜）	果物	食道，（胃，肺）
	感染症	肝臓（HCV，HBV），胃（ヘリコバクター．ピロリ菌），子宮頸部（HPV16，18），（肺（結核））	大豆	（乳房，前立腺）
	糖尿病と関連マーカー	肝臓（糖尿病），膵臓，（大腸，子宮内膜）	魚	（子宮頸部）
	IARC Group 1	肺（職業性アスベスト）	緑茶	（胃，女性）
	肉	大腸（保存肉／赤肉）	コーヒー	肝，（大腸）
	穀類	（胃）	カルシウム	（大腸）
	食塩	胃	イソフラボン	（乳房，前立腺）
	熱い飲み物	食道	脂質	（大腸（魚由来の不飽和脂肪酸））
可能性あり／データ不十分			牛乳・乳製品，食パターン，栄養素（食物繊維，ビタミンD，葉酸，ビタミン，カロテノイド）	

※出典：(独)国立がん研究センター「科学的根拠に基づく発がん性・がん予防効果の評価とがん予防ガイドライン提言に関する研究（2013年3月）」

※注）国際がん研究機関（IARC）の発がん性分類　Group 1：ヒトに対する発がん性が認められる（carcinogenic to human）

※注）食事からの摂取，血中レベルの研究に基づく（サプリメント摂取についての研究は含まない）．

※注）関連性の強さで，可能性大のものを（　）で表し，（　）に入っていないものは確実，ほぼ確実とされている．

4）食事・飲酒・運動・体形

喫煙と並んでがんへの寄与率の高い生活習慣に食事がある．**食塩**は胃がんのリスクを確実に高める．食塩に起因するがん罹患および死亡の割合は，男性で1.9%，1.5%，女性で1.2%，1.2%と試算されている．脂肪の多い肉類は大腸がんのリスクを高める．野菜・果物は食道がん，胃がん，肺がんのリスクを下げ，ビタミンやカロテノイドが発がんを抑制する可能性が指摘されている．熱い飲食物の摂取は食道がんのリスクを高める．**飲酒**によりがん全体のリスクを高めることは確実と評価されている．飲酒が全がんの罹患および死亡に寄与する割合は，男性で9%，8.6%，女性で2.5%，2.5%と試算され，男女ともに喫煙・感染に次いで寄与の高い要因である．**肥満**は，乳がん，大腸がん，子宮がん，肝臓がんのリスクを高める．がん全体では，日本人の男性は痩せることが，女性は肥満がリスクを高める．

5）ウイルス・細菌感染

ウイルス感染や細菌感染が，がん発生のリスク要因となることがある．日本人では，B型・C型肝炎ウイルス感染は肝臓がんのリスクを確実に上げる．日本では胃がん，肝臓がん，子宮がんが多く，B型・C型肝炎ウイルス，ヘリコバクター・ピロリ菌，ヒトパピローマウイルス感染に起因するがんは，約20%と推計される．

6）予　防

［**一次予防**］発がん要因となるものを除去すること，がん予防に役立つ因子を摂取することが重要である．国立がん研究センターでは，現時点での科学的根拠の基づいた日本人に推奨できる予防法を推奨している（表5.2）．健康日本21（第2次）では，食塩，脂肪，野菜・果物の摂取量について目標値を設定している．これらに基づき，禁煙，節酒，肥満防止のための生活習慣の改善を行う必要がある．子宮頸がんワクチン接種も公費助成されている．

［**二次予防**］早期発見と早期に適切な治療を行う．有効性が確立しているがん検診（胃，大腸，肺，子宮頸部，乳房）が市町村により実施されている．肝炎ウイルス感染の治療，ピロリ菌除菌療法も有効である．

［**三次予防**］がんの転移予防や再発予防，がん治療を受けた人の社会復帰への援助，緩和医療やホスピスなどの医療サービスがある．

表5.2　現状において日本人に推奨できる科学的根拠に基づくがん予防法

喫煙	たばこは吸わない． 他人のたばこの煙をできるだけ避ける．
飲酒	飲むなら，節度のある飲酒をする．
食事	偏らずバランスよくとる． * 塩蔵食品，食塩の摂取は最小限にする． * 野菜や果物不足にならない． * 飲食物を熱い状態でとらない．
身体活動	日常生活を活動的に．
体形	中高年期の適正なBMI値の範囲内になるように体重を管理．
感染	肝炎ウイルス感染検査と適切な措置を．

（資料　独立行政法人国立がん研究センター，がん情報対策センター，http://ganjoho.jp/public/index.html）

5.1.3　心疾患

心疾患には**虚血性心疾患**，心不全，慢性リウマチ性心疾患などがある．虚血性心疾患は，心臓に酸素や栄養を送る冠状動脈がつまって血流が一時的に途絶える**狭心症**と長時間途絶えたために心筋の壊死が起こる**心筋梗塞**がある．心不全は，加齢などの原因で心臓のポンプ機能が低下した疾患である．慢性リウマチ性心疾患は，リウマチ熱が原因となり，心臓から血液を送り出す弁膜の異常による疾患である．虚血性心疾患は生活習慣と深い関連があり，一次予防が特に重要である．

1）動　向

2016年の心疾患による死亡数は19.7万人で全死亡数の15.1％を占め，死亡順位は2位となっている．全心疾患による死亡率は，1995年の死亡診断書の記載法変更による急減を除外すると，上昇傾向にある（図5.3）．心疾患の種類別にみると，虚血性心疾患は戦後急増しほぼ横ばいの状態，心不全は上昇傾向である．死亡割合は虚血性心疾患，心不全，慢性リウマチ性心疾患の順に多い．

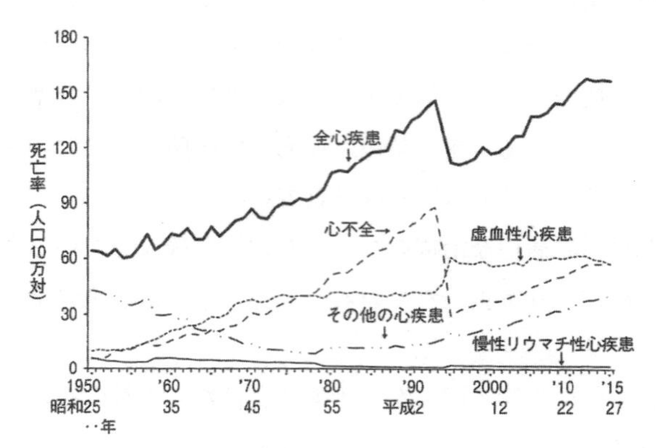

資料　厚生労働省「人口動態統計」
注　「その他の心疾患」は，「全心疾患」から「虚血性心疾患」「心不全」「慢性リウマチ性心疾患」を除いたものである。

図5.3　心疾患の死亡率の年次推移
（国民衛生の動向2017/2018, p.68）

2）危険因子

心疾患の**危険因子**は，高血圧，脂質異常，喫煙，動脈硬化，高血糖である．その他，肥満，運動不足，過労，ストレスなどがある．食生活では，食塩，高脂肪食（n-6系不飽和脂肪酸の過剰摂取）が危険因子となる．また，血中低密度リポタンパク質（LDL）の高値，高密度リポタンパク質（HDL）の低値は動脈硬化を進展させる要因となる．

3）予　防

［一次予防］ 危険因子を生活習慣の改善で減らす．具体的には，① 減塩による高血圧予防，② 脂肪過剰摂取の防止による動脈硬化予防，③ 禁煙，④ 糖尿病の予防，⑤ 栄養バランスのとれた食事，⑥ 適度で持続的な運動，⑦ ストレスを減らすなどが挙げられる．

［二次予防］ 定期的早期診断などで早期発見し，食生活の改善や運動，薬物療法で高血圧や動脈硬化の悪化を防止する．

［三次予防］重症化を防ぐ治療の継続と，運動，食生活，喫煙に関する指導と管理を行う．

5.1.4 脳血管疾患

脳血管障害は，出血性病変である**脳内出血**（くも膜下を除く脳内の血管の破裂による出血）および**くも膜下出血**（くも膜からの出血）と，脳血管の閉塞による虚血が主な原因となる**脳梗塞**に大別される．脳血管疾患は死亡を免れても後遺症による障害のために生活の質は大幅に低下することから，1次予防，発生後の急性期医療の充実，リハビリテーションの充実など総合的な対策が必要である．

1）動　向

2016年の脳血管疾患による死亡数は10.9万人で全死亡数の8.4%を占め，死亡順位は4位である．死亡割合は脳梗塞，脳内出血，くも膜下出血の順に多い．全脳血管疾患による死亡率は，減少傾向にある（図5.4）．死亡率が改善されたのは，脳出血による死亡が減少したためで，現在では，脳血管疾患死亡の多くは脳梗塞による．くも膜下出血による死亡率は低いものの，徐々に上昇している．

脳血管疾患は，後遺症による障害や療養の長期臥床がきっかけとなり介護が必要となった原因の18.5%を占め（図5.5），最大の原因となっている．

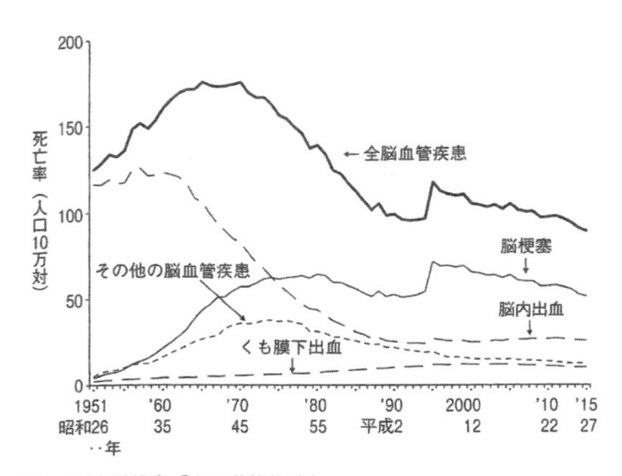

資料　厚生労働省「人口動態統計」
注　1）脳血管疾患は，脳内出血と脳梗塞とその他の脳血管疾患の計である。
2）くも膜下出血は，その他の脳血管疾患の再掲である。
3）脳血管疾患の病類別死亡率は，昭和26年から人口動態統計掲載されている。

図5.4　脳血管疾患の死亡率の年次推移
（国民衛生の動向 2017/2018, p.69）

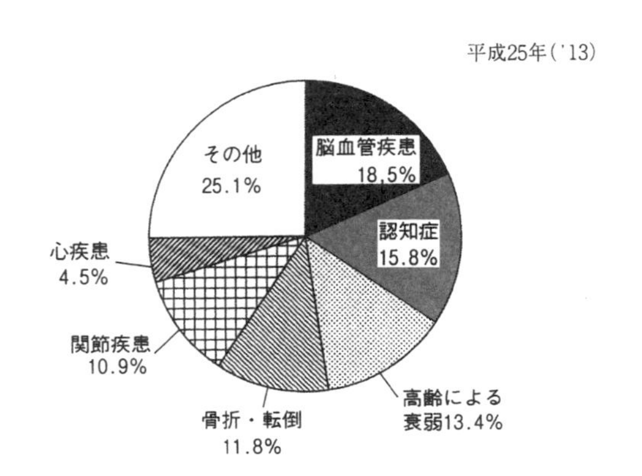

資料　厚生労働省「国民生活基礎調査」

図5.5　介護が必要となった原因（40歳以上）
（国民衛生の動向 2014/2015, p.98）

2）危険因子

脳血管疾患の最も重要な危険因子は**高血圧**である．また，脳梗塞は動脈硬化，脂質異常症，糖尿病，肥満が危険因子となる．その他，塩分過剰摂取，喫煙，過度の飲酒，ストレス，寒冷曝露，低タンパク質食などは生活上の危険因子である．

3）予　防

［**一次予防**］主要な危険因子である高血圧や糖尿病，動脈硬化を予防するために，① 減塩，② 糖質および脂肪の過剰摂取を防止して肥満を防ぐ，③ 適量のタンパク質の摂取およびカリウム摂取の増量，④ 禁煙，⑤ 節酒，⑥ ストレスや過労の防止が必要である．

［**二次予防**］定期的検診を受け，食生活の改善や運動，薬物療法で高血圧や動脈硬化の悪化を防止する．

［**三次予防**］脳出血や脳梗塞発症後の後遺症の重症化や寝たきりを防止，言語や身体機能回復のリハビリテーションを行う．

5.1.5　糖尿病

糖尿病は，生活習慣と無関係に主として小児期から発症する**1型糖尿病**（インスリン依存型糖尿病）と，わが国の糖尿病の大部分を占める**2型糖尿病**（インスリン非依存型糖尿病）に分けられる．2型糖尿病は，インスリンの分泌低下やインスリンに対する感受性の低下で慢性的な高血糖を生じる代謝性疾患である．種々の合併症を引き起こすため，生活の質の低下が問題となる．

1）動　向

糖尿病が全死亡に占める割合は1.0%（2015年）と高くなく，死因の上位に入っていないが，糖尿病はわが国の主要な死亡原因である脳血管疾患や虚血性心疾患の危険因子である．国民健康・栄養調査（2012年）では，糖尿病が強く疑われる人（血液中**ヘモグロビンA_{1c}**値がNGSP6.5%以上）は約950万人，その可能性が否定できない人（血液中ヘモグロビンA_{1c}値がNGSP6.0%以上，6.5%未満）は約1,100万人，合わせて約2,050万人と推定されている（図5.6(a)）．糖尿病の疑いがある人の年代別割合は，男女とも40歳代から急激に割合が高くなっている（図5.6(b)）．

糖尿病は軽度の場合には自覚症状がなく，尿や血液検査で発見されることが多く，進行すると口渇，多飲，多尿，倦怠感，体重減少などの症状を示す．重篤になると**神経障害，腎症，網膜症などの糖尿病合併症**を引き起こし，死に至る．糖尿病は症状が出現したときには，すでに病状が進行した状態となっていることもあり，糖尿病に関連した合併症が重大な問題となっている．糖尿病性腎症が原因で人工透析を始めた人は年間39,462人（2015年）で，透析導入の原因疾患の第1位が糖尿病性腎症（43.7%）である．さらに，糖尿病を主因とする視覚障害は年間1,200人にのぼり，視覚障害の原因としても糖尿病は重大といえる．

(a) 年次別

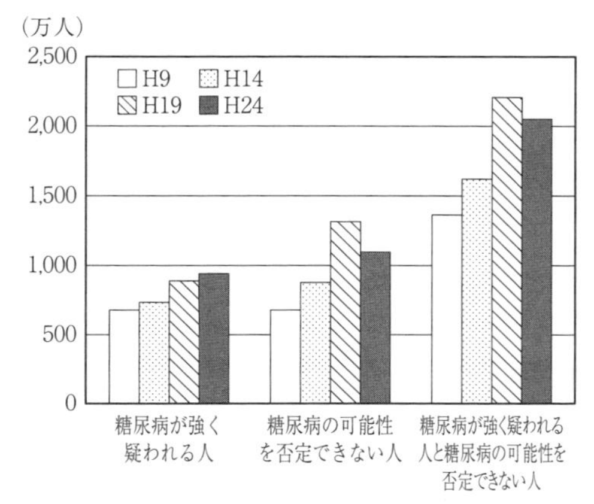

平成 24 年「国民健康・栄養調査」結果の概要をもとに作成
＊1 HbA1c が NGSP 値で 6.5% 以上，または糖尿病と診断され治療中の人
＊2 HbA1c が NGSP 値で 6.0% 以上 6.5% 未満で「糖尿病が強く疑われる人」以外の人
資料　厚生労働省「国民健康・栄養調査」

(b) 性・年齢階級別

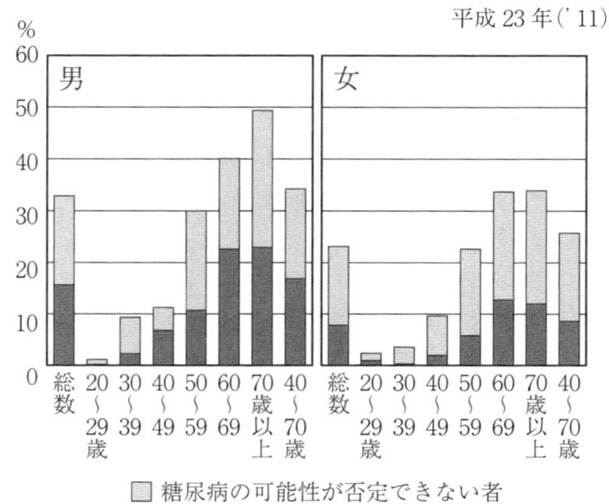

図 5.6　糖尿病の状況
(国民衛生の動向 2013/2014, p.89 より改変)

2) 危険因子

2 型糖尿病の発症には，家族集積性があることから遺伝的要因も関連している．生活上の危険因子として，過食はインスリン産生と分泌の過剰負荷になる．運動不足による肥満は，脂肪細胞や筋肉細胞のインスリン感受性を低下させる．その他，加齢，飲酒，ストレスなどがある．

3) 予　防

[**一次予防**] 日常生活の注意で危険因子を取り除く．具体的には，① 過食を避け，1 日に摂取するエネルギーを厳守し，栄養素をバランスよく摂る，② 適度の運動（有酸素運動）を継続する，③ 過度の飲酒を避ける，④ ストレスを解消することなどがあげられる．

[**二次予防**] 定期健康診断や糖負荷試験を行う．食事療法，運動療法，薬物療法により合併症や動脈硬化の促進による心疾患を予防する．

[**三次予防**] 継続的な食事療法，運動療法，薬物療法により合併症の重症化を防ぐ．

5.1.6　高血圧

高血圧は糖尿病と同様，特有の自覚症状はなく，直接の死因となることは少ないが，加齢や動脈硬化の進行とともに起こり，脳血管疾患や虚血性心疾患の基礎疾患となる．高血圧症は，収縮期血圧が 140 mmHg 以上または拡張期血圧が 90 mmHg 以上をいい，程度により分類を定めている（表 5.3）．

表 5.3　成人における血圧値の分類

分　類		収縮期血圧（mmHg）		拡張期血圧（mmHg）
正　常	至適血圧	＜120	かつ	＜80
	正常血圧	＜130	かつ	＜85
	正常高値血圧	130〜139	または	85〜 89
高血圧	Ⅰ度高血圧	140〜159	または	90〜 99
	Ⅱ度高血圧	160〜179	または	100〜109
	Ⅲ度高血圧	≧180	または	≧110
	（孤立性）収縮期高血圧	≧140	かつ	＜ 90

（日本高血圧学会「高血圧治療ガイドライン 2009 年版」）

1）現　状

国民健康・栄養調査（2010 年）によると，高血圧症有病者の割合（30 歳以上）は，男性 60.0%，女性 44.6%であり，約 6,723 万人と推計される．高血圧性疾患の総患者数は 907 万人（2011 年）で，男女ともに加齢とともに上昇し，40 歳代後半から高血圧症の受療率は急激に上昇する．若年期からの生活習慣の影響が壮年期に高血圧性疾患として現れている．

2）危険因子

高血圧に対する危険因子のうち，最も関連深いものは食塩の過剰摂取である．その他，高脂肪食，肥満，喫煙，運動不足，睡眠不足，ストレスなどがある．高血圧は，脳血管疾患や虚血性心疾患，慢性心不全などあらゆる循環器疾患の危険因子となる．

3）予　防

［**一次予防**］減塩（目標量男性 8.0g/日未満，女性 7.0g/日未満，食事摂取基準 2015 年版），適度の運動，カリウム摂取，禁煙などを行う．

［**二次予防**］定期的な血圧測定を行い，早期治療による血圧管理で，合併症を防ぐ．

［**三次予防**］減塩（目標量 6g/日未満），継続的な食事療法，運動療法，薬物療法により合併症の重症化を防ぐ．

5.1.7　脂質異常症

脂質異常症は，高 LDL コレステロール血症，低 HDL コレステロール血症，高トリグリセリド血症のいずれか，または複数を呈する状態をいい，その診断基準（日本動脈硬化学会「動脈硬化性疾患予防ガイドライン（2007 年版）」）は，次の通りである．

① 高 LDL コレステロール血症：空腹時 LDL コレステロール ≧ 140 mg/dL

② 低 HDL コレステロール血症：空腹時 HDL コレステロール ＜ 40 mg/dL

③ 高トリグリセリド血症：空腹時トリグリセリド ≧ 150 mg/dL

脂質異常症も，糖尿病や高血圧と同様，ほとんど自覚症状がなく，検査を受けてはじめて，治療に結びつくことが多い．動脈硬化性疾患に進展させないためにも血中脂質のコントロールが重要である．

1）動　向

脂質異常症の総患者数は188万人（2011年）で，年齢階級別受療率は，40歳代後半から急上昇する．脂質異常症が疑われる者の割合（2010年）は，男性22.3%，女性17.7%であり，約2,200万人と推計されている．これらは，脂質異常症は若年期からの生活習慣の影響が壮年期にかけて現れるとみられること，また，自覚症状もないために気づかず，治療を受けている人が少ない現状を表している．

2）危険因子

脂質異常症の危険因子は，動物性脂肪食の過剰摂取である．その他，食物繊維の摂取不足，喫煙，運動不足などがある．脂質異常症は動脈硬化を引き起こすので，虚血性心疾患や脳血管疾患の重要な危険因子となる．

3）予　防

［**一次予防**］脂肪のエネルギー比率を低下させる．動物性脂肪に多い飽和脂肪酸やコレステロールの摂取を控え，オリーブオイルなどに含まれる一価不飽和脂肪酸や魚類に含まれるn-3系多価不飽和脂肪酸を適切に摂取する．有酸素運動を習慣的に行う．

［**二次予防**］定期的に血清脂質検査を行い，血中脂質値を維持管理する．

［**三次予防**］食事療法，運動療法，薬物療法により，心疾患や脳血管疾患などの続発性疾患を予防する．

5.1.8 肥満・内臓肥満症候群・サルコペニア肥満

肥満とは過剰の脂肪が身体に蓄積した状態であると定義される．体脂肪を簡便に確実に測定する方法はまだ確立されていない．そのため肥満の判定には**BMI（Body Mass Index＝体重（kg）÷身長(m)^2**が用いられている．日本肥満学会ではBMI 25以上を「肥満」と判定している．肥満は，内臓脂肪型肥満と皮下脂肪型肥満に大別されるが，内臓脂肪型肥満は生活習慣病をはじめ様々な疾病を引き起こす要因となるので特に注意を要する．

肥満者の割合（男女20～70歳代）の年次推移では，男性の肥満者の割合は大部分の年齢層において増加し，女性は肥満者の割合は年々減少している（図5.7）．肥満者の割合（2012年）は，男性29.1%，女性19.4%であり，男性は40～50歳代が最も割合が高く，女性は年齢とともに増加する．肥満は，糖尿病，高血圧，脂質異常症など多くの疾患の危険因子であり，小児期，青年期から対応する必要がある．

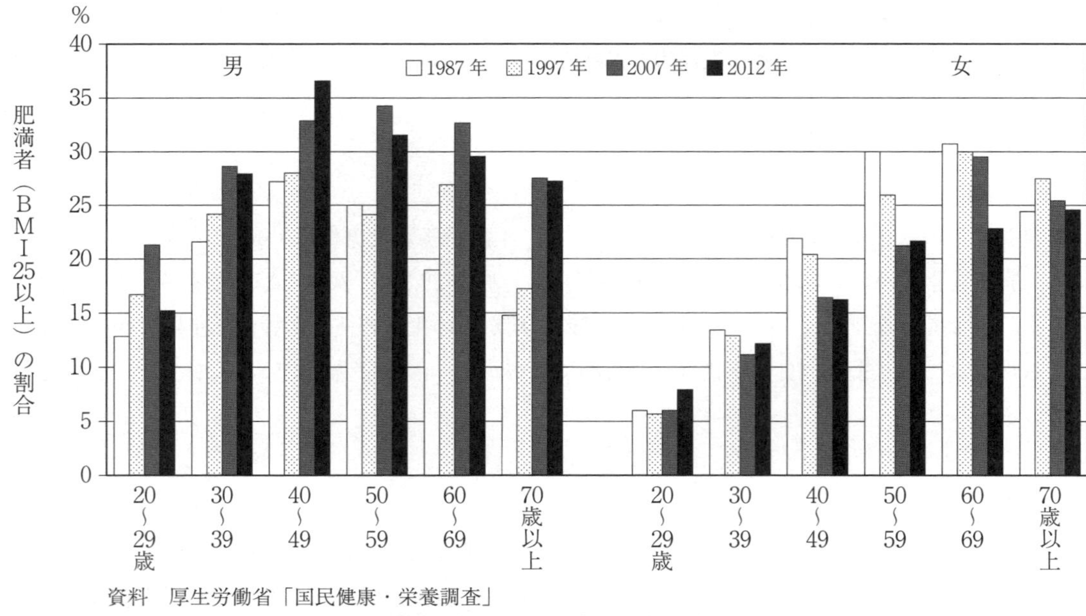

資料　厚生労働省「国民健康・栄養調査」

図5.7　肥満者（BMI ≧ 25）の割合（20歳以上）

A　メタボリックシンドローム（内臓脂肪症候群）

メタボリックシンドローム（内臓脂肪症候群）は，内臓脂肪の蓄積度を基本とする動脈硬化症発症の危険性の判断基準である．糖尿病，脂質異常症，肥満，高血圧，心筋梗塞や脳梗塞などの動脈硬化性疾患の発症に大きく関わっている．

2005年，日本人のデータをもとに日本人にあったメタボリックシンドロームの診断基準が設定された．この基準では，内臓脂肪の蓄積を反映する腹囲を必須項目とし，さらに糖代謝異常，脂質代謝異常，高血圧のうち2項目以上が該当する者を「メタボリックシンドロームが強く疑われる者」とし，1項目が該当する者を「メタボリックシンドロームの予備軍と考えられる者」と診断する（表5.4）．

1）動　向

国民健康・栄養調査（2011年）では，メタボリックシンドロームが強く疑われる者の割合は男性28.8%，女性10.4%，予備軍と考えられる者の割合は，男性21.4%，女性7.2%である．40～74歳の強く疑われる者と予備軍であると考えられる者の合計は，男性54.1%，女性20.0%であり，男性の2人に1人，女性の5人に1人となっている（図5.8）．

表 5.4 日本のメタボリックシンドロームの診断基準

腹　囲	男性 85 cm 以上　　女性 90 cm 以上 男女とも内臓脂肪面積 100 cm^2 に相当

かつ以下 3 項目のうち 2 項目以上を満たすとき

① **脂質代謝異常**
トリグリセリド　150 mg/dL 以上　かつ/または
HDL コレステロール　40 mg/dL 未満

② **高血圧**
収縮期血圧　130 mmHg 以上　かつ/または
拡張期血圧　85 mmHg 以上

③ **高血糖**
空腹時血糖値　110 mg/dL 以上

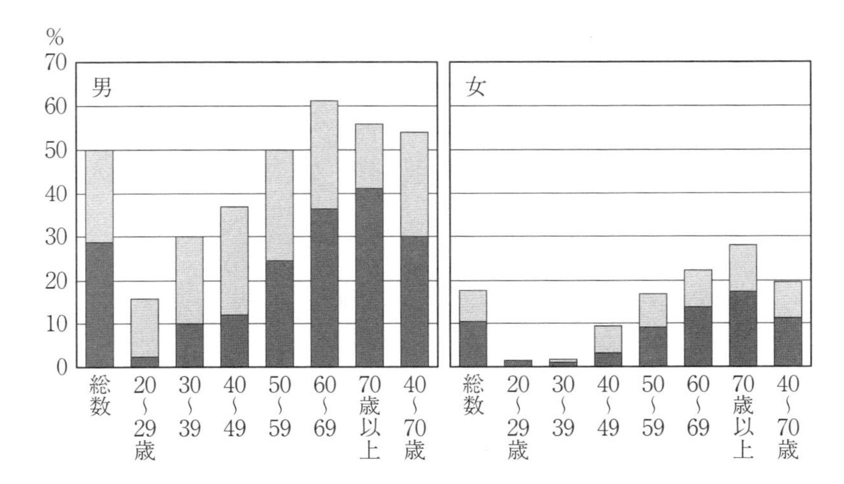

メタボリックシンドロームの予備群と考えられる者（腹囲が男性≧85 cm，女性≧90 cm で，3 つの項目（血中脂質，血圧，血糖）のうち 1 つに該当する者）
メタボリックシンドロームが強く疑われる者（腹囲が男性≧85 cm，女性≧90 cm で，3 つの項目（血中脂質，血圧，血糖）のうち 2 つ以上の項目に該当する者）

資料　厚生労働省「国民健康・栄養調査」

図 5.8 メタボリックシンドロームの状況
（国民衛生の動向 2013/2014, p.98 より改変）

2）危険因子

メタボリックシンドロームの危険因子は，内臓脂肪型肥満，脂質異常症，高血圧および糖尿病を引き起こす各要因である．

3）予　防

［**一次予防**］エネルギーの過剰摂取を避け，栄養バランスの良い食事をとること，有酸素運動や適度の筋肉運動を習慣として行う．

［**二次予防**］定期健康診断（**特定健康診査**）を行う．

［**三次予防**］メタボリックシンドロームまたはその予備軍と診断された場合は，**特定保健指導**を受け，食生活や運動習慣などの改善をはかる．

B　サルコペニア肥満

サルコペニア肥満は，加齢による筋肉の減少（サルコペニア＝加齢性筋肉減弱症）が原因で起こる肥満をいい，近年特に注目されるようになっている．年齢を重ねていくと筋肉量や機能が低下するが，それに伴い脂肪が増加する．筋肉が衰えることで骨や関節に負担がかかり，歩行や運動能力が低下し，糖尿病や生活習慣病や寝たきりになるリスクが高くなる．メタボリックシンドロームは内臓脂肪型肥満の状態であり，筋力低下とは直接関係せず，サルコペニア肥満とは異なる．

1）動　向

サルコペニア肥満は高齢者の身体機能低下を引き起こし，機能障害やQOL低下を伴うもので，介護が必要となる原因の約3割を占める．若い年代でも運動不足で必要以上の食事を摂る人や，過度の食事制限による誤ったダイエットによって筋肉が減少する状態も将来のサルコペニア肥満につながる．体重や体型が変わらない場合が多く，気づきにくく，生活習慣病などが進行しやすくなる．

2）危険因子

運動不足で必要以上の食事を摂ることや過度の食事制限は危険因子となる．高齢者に多い症状である．男女とも60歳代で増加し始め，70歳代以上では約3割が該当し，女性に多い．

3）予　防

［**一次予防**］食生活や運動習慣などの改善をはかる．適度の筋力トレーニングとタンパク質を多く含む食品の摂取を心がけ，筋肉量の低下を予防する．

［**二次予防**］定期健康診断（骨密度，体脂肪の検査）を行う．

［**三次予防**］サルコペニア肥満者に食事制限を行うと，より筋量が低下する．サルコペニア肥満の対策として筋力トレーニング，高タンパク食摂取を行いながらカロリー制限を行う．

5.2　生活習慣病予防と行政

生活習慣病の対策としては，従来から2次予防（早期発見，早期治療）に重点が置かれてきたが，現在は生活習慣の改善により疾病の発生を防ぐ1次予防が推進されている．2000年に策定された「21世紀における国民健康づくり運動（**健康日本21**）」(厚生労働省）では，国民の健康に関わる9分野について，2010年を目途とした到達目標が設定された．2003年には健康日本21を推進するための法的基盤整備として，健康増進法が施行された．2004年には健康寿命を延ばすことを基本目標においた健康フロンティア戦略が策定され，新健康フロンティア戦略のなかで指標が示された．さらにメタボリックシンドロームをはじめ生活習慣病を予防するために2008年より40～74歳を対象とした**特定健康診査・特定保健指導**の実施が義務化された．2013年から新しい健康増進対策として，「21世紀における第2次国民健康づくり運動（**健康日本21（第2次）**）」が開始され，5分野について2022年を目途とした目標が設定された．

5.2.1 特定健康診査・特定保健指導

2008年，「老人保健法」から「高齢者の医療の確保に関する法律」への改正に伴い，生活習慣予防のための新しい検診と保健指導が開始された．生活習慣の改善のための指導を実施するために，リスクに応じて保健指導対象者の選定と階層化を行う**特定健康診査・特定保健指導（メタボ検診）**（表5.5）である．

表5.5 特定健康診査と特定保健指導

<table>
<tr><th>ステップ1</th><th colspan="2">ステップ2</th><th colspan="2">ステップ3</th></tr>
<tr><th rowspan="2">腹囲</th><th>追加リスク</th><th rowspan="2">④喫煙歴</th><th colspan="2">対　象</th></tr>
<tr><th>①血糖 ②脂質 ③血圧</th><th>40～64歳</th><th>65～74歳</th></tr>
<tr><td rowspan="3">≧85 cm（男性）
≧90 cm（女性）</td><td>2つ以上該当</td><td></td><td rowspan="2">積極的
支援</td><td rowspan="3">動機付け
支援</td></tr>
<tr><td rowspan="2">1つ該当</td><td>あり</td></tr>
<tr><td>なし</td><td></td></tr>
<tr><td rowspan="4">上記以外で
BMI ≧ 25</td><td>3つ該当</td><td></td><td rowspan="2">積極的
支援</td><td rowspan="4">動機付け
支援</td></tr>
<tr><td rowspan="2">2つ該当</td><td>あり</td></tr>
<tr><td>なし</td><td></td></tr>
<tr><td>1つ該当</td><td></td><td></td></tr>
</table>

（注）斜線欄は，階層化の判定が喫煙歴の有無に関係ないことを意味する．

① 血　糖	a 空腹時血糖 100 mg/dL 以上 または b HbA_{1c} の場合　5.6% 以上 または c 薬剤治療を受けている場合（質問票より）
② 脂　質	a 中性脂肪 150 mg/dL 以上 または b HDL コレステロール 40 mg/dL 未満 または c 薬剤治療を受けている場合（質問票より）
③ 血　圧	a 収縮期血圧 130 mmHg 以上 または b 拡張期血圧 85 mmHg 以上 または c 薬剤治療を受けている場合（質問票より）
④ 質問票	喫煙歴あり（① から ③ のリスクが1つ以上の場合にのみカウント）

※1 服薬中の者については，医療保険者による特定保健指導の対象としない．
※2 前期高齢者（65歳以上75歳未満）については，積極的支援の対象となった場合でも動機づけ支援とする．

（図説 国民衛生の動向 2009, p.48 より改変）

特定健康診査は，**医療保険者**が**40歳～74歳の医療保険加入者**を対象に実施することが義務づけられている．糖尿病や脂質異常症などの生活習慣病の発症や重症化を予防することを目的として，**メタボリックシンドロームに着目**し，該当者および予備軍を減少させるための特定保健指導を必要とする者を的確に抽出するために行われる．

健診受診者には健診結果にもとづいて**特定保健指導**が行われる．特定健康診査結果から生活習慣病のリスクに応じてレベル分けされ，現在リスクがない人には，適切な生活習慣や健康の維持・増進につながる**「情報提供」**を，リスクが少ない人には，生活習慣の改善に関する**「動機づけ支援」**を，リスクが重複する人には，早期に介入し，確実に行動変容を促す**「積極的支援」**が行われる．

5.2.2 健康日本21（第2次）

生活習慣病を予防することを主な目的として，2000年度より10か年計画として**「健康日本21」**が開始された．これは，WHOが1986年に採択した**「ヘルスプロモーションに関するオタワ憲章」**を基盤としたもので，ヘルスプロモーションとは人々が自らの健康をコントロールし，改善できるようにするプロセスと定義されている．また，国民の健康増進の総合的な推進を図るための基本方針を定め，健康日本21の法的基盤となる**健康増進法**が2003年に施行された．受動喫煙の防止，特定給食施設における栄養管理，国民健康・栄養調査など予防を重視した健康づくりが明確化された．**健康日本21**では，すべての国民が健康で活力ある社会を実現するために，① 壮年死亡の減少，② 健康寿命の延伸，③ 健康に関する生活の質の向上を目指し，個人の自己選択による健康の実現，その支援の環境づくりという全体の健康づくりを2012年度まで総合的に推進した．

わが国における健康対策の現状や健康日本21の最終評価で提起された課題を踏まえ，2013年度から2022年度まで取り組む新しい健康推進対策として，「全ての国民が共に支え合い，健やかで心豊かに生活できる活力ある社会」を目指した**「健康日本21（第2次）」**が開始された（図5.9）．健康日本21（第2次）は，健康増進法における**「国民の健康の増進の総合的な推進を図るための基本的な方針」**が改正されたものである．

健康日本21（第2次）では，国民の健康増進を推進する基本的な方向として ① 健康寿命の延伸と健康格差の縮小，② 生活習慣病の発症予防と重症化予防の徹底（非感染性疾患の予防），③ 社会生活を営むために必要な機能の維持および向上，④ 健康を支え，守るための社会環境の整備，⑤ 栄養・食生活，身体活動・運動，休養，飲酒，喫煙および歯・口腔の健康に関する生活習慣および社会環境の改善を目指す．

この方針は，21世紀のわが国において少子高齢化や疾病構造の変化が進むなかで，生活習慣および社会環境の改善を通じて，子供から高齢者まですべての国民が共に支え合いながら希望や生き甲斐をもち，ライフステージに応じて，健やかで心豊かに生活できる活力ある社会を実現し，その結果，社会保障が持続可能なものとなるよう，国民の健康の増進の総合的な推進をはかるための国民運動を推進するものである．

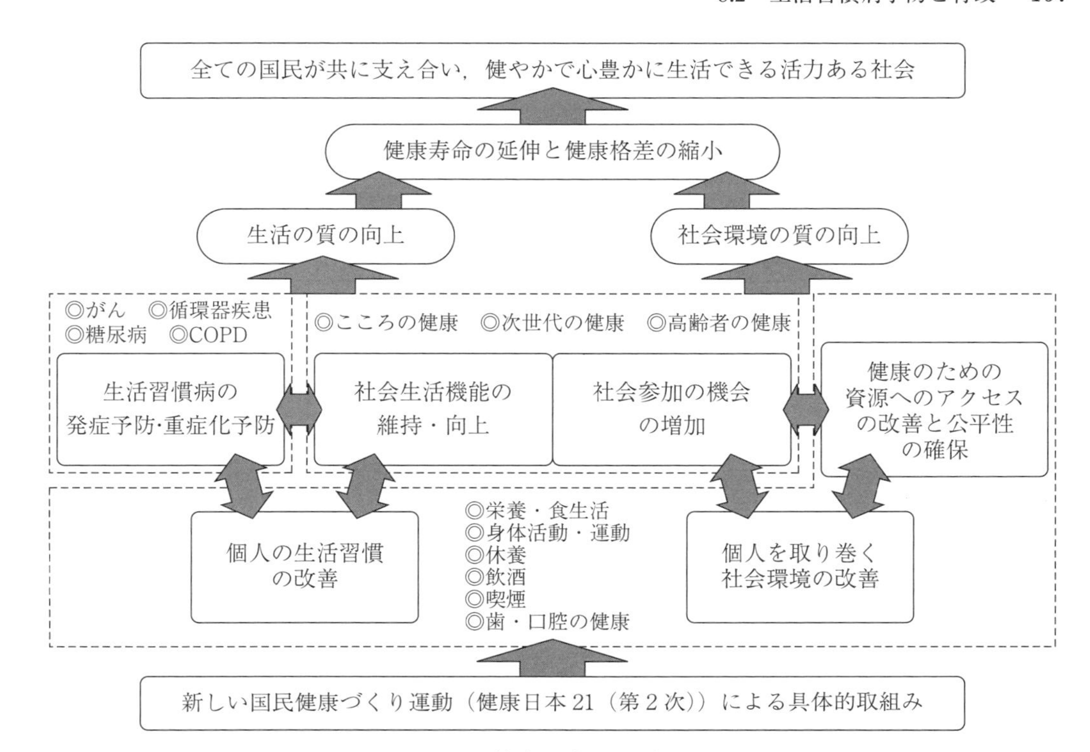

図 5.9 健康日本 21 の概要

資料：健康日本 21（第 2 次）の推進に関する参考資料（平成 24 年 7 月厚生科学審議会地域保健健康増進栄養部会 / 次期国民健康作り運動プラン案策定専門委員会）(一部改変)
（図説 国民衛生の動向 2013/2014, p.47）

1）健康寿命の延伸と健康格差の縮小

健康増進の中心課題は健康寿命の延伸である．**健康寿命**は，健康でない場合に寿命が失われたとみなして計算し，健康で長生きすることを指標として表したものである．健康日本 21（第 2 次）では，国民生活基礎調査の結果を用いて「健康上の問題で日常生活に制限されることなく生活できる期間」を健康寿命の指標としている．2010 年の日本人の健康寿命の平均は男性 70.42 歳，女性 73.62 歳であった（図 5.10）．同年の日本人の平均寿命（男性 79.64 歳，女性 86.39 歳）と比較すると，健康寿命は平均寿命より男性は約 9 年，女性は約 12 年短く，この期間が自立して生活できない年数になる．健康日本 21（第 2 次）では，平均寿命の増加分を上回る健康寿命の増加と健康格差の縮小（地域や社会の経済状況の違いによる集団間の健康状態の縮小）の実現を目標としている．

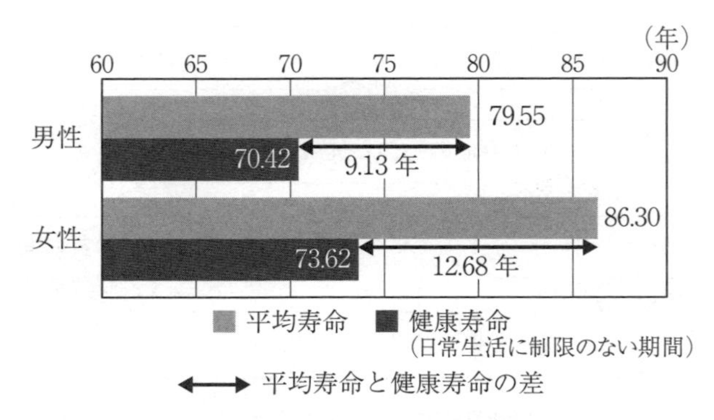

図5.10　平均寿命と健康寿命の差

資料：平均寿命（平成22年）は，厚生労働省「平成22年完全生命表」，健康寿命（平成22年）は，厚生労働科学研究費補助金「健康寿命における将来予測と生活習慣病対策の費用対効果に関する研究」

2）生活習慣病の発症予防と重症化予防の徹底（NCDの予防）

がん，循環器疾患，糖尿病およびCOPD（慢性閉塞性肺疾患）に対処するため，1次予防に重点を置いた対策を推進するとともに，合併症の発症や症状の進展等の重症化予防に重点を置いた対策を推進する．わが国ではがん，循環器疾患，糖尿病，およびCOPDを生活習慣病の1つとして位置づけているが，国際的には，これら4つの疾患を重要なNCD(非感染性疾患）として捉え，予防および管理のための包括的な対策が重視されている．

COPDには，かつて肺気腫，慢性気管支炎と称された疾患が含まれ，COPDによる死亡数は増加傾向にあり，2011年には，死因第9位，男性では7位となっている．COPDは，喫煙が最大の発症要因であるため，禁煙により予防が可能である．また，早期発見が重要である．そのため，これらの認知度の向上を目標としている．2000年の日本における40歳以上のCOPD有病率は8.6%，患者数は530万人と推定されている．2011年の患者調査によると，医療機関に入院または通院している患者数は22万人であり，大多数の患者が未診断，未治療の状況に置かれている．

3）栄養・食生活，身体活動・運動，休養，飲酒，喫煙および歯・口腔の健康に関する生活習慣および社会環境の改善

健康日本21（第2次）の喫煙分野では，①成人の喫煙率の減少，②未成年者の喫煙をなくす，③妊娠中の喫煙をなくす，④**受動喫煙**の機会を有する者の割合の低減を目標とし，成人の喫煙率の目標値を12%（2022年）とした．また，健康増進法に受動喫煙防止の規定が盛り込まれた．WHOは1988年から「世界禁煙デー」を定め，毎年，禁煙の推進を呼びかけており，2003年5月にはWHO総会で「**たばこ規制枠組み条約**」を採択し，わが国は2004年に批准している．

国民健康・栄養調査（図5.11）によれば，成人男性の**喫煙率**は1997年以降少しずつ減少傾向を示している．2011年は32.4%と2005年以降40%を切っている．2004年度の喫煙実態調査では，中学・高校生の喫煙率は高く（高校3年生男子12.8%，女子5.3%），喫煙に関する健康障害などについて啓発活動を推進する必要がある．

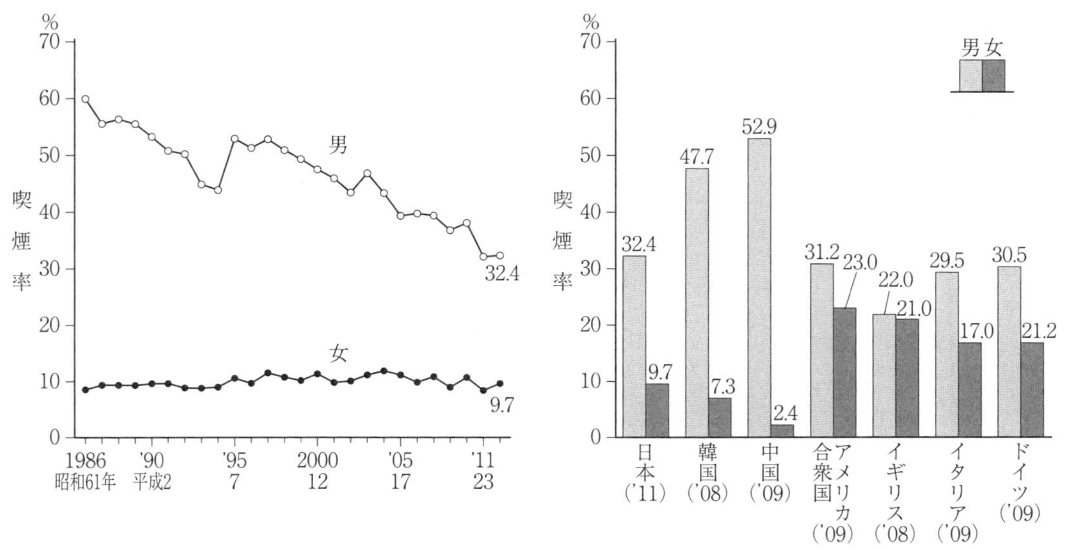

資料　厚生労働省「国民健康・栄養調査」

図 5.11　喫煙率の国際比較

(図説 国民衛生の動向 2013/2014, p.58 より改変)

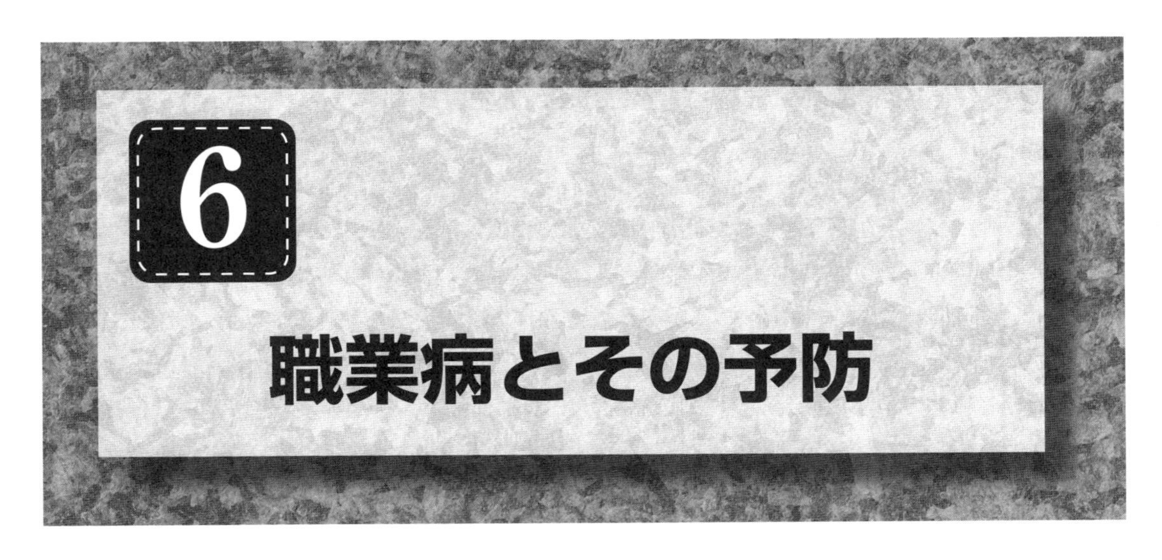

6 職業病とその予防

6.1 職業保健

6.1.1 職業保健の意義

職業保健（産業保健）とは，労働者の健康の保持・増進および快適な職場環境の形成を目的とした総合的な保健活動である．国連の専門機関である国際労働機関International Labour Organization（ILO）は，労働者の権利と福利厚生の向上を目的として，強制労働の廃止，差別の撤廃，女子・児童の労働規制，職業病の予防のための環境条件の設定などの活動を行っている．また，ILOと世界保健機関World Health Organization（WHO）の合同委員会（1950年）は，「すべての職業において働く人々の身体的，精神的および社会的健康を最高度に維持・増進させる」ことを目的とし，労働条件による健康障害の予防，健康に不利な諸条件において就業している労働者の保護，労働者の生理的・心理的特性に応じた職業環境へ労働者を配置することを定めている．

わが国の就業人口は6,000万人を超え，総人口の半分近くを占めている．50歳以上の労働者が全労働者の1/4を占めるようになり，労働条件などに起因した従来の健康障害のほか，高血圧，糖尿病，心臓疾患などの慢性疾患（生活習慣病）を抱える労働者が増えている．職場における作業形態も大きく変わり，疲労やストレス，メンタルヘルスが新たな問題となっている．また，わが国で使用されている化学物質は数万種類にのぼり，毎年新たに500種類以上の新規化学物質が製造あるいは輸入されていることから，これらを取り扱う労働者に新たな健康障害が発生する可能性がある．このような状況下で，職業保健の果たす役割がますます増大している．

6.1.2　職業保健に関する法規および行政組織

労働者保護の最低基準を規定した**「労働基準法」**と，労働者に対する災害補償責任の履行を確保し，労働者の福祉の増進を目的とした**「労働者災害補償保険法」**が1947年に制定された．その後，業務の変化に即応し，労働者の健康障害の予防と快適な職場環境の形成などの充実を図るため，1972年に**「労働安全衛生法」**が，また1975年に**「作業環境測定法」**が制定された．労働安全衛生法の運用において，種々の省令や通達に従って具体的な対策が実施されている．さらに，「雇用の分野における男女の均等な機会及び待遇の確保等に関する法律（男女雇用機会均等法）」など時代の変化やニーズに応じた法令の制定や改正が行われ，労働者を取り巻く環境の改善や進展のための

表6.1　主な労働衛生に関する法令

法律 【国会の決議を経て決定した事項】	政令（施行令） 【閣議において決定された事項】	省令（規則） 【大臣が決定した事項】
労働基準法（1947年）		労働基準法施行規則（1947年） 年少者労働基準規則（1954年） 女子労働基準規則（1986年） 事業附属寄宿舎規程（1947年） 建築業附属寄宿舎規程（1967年）
労働安全衛生法（1972年）	労働安全衛生法施行令（1972年）	労働安全衛生規則（1972年） 有機溶剤中毒予防規則（1972年） 鉛中毒予防規則（1972年） 四アルキル鉛中毒予防規則（1972年） 特定化学物質障害予防規則（1972年） 高気圧作業安全衛生規則（1972年） 電離放射線障害防止規則（1972年） 酸素欠乏症等防止規則（1972年） 事業所衛生基準規則（1972年） 粉じん障害防止規則（1979年） 石綿障害予防規則（2005年） 労働安全コンサルタント及び労働衛生コンサルタント規則（1973年）
じん肺法（1960年）		じん肺法施行規則（1960年）
作業環境測定法（1975年）	作業環境測定法施行令（1975年）	作業環境測定法施行規則（1975年）
労働者災害補償保険法（1947年）		
労働災害防止団体法（1964年）		
雇用の分野における男女の均等な機会及び待遇の確保等に関する法律（1972年）		
家内労働法（1970年）		
育児・介護休業法（1991年）		

法整備がなされている．労働衛生に関する主な法令を表 6.1 に示す．

わが国の労働衛生に関わる行政組織は，厚生労働省の労働基準局が所管し，各都道府県の労働局や労働基準監督署からなっている．第一線機関である労働基準監督署では，労働基準法など関連法令の周知徹底，労働者の労働条件や安全衛生の確保改善，労働災害の認定や補償を行っている．

6.1.3　職業保健の現状

労働に関連した活動に伴って生じる生理的または心理的な機能の低下を産業疲労といい，労働者を取り巻く作業要因，環境要因，個体要因が総合的に関係しあって生じる．休息や睡眠により産業疲労が回復しないと過労になり，仕事の効率が低下し，労働災害が発生しやすくなる．

A　労働災害（労災）

ある特定の職業に従事する者に発生する疾病を職業性疾病という．このうち，労働基準法で指定された疾患を業務上疾病という．労働基準法施行規則で業務上疾病の範囲が明確にされ，発症の条件などを法令の解釈として補足した認定基準が示されている．一方，労働者が業務遂行中に事故により死亡または負傷することを業務上負傷という．業務上疾病と業務上負傷を合わせたものを労働災害という．なお，労働安全衛生法の第 2 条では，労働災害を「労働者の就業に係る建設物，設備，原材料，ガス，蒸気，粉じん等により，又は作業行動その他業務に起因して，労働者が負傷し，疾病にかかり，又は死亡することをいう．」と定義している．

わが国の労働災害による死傷者数は，1961 年をピークとして，その後減少傾向にある．2016 年において，休業 4 日以上の死傷者数は 117,910 人であり，このうち死亡者数は 928 人であった（図 6.1）．業務上疾病者数は，1970 年代半ばには 3 万人を超えていたが，2016 年には 7,361 人であった（図 6.2）．その内訳を図 6.3 に示す．また，脳・心疾患および精神障害の労災認定数は，近年高い水準で推移しており，2016 年にはそれぞれ 260 人および 498 人であった．

B　労働災害の指標

労働災害発生の状況は，労働災害率（度数率や強度率）や労働損失日数などの指標で表される．度数率は，100 万延べ実労働時間当たりの労働災害による死傷者数で，災害発生の頻度を表す．強度率は，1,000 延べ実労働時間当たりの労働損失日数で，災害の重さの程度を表す．労働損失日数は，労働基準法施行規則に規定された身体障害等級表に従い，死亡や永久労働不能，永久一部労働不能，一時労働不能に分けて算出される．

2011 年以降，事業所規模 100 人以上における度数率はほぼ横ばいであるが，強度率および死傷者 1 人平均労働損失日数は，近年，やや減少傾向である．産業別にみると，度数率は農業・林業，運輸業・郵便業あるいはサービス業で高く，強度率は運輸業・郵便業あるいはサービス業で高い．死傷者 1 人平均労働損失日数をみると，製造業などで多い傾向がみられる．一方，事業場規模別では，事業場規模が小さくなるほど度数率や強度率が高くなる傾向がある．

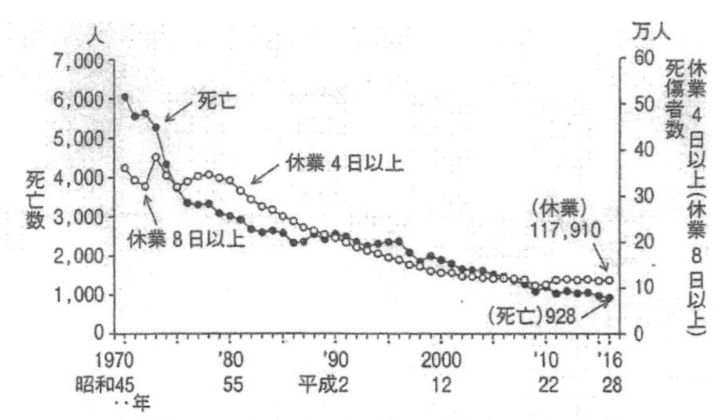

資料　厚生労働省「労災保険給付データ及び労働者死傷病報告」

図 6.1　労働災害による死傷者の推移（死亡災害と休業 4 日以上）

（国民衛生の動向 2017/2018, p.326）

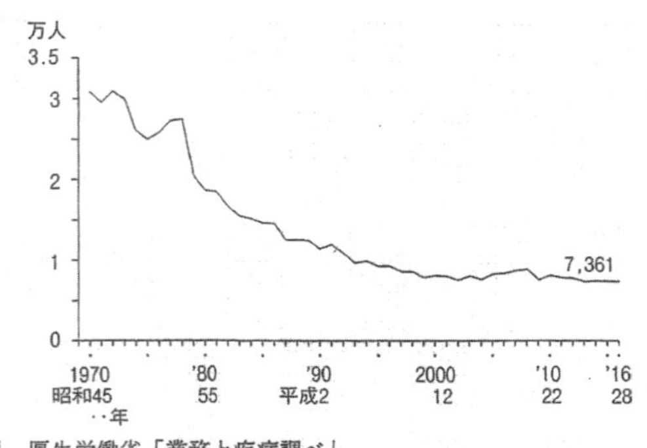

資料　厚生労働省「業務上疾病調べ」

図 6.2　業務上疾病者の推移（休業 4 日以上）

（国民衛生の動向 2017/2018, p.326）

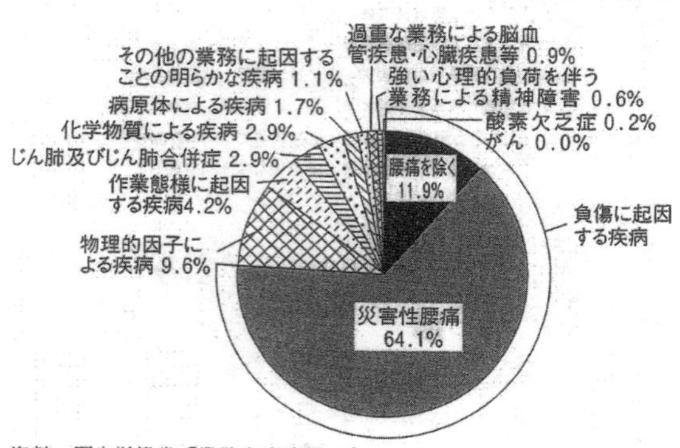

資料　厚生労働省「業務上疾病調べ」

図 6.3　業務上疾病発生状況

（国民衛生の動向 2017/2018, p.326）

≪算出法≫

$$\text{度数率} = \frac{\text{労働災害による死傷者数}}{\text{延べ実労働時間}} \times 1{,}000{,}000$$

注）同一人が２回以上被災した場合には，その被災回数を死傷者数としている（同一人が２回被災した場合の死傷者数は２人となる）

$$\text{強度率} = \frac{\text{労働災害による労働損失日数}}{\text{延べ実労働時間}} \times 1{,}000$$

注）労働損失日数は，死亡や永久労働不能の場合は 7,500 日，永久一部労働不能は程度に応じて 50 ～ 5,500 日に換算される．一時労働不能は日の休業日数に 300/365（うるう年は 300/366）を乗じた日数とする．

C 労働者災害補償保険制度

労働基準法は災害補償について定め，労働者が業務上負傷し，疾病にかかり，又は死亡した場合の使用者の補償責任（無過失責任）を規定している．労働基準法に基づく災害補償には，療養補償，休業補償，打切補償，障害補償，遺族補償および葬祭料がある．このような使用者の災害補償責任の履行を確保するために，**労働者災害補償保険法（労災保険法）**が制定されており，政府を保険者とし使用者を加入者とする強制保険制度によって，労働災害の補償を迅速かつ公正に実施している．労働基準法は，同法に規定する災害補償の事由について労災保険法に基づき給付が行われるべきである場合は，使用者は災害補償責任を免れると規定している（休業4日未満の労働災害は，使用者が労働者に対して休業補償を行わなければならない）．この保険での給付には，労働基準監督署長により業務に関連した疾病と認定されることが前提である．

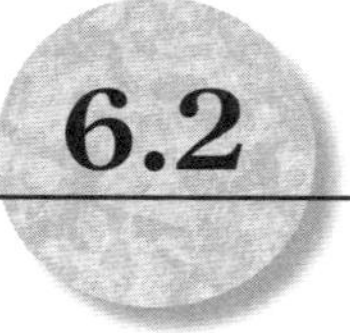

6.2 職業病

労働に従事することによって引き起こされる職業性疾病には，災害性疾病，職業病，作業関連疾病がある．災害性疾病は，作業中の事故などによって起こるものであり，実数としては最も多い．職業病には，作業環境に存在する物理的，化学的因子によって引き起こされるものと特殊な作業態様などによって引き起こされる疾病がある．作業関連疾病 work-related disease は，WHO や ILO により提唱された概念で，労働条件の改善や職場における健康管理によって症状を軽減したり，発症率を低下させることができる疾病をいう．WHO は，作業関連疾患の具体例として，高血圧症，心血管疾患，慢性気管支炎，腰痛症，頸肩腕症候群，感染症，がん，胃・十二指腸潰瘍，心因性疾患などを挙げている．

6.2.1 物理的要因による職業病

労働環境において，温度，圧力変化，騒音，振動，電離放射線，非電離放射線あるいは酸素などの物理的な要因によって起こる疾病をいう．

A 温度による健康障害

1）熱中症

高温の環境下での作業により体内の水分や電解質が失われ，体温調節機能や循環機能の障害によって生じる健康障害を熱中症という．熱中症はその病態から熱失神，熱けいれん，熱疲労および熱射病に分類されるが，近年，重症度に基づく分類が取り入れられている（表6.2）．重症度の評価は，意識障害の有無と体温によって行われる．熱中症による障害の大きさは，気温だけでなく，気湿，気流，輻射熱，作業強度に影響される．かつて炭坑や溶鉱炉での作業者に多く発生したが，現在は金属やガラスの溶解・加工作業，夏季の屋外作業などに従事する労働者で発生しやすい．予防対策として，作業環境の改善（冷風送気や輻射熱の遮断など），作業負担の軽減（労働時間や休憩時間の適正化），適正配置（高齢者や有疾患者などの除外），個人対策（通気性・吸湿性のよい服装，水分や塩分の補給など）などがある．

表 6.2 熱中症の分類と症状

病態の分類	程度の分類	重症度	原因・症状	対策
熱失神	Ⅰ度	軽症	体熱放散のために皮膚血管が拡張して皮膚血流量が増加し，さらに発汗などによる脱水が加わって循環血流量が減少するため，循環障害による虚脱状態となる．倦怠感，脱力感，めまいから失神に至る．【意識：正常，体温：正常，皮膚温度：正常，発汗：あり，血圧：低下，脈拍：微弱で頻脈】	・脱水の治療（0.1 ～ 0.2%ナトリウム含有液を経口投与，経口摂取が困難な場合は細胞外液成分の輸液）を行う．
熱けいれん			多量の発汗により水分と電解質（塩分）が失われた後，水分のみを補給することで電解質異常が起こる．筋肉に有痛性けいれんや硬直（こむらがえり）がみられる．【意識：正常，体温：正常（または軽度の上昇），皮膚温度：正常，発汗：あり】	
熱疲労	Ⅱ度	中等症	高温に長時間曝されることにより体温が上昇するとともに，塩分・水分の欠乏することで起こる．頭痛，嘔吐，倦怠感，虚脱感，失神，気分の不快，判断力や集中力の低下などいくつかの症状が重なり合ってみられる．【意識：正常，体温：40℃以下，皮膚温度：冷たい，発汗：あり】	・経口投与あるいは輸液により水分と塩分を補充する． ・脱水や全身状態，血液検査の異常を伴う場合，入院治療を行う．
熱射病	Ⅲ度	重症	体温調節中枢が高温環境に適用できなくなったために体温が40℃以上に上昇し，うつ熱をきたす．脱水の進行とともに発汗は減少または停止する．高体温のため，脳，肝臓，腎臓，血液凝固系の障害など多臓器に障害を引き起こし，死亡することがある．Ⅱ度の症状に加え，意識障害，けいれん，手足の運動障害，過呼吸などがみられる．【意識：異常，体温：40℃以上，皮膚温度：熱い，発汗：なし】	・全身管理，輸液による水分・塩分補給とともに，急速冷却により体温を40℃以下にする． ・多臓器不全に対して人工呼吸器，血液透析，その他の対症療法を行う．

2）低温症

低温症として，冷房病，凍瘡（しもやけ），凍傷，凍死がある．冷房病は，過冷房や温度差が大きい環境間の移動の繰り返しで発生し，倦怠感，脱力感，頭痛，四肢冷感などがみられる．凍瘡は，冷感により局所的なうっ血により組織内に浸出液が貯留し，耳介などに発生する軽度の皮膚障害で，かゆみや痛みを伴う．凍傷は，寒冷曝露により発生する四肢末端の組織障害（皮膚の紅斑と浮腫，知覚鈍麻，組織の壊死）である．凍死は，体温が著しく低下して体温調節機能不全の状態で死に至る．低温症の発生は，気温以外に風速や作業強度に左右される．寒冷地における屋外作業や冷凍・冷蔵庫内作業に従事する労働者で発生しやすい．予防対策として，適切な作業環境温度の設定，作業内容を考慮した防寒衣装などの使用，保温された休憩室の設置などがある．

B 異常気圧による健康障害

加圧時や高気圧環境での作業中に，作業場内に送り込まれた圧搾空気や純酸素が原因で，スクイーズ感（耳や前額部などの痛み），窒素酔い（中枢神経抑制作用による判断力の低下や記憶力低下，意識消失）あるいは酸素中毒（急性中毒では中枢神経障害が生じててんかん様けいれん，慢性中毒では呼吸器系の炎症が生じる）が起こる．減圧時には，減圧に伴って肺胞内の空気が膨らむため，急に息を止めたり咳をすると肺胞内の圧が上昇し，肺胞が破裂して壊れた毛細血管から出血する．そこに空気が入り込むと栓塞症を引き起こす．

高気圧から常圧に急速に減圧すると，高気圧下で脂肪組織や血液内に多量に溶解していた窒素が血液中で気泡化し，毛細血管を塞ぎ，血液を止めたり組織を圧迫することにより膝や肩などの関節周囲の疼痛（ベンズ），対麻痺，四肢麻痺あるいは呼吸循環不全（チョークス）などを引き起こす．通常，減圧中または減圧後，数時間以内に発生する．また，不適切な減圧を長年繰り返すと，大腿骨頭壊死が挽発性に起こることがある．これら障害を合わせて減圧症という．潜水作業では潜水病，潜函作業（トンネル，ダム，橋脚などの建設工事）では潜函病とよばれる．減圧症の予防対策として，適切な減圧速度，高圧作業時間や回数の適正化，適正配置（高齢者，肥満者，有疾患者などの就業禁止），定期的な健康診断がある．減圧症を発症した場合，速やかな再加圧が有効である．

C 騒音による健康障害（騒音性難聴）

人の可聴域は 20 ～ 20,000 Hz であるが，日常会話における音声の波長域は主に 100 ～ 2,000 Hz である．金属製の機械類から発生する騒音は 4,000Hz 前後が多い．このような騒音に長期間曝露すると，コルチ器官の有毛細胞が障害を受けて高音域の聴力障害が生じる．2,000Hz 以上の高周波域は日常会話領域よりも高いため，騒音による初期の聴力低下は自覚されにくい．次第に低音域にまで聴力障害が及び，永久聴力損失（騒音性難聴）に進行する．難聴とともに耳鳴りをきたすことがある．全身症状として，末梢血管の収縮や消化機能の低下など自律神経の障害が生じる．製造業，建設業，空港内地上作業などの従事者に発症しやすい．予防対策として，騒音の発生防止，遮音，耳栓やイヤーマフ（防音性の耳おおい）などの個人保護具の使用，定期的な聴力検査が有効である．

D 振動による健康障害

全身性の弱い振動を受け続けると，腰痛，内臓下垂あるいは自律神経障害（動揺病）など起こす．バスやトラックの運転手やフォークリフトの運転手などに発生しやすい．全身振動による健康障害の予防対策として，作業時間や休憩の適正化などがある．

上肢などの特定の身体部位における局所性の振動は，末梢循環障害（レイノー現象，皮膚体温の低下），末梢神経障害（手指のしびれ，疼痛，知覚異常），関節や筋肉の異常を引き起こす．建設業における削岩機のような振動工具を使用する労働者に発生しやすい．林業従事者で発生した**白ろう病**では，チェーンソーの振動により手や腕の末梢血管の発作的な異常収縮が起こり，手指の体温が低下して手が蒼白になるとともに，しびれや握力低下などの症状がみられる．有効な治療法はなく，温熱療法などの対症療法が行われる．局所振動による健康障害の予防対策として，工具改良，作業の衛生的管理，早期診断が重要である．

E　電離放射線による健康障害

電離放射線には，電磁波（X線，γ線）および粒子線（α線，β線，電子，陽子，中性子）がある．放射線障害は，急性障害，慢性障害，晩発性障害および後世代障害に分けられる．急性障害では，骨髄障害（白血球減少など），消化管障害（下痢など），全身倦怠，皮膚障害（紅斑，水疱，潰瘍，脱毛など）などがみられる．慢性障害では，白血球，血小板および赤血球の減少による出血傾向，再生不良性貧血，免疫機能低下，生殖障害（無精子症，無月経など）などが生じる．挽発性障害として，白血病や皮膚がんなどの発生率が増加する．また，後世代障害としては染色体異常や胎児の奇形が問題となる．原子力施設や医療施設での放射性物質取扱者，非破壊検査に従事する労働者に健康被害が生じることがある．予防対策として，放射線防護とともに，作業時間の短縮，定期的な健康診断などが重要である．

F　非電離放射線による健康障害

紫外線の曝露によって，角膜や結膜の炎症を伴った急性眼炎や皮膚がんが生じる．溶接作業で起こるものは，電気性眼炎として知られる．医療用器具に対する紫外線殺菌，溶接などの作業に従事する労働者に発生しやすい．予防対策として，紫外線防護眼鏡の着用などが有効である．

赤外線の過度の照射は熱傷を起こす．とくに，近赤外線は，眼球水晶体の熱変性を起こし，白内障（熱性白内障）を生じる．ガラス溶融や溶鉱炉前などの作業に従事する労働者に生じることがある．予防対策として，作業の遠隔操作への変更などがある．

レーザー光線は指向性や集束性が高い単一スペクトル性の単色光で，大きなエネルギーを一点に集中する．眼に対して照射されると，網膜火傷，網膜の出血や剝離などを引き起こし，失明することもある．また，紅斑，水疱形成，熱凝固，炭化などの皮膚障害を起こす．レーザー光は，通信，材料加工，医療（医療用メス）など幅広く利用されており，これらを使用する作業者で健康障害が発生することがある．予防対策として，レーザー保護眼鏡の着用などがある．

マイクロ波は，温熱作用により白内障や精巣（睾丸）障害などを引き起こす．食料品製造，木材やゴムなどの加工，通信，プラスチック加熱装着作業などに従事する労働者にマイクロ波による健康障害が発生しやすい．予防対策として，マイクロ波の遮断シールドなどがある．

超音波は，不快感，頭痛，吐き気などの精神神経障害を引き起こす．超音波洗浄作業や超音波探傷検査作業などに従事する作業者に健康被害が発生することがある．予防対策としては，超音波音源の遮蔽などがある.

G 酸素欠乏による健康障害（酸素欠乏症）

空気中の酸素濃度が18%未満の状態を酸素欠乏という．酸素欠乏は，気中の酸素の消費，酸素含有量の少ない空気の噴出，空気以外の気体（メタンや二酸化炭素など）での置換などで生じる．軽度で頭痛，吐き気，耳鳴りなどの症状がみられ，やがて判断力の低下，精神不安定となり，酸素濃度が10%以下になると瞬時に意識を失い致命率も高い．酸素欠乏による事故は，建設業，食料品製造業，化学工業，倉庫業，造船業，清掃業など広い職業分野で発生し，とくに，タンク内や船倉などの外気から隔離された通気の悪い場所での作業に従事する労働者に起こりやすい．予防対策として，作業前の酸素濃度測定，換気，個人衛生保護具の使用，作業者に対する安全教育の実施が有効である．

6.2.2 化学的要因による職業病

わが国では，現在，数万種類にのぼる化学物質が使用されている．これらは粉じん，蒸気，ミスト，液体などさまざまな形態で労働環境中に存在し，労働者は経気道，経皮または経口的に吸収して中毒を起こす．職業的な曝露で特に多いのは，呼吸による経気道吸収である．

代表的な金属，有害ガス，有機溶剤および有機化学物質による中毒について以下に示す．

A 金属による中毒

古くから，鉱山や金属精錬・加工などに従事する労働者において，水銀，鉛あるいはヒ素などの金属中毒の発生が知られていた．近年では，機器製造業などの職場でカドミウム，マンガン，クロムなどの金属による中毒やアレルギーが発生している．労働環境で発生する有害金属のほとんどはヒュームまたは粉じんとして，空気中に揮散あるいは浮遊して健康障害を起こす．溶液状の金属は急性の皮膚障害を起こす．「鉛中毒予防規則」，「四アルキル鉛中毒予防規則」および「特定化学物質等障害予防規則」によって，中毒予防措置や健康管理対象業種のほか，一次健康診断の有所見者に対して医師が必要と認めたときの特殊健康診断の検査項目などが定められている．

1）金属水銀および無機水銀

金属水銀は常温で液体であるが，揮発性が高いために経気道的に吸収されやすい．急性中毒では，肺炎，腐食性気管支炎，細気管支炎を生じ，呼吸不全が起こる．また，口内炎，振せん，興奮などがみられる．慢性中毒では，企図振せん，不眠，興奮，精神異常などがみられる．一方，無機水銀は常温で固体のため，経口的な曝露により消化器症状（嘔吐，腹痛，下血）や急性腎不全がみられる．解毒剤としては急性期にBritish Anti-Lewisite（BAL）の筋注，慢性期にD-ペニシラミンの経口投与が有効である．水銀鉱山，水銀製錬，アマルガム製造，電池製造，苛性ソーダ製造などに従事する労働者で中毒が起こりやすい．特殊健康診断で血中と尿中の水銀量が測定される．

2) 有機水銀

アルキル水銀化合物，とくにメチル水銀は経気道的に吸入されると，初期の中毒症状として頭痛，四肢末梢部の知覚異常（しびれ感）がみられる．さらに**ハンター・ラッセル Hunter-Russell 症候群**といわれる中枢神経障害（構音障害，振せん，反復拮抗運動不能，失調性歩行，**求心性視野狭窄**，難聴）をきたす．解毒剤としてはD-ペニシラミンの経口投与は有効であるが，BAL の筋注は脳内の水銀濃度が上昇するので禁忌である．消毒剤製造，防腐剤や農薬の製造，試薬の製造などに従事する労働者で中毒が起こりやすい．特殊健康診断で血中の水銀量が測定される（第 9 章「9.2 環境保全と法規制の四大公害」を参照）．

3) 鉛

鉛を経気道より吸収すると，約 40 ～ 50%が血液に移行する．ほとんどが慢性中毒で，造血器障害，消化器障害，神経障害，腎障害がみられる．造血器障害として，骨髄赤芽球に作用してヘム合成酵素の阻害などにより好塩基性斑点赤血球や網状赤血球などの出現がみられ，貧血に伴う顔面の蒼白，易疲労性，神経過敏，頭痛などの症状をきたす．また，ポルフィリン生合成経路の δ-アミノレブリン酸脱水酵素（デヒドラターゼ：ALA-D）の阻害により，ポルフィリン中間代謝物である δ-アミノレブリン酸（δ-ALA），コプロポルフィリン，遊離プロトポルフィリンなどが血液や尿中に増加する（図 6.4）．消化器症状としては，食欲不振，腹部不快感，腹痛，便秘などがある．高濃度の曝露を受けた場合には腹部に激しい疼痛（**鉛疝痛**）がみられる．末梢神経障害では，握力

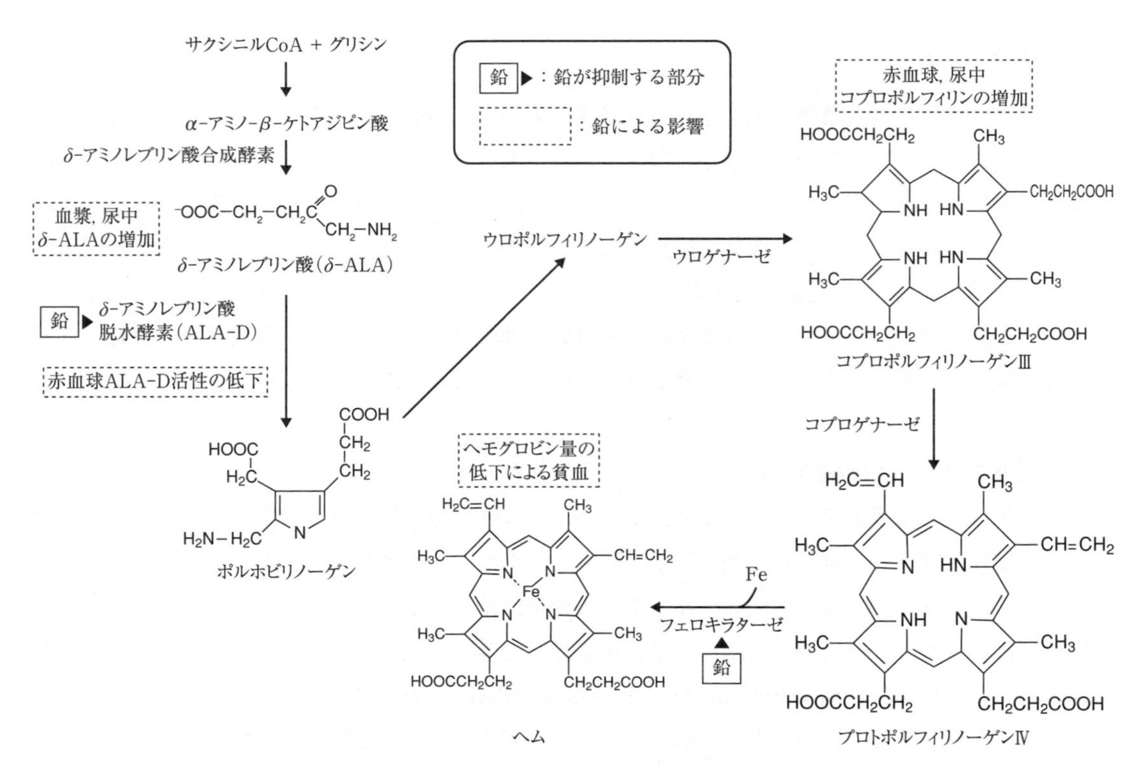

図 6.4　ヘムの生合成に対する鉛の影響

低下，振せん，上肢の伸筋麻痺を生じる．腎障害はかなりの高濃度での曝露のときに生じる．解毒剤としてはEDTA，BALおよびD-ペニシラミンが有効である．鉛精錬，鉛電池製造，顔料・塗料製造，ハンダ付け作業などに従事する労働者で中毒が起こりやすい．特殊健康診断で血中の鉛量とともに，尿中のδ-ALA量が測定される．

4）四アルキル鉛

四アルキル鉛は，主に四メチル鉛と四エチル鉛の混合物である．四エチル鉛は過去にアンチノック剤として使用された．性状は揮発性で，経気道または経皮経由で体内に吸収され，脂溶性が高いために中枢神経系に移行し，初期は頭痛，目まい，不安，不眠などをきたす．時間の経過とともに幻覚，けいれん，錯乱状態となり死に至ることがある．軽度の場合は後遺症なく治癒する．かつては，鉛含有ガソリンなどの製造に従事する作業者に中毒が発生した．特殊健康診断で血中と尿中の三アルキル鉛量などが測定される．

5）カドミウム

カドミウムを経気道的に吸収すると，急性毒性として数時間後に金属熱の症状がみられる．その後，呼吸困難を訴え，重症例では肺水腫に至り死亡する．慢性毒性では，慢性鼻炎から嗅覚脱失，慢性気管支炎から肺気腫，腎障害あるいは骨軟化が生じる．腎障害は主に近位尿細管障害であり，アミノ酸尿，糖尿，低分子タンパク（β_2-マイクログロブリンやレチノール結合タンパク質など）尿を呈し，さらにカルシウムやリンなどの排泄が増加する．カドミウム中毒では，**メタロチオネイン** metallothionein という低分子タンパク質（分子量6,000～7,000，システイン残基を多く含有）が誘導され，カドミウムチオネインとして一部腎臓経由で尿中に排泄される．メッキ工場，カドミウム電池製造工場，合金の製造・加工工場の作業者で中毒が起こりやすい．特殊健康診断で尿中のカドミウム量が測定される（第9章「9.2 環境保全と法規制の四大公害」を参照）．

6）ヒ素

無機ヒ素化合物が経気道的に吸収されと，急性中毒として，皮膚症状（接触性皮膚炎），眼症状（結膜炎，角膜潰瘍），上気道の刺激炎症などがみられる．慢性中毒では，倦怠感，めまい，るい痩，息切れなどの全身症状を呈する．また，黒皮症，角化症および白斑などがみられる．高濃度曝露では，多発性神経炎などの末梢神経症状も加わる．ヒ素による皮膚がんや肺がんは業務上疾病として認められている．無機ヒ素化合物の中では，三酸化ヒ素（亜ヒ酸）が最も毒性が強い．解毒剤としてBALやD-ペニシラミンが用いられる．非鉄金属精錬，亜ヒ酸製造，農薬製造，皮なめしなどの作業に従事する労働者で中毒が起きやすい．特殊健康診断で尿中や毛髪中のヒ素量が測定される．

7）マンガン

マンガンを吸入すると，筋無力感，食欲不振，頭痛などが現れる．基底核淡蒼球の変性による筋硬直，振せん，マスク様顔貌，歩行障害など**パーキンソン症候群様の神経症状**がみられる．マンガン採鉱，精錬，合金製造，電池製造，顔料の製造などに従事する労働者で中毒が起こりやすい．特殊健康診断で血中のマンガン量が測定される．

8）クロム

クロム酸や重クロム酸などの六価クロムは酸化力が強く，接触した皮膚部分にアレルギー性皮膚炎や無痛性潰瘍（クロム潰瘍）を起こす．経気道より吸収されると，特異的な鼻中隔穿孔や肺がんなどの呼吸器障害がみられる．クロムメッキ，クロム化合物または医薬品の製造，皮なめしなどに従事する労働者に中毒が起こりやすい．特殊健康診断で血中と尿中のクロム量が測定される．

9）ベリリウム

酸化ベリリウムの慢性的な吸入により，息切れ，呼吸困難，胸痛などの症状がみられる．ベリリウム肺と呼ばれる難治性の間質性肺炎や肺肉芽腫などに進展する．可溶性のベリリウム化合物が接触した皮膚に丘疹，水疱，潰瘍などが生じる．原鉱石の採掘，ベリリウムの精錬，合金製造および研削，陶磁器製造などに従事する労働者に中毒が起こりやすい．特殊健康診断で血中と尿中のベリリウム量が測定される．

10）ニッケル

ニッケルは一般に**アレルギー性接触皮膚炎**の原因となり，かゆみを伴う丘疹 Nickel itch を特徴とする水疱を形成することがある．ニッケル化合物は喘息，肺がん，鼻腔がんの原因となる．ニッケルカルボニルは揮発性で，その蒸気は呼吸器や皮膚から吸収され，肺がんを生じる．メッキや合金製造に従事する作業者で中毒が起こりやすい．特殊健康診断では尿中のニッケル量が測定される．

B　有害ガスによる中毒

労働環境下で問題となる有毒ガスは多数あるが，代表的なものについて表6.3に示す．

C　有機溶剤による中毒

有機溶剤は，さまざまな職場で使用されており，中毒は主に経気道からの吸収により起こる．有機溶剤に共通した急性中毒として，麻酔作用，粘膜刺激作用（眼，鼻，咽喉），脱脂作用（皮膚）がある．慣性中毒として，頭痛，頭重，めまい，不眠，不安，疲労感，四肢のしびれ，悪心，発汗，立ちくらみなどがある．有機溶剤中毒予防規則では，54種類の有機溶剤を有害性の程度などにより第1～3種に分類され，有機溶剤中毒を防止するために，発散源を密閉する施設や局所排気装置の設置，作業主任者の選出，作業環境測定の実施，健康診断の実施，保護具の使用，貯蔵および空容器の処理などの措置について定められている．

表 6.3 代表的な有害ガスによる健康影響

物　質	発生職場（作業）	中毒機序	中毒症状
一酸化炭素 CO	コークス炉作業，ガレージ・トンネル内作業，内燃機関関連作業，消火作業	・ヘモグロビンと結合してカルボキシヘモグロビンを形成し，酸素運搬阻害を引き起こす．	**急性中毒**：息切れ，前額部緊迫感，頭痛，悪心，意識低下，下肢運動麻痺，呼吸中枢麻痺，死亡 **慢性中毒**：視覚障害（色視野狭窄），心電図異常，精神機能低下 **後遺症**：健忘症，失見当識，失行症，失語症，深部反射亢進（重症の急性中毒の後に出現）
シアン化水素 HCN	メッキ作業，溶鉱炉・コークス炉作業，シアン化合物取扱作業	・シトクロムオキシダーゼのFe^{3+}と結合し，細胞呼吸阻害を引き起こす．（解毒剤：亜硝酸ナトリウム，チオ硫酸ナトリウム）	**急性中毒**：めまい，頭痛，嘔吐，脈拍促進，昏睡，全身性けいれん，呼吸停止，死亡 **慢性中毒**：眼に軽度の局所刺激
硫化水素 H_2S	セロファン・レーヨン・パルプ製造，石油精製，硫黄鉱山，硫化鉱精錬，下水道・し尿処理施設，皮革処理作業	・シトクロムオキシダーゼのFe^{3+}と結合し，細胞呼吸阻害を引き起こす． ・粘膜の水分に溶け，粘膜刺激を引き起こす．高濃度曝露では，中枢抑制，呼吸抑制とともに，頚動脈洞刺激による反射性の窒息，呼吸中枢の過剰刺激のため起こる無呼吸による窒息などを引き起こす．	**急性中毒**：眼，皮膚刺激，気道粘膜刺激，呼吸麻痺，肺水腫，死亡 **慢性中毒**：結膜炎，角膜炎，咳，神経過敏症，食欲不振
ホルムアルデヒド HCHO	メラニン系樹脂製造，衣類の樹脂加工，消毒作業	・接触部位で吸収され，タンパク質や核酸内で分子内架橋および分子間架橋を引き起こす．	**急性中毒**：眼の熱灼感，流涙，上気道刺激，咳，胸部締め付け感，頭重感，心悸亢進 **慢性毒性**：肺炎，肺水腫
二酸化窒素 NO_2	硝酸製造，溶接・切断，セルロイド製造，金属類の酸洗浄	・粘膜の水分と反応して硝酸や亜硝酸を生じ，刺激や組織障害を引き起こす． ・亜硝酸は，ヘモグロビンと結合しているFe^{2+}を酸化し，メトヘモグロビンを形成する．	**急性中毒**：咳，胸痛，チアノーゼ，気管支炎，肺水腫 **慢性中毒**：慢性気管支炎，肺気腫，歯牙酸蝕症，胃腸障害
二酸化硫黄 SO_2	硫酸製造	・粘膜の水分と反応して亜硝酸や硫酸を生じ，刺激や組織障害を引き起こす．	**急性毒性**：眼・鼻・上気道の刺激，呼吸困難 **慢性中毒**：歯牙酸蝕症，気管支炎，胃腸障害，鼻咽頭炎
塩素 Cl_2	消毒作業	・粘膜の水分と反応して塩酸を生じ，刺激や組織障害を引き起こす．	**急性中毒**：眼・皮膚刺激，気道粘膜刺激症状，呼吸困難（濃度が濃い場合は，肺水腫，肺気腫から呼吸停止） **慢性中毒**：気管支炎，角膜炎，視力障害，鼻粘膜炎症，歯牙酸蝕症
フッ化水素 HF	金属の洗浄作業，ガラス彫刻，フッ化物の製造	・粘膜への刺激と腐食作用を示す． ・細胞内で遊離したフッ素イオンは，カルシウムなどと結合または直接的に作用する．	**急性中毒**：①皮膚・粘膜の刺激，腐蝕作用，皮膚の薬傷や火傷，②上気道出血性潰瘍，気管支肺炎，肺水腫，③腎・循環器・胃腸障害（濃度が高いと呼吸困難となる場合がある） **慢性中毒**：斑状歯
アンモニア NH_3	尿素・硝酸・化学肥料製造，化学繊維製造，医薬品製造	・粘膜の水分と反応して，腐食損傷を起こす（高濃度の曝露では，粘膜熱傷，液化壊死，浸透性壊死，瘢痕を形成する）．	**急性中毒**：流涙，結膜浮腫，角膜破損 **慢性中毒**：気管支破損，肺水腫

1）ベンゼン

急性中毒では麻酔作用が顕著である．頭痛，めまいなどを伴う興奮状態，運動性の低下，眠気，呼吸困難をきたし，重篤な場合には昏睡に至る．慢性中毒では再生不良性貧血や白血病などの造血機能障害を起こす．有機化合物の合成や塗装に従事する労働者に中毒が起こりやすい．

2）トルエン

皮膚粘膜に対する刺激や麻酔症状はベンゼンより強いが，造血系機能に対する影響はほとんどない．合成ゴムの製造，印刷業，塗装業などに従事する労働者に中毒が起こりやすい．

3）四塩化炭素

急性中毒では，頭痛，めまい，吐き気などの症状のほか，肝障害や腎障害を生じる．慢性中毒でもほぼ同様の症状である．有機化合物の原料を扱う作業者に中毒が起こりやすい．

4）トリクロロエチレンおよびテトラクロロエチレン

トリクロロエチレンの急性毒性には，眼に強い刺激のほか，麻酔作用，中枢神経の抑制などがある．慢性中毒として，視神経障害による視野狭窄や三叉神経麻痺，多発性神経炎などがみられる．テトラクロロエチレンは，トリクロロエチレンに比べて揮発性が低いため中毒例は少ないが，麻酔作用のほか，肝臓や腎臓に対する強い障害作用を生じる．いずれの化合物も電子部品や金属の脱脂洗浄，ドライクリーニングなどの作業者に中毒が起こりやすい．

5）二硫化炭素

急性中毒では，麻酔作用とともに，中枢神経や末梢神経に障害が生じる．慢性中毒では，多発性神経炎や精神障害が起こる．油脂やゴムの製造に従事する労働者に中毒が起こりやすい．

D　有機化学物質による中毒

有機溶剤のような性質・用途をもたない有機化学物質のうち，代表的なものの中毒作用を以下に示す．

1）塩化ビニルモノマー

塩化ビニルモノマーは気体で，中枢麻酔作用，皮膚や粘膜の刺激作用がある．慢性中毒で，肝血管肉腫，肝障害，レイノー現象などがみられる．塩化ビニル製造に従事する労働者に中毒が起きやすい．

2）アクリロニトリル

アクリロニトリルは無色の液体で，皮膚粘膜に対する強い刺激がある．生体内で一部シアン化水素を遊離するので，中毒症状はシアン化水素と類似している．急性毒性として，高濃度蒸気の吸入で呼吸麻痺が起こる．慢性中毒では，黄疸や尿中ウロビリノーゲン排泄などの肝機能障害がみられる．合成繊維の製造に従事する労働者に中毒が起きやすい．

3）芳香族ニトロ・アミノ化合物

芳香族ニトロ・アミノ化合物の中毒症状は比較的類似しており，主に血液障害，皮膚障害，発がん性である．血液障害では，メトヘモグロビン（Met-Hb）の形成と赤血球ハインツ小体の出現と，この変性赤血球が脾臓などで崩壊することによる貧血が生じる．Met-Hb の割合が 20% 以下ではほとんど自覚症状はないが，20 ～ 50%になると頭痛，めまい，呼吸困難などを訴え，60 ～ 70%では意識喪失，昏睡から死に至る．ハインツ小体は Met-Hb からヘムの脱落やヘミクロームを形成し，沈殿して生じるもので Met-Hb 形成の後に出現する．Met-Hb 血症やハインツ小体形成を起こす代表的なものには，アニリン，クロロアニリン，クロロニトロベンゼン，フェニルヒドラジンなどがある．アセト酢酸アニリド，アニシジン，クロロトルイジン，トリニトロフェノールなどは皮膚障害を起こす．さらに，トリニトロトルエンのように肝機能障害を引き起こしたり，ベンジジンやβ-ナフチルアミンのように膀胱がんを引き起こすものもある．火薬・薬品・染料などの製造に従事する労働者に中毒が起こりやすい．

6.2.3 作業条件による職業病

近年，パソコンなどの情報処理関連機器の普及によりオフィスでの労働環境が大きく変化し，作業負荷や作業条件などの作業工程の態様を要因とする腰痛症，頸肩腕症候群，視覚障害，精神疲労などの健康障害が増えている．

1）職業性腰痛・腰痛症

作業環境や作業方法などが原因で，腰背部に生じる多要因性の機能的あるいは器質的な障害を職業性腰痛という．原因が明らかな腰痛以外は，腰痛症と呼ばれることが多い．中腰や不自然な姿勢での作業や重量物取扱い作業（港湾荷役作業，運搬作業，建築現場作業など）などで発生することが多いが，軽作業の繰り返しで徐々に腰痛を生じることもある．予防対策として，作業環境の改善，作業方法や作業時間の改善，腰椎サポーターの使用などがある．

2）頸肩腕障害

上肢を同一姿勢に保持または反復使用することにより，神経疲労や筋疲労を生じた結果起こる機能的あるいは器質的障害である．頸，肩，腕，手指のだるさ，しびれ，痛み，運動障害などが起こる．タイピストやレジスターなどの打鍵作業者，筆耕手のように特定の手指を連続・反復して使用する作業者などに発生しやすい．予防対策として，作業環境の改善，同一姿勢からの解放などの作業態様の改善，一定時間ごとの休憩などがある．

3）VDT 作業による健康障害

ディスプレイやキーボードなどで構成される機器を使用してデータの入力，検索，文書作成，プログラミングなどを行う作業を VDT（visual display terminal）作業という．VDT 作業では，キーボード操作などの手指作業による頸肩腕症候群と画面注視による眼精疲労などが生じる．予防対策では，作業環境の改善（部屋の照度や画面の輝度など），作業方法の改善（同一の姿勢や作業からの解放など），一定時間ごとの休憩などが有効である．

6.2.4　じん肺

じん肺法（1960年）では，「粉じんを吸引することによって起こる肺の線維増殖性変化を主体とする疾病をじん肺という．」と定められている．吸入した粉じんの種類によって，けい肺，石綿肺，鉄肺，アルミニウム肺などがある．いったん罹患すると治癒は困難で，粉じんを取り扱う職場から離れてからでも徐々に進行し，重症化すると肺高血圧を経て，右心不全，肺性心に至る．じん肺法で合併症として認められるのは，肺結核症，結核性胸膜炎，続発性気胸，続発性気管支拡張症，続発性気管支炎，原発性肺がんの6疾患である．じん肺に伴う肺がんは業務上疾病に指定されている．粉じんによる健康障害の防止には，粉じん発散や粉じんへの曝露を低減するための対策（生産工程の変更，発生源の密閉化，湿式化，局所排気装置の設置，全体換気の実施，呼吸用保護具の使用，衛生教育の実施，清掃の定期的実施など）に加え，粉じん作業に従事する労働者に対する健康管理（じん肺検診）が重要である．

1）けい肺

けい肺は，遊離けい酸の粉じんの吸入により発生し，最も数が多く，最も有害性の高いじん肺である．肺に特徴的なけい肺結節を形成し，肺性心および慢性呼吸不全を引き起こす．典型けい肺と非典型けい肺に分けられる．炭坑，金属鉱山，採石・石切業，陶磁器製造業，耐火煉瓦製造業，ガラス製造業などでの労働者に発生しやすい．

2）石綿肺（アスベスト肺）

石綿は，天然に産する繊維状のけい酸塩鉱物でクリソタイル，クロシドライド，アモサイトなどに分類される．石綿は，耐熱性，耐酸性，電気絶縁性に優れた特性をもつ．石綿肺は，石綿粉じんの吸入により発生し，X 線所見では粒状影を伴う細網状陰影が初期に現れ，進展すると網状，蜂窩状，嚢状陰影が現れる．胸膜の肥厚や石灰化がみられ，**胸膜プラーク**は石綿粉じん曝露の指標となる．20 ～ 30 年の潜伏期を経て肺がん，胸膜や腹膜の**悪性中皮腫**が発生する．これらは，石綿を含む建材を使用した建築物の解体などの作業に従事する労働者に発生しやすい．石綿障害予防規則において，建築物の解体等の作業について，事前調査の実施，作業計画の作成，作業の届出，石綿の曝露を防止するための各種措置，作業主任者の選任，特別教育の実施，健康診断の実施などの措置が定められている．

6.2.5 職業がん

ある職業に従事することで，その職業に特有の発がん要因に曝露され発生するがんを職業がんという．世界で初めて発見された職業がんは，1775年に英国で，すすに曝露した煙突掃除夫で認められた陰嚢がんである．わが国では，1936年に製鉄所内ガス発生炉作業者に発生した肺がんが初めての報告である．職業がんは潜伏期間が長いため，職業がんとの関連性が確認されているがん原性物質は多くはない（表6.4）．これまでに，労働災害に認定された職業がんでは，ベンジジンやβ-ナフチルアミンによる膀胱がんが最も多い．また，石綿による肺がんや悪性中皮腫の労働災害認定件数は高い水準で推移している．最近，オフセット印刷に従事した労働者に胆管がんの発生が報告され，1,2-ジクロロプロパンに長期間，高濃度に曝露したことが原因で発症した蓋然性が極めて高いと結論付けられ，労働災害に認定された．また，オルト-トルイジンを扱う化学工場の労働者に膀胱がんの発生が報告された．医学的知見に基づき，オルト-トルイジンの曝露業務に10年以上従事した労働者に発症した膀胱がんで，潜伏期間が10年以上認められる場合，その業務が有力な原因となって発症した可能性が高いとされ，労働災害に認定された．

表 6.4　主な職業がんとその原因物質

主ながんの種類	原因物質	主な職場（作業）
膀胱がん	芳香族アミン（ベンジジン，β-ナフチルアミン，オルト-トルイジン） 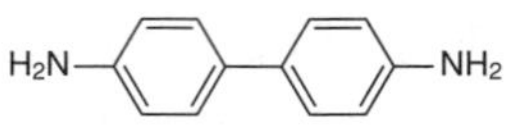 H_2N　NH_2 ベンジジン 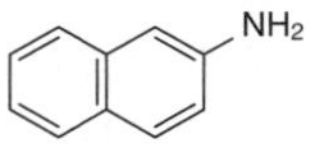 NH_2 β-ナフチルアミン 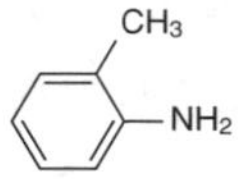 CH_3 NH_2 オルト-トルイジン	染料製造業
肺がん	ビス(クロロメチル)エーテル 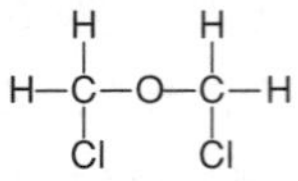 H　H H—C—O—C—H Cl　Cl	染料，イオン交換樹脂製造業
	ベンゾトリクロリド 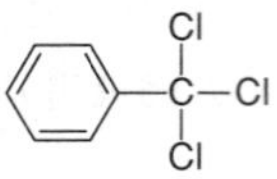 Cl C—Cl Cl	農薬，顔料，医薬品製造業
	石綿	石綿織物，断熱材料製造業
	クロム	クロム酸塩色素製造業
	ヒ素	三酸化ヒ素製造業，銅精錬業
	ニッケル	ニッケル精錬業
	コークス・発生炉ガス	コークス製造業
悪性中皮腫（胸膜・腹膜）	石綿	石綿織物，断熱材料製造業
皮膚がん	ヒ素	三酸化ヒ素製造業，銅精錬業
	コールタール，ピッチ	コールタール・ピッチ取扱業
胆管がん	1, 2-ジクロロプロパン 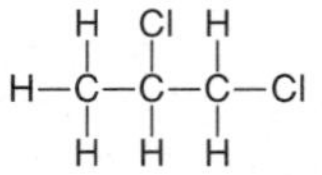 H　Cl　H H—C—C—C—Cl H　H　H	印刷業
	ジクロロメタン 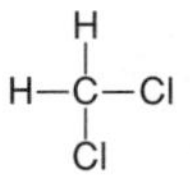 H H—C—Cl Cl	
白血病	ベンゼン	高分子化学工業
肝血管肉腫	塩化ビニルモノマー 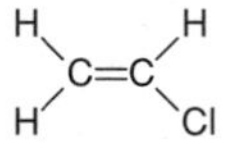 H　H C=C H　Cl	重合作業

6.3 職業病の予防対策

労働安全衛生法では，職場における労働者の安全と衛生を確保することは事業者の責務であると明記されている．職業病の予防対策は，**作業環境管理**，**作業管理**および**健康管理**の3管理が基本とされている（図6.5）．これら労働衛生の3管理に，統括管理と呼ばれる労働衛生管理体制の構築と円滑な推進，さらには労働衛生教育を加えて取り組みを進めることが重要である．

<table>
<tr><th colspan="3"></th><th>管理目的</th><th>管理内容</th><th>評価すべき項目</th><th colspan="2">評価指標</th><th>判断基準</th></tr>
<tr><td rowspan="7">労働衛生管理</td><td rowspan="3">作業環境管理</td><td rowspan="3">体外
↓</td><td>発生の抑制</td><td>代替
使用形態，条件
生産工程の変更
設備，装置の負荷</td><td rowspan="3">有害物質使用量
↓
発生量
↓</td><td rowspan="3" colspan="2">環境気中濃度</td><td rowspan="3">管理濃度</td></tr>
<tr><td>隔離</td><td>遠隔操作，自動化，密閉</td></tr>
<tr><td>除去</td><td>局所排気
全体換気
建物の構造改善</td></tr>
<tr><td>作業管理</td><td>体表
↓</td><td>侵入の抑制</td><td>作業場所
作業方法
作業姿勢
曝露時間
呼吸保護具
教育</td><td>体内侵入量
↓</td><td rowspan="2">生物学的指標</td><td>曝露濃度</td><td>曝露限界</td></tr>
<tr><td>健康管理</td><td>体内</td><td>障害の予防</td><td>生活指導
休養
治療
適正配置</td><td>急性反応の程度
↓
健康影響</td><td>健康診断結果</td><td>生物学的曝露指標（BEI）</td></tr>
<tr><td>健康教育（労働衛生教育）</td><td colspan="7">労働衛生教育（法定の教育・研修・訓練を含む），一般健康教育，健康保持増進教育</td></tr>
<tr><td>労働衛生管理体制（統括管理）</td><td colspan="7">事業主・事業場・安全衛生管理体制の把握，コミュニケーションなど</td></tr>
</table>

図6.5　労働衛生管理の対象と予防措置
（図説　国民衛生の動向 2012/2013, p.112）

6.3.1　労働衛生3管理（作業環境管理，作業管理，健康管理）

A　作業環境管理

作業環境の実態を的確に把握し，作業環境中の種々の有害因子の除去や発生を抑制するために，作業環境測定を行い，種々の有害因子が基準値（許容濃度や管理濃度）を超えないように監視や環境改善を目的に実施する．労働安全衛生法施行令により，作業環境測定を行うべき作業場が指定されており，作業環境測定基準に従って作業環境測定を実施しなければならない．常時特定粉じん作業が行われる作業場，一定の鉛取扱作業場，有機溶剤取扱作業場，特定化学物質取扱作業場，放射性物質取扱作業場については，作業環境測定法により作業環境測定士が作業環境測定を行うこととなっている．作業環境測定結果に基づいて評価し，管理区分ごとに講ずべき処置が定められている．発生の抑制（有害性の少ない物質への転換，生産工程や作業方法の改良），隔離（密閉化，自動化，遠隔操作），除去（局所排気措置，全体換気装置，構造・設備の改善）などを行う．

1）有害要因の曝露限界値

有害要因の有害性を確定し，量・反応関係に関する科学的な情報に基づいて，曝露集団の特性，曝露と影響の種類に対するリスクの総合評価を行い，表6.5のような曝露限界値が設定されている（第8章「8.4 化学物質のリスク評価」を参照）．

2）作業環境における許容濃度と管理濃度

日本産業衛生学会では，騒音，高温，寒冷，振動，電磁波などに対しては**許容基準**，有害物質については「労働者がある単一の有害物質に曝露されつつ，1日8時間，週40時間程度の肉体的に激しくない労働に従事した場合，平均濃度がこの値以下であればほとんどすべての労働者に健康上の悪い影響がみられないと判断される濃度」を**許容濃度**として勧告している．しかし，これらには法的な拘束力はない．一方，厚生労働省では，職場環境管理の基準値として**管理濃度**を定めている．管理濃度は，作業環境測定法に基づく測定結果を評価するための行政上の管理基準であり，法的に守るべき環境中の濃度である．

B　作業管理

作業に伴う有害因子の曝露量や作業の負荷を減らすために，作業自体の形態や条件を指導，改善したりすることを目的に行われる．作業ごとに，集団と個人について作業内容と作業手順を検討し，作業疲労や職業性疾患などに関連する作業による負荷とその影響を評価して，作業制限，作業方法（作業態様，作業強度，作業姿勢など）の改善，適切な労働衛生保護具の使用などを実施する．なお，労働衛生保護具には表6.6のようなものがある．

表 6.5 有害因子に対する曝露限界値

単回の高濃度吸入曝露に対する曝露限界値	事故などによる有害物質の単回高濃度曝露で，死亡や不可逆影響という重篤な影響発生を想定した曝露限界値として，米国安全衛生研究所（NIOSH）の immediately dangerous to life or health（IDLH）などがある．
短時間の吸入曝露に対する曝露限界値	通常の労働環境で，一時的な比較的高い濃度曝露により発生する刺激などの可逆性で軽度の急性影響の発生に対する曝露限界値として，日本産業衛生学会の最大許容濃度，米国産業衛生専門官会議（ACGIH）の threshold limit value-ceiling（TLV-C）や short-term exposure limit（STEL）などがある．
長期間の低濃度吸入曝露に対する曝露限界値	有害物質の長期吸入による労働者の臨界影響発生を想定した曝露限界値には，日本産業衛生学会の許容濃度，ACGIH の TLV-time-weighted average（TLV-TWA）などがある．
発がん物質の吸入曝露に対する曝露限界値	発がん物質には閾値がないと考えられているが，日本産業衛生学会は定量的なリスクアセスメントが可能な物質について「過剰発がん生涯リスクレベルに対応する評価値」を提示している．
粒子状物質の吸入曝露に対する曝露限界値	労働環境では，肺胞への沈着が高い捕集効率が50%となる空気力学的直径 4 μm となる粒子を吸入性粉じんという．粉じんについては，日本産業衛生学会の許容濃度などがある．粒子状物質は，空気力学的直径により沈着部位と沈着率が異なり，呼吸器影響も異なるため，曝露限界値設定に利用した情報と粒径分布が大きく異なる労働環境では，曝露限界値が適用できないことがある．
物理的な有害要因の曝露限界値	騒音，高温，寒冷，全身振動，手腕振動などについては，日本産業衛生学会の許容基準がある．物理的な有害要因の曝露限界値は，有害要因を理想的に制御することが困難なため，騒音性難聴，白ろう病，熱中症のような強い影響の予防を目安として設定されている．
生物学的モニタリングによる曝露限界値	尿，血液などの生体試料中の有害物質やその代謝物濃度，または予防すべき影響の発生を予測できるような影響の大きさを測定することを生物学的モニタリングという．生物学的モニタリング値による曝露限界値は，その範囲内であれば，対象集団のほとんどすべての人に健康上の悪い影響がみられないと判断される濃度で，日本産業衛生学会で生物学的許容量，ACGIH は biological exposure index（BEI）を勧告している．
経口曝露に対する曝露限界値	有害物質の経口摂取に対する曝露限界値として，耐容 1 日摂取量（TDI）や 1 日許容摂取量（ADI）がある．

C 健康管理

健康管理は，健康診断を定期的に行い，健康を保持増進するための措置や有害因子の曝露リスクや健康への影響を早期発見して指導や障害防止の措置を行うことを目的に実施される．健康管理では，健康診断の実施に加え，健康診断実施後の事後措置や保健指導の実施が重要である．「健康診断結果に基づき事業者が講ずるべき措置に関する方針」では，事業者は健康診断の結果を労働者に通知するとともに，所見があると診断された労働者については医師の意見を聴き，必要に応じて，作業の転換，労働時間の短縮などの適切な措置を講じなければならない．また，健康の保持に努める必要があると認める労働者に対して，医師または保健師による保健指導を行うよう努めることとされている．

表 6.6　労働衛生保護具の種類

有害要因	部　式	保護具の種類・方式
ガス・蒸気・粉じん	呼吸器, 眼	呼吸用保護具： ろ過式（防じんマスク, 簡易防じんマスク, 防毒マスク） 供給式（ホースマスク, エアラインマスク, 酸素気中粉じん, 有毒ガス） 防じん眼鏡
輻射熱	顔面	防熱用保護具：防熱衣, 防熱面
酸・アルカリ, 鉱・植物油, 化学薬品の飛沫	皮膚	皮膚用保護具：労働衛生保護衣装（保護衣, 保護手袋, 保護長靴） 保護クリーム
紫外線, 赤外線	眼	眼および顔面保護具：遮光眼鏡, シールド型遮光面, ヘルメット型遮光面
騒音	耳	防音保護具：耳栓, 防音用の耳おおい（イヤーマフ）, 防音ヘルメット
局所振動		防振保護具：防振手袋
放射線	呼吸器, 手, 皮膚, 全身	放射線用保護具：防じんマスク, X 線保護手袋, X 線保護前掛, 全身保護服
その他		絶縁用保護具, 保護帽, 安全帯, 安全靴など

1）一般健康診断

一般健康診断は，労働者個人の労働環境要因による健康影響を早期に発見することともに，集団の健康状態を把握し，作業環境管理，作業管理あるいは保健指導に役立てることを目的に行われる．労働安全衛生規則では，①雇用時健康診断，②定期健康診断，③特定業務従事者の健康診断，④海外派遣労働者の健康診断（6 か月以上海外派遣される労働者），⑤結核健康診断，⑥給食従業員の検便が定められている．定期健康診断の項目は，①既往歴，②自覚症状，他覚症状（所見）の有無の検査，③身長，体重，視力，聴力の検査，④胸部 X 線検査，喀痰検査，⑤血圧の測定，⑥貧血検査（血色素量，赤血球数），⑦肝機能検査（血清中 AST，ALT，γ-GTP），⑧血中脂質検査（総コレステロール，HDL コレステロール，トリグリセリド），⑨血糖検査（血糖または HbA1c），⑩尿検査（尿中の糖，タンパクの有無），⑪心電図検査である．35 歳および 40 歳を除き，45 歳以下では一部の項目を省略できる．

2）特殊健康診断

特殊健康診断は，有害な業務に従事する労働者における業務上疾病を早期に発見し，その病勢増悪や再発を防止するために実施される．また，業務起因性を疫学的に追及し，業務上疾病の発生を未然に防ぐことを目的としている．法令で特殊健康診断の実施が義務づけられている業務は，① 粉じん作業（じん肺法），② 高圧室内業務と潜水業務（高気圧作業安全衛生規則），③ 放射線業務（電離放射線障害防止規則），④ 特定化学物質の製造・取扱業務（特定化学物質障害予防規則），⑤ 鉛業務（鉛中毒予防規則），⑥ 四アルキル鉛等業務（四アルキル鉛中毒予防規則），⑦ 有機溶剤業務（有機溶剤中毒予防規則），⑧ 石綿等業務（石綿障害予防規則）である．鉛健康診断や有機溶剤健康診断では，有害化学物質の曝露や早期発見の検出のために，血中や尿中の代謝物の検査（**生物学的モニタリング**）が実施されている（表6.7）．また，行政指導（通達）により，紫外線・赤外線，騒音，振動，重量物取扱作業，VDT作業などの業務について特殊健康診断の実施が推奨されている．

表6.7　生物学的モニタリングの対象物質と測定項目

対象物質	測定項目	法規
鉛	血中鉛	鉛中毒予防規則
	尿中 δ-アミノレブリン酸	
トルエン	尿中馬尿酸	有機溶剤中毒予防規則
キシレン	尿中メチル馬尿酸	
スチレン	尿中マンデル酸	
テトラクロロエチレン	尿中トリクロロ酢酸または尿中総三塩化物	
1,1,1-トリクロロエタン	尿中トリクロロ酢酸または尿中総三塩化物	
トリクロロエチレン	尿中トリクロロ酢酸または尿中総三塩化物	
N,N-ジメチルホルムアミド	尿中 *N*-メチルホルムアミド	
ノルマルヘキサン	尿中2,5-ヘキサンジオン	

3）女性労働者の母性健康管理

近年，妊娠中または出産後も働き続ける女性が増加するとともに，少子化が進行する中で，職場において女性が母性を尊重され，働きながら安心して子供を産むことができる条件を整備することは重要である．このようなことに対処するため，男女雇用機会均等法では母性健康管理措置が，労働基準法では母性保護規定について定めている．

4）離職者の健康管理

がんおよびじん肺のように発病までの潜伏期間が長く，また，重篤な結果を起こすおそれのある有害業務に一定期間以上従事した者等に対し，離職の際または離職の後，申請により健康管理手帳が交付され，定期的な健康診断の受診機会が提供されている．

5）過重労働による健康障害防止対策

長時間にわたる過重な労働は，疲労の蓄積だけでなく，脳・心臓疾患との関連性が強い．労働安全衛生法において，長時間労働者に対する医師による面接指導制度が定められている．また，事業者には，過重労働による健康障害を防止するため，時間外・休日労働時間の削減，労働時間等の設定の改善，労働者の健康管理に係る処置の徹底を図ることが求められている．

6）心身両面にわたる健康の保持増進対策

近年，労働者の高年齢化や産業構造の変化に伴い，生活習慣病，ストレスあるいはストレス関連疾患をもつ労働者が増加している．労働者本人の健全な生活習慣の維持と適切なストレスコントロールの取り組みに加えて，事業者の心身両面からの積極的な健康管理を推進するために策定された「事業場における労働者の健康保持増進のための指針」に沿って，すべての年齢の労働者を対象にトータル・ヘルスプロモーション・プラン（THP）が推進されている．THPでは，健康測定の結果に基づき，各担当スタッフにより運動指導，保健指導，メンタルヘルスケア，栄養指導などが行われる．

6.3.2　労働安全衛生管理体制

労働安全衛生法により，事業者は安全衛生管理体制を整備することが義務づけられている．事業者は，事業場の規模や業種に応じて，総括安全衛生管理者，産業医，安全管理者，**衛生管理者**，安全衛生推進者，衛生推進者などを選出し，労働安全衛生管理の業務を実施させることになっている．衛生管理者の資格および事業場の業種に従い選任できる衛生管理者の資格は表6.8のとおりである．衛生管理者および産業医の職務を表6.9に示す．

労働安全衛生法では，常時50人以上の労働者を使用する事業場において，安全および衛生面について協議する場として安全委員会や**衛生委員会**（または両者を統合した安全衛生委員会）を月1回以上開催することが義務付けられている（図6.6）．衛生委員会のメンバーは，① 統括安全衛生管理者またはそれ以外の者で，当該事業場においてその事業の実施を統括管理する者もしくはこれに準ずる者のうちから，事業者が指名した者，② 衛生管理者のうちから事業者が指名した者，③ 産業医のうちから事業者が指名した者，④ 当該事業場の労働者で，衛生に関し経験を有する者のうちから事業者が指名した者で構成される．衛生委員会では，① 労働者の健康障害を防止するための基本となるべき対策に関すること，② 労働者の健康の保持・増進を図るための基本となるべき対策に関すること，③ 労働災害の原因および再発防止対策で，衛生に係るものに関すること，④ その他労働者の健康障害の防止および健康の保持増進に関する重要事項などについて調査審議し，その結果を事業者に上申する．

表6.8　衛生管理者の資格要件

業　種	資格要件
農林畜水産業，鉱業，建設業，製造業（物の加工を含む），電気業，ガス業，水道業，熱供給業，運送業，自動車整備業，機械修理業，医療業および清掃業	第1種衛生管理者免許*もしくは衛生工学衛生管理者免許を有する者または医師，歯科医師，労働コンサルタントなど
その他の業種	上記のほか，第2種衛生管理者免許を有する者

* 薬剤師は，申請により第1種衛生管理者の免許を受けることができる．

表 6.9　衛生管理者と産業医の資格および職務

衛生管理者 （資格）①第1種衛生管理者，第2種衛生管理者，衛生工学衛生管理者 ②医師* ③歯科医師* ④労働衛生コンサルタント* ⑤厚生労働大臣が定める者* *衛生管理者の資格がなくても選任できる者	労働安全衛生法第10条のうち，衛生に係る技術的事項を主に行う． (1) 健康に異常のある者の発見および措置 (2) 作業環境の衛生上の措置 (3) 作業条件，施設などの衛生上の改善 (4) 労働衛生保護具，救急用具の点検および整備 (5) 労働衛生，健康相談その他労働者の健康保持に必要な事項 (6) 労働者の負傷および疾病，それによる死亡，欠勤および移動に関する統計の作成 (7) 衛生日誌の記載等職務上の記録の整備　など
産業医 （資格）医師で一定の資格を備えた者	(1) 健康診断および面接指導等の実施ならびにそれらの結果に基づく労働者の健康を保持するための措置に関すること (2) 作業環境の維持管理に関すること (3) 作業の管理に関すること (4) その他労働者の健康管理に関すること (5) 健康教育，健康相談その他労働者の健康の保持増進を図るための措置に関すること (6) 衛生教育に関すること (7) 労働者の健康障害の原因の調査および再発防止のための措置に関すること　など

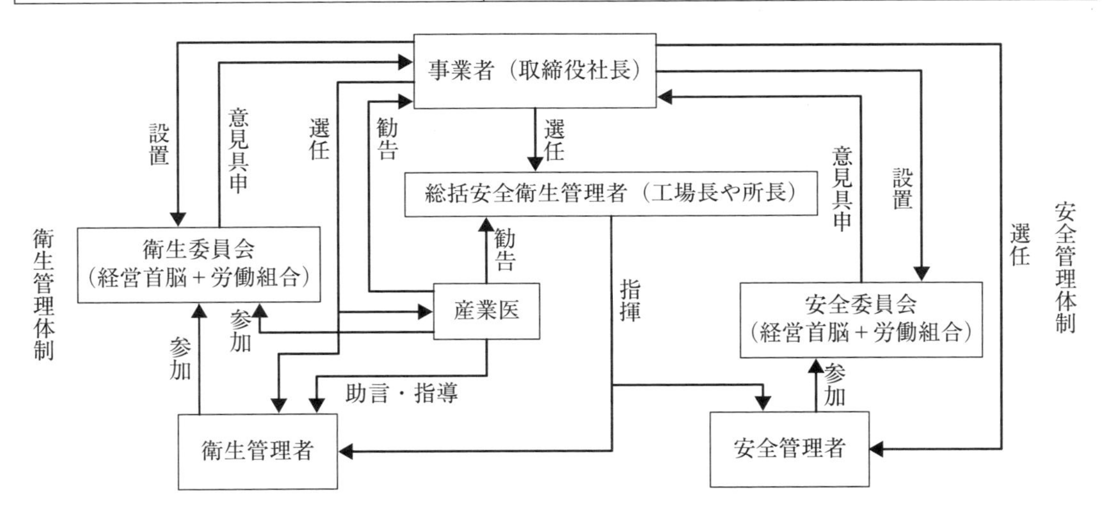

事業場の規模と管理者・産業医の選任表

	事業場の労働者数→	1〜9人	10〜49	50〜99	100〜299	300〜499	500〜999	1000人以上
総括安全衛生管理者	建設業，運送業，林業，鉱業，清掃業					総括安全衛生管理者		
	製造業，電気業，ガス業等							
	その他の業種							
衛生管理者／衛生推進者	坑内，有害業務に30人以上従事する事業場		衛生推進者（専属）	衛生管理者（専属）				衛生管理者（選任）
	その他の業種							
産業医等	有害業務に500人以上従事する事業場	医師等による健康管理		産業医				産業医（専属）
	その他の業種							

図 6.6　労働安全衛生管理体制

（図説　国民衛生の動向 2013/2014, p.113）

6.3.3　医療従事者の安全対策

医療機関においても労働安全衛生管理体制づくりは重要である．医療従事者は，X線や放射性医薬品からの被ばくの予防や，定期健康診断や安全衛生教育が不可欠である．また，病院内で病原体感染を防ぐために，感染性疾患の患者との接し方，病原体の取り扱い，患者血液の取り扱いなどに対する対策のほか，院内感染の予防対策としてのワクチンの接種などの実施が重要である．

6.3.4　労働安全衛生マネジメントシステム

労働災害の発生状況は長期的には減少しているが，潜在的な危険性を低減させるための継続的な努力が一層求められる．厚生労働省が1999(平成11）年に告示した「労働安全衛生マネジメントシステムに関する指針」では，主要な過程の手順を定め，文書化し継続的に管理を実施することとされている．つまり，事業場の安全衛生水準を向上させるために，計画 Plan －実施 Do －評価 Check －改善 Act という一連の過程（PDCA サイクル）を定めて継続的に実施する安全衛生管理の仕組みを確立し，自主的に安全衛生管理を進め，労働災害の防止と労働者の健康，快適な職場環境を形成することが重要である．

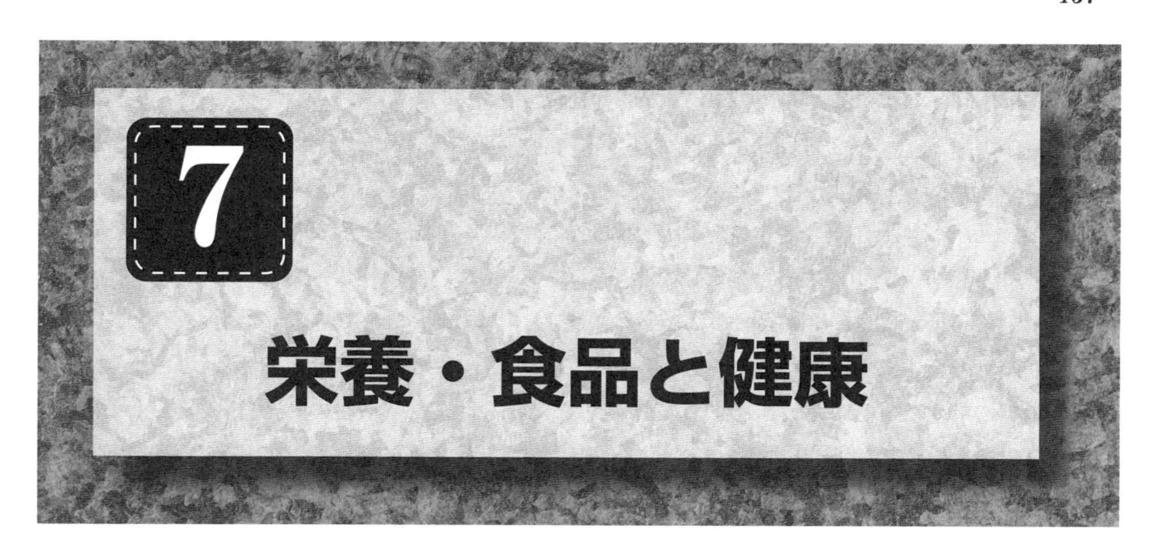

7.1 栄養素

7.1.1 栄養素

ヒトの健康を維持するためには，**栄養素**の摂取が不可欠である．体成分の合成，消化・吸収，転送，物質の透過，体温の維持などに必要なエネルギーを得るために，食物からヒトが摂取しなければならない栄養素は，糖質，脂質，タンパク質で，これを**三大栄養素**という．また，エネルギー源や生体の構成成分としての利用はないが，さまざまな生体反応や生理機能を調節するために，ビタミンと無機質（ミネラル）が必要であり，これらを加えて**五大栄養素**という．

A 糖　質

糖質は主に炭素，水素，酸素からなる有機化合物で炭水化物とも呼ばれ，その一般式は $C_m(H_2O)_n$ で表される．糖質は摂取する三大栄養素の中で，最も主要なエネルギー源として利用される．脂質，タンパク質もエネルギー源として利用されるが，十分な糖質との同時摂取では糖質が優先的に利用される．余剰な糖質は，脂質に変換されて体内に蓄えられる．

次に示すように，糖質はグルコース，フルクトース，ガラクトース，リボースなどの単糖類（糖質の基本単位となる糖），スクロース，トレハロース，ラクトース，マルトース，ラフィノースなどの少糖類（単糖が 2 ～ 10 個程度結合した糖）およびデンプン，グリコーゲンなどの多糖類（単糖が数百～数千結合した高分子の糖）に分類される．

1）単糖類 monosaccharide：単糖は糖質の基本単位であり，二糖類や多糖類を構成する．天然に多く存在し，栄養学的に重要な単糖は，五炭糖（ペントース）と六炭糖（ヘキソース）である．

2）二糖類 disaccharide：二糖類は2分子の単糖が脱水してグリコシド結合したものである．このグリコシド結合が，スクロースやトレハロースのように両単糖の還元基の間で形成された場合，還元性はなく，これらをトレハロース型二糖類と呼ぶ．また，ラクトースやマルトースのように1つの糖の還元基と，他の糖のアルコール基との間にグリコシド結合を形成している場合，還元性を有し，これらをゲンチオビオース型二糖類と呼ぶ．

3）多糖類 polysaccharide：多糖類は多数の単糖がグリコシド結合で重合したものをいう．単一の単糖が結合したものを単純多糖類，2種類以上の糖が結合したものを複合多糖類という．多糖類は構成単糖の有する甘味はなく，その性質は著しく異なる．また，植物のセルロース，ペクチン，アルギン酸や動物のヒアルロン酸，コンドロイチン硫酸などの生体成分として利用される構造多糖と植物体中のデンプン，イヌリン，マンナンや動物の肝臓中のグリコーゲンのようなエネルギーとして利用される貯蔵多糖とに分類される．

B　脂　質

脂質は水に溶けにくく，エーテル，クロロホルム，アルコールなどの有機溶媒に溶けやすい生体成分である．脂質は三大栄養素の中で最も高いエネルギーを発生するばかりではなく，生体膜の基本構造を担う重要な構成成分として利用される．また，生理機能の調節に関与する機能性脂質も存在する．脂質は大別すると次のように分類される．

1）単純脂質 simple lipid：脂肪酸とアルコールのエステル（油脂，ワックスなど）．

2）複合脂質 conjugated lipid：単純脂質のほかに，リン，糖などを含む（グリセロリン脂質，スフィンゴリン脂質，グリセロ糖脂質，スフィンゴ糖脂質）．

3）誘導脂質 derived lipid：単純脂質，複合脂質を加水分解して得られる脂溶性のもの（脂肪酸，高級アルコール，ステロイド，脂溶性ビタミンなど）．

C　タンパク質

タンパク質は骨や筋肉などを構成する成分であるとともに，遊離の分子として，体液浸透圧の維持や，酵素，ホルモン，抗体などによる生体内のさまざまな機能を維持している．これらのタンパク質は，20数種類のアミノ酸から構成され，分子量も一般的に数千から数百万と高分子であるが，数十個のアミノ酸からなるペプチドの中にもホルモン作用を示すものがある．タンパク質は大別すると次のように分類される．

1）単純タンパク質 simple protein：主にアミノ酸のみからなるもの（アルブミン，グロブリン，硬タンパク質であるコラーゲンやエラスチンなど）．

2）複合タンパク質 conjugated protein：タンパク質分子中に糖質，脂質，核酸，リン酸，金属イオンなどアミノ酸以外の特殊な補欠分子を結合しているもの（糖タンパク質，脂タンパク質，核タンパク質，リンタンパク質，金属タンパク質）．

3）誘導タンパク質 derived protein：タンパク質が変性ないし部分的な加水分解を受けて生じた

もの（凝固タンパク質，ゼラチン，ペプトンなど）．食品成分として生体維持に関与．

D ビタミン

ビタミン vitamin は動物が正常に発育し，健康な状態を保つために必要な，食品に含まれる一群の有機化合物である．この一群の有機化合物は，エネルギー源や生体構成成分としてではなく，微量ではあるが生体の代謝と生理機能の維持に対して必要不可欠なものである．ビタミンは**脂溶性ビタミン**と**水溶性ビタミン**に分類される．ビタミンA，D，EおよびKの脂溶性ビタミンに，ビタミンB_1，B_2，B_6，B_{12}，ニコチン酸，パントテン酸，ビオチン，葉酸およびビタミンCの水溶性ビタミンを加えた13種類が，ヒトにとって必要なビタミンとして知られている．これらのビタミンの摂取不足により，それぞれ特徴的な欠乏症が現れるが，腸内細菌が生合成してくれるビタミンK，B_2，B_6，B_{12}，パントテン酸，ビオチン，葉酸などは，比較的欠乏症を起こしにくい．また，脂溶性ビタミンは，小腸で胆汁酸の混合ミセルに溶け込んで吸収された後，脂肪組織に蓄積しやすいため過剰摂取により過剰症を起こすことがある．一方，水溶性ビタミンの多くは，腸管よりトランスポーターを介して能動的に吸収されるが，過剰に摂取しても直ちに尿中へ排泄されるために過剰症は起こりにくい．表7.1および表7.2にそれぞれ脂溶性ビタミンおよび水溶性ビタミンの生理作用，欠乏症・過剰症，供給源，食事摂取基準（18～29歳）を示す．

表7.1 脂溶性ビタミン一覧

名称	常用名	生理作用	欠乏症・過剰症	供給源	食事摂取基準（18～29歳）	
					男性	女性
A	レチノール レチナール レチノイン酸	視覚作用，上皮細胞の正常維持	夜盲症，角質乾燥症，成長停止，過剰で脳圧亢進，催奇形性	ウナギ，肝，牛乳，卵黄，緑黄色野菜*,1)	推定平均必要量600 μg RE 3)/day	推定平均必要量450 μg RE 3)/day
D D_2 D_3	エルゴカルシフェロール コレカルシフェロール	カルシウム，リンの腸管吸収，血中カルシウム調節	くる病（小児），骨軟化症（成人），骨歯の発育不全，過剰で高カルシウム血症，石灰化	魚類，肝，卵黄，しいたけ*，酵母*	目安量 5.5 μg/day	目安量 5.5 μg/day
E	α-トコフェロール	生体内抗酸化作用	不妊症（動物），筋萎縮症（動物）	植物油脂，穀類，魚介類	目安量 6.5 mg/day	目安量 6.0 mg/day
K K_1 K_2	フィロキノン メナキノン	γ-カルボキシカルボン酸の生成，血液凝固作用	血液凝固障害，出血性貧血，過剰で血圧低下，呼吸困難	納豆，緑葉野菜2)，海藻類，（腸内細菌）	目安量 150 μg/day	目安量 150 μg/day

*はプロビタミンとして存在する．
1) 緑黄色野菜としては，ニンジン，ピーマン，トマトなど．
2) 緑葉野菜としては，キャベツ，ホウレンソウ，ケールなど．
3) RE：retinol equivalents，レチノール当量，レチノール(μg)＋β-カロテン(μg)×1/12＋その他プロビタミンA(μg)×1/24

表 7.2　水溶性ビタミン一覧

名　称	常用名	生理作用	欠乏症・過剰症	供給源	食事摂取基準（18〜29歳）	
					男　性	女　性
B_1 (TPP)	チアミン	2-オキソ酸の酸化的脱炭酸反応	脚気，ウェルニッケ・コルサコフ症候群	豚肉，肝，玄米，豆類	推定平均必要量 1.2 mg/day	推定平均必要量 0.9 mg/day
B_2 (FMN) (FAD)	リボフラビン	酸化還元反応	皮膚炎，眼疾患，舌炎，口角炎	肝，卵黄，肉類，穀類，（腸内細菌）	推定平均必要量 1.3 mg/day	推定平均必要量 1.0 mg/day
B_6 (PAL-P) (PAM-P)	ピリドキシン ピリドキサール ピリドキサミン	アミノ基転移反応	皮膚炎，貧血	肉類，バナナ，野菜，（腸内細菌）	推定平均必要量 1.2 mg/day	推定平均必要量 1.0 mg/day
ナイアシン (NAD^+) ($NADP^+$)	ニコチン酸 ニコチン酸アミド	脱水素反応	ペラグラ，黒舌炎（動物）	魚肉，肉類，豆類，緑黄色野菜	推定平均必要量 13 mg NE/day	推定平均必要量 9 mg NE/day
パントテン酸 (CoA)	パントテン酸	アシル基転移反応	皮膚炎（動物）	豆類，玄米，肉類，野菜，（腸内細菌）	目安量 5 mg/day	目安量 4 mg/day
ビオチン	ビオチン	炭酸固定・脱炭酸反応	皮膚炎（動物）	豆類，肝，卵黄，（腸内細菌）	目安量 50 μg/day	目安量 50 μg/day
葉酸 (THF)	葉酸	C_1 単位転移反応	巨赤芽球性貧血	緑葉野菜，肝，卵黄，（腸内細菌）	推定平均必要量 200 μg/day	推定平均必要量 200 μg/day
B_{12} (CH_3-B_{12}) (Ado-B_{12})	シアノコバラミン	異性化・メチル基転移反応	巨赤芽球性貧血	肝，肉類，卵黄，海苔，（腸内細菌）	推定平均必要量 2.0 μg/day	推定平均必要量 2.0 μg/day
C	L-アスコルビン酸	ヒドロキシル化・酸化還元反応	壊血病	果実，野菜，芋類	推定平均必要量 85 mg/day	推定平均必要量 85 mg/day

TPP：thiamin pyrophosphate, FMN：flavin mononucleotide, FAD：flavin adenine dinucleotide, PAL-P：pyridoxal 5′-phosphate, PAM-P：pyridoxamine 5′-phosphate, NAD^+：nicotinamide adenine dinucleotide, $NADP^+$：nicotinamide adenine dinucleotide phosphate, CoA：coenzyme A, THF：L(−)-5,6,7,8-tetrahydrofolic acid, CH_3-B_{12}：methylcobalamin, Ado-B_{12}：adenosylcobalamin, NE：niacin equivalents, ナイアシン当量，ナイアシン＋1/60トリプトファン

E　ミネラル

人体を構成している元素は多量元素と微量元素に分けられ，多量元素はさらに主要元素と準主要元素に分けられる．主要元素は炭素（C），水素（H），酸素（O），窒素（N）で，糖質，脂質，タンパク質などの有機化合物を構成している．これら4つの主要元素を除いた元素をミネラル（無機質）という．準主要構成元素は，含有率の多い順にカルシウム（Ca），リン（P），カリウム（K），硫黄（S），ナトリウム（Na），塩素（Cl），マグネシウム（Mg）で，骨組織や電解質の成分として

重要である．ヒトの場合，微量元素としては，鉄（Fe），亜鉛（Zn），銅（Cu），ヨウ素（I），セレン（Se），マンガン（Mn），モリブデン（Mo），クロム（Cr），コバルト（Co）の9種類が，動物種によっては，さらにフッ素（F），バナジウム（V），ヒ素（As），ニッケル（Ni），スズ（Sn），ケイ素（Si），リチウム（Li），カドミウム（Cd），ルビジウム（Rb），ホウ素（B），臭素（Br）がその成育に必要な場合がある．また**微量元素**（**必須微量元素**）とは，含有率が1% 以下で1日必要摂取量が100 mg 未満の必須元素をいう．

7.1.2 栄養素の消化・吸収・代謝

A 糖質の消化・吸収

食物として摂取された糖質（主にデンプン）の消化は，唾液中のα-アミラーゼによっても進行するが，主には，膵臓から分泌されるα-アミラーゼにより行われる．α-アミラーゼによる消化は，小腸管腔内消化と微絨毛吸着型の酵素により進行するが，グルコースまでの完全消化は，膜消化で行われる．二糖類のマルトース（イソマルトース），スクロース，ガラクトースはそれぞれ小腸上皮細胞微絨毛膜に存在するマルターゼ（イソマルターゼ），スクラーゼ，ラクターゼによって最終的にグルコース，フルクトース，ガラクトースの単糖にまで分解され，ただちに吸収される（図7.1）．

グルコースやガラクトースは能動輸送と促進拡散の両方の働きにより，フルクトースは促進拡散により，小腸細胞内へ取り込まれ，血管内へと輸送される．

B 脂質の消化・吸収

食物中の油脂（脂肪）の99% は中性脂肪（トリグリセリド）であり，これは胆嚢から十二指腸に分泌された胆汁中の胆汁酸塩によりミセルを形成（乳化）することで，膵臓から分泌されるリパーゼによる消化が受けやすくなる．リパーゼはトリグリセリドの1位あるいは3位に特異性をもっており，トリグリセリドは加水分解されて大部分が2-モノアシルグリセロールと脂肪酸を生成する（図7.1）．このほか，コレステロールエステラーゼやホスホリパーゼによりコレステロールエステルやリン脂質が加水分解される．小腸管腔内で消化を受けたこれらの脂質は，小腸の粘膜上皮細胞で吸収され再びトリグリセリド，コレステロールエステルおよびリン脂質に再合成される．

C 脂質の体内運搬における血漿リポタンパク質の栄養学的意義

消化・吸収されたトリグリセリド，コレステロール，リン脂質などの脂質成分は，血漿**リポタンパク質**として血液循環系を通じて全身に運搬される．リポタンパク質は球状のミセル粒子であり，中心部がトリグリセリドやコレステロールエステルなどの非極性成分とそれを被覆するタンパク質（アポリポタンパク質），コレステロール，リン脂質などの成分からなる．ヒトの主なリポタンパク質を表7.3に示す．また，それらによる脂質の運搬の概要を図7.2に示す．

消化液分泌部位	消化液	糖質（デンプン）	脂質（トリグリセリド）	タンパク質
口腔	唾液	α-アミラーゼ マルトース，グルコース(少量) デキストリン		
胃	胃液			胃酸(HCl) ペプシン ポリペプチド
十二指腸	胆汁 膵液	α-アミラーゼ マルトース， デキストリン	胆汁酸塩により乳化 リパーゼ 2-モノアシルグリセロール 脂肪酸 グリセリン	トリプシン キモトリプシン ポリペプチド カルボキシペプチダーゼ アミノ酸，ジペプチド
小腸	腸液	マルターゼ イソマルターゼ スクラーゼ ラクターゼ グルコース(能動輸送) フルクトース(促進拡散) ガラクトース(能動輸送)	トリグリセリド	アミノペプチダーゼ アミノ酸
		門脈 肝臓	リンパ管を経て血中へ (キロミクロンとして) 肝臓	門脈 肝臓

図 7.1　三大栄養素の消化・吸収

食事由来の消化・吸収されたトリグリセリドやコレステロールエステルなどの脂質成分に，アポリポタンパク質，B-48，C-Ⅱ，E（アポB-48，アポC-Ⅱ，アポE）などが結合してキロミクロンとなる．キロミクロンはリンパ管を経て血液中に分泌されると，骨格筋や脂肪組織の毛細血管の内皮細胞に結合する．次いで，キロミクロン中のアポB-48やアポC-Ⅱによって内皮細胞に存在する**リポタンパク質リパーゼ**が活性化され，この酵素の働きによりキロミクロンの中のトリグリセリドが加水分解される．キロミクロンは，これにより脂肪酸を遊離して組織細胞に供給することで小さくなり，**キロミクロンレムナント**となって，肝臓に発現しているアポEの受容体を介して肝細胞に取り込まれる．肝細胞に取り込まれたキロミクロンレムナントは，リン脂質などともに超低密度リポタンパク質 very low density lipoprotein（VLDL）に再編されて，再び血液中に分泌される．VLDLは血液中でリポタンパク質リパーゼなどの作用を受け，中間密度リポタンパク質

表 7.3 ヒトの主なリポタンパク質の種類

	密 度 (g/mL)	直 径 (nm)	起 源	アポリポタンパク質	組成（%）				
					タンパク質	トリグリセリド	リン脂質	遊離コレステロール	コレステロールエステル
キロミクロン	＜0.96	75～1,200	小腸	A-Ⅰ, A-Ⅱ, B-48, C-Ⅰ, C-Ⅱ, C-Ⅲ, E	1.5～2.5	84～89	7～9	1～3	3～5
VLDL	0.96～1.006	30～80	肝臓，小腸	A-Ⅰ, A-Ⅱ, B-100, C-Ⅰ, C-Ⅱ, C-Ⅲ, E	5～10	50～65	15～20	5～10	10～15
IDL	1.006～1.019	25～35	VLDL	B-100, C-Ⅲ, E	15～20	22	19	8	30
LDL	1.019～1.063	18～25	VLDL	B-100, E	20～25	7～10	15～20	7～10	35～40
HDL	1.063～1.21	5～12	肝臓，小腸，キロミクロン	A-Ⅰ, A-Ⅱ, C-Ⅰ, C-Ⅱ, C-Ⅲ, D, E	40～55	3～5	20～35	3～4	12

VLDL：very low density lipoprotein，IDL：intermediate density lipoprotein，LDL：low density lipoprotein，HDL：high density lipoprotein

intermediate density lipoprotein（**IDL**）を経て低密度リポタンパク質 low density lipoprotein（**LDL**）に変化し，末梢組織に脂肪酸とコレステロールを供給する（図 7.2）.

一方，高密度リポタンパク質 **high density lipoprotein**（**HDL**）は主に肝臓と小腸で合成され，LDL とは逆に末梢組織からコレステロールを引き抜き，肝臓に輸送する．細胞表面の膜にある過剰なコレステロールは，HDL のアポリポタンパク質 A-Ⅰ（アポ A-Ⅰ）によって活性化されたレシチン-コレステロールアシルトランスフェラーゼ（**LCAT**）によりエステル化されて HDL に取り込まれる．HDL 中の増加したコレステロールは，コレステロールエステル輸送タンパク質（**CETP**）により，VLDL に移行する．この VLDL は IDL，LDL に分解された後，肝臓に輸送される．こうして肝臓に取り込まれたコレステロールは，胆汁酸に変換され胆汁成分として排泄される（図 7.2）．この HDL によるコレステロールの逆輸送系は，末梢組織より肝臓へ運搬する機能を果たし，動脈硬化を防いでいるものと考えられている.

D タンパク質の消化・吸収

タンパク質は，胃において胃酸による変性とペプシンによる部分的な加水分解を受けてポリペプチドとなる．次いで十二指腸で，膵液中の加水分解酵素であるトリプシン，キモトリプシン，カルボキシペプチダーゼなどの作用を受けてさらに消化される．また小腸では，アミノペプチダーゼによりアミノ酸まで分解される（図 7.1）.

こうして生成されたアミノ酸や一部のペプチドは，小腸粘膜に存在する特定のトランスポーターにより吸収されて門脈を経て肝臓に運ばれる.

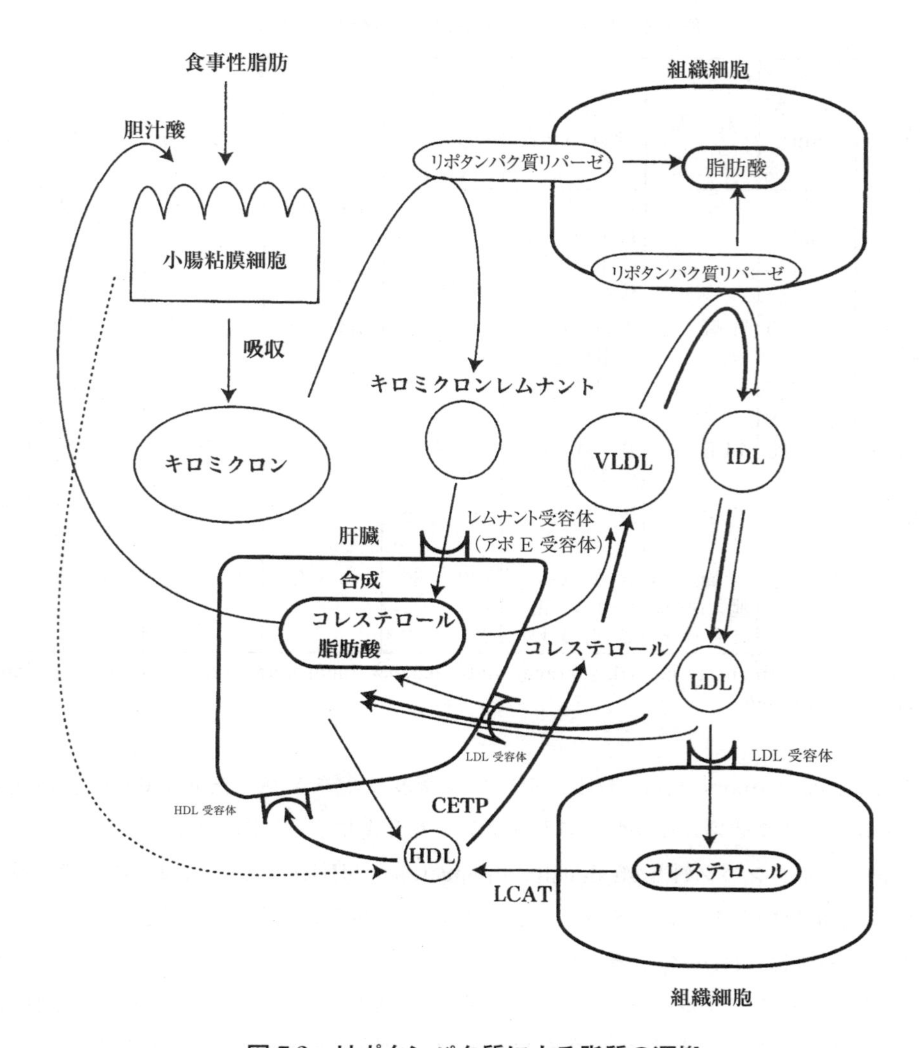

図7.2　リポタンパク質による脂質の運搬

───▶ 種々の血漿リポタンパク質の生成とLDLによるコレステロール供給系
━━━▶ コレステロールを取り込んだ後のHDLのコレステロール逆輸送系
┈┈┈▶ 小腸で合成されたHDL
HDL　：high density lipoprotein
VLDL ：very low density lipoprotein
IDL　：intermediate density lipoprotein
LDL　：low density lipoprotein
CETP ：cholesteryl ester transfer protein
LCAT ：lecitin-cholesterol acyltransferase

E　三大栄養素の代謝

消化され体内に吸収された三大栄養素は，それぞれの独立した代謝経路により分解（異化）あるいは生合成（同化）反応を受けるが，互いに共通の代謝中間産物を介した関連性をもっている（図7.3）.

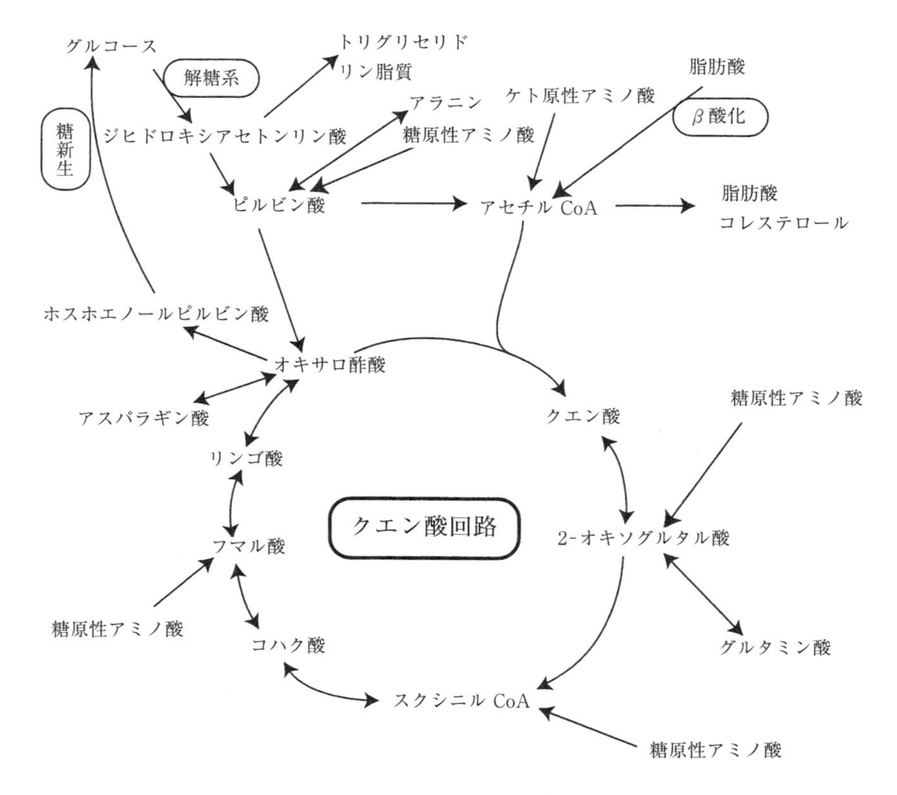

図 7.3 糖質，脂質，タンパク質の共通の代謝経路

例えば，TCA サイクルの構成成分であるオキサロ酢酸は，ホスホエノールピルビン酸から糖新生に利用されグルコースとなる．また，2-オキソグルタル酸，オキサロ酢酸，ピルビン酸などの 2-オキソ酸は，アミノ基転移反応によりアミノ酸に変換される．さらに，ジヒドロキシアセトンリン酸はリン脂質やトリグリセリドの生合成に利用される．

7.1.3 栄養価

ヒトが生命を維持するために生合成が不可能か不十分という理由で外部から摂取しなければならない栄養素を必要栄養素と呼び，ビタミン，ミネラルなどの微量栄養素のほか，三大栄養素成分でもある必須アミノ酸，必須脂肪酸などがある．

A 必須アミノ酸

ヒトは，摂取したタンパク質から得たアミノ酸をパーツとして自らのタンパク質を合成・機能させながら，再びこれを代謝分解し，またタンパク質を合成するという，この不断のサイクルの中で生命の維持を実現している．そのプロセスで約 20% のアミノ酸を不可避的に代謝・排泄しながら

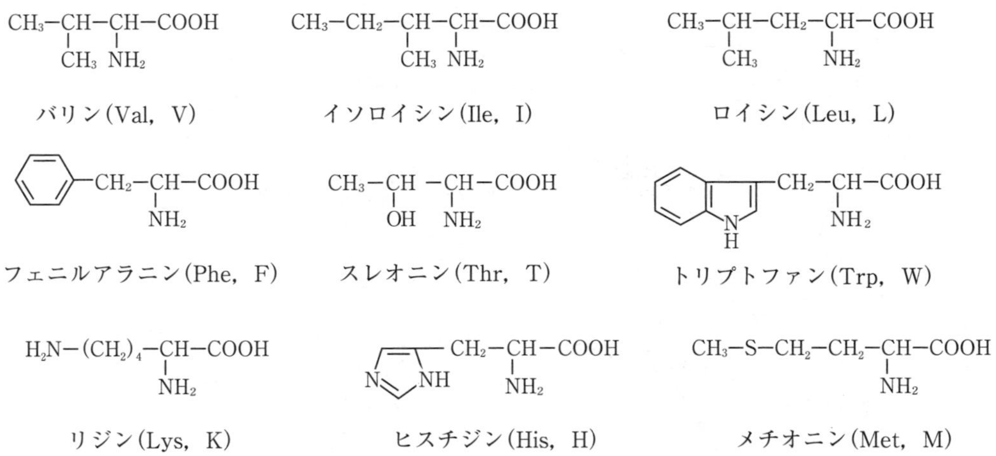

$CH_3-CH(CH_3)-CH(NH_2)-COOH$
バリン(Val，V)

$CH_3-CH_2-CH(CH_3)-CH(NH_2)-COOH$
イソロイシン(Ile，I)

$CH_3-CH(CH_3)-CH_2-CH(NH_2)-COOH$
ロイシン(Leu，L)

$C_6H_5-CH_2-CH(NH_2)-COOH$
フェニルアラニン(Phe，F)

$CH_3-CH(OH)-CH(NH_2)-COOH$
スレオニン(Thr，T)

（インドール環）$-CH_2-CH(NH_2)-COOH$
トリプトファン(Trp，W)

$H_2N-(CH_2)_4-CH(NH_2)-COOH$
リジン(Lys，K)

（イミダゾール環）$-CH_2-CH(NH_2)-COOH$
ヒスチジン(His，H)

$CH_3-S-CH_2-CH_2-CH(NH_2)-COOH$
メチオニン(Met，M)

図7.4　必須アミノ酸

も，それを外部から補充しつつ成長から死へのプログラムを生きる．タンパク質合成に利用される主要なアミノ酸は約20種であるが，ヒトでは，このうち9種のアミノ酸が**必須アミノ酸**である(図7.4)．この他のアミノ酸は必須アミノから生合成される．

B　タンパク質の栄養価

タンパク質の栄養価を評価する場合，その消化性とアミノ酸組成が重要であり，生物学的な方法（生物価）と化学的な方法（アミノ酸スコア）がある．

生物価：タンパク質栄養価は生物学的な評価法の1つで，無タンパク質飼料により一定期間飼育した動物にタンパク質を与えたとき，吸収された窒素量のうち保留された窒素量の割合を表し，以下の式を用いて算出する．吸収量と保留量の差を**窒素出納**といい，両者が等しい状態を**窒素平衡**という．

$$\text{生物価} = \frac{\text{保留窒素量(吸収窒素量} - \text{尿中窒素量)}}{\text{吸収窒素量(摂取窒素量} - \text{糞中窒素量)}} \times 100$$

よく消化・吸収され体構成タンパク質に生合成・保留されるものほど，生物価，すなわち栄養価は高い．なお，生物価は牛肉で97，牛乳で90，タマゴで80，コメで67，コムギで52，ホウレンソウで64であり，生物価は一般に動物性タンパク質のほうが高い．

実際の栄養価をみるには，消化吸収率も考慮しなければならない．それを**正味タンパク質利用効率**と呼び，次の式で求められる．

$$\text{正味タンパク質利用効率} = \text{生物価} \times \text{消化吸収率}$$

アミノ酸スコア：生物価を実際に求めるのは容易でないことから，タンパク質の栄養価を評価するために化学的な方法が提唱された．WHO/FAOで決められた**アミノ酸評点パターン**［理想的なタンパク質の必須アミノ酸（窒素1 g中のmg数)］に対して，食品中タンパク質の必須アミノ酸のうち不足しているアミノ酸を**制限アミノ酸**（そのうち最も不足しているアミノ酸を**第一制限アミノ酸**）といい，食品中のタンパク質の利用率はこの制限アミノ酸によって決定される．アミノ酸スコアとは，食品に含まれる第一制限アミノ酸の割合を％表示したものである．

$$\text{アミノ酸スコア} = \frac{a}{b} \times 100$$

a：試験食品中の第一制限アミノ酸量（mg/N g）

b：アミノ酸評点パターン中の上記第一制限アミノ酸に相当するアミノ酸量（mg/N g）

表7.4に主要食品のアミノ酸スコアーの例を示す．一般に動物性タンパク質のアミノ酸スコアは100に近く良質であり，植物性タンパク質はリシンなどの不足のため低い．しかし，動物性脂肪をとり過ぎないようにするため，両タンパク質をバランスよく摂取することが大切である．

表7.4 主要食品のアミノ酸スコア

食 品	アミノ酸スコア
牛乳	100
タマゴ	100
牛肉	100
コメ	61（リシン）
コムギ	42（リシン）
ホウレンソウ	74（含硫アミノ酸）
サツマイモ	80（リシン）
ジャガイモ	73（ロイシン）

（ ）内は制限アミノ酸

C 必須脂肪酸

飽和脂肪酸と不飽和脂肪酸のうち，オレイン酸はヒトで生合成可能であるが，**リノール酸**，**α-リノレン酸**，**アラキドン酸**などは合成できないか不十分であるため食品から摂取しなければならず，**必須脂肪酸**とよばれている．このうちアラキドン酸は，図7.5に示すように，リノール酸のカルボン酸側に炭素と二重結合が導入されるので，ある程度の生合成は可能である．

リノール酸やアラキドン酸は**n-6系不飽和脂肪酸**（メチル基末端から6個目の炭素に二重結合があるもの）に分類され，これらn-6系から生合成されるプロスタグランジン（PG，例えばPGE_2）やトロンボキサン（TX，例えばTXA_2）には血液凝固作用とともに，血栓をつくる作用がある．したがって，リノール酸のみを多量摂取すると高血圧や血栓性疾患を増加させることになる．それに対して，**n-3系不飽和脂肪酸**であるα-リノレン酸から必要量の一部がつくられる（エ）イコサペンタエン酸（**IPA/EPA**）やドコサヘキサエン酸（**DHA**）から生合成されるPG（例えばPGE_3）やTX（例えばTXA_3）には溶血性や血栓溶解作用がある．n-6，n-3両系の不飽和脂肪酸は体内で互いに変換されないため，これらをバランスよく摂取することが健康維持には重要である．

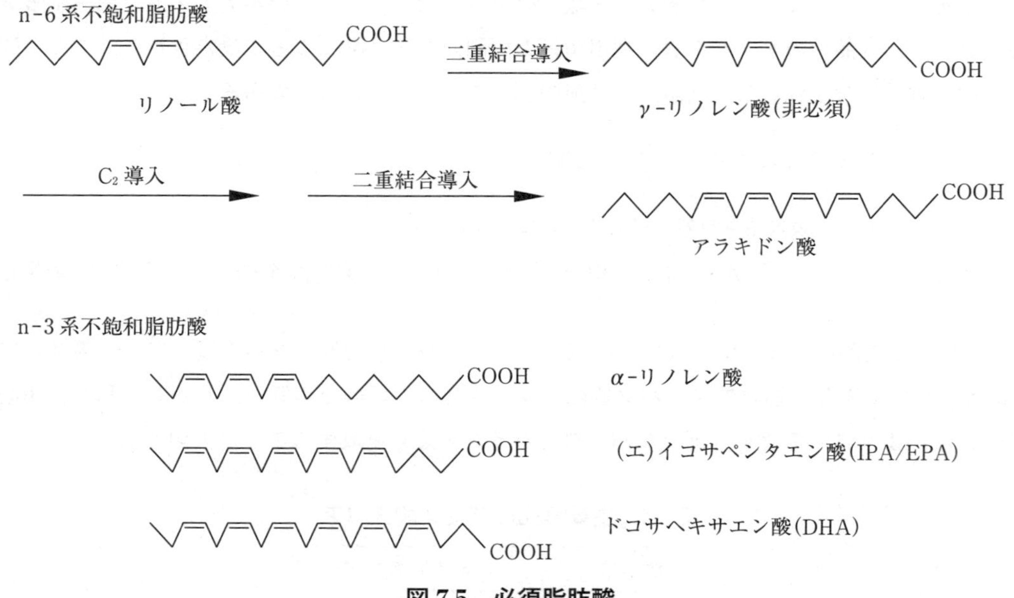

図 7.5　必須脂肪酸

7.1.4　エネルギー代謝

A　栄養素のエネルギー

糖質，脂質およびタンパク質を物理的に燃焼して生成する熱量を測定すると，それぞれ1 g当たり糖質は4.1 kcal，脂質は9.45 kcal，タンパク質は5.65 kcalである．しかし，生体内では三大栄養素の消化吸収が完全ではなく，また未利用エネルギーをもつ尿素を排泄するため，実際に生体内で利用されるエネルギーは，糖質4 kcal/g，脂質9 kcal/gおよびタンパク質4 kcal/gとなる（**アトウォーター係数**）．実際の食品についてエネルギー値を求めるには，食品の形態や消化率が互いに異なるため，比較的重要な食品については消化吸収率を考慮したカロリー換算係数が設定されている．

B　呼吸商

摂取された食物によって生体内で発生したエネルギーを測定するには，一定時間の呼吸によるO_2とCO_2の排出量および尿中窒素量を測定し，体内で分解された三大栄養素の量を算出する．このCO_2とO_2との比率を**呼吸商** respiratory quotient（**RQ**）という．

$$RQ = CO_2/O_2$$

糖質と脂質が完全酸化されると，化学反応式から呼吸商はそれぞれ1.0と約0.7となるので，その値から，エネルギーとして利用されているのはどちらであるかを判断できる．タンパク質の場合は，二酸化炭素と水以外に尿素なども生成し，呼吸商は0.8となる．

タンパク質の体内消費量（g）は，測定した尿中窒素量に窒素係数6.25（窒素-タンパク質換算係数，タンパク質の平均的窒素含量16%の逆数）を乗じると求まるので，消費タンパク質からのCO_2とO_2も計算できる．これを呼吸による全CO_2およびO_2から差し引いて得た非タンパク質呼吸商（「糖質＋脂質」の呼吸商）の値から糖質と脂質の各消費量がわかる．これらの消費量にアトウォーター係数を乗じれば総エネルギー発生量を算出できる．

C　基礎代謝量

食物を通じて摂取されたエネルギーはATPなどに蓄えられ，生命の維持や身体的活動などに変換される．これらの反応を**エネルギー代謝**という．**基礎代謝量**は，早朝空腹時に快適な室内（室温など）において安静仰臥位・覚醒状態で測定される．基礎代謝量と**参照体重**（表7.5）から，体重1 kg当たりの基礎代謝量の代表値が求められ，これを**基礎代謝基準値**（表7.5）という．基礎代謝量は，気温や甲状腺ホルモン，栄養状態などによっても左右される．ヒトは単に生存しているだけではなく，それぞれ個人ごとの**身体活動レベル**によって1日に必要なエネルギー量が異なってくる．身体活動レベルを推定するために必要な各身体活動の強度を示す指標としては，従来Af（activity factor：基礎代謝量の倍数として表した各身体活動における単位時間当たりの強度を示す値）を用いていたが，「日本人の食事摂取基準2010年版」からは**メッツ値**（metabolic equivalents, METs：座位安静時代謝量の倍数として表した各身体活動における単位時間当たりの強度を示す値）が用いられている．また，絶食時の座位安静時代謝量は仰臥位で測定する基礎代謝量よりおよそ10% 大きいため，メッツ値× 1.1 ≒ Afという関係式が成り立つ．表7.6に身体活動レベルの活動内容を示す．

表7.5　基礎代謝量，基礎代謝基準値および参照体重

性　別	男　性			女　性		
年　齢	基礎代謝基準値（kcal/kg 体重/日）	参照体重（kg）	基礎代謝量（kcal/日）	基礎代謝基準値（kcal/kg 体重/日）	参照体重（kg）	基礎代謝量（kcal/日）
1～2（歳）	61.0	11.5	700	59.7	11.0	660
3～5（歳）	54.8	16.5	900	52.2	16.1	840
6～7（歳）	44.3	22.2	980	41.9	21.9	920
8～9（歳）	40.8	28.0	1,140	38.3	27.4	1,050
10～11（歳）	37.4	35.6	1,330	34.8	36.3	1,260
12～14（歳）	31.0	49.0	1,520	29.6	47.5	1,410
15～17（歳）	27.0	59.7	1,610	25.3	51.9	1,310
18～29（歳）	24.0	63.2	1,520	22.1	50.0	1,110
30～49（歳）	22.3	68.5	1,530	21.7	53.1	1,150
50～69（歳）	21.5	65.3	1,400	20.7	53.0	1,100
70以上（歳）	21.5	60.0	1,290	20.7	49.5	1,020

（日本人の食事摂取基準2015年版）

表 7.6　身体活動レベル別にみた活動内容と活動時間の代表例

身体活動レベル[1]	低い（Ⅰ）	ふつう（Ⅱ）	高い（Ⅲ）
	1.50 (1.40 ～ 1.60)	1.75 (1.60 ～ 1.90)	2.00 (1.90 ～ 2.20)
日常生活の内容[2]	生活の大部分が座位で，静的な活動が中心の場合	座位中心の仕事だが，職場内での移動や立位での作業・接客等，あるいは通勤・買い物・家事，軽いスポーツ等のいずれかを含む場合	移動や立位の多い仕事への従事者，あるいは，スポーツ等余暇における活発な運動習慣を持っている場合
中程度の強度（3.0～5.9メッツ）の身体活動の1日当たりの合計時間（時間/日）[3]	1.65	2.06	2.53
仕事での1日当たりの合計歩行時間（時間/日）[3]	0.25	0.54	1.00

[1] 代表値.（　）内はおよその範囲.
[2] Black, *et al.*, Ishikawa-Takata, *et al.* を参考に，身体活動レベル（PAL）に及ぼす職業の影響が大きいことを考慮して作成.
[2] Ishikawa-Takata, *et al.* による.
（日本人の食事摂取基準 2015 年版）

「日本人の食事摂取基準（2015 年版）」によれば，**推定エネルギー必要量**（表 7.7）は「当該年齢，性別，身長，体重，および健康な状態を損なわない身体活動量を有する人において，エネルギー出納（成人の場合，エネルギー摂取量－エネルギー消費量）が 0（ゼロ）となる確率が最も高くなると推定される，習慣的なエネルギー摂取量の 1 日当たりの平均値」と定義される（図 7.6）．推定エネルギー必要量は，高齢者を含む成人の場合，基礎代謝と身体活動レベルの積として示されるが，乳児・小児の場合は，成長に伴う組織の増加を考慮する必要があるため，エネルギー蓄積量を追加する．また，妊婦では胎児と母体の組織の増加に相当するエネルギーを，授乳婦では泌乳に必要なエネルギーおよび産後の体重変化に相当するエネルギーを考慮する必要がある．

表 7.7 推定エネルギー必要量（kcal/日）

性 別	男 性			女 性		
身体活動レベル[1]	Ⅰ	Ⅱ	Ⅲ	Ⅰ	Ⅱ	Ⅲ
0～ 5（月）	—	550	—	—	500	—
6～ 8（月）	—	650	—	—	600	—
9～11（月）	—	700	—	—	650	—
1～ 2（歳）	—	1,000	—	—	900	—
3～ 5（歳）	—	1,300	—	—	1,250	—
6～ 7（歳）	1,350	1,550	1,700	1,250	1,450	1,650
8～ 9（歳）	1,600	1,800	2,050	1,500	1,700	1,900
10～11（歳）	1,950	2,250	2,500	1,750	2,000	2,250
12～14（歳）	2,300	2,600	2,900	2,150	2,400	2,700
15～17（歳）	2,500	2,850	3,150	2,050	2,300	2,550
18～29（歳）	2,300	2,650	3,050	1,650	1,950	2,200
30～49（歳）	2,300	2,650	3,050	1,750	2,000	2,300
50～69（歳）	2,100	2,450	2,800	1,650	1,950	2,200
70以上（歳）[2]	1,850	2,200	2,500	1,450	1,700	2,000
妊婦（付加量）[3] 初期				＋50	＋50	＋50
中期				＋250	＋250	＋250
末期				＋450	＋450	＋450
授乳婦（付加量）				＋350	＋350	＋350

[1] 身体活動レベルは，低い，ふつう，高いの三つのレベルとして，それぞれⅠ，Ⅱ，Ⅲとした．
[2] 主として，70～75歳ならびに自由な生活を営んでいる対象者に基づく報告から算定した．
[3] 妊婦個々の体格や妊娠中の体重増加量，胎児の発育状況の評価を行うことが必要である．
注1：活用に当たっては，食事摂取状況のアセスメント，体重及びBMIの把握を行い，エネルギーの過不足は，体重の変化又はBMIを用いて評価すること．
注2：身体活動レベル1の場合，少ないエネルギー消費量に見合った少ないエネルギー接種量を維持することになるため，健康の保持・増進の観点からは，身体活動量を増加させる必要があること．
（日本人の食事摂取基準2015年版）

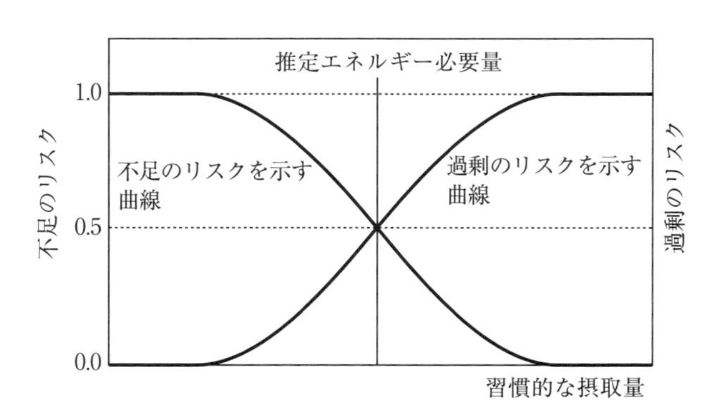

図 7.6 推定エネルギー必要量を理解するための概念図
縦軸は個人の場合は不足または過剰が生じるリスクを，集団の場合は不足または過剰の者の割合を示す．
（日本人の食事摂取基準2015年版）

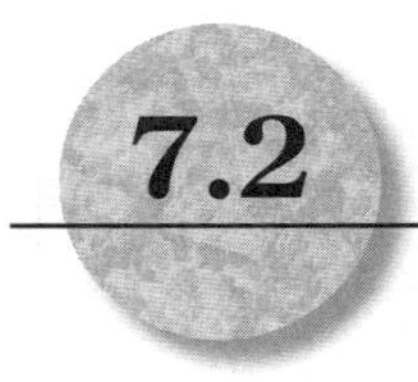

国民栄養の現状と改善

7.2.1　食事摂取基準

A　食事摂取基準策定の基本的な考え方

1945年に始められた国民栄養調査によれば，今日，さまざまな食品が豊富に出回り，国民は多種多様な食の恩恵を受け，食生活は大きく向上していることがうかがわれる．一方，少子高齢化が進むなかで，食生活習慣が関わる各種生活習慣病は一層広がりをみせ，国民医療制度は逼迫（ひっぱく）してきている．そこで健康維持・増進を考慮して，それまでの「日本人の栄養所要量」に代わり2005年に日本人の**食事摂取基準** dietary reference intakesが策定され，その2010年版は2010年4月から2014年3月までの5年間に適用された．平成27年度より使用されている2015年度版の主な改定ポイントは，1）生活習慣病の発症予防とともに「重症化予防」が加わったこと．2）エネルギー収支バランスの指標として体格（BMI：body mass index）が採用されたこと．また，3）食塩，食物繊維，カリウムの目標量が充実されたことの3点である．食事摂取基準は，国民の健康の維持・増進，生活習慣病の予防のために，エネルギーおよび各栄養素の摂取量の基準を示すものである．対象となるのは健康な個人および集団であるが，生活習慣病等について保健指導レベルのリスクを有する者も含み，BMIが標準から著しく外れていない者である．表7.8に示す3つの基本的な考え方に基づいて策定されている．

表7.8　食事摂取基準の策定にあたっての3つの基本的な考え方

1	エネルギーおよび栄養素の「真」の望ましい摂取量は個人によって異なり，また個人内においても変動する．そのため，健康の維持・増進と欠乏症予防にとって「真」の望ましい摂取量は測定することが非常に困難であるので，望ましい摂取量の算定においても，活用においても，栄養学のみならず確率論的な考え方が必要であること．
2	生活習慣病の予防を特に重視し，このことに対応するために，「摂取量の範囲」を示し，その範囲に摂取量がある場合には生活習慣病のリスクが低いとする考え方を導入すること．
3	それ以上の摂取量になると，過剰摂取による健康障害のリスクが高くなってくることを明らかにすること．

B 策定されている栄養素等

策定されている栄養素等（エネルギーと栄養素）を表7.7に示す．三大栄養素では，脂質が5項目，炭水化物と食物繊維，そしてタンパク質が策定された．ビタミンと無機質（ミネラル，微量元素，電解質）は各13種類である．

1　国民がその健康の保持増進を図る上で摂取することが望ましい熱量に関する事項

2　国民がその健康の保持増進を図る上で摂取することが望ましい次に掲げる栄養素の量に関する事項
イ　国民の栄養摂取の状況からみてその欠乏が国民の健康の保持増進に影響を与えているものとして厚生労働省令で定める栄養素
- たんぱく質
- n-6系脂肪酸，n-3系脂肪酸
- 炭水化物，食物繊維
- ビタミンA，ビタミンD，ビタミンE，ビタミンK，ビタミンB_1，ビタミンB_2，ナイアシン，ビタミンB_6，ビタミンB_{12}，葉酸，パントテン酸，ビオチン，ビタミンC
- カリウム，カルシウム，マグネシウム，リン，鉄，亜鉛，銅，マンガン，ヨウ素，セレン，クロム，モリブデン

ロ　国民の栄養摂取の状況からみてその過剰な摂取が国民の健康の保持増進に影響を与えているものとして厚生労働省令で定める栄養素
- 脂質，飽和脂肪酸，コレステロール
- 糖質（単糖類又は二糖類であって，糖アルコールでないものに限る．）
- ナトリウム

図7.7　健康増進法に基づき定める食事摂取基準
（日本人の食事摂取基準2015年版）

C 食事摂取基準の指標

食事摂取基準として，エネルギーについては1種類を，栄養素については5種類の指標が設定されている（表7.9，図7.8）．

表 7.9　食事摂取基準の指標

【エネルギー】
推定エネルギー必要量 estimated energy requirement（EER） エネルギーの不足のリスクおよび過剰のリスクの両者が最も小さくなる摂取量
【栄養素】 健康の維持・増進と欠乏症予防のために，「推定平均必要量」と「推奨量」の2つの値が設定された．しかし，この2指標を設定することができない栄養素については，「目安量」が設定された．また，生活習慣病の一次予防を専ら目的として食事摂取基準を設定する必要のある栄養素については，「目標量」が設定された．過剰摂取による健康障害を未然に防ぐことを目的として「耐容上限量」が設定された．
推定平均必要量 estimated average requirement（EAR） 特定の集団を対象として測定された必要量から，性・年齢階級別に日本人の必要量の平均値を推定し，当該性・年齢階級に属する人々の50%が必要量を満たすと推定される1日の摂取量．
推奨量 recommended dietary allowance（RDA） ある性・年齢階級に属する人々のほとんど（97～98%）が1日の必要量を満たすと推定される1日の摂取量．原則として「推定平均必要量＋標準偏差の2倍（2SD）」．
目安量 adequate intake（AI） 推定平均必要量・推奨量を算定するのに十分な科学的根拠が得られない場合に，ある性・年齢階級に属する人々が，良好な栄養状態を維持するのに十分な量．
目標量 tentative dietary goal for preventing life-style related diseases（DG） 生活習慣病の一次予防のために現在の日本人が当面の目標とすべき摂取量（または，その範囲）．
耐容上限量 tolerable upper intake level（UL） ある性・年齢階級に属するほとんどすべての人々が，過剰摂取による健康障害を起こすことのない栄養素摂取量の最大限の量．

（日本人の食事摂取基準2015年版）

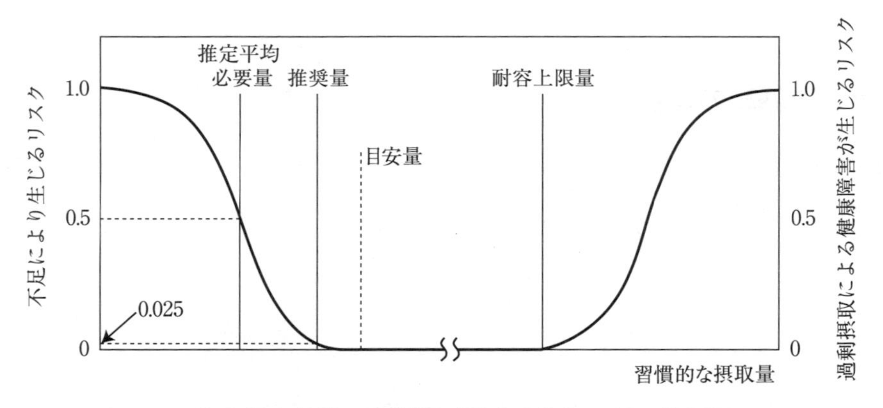

図 7.8　食事摂取基準の各指標（推定平均必要量，推奨量，目安量，耐容上限量）を理解するための模式図

（日本人の食事摂取基準2015年版）

D 各栄養素の食事摂取基準

策定されている各栄養素の食事摂取基準の主な特徴点について，目標量および耐用上限量を中心に概説する．

タンパク質の食事摂取基準として，推定平均必要量（50 g/日）が計算され推奨量（60 g/日）が設定されているが（いずれも成人男性の値），根拠となる報告が不十分なため耐容上限量は設定されていない．目標量はタンパク質エネルギー比率 13 ～ 20% 未満とされている．

脂質について，食事摂取基準 2015 年版では，総脂質の目標量は 1 歳以上の男女で脂肪エネルギー比率 20% ～ 30% である．また，飽和脂肪酸の目標量は，動脈硬化を予防する観点からエネルギー比率 7.0% 以下とした．多価不飽和脂肪酸（n-6 系，n-3 系）は，必須脂肪酸としての重要性から絶対量（g/ 日）で目安量が示されている．これらおよびコレステロールについては目標量の設定はされていない．

炭水化物の目標量は，1 歳以上全年齢の男女で 50% エネルギー以上 65% エネルギー未満である．

食物繊維の目標量は，6 歳から目標量が設定され，18 ～ 69 歳における値は男性で 20 g/日以上，女性で 18 g/日以上である．

脂溶性ビタミンは一般に蓄積しやすいために耐容上限量が設定されるが，ビタミン K の場合は副作用が出にくいことから設定されていない．

水溶性ビタミンの目標量は過剰症が出にくいが，ナイアシン，ビタミン B_6 および葉酸（通常の食事以外からの摂取）では，過剰摂取による障害を考慮して耐容上限量が設定されている．

ミネラル（微量元素を含む）は多くの場合，耐容上限量が設定されているが，クロムにはない．ミネラルのうち，日本人で不足しているカルシウムの推奨量は 650 ～ 800 mg/日で，鉄の推奨量は男性 7.0 ～ 7.5 mg/日，女性 10.5 mg/日（17 歳以下の成長期ではより高値）である．

電解質では，ナトリウムの摂取量を減らすため，当面の目標量として新たに食塩相当量で 8.0 g/日（女性は 7.0 g/日）未満が設定されている．カリウムは，高血圧の一次予防の観点から目標量を 3000 mg/日（女性は 2600 mg/日）以上とされている．

7.2.2 栄養摂取の現状

わが国の食生活は第二次世界大戦以後から大きく変化した．がんの死因が胃がんから大腸がんに推移してきたことを考慮しても，食生活の欧米化がうかがえる．表 7.10 および図 7.9 に栄養素等摂取量の年次推移を示す．**炭水化物**の摂取量が減少してエネルギー比率は 1950 年には 79.1% であったが，2010 年には 59.4% に減少した（目標量の範囲内にある）．

脂質の摂取量は戦後 30 年間大きく増加したが，最近はエネルギー比率 25% 強で横ばいの傾向にある．しかし，30 歳以上の目標量は 25% 未満であるから，現在の摂取量は生活習慣病対策の観点から注意が必要である．

タンパク質の摂取量は，大きくは増加していない．しかし，動物性タンパク質の摂取量は戦後

30年間大きく増加し最近ほぼ一定に推移しているが，摂取量とエネルギー比率は目標量の範囲内である．2001年から減少したのは算定の変更が影響していると考えられる．

一方，ミネラルでは**カルシウム**が男女とも目標量を下回り，**鉄**も女性では推奨量を下回っている．カルシウムについては，今後の高齢社会の進行を考えるとおろそかにできない問題である．その他，ビタミン B_6 と**食物繊維**が所要量を下回っている．

食塩摂取量（図7.10）は，1987年に一度は11.7 g/日まで下げたが，その後増加し，現在では再び減少の傾向にあるものの，健康管理のうえで目標量8.0 g/日（男性），7.0 g/日（女性）未満に到達するよう減塩体制の確立が望まれる．

表7.10　栄養素等摂取量の推移

			昭和50年 (1975)	55年 (1980)	60年 (1985)	平成2年 (1990)	7年 (1995)	12年 (2000)	17年 (2005)	22年 (2010)	27年 (2015)
エネルギー		kcal	2,188	2,084	2,088	2,026	2,042	1,948	1,904	1,849	1,889
タンパク質	総量	g	80.0	77.9	79.0	78.7	81.5	77.7	71.1	67.3	69.1
	動物性	g	38.9	39.2	40.1	41.4	44.4	41.7	38.3	36.0	37.3
脂質	総量	g	52.0	52.4	56.9	56.9	59.9	57.4	53.9	53.7	57.0
	動物性	g	27.4	27.2	27.6	27.5	29.8	28.8	27.3	27.1	28.7
炭水化物		g	337	313	298	287	280	266	267	257.6	257.8
カルシウム		mg	550	535	553	531	585	547	546	510	517
鉄		mg	13.4	13.1	10.8	11.1	11.8	11.3	8.1	7.6	7.6
食塩	（ナトリウム×2.45/1,000）	g	14.0	13.0	12.1	12.5	13.2	12.3	11.0	10.2	9.7
ビタミン	A	IU	1,602	1,576	2,188	2,567	2,840	2,654	—	—	—
		μgRE*	—	—	—	—	—	—	604	529	534
	B_1	mg	1.11	1.16	1.34	1.23	1.22	1.17	1.44	1.50	0.86
	B_2	mg	0.96	1.01	1.25	1.33	1.47	1.40	1.42	1.48	1.17
	C	mg	117	107	128	120	135	128	124	109	98

*　RE：レチノール当量　　（厚生労働省国民健康・栄養調査報告より抜粋，総数，平均値）

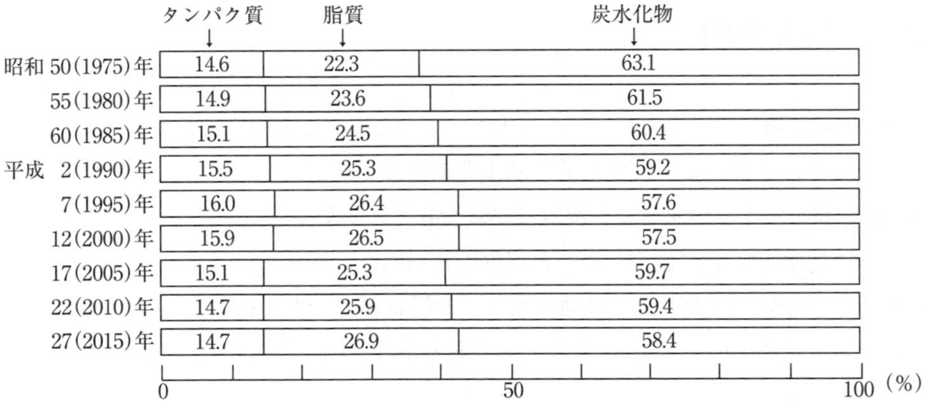

年	タンパク質	脂質	炭水化物
昭和50(1975)年	14.6	22.3	63.1
55(1980)年	14.9	23.6	61.5
60(1985)年	15.1	24.5	60.4
平成2(1990)年	15.5	25.3	59.2
7(1995)年	16.0	26.4	57.6
12(2000)年	15.9	26.5	57.5
17(2005)年	15.1	25.3	59.7
22(2010)年	14.7	25.9	59.4
27(2015)年	14.7	26.9	58.4

0　50　100 (%)

図7.9　エネルギーの栄養素別摂取構成比の年次推移（厚生労働省国民健康・栄養調査報告に基づき作成）

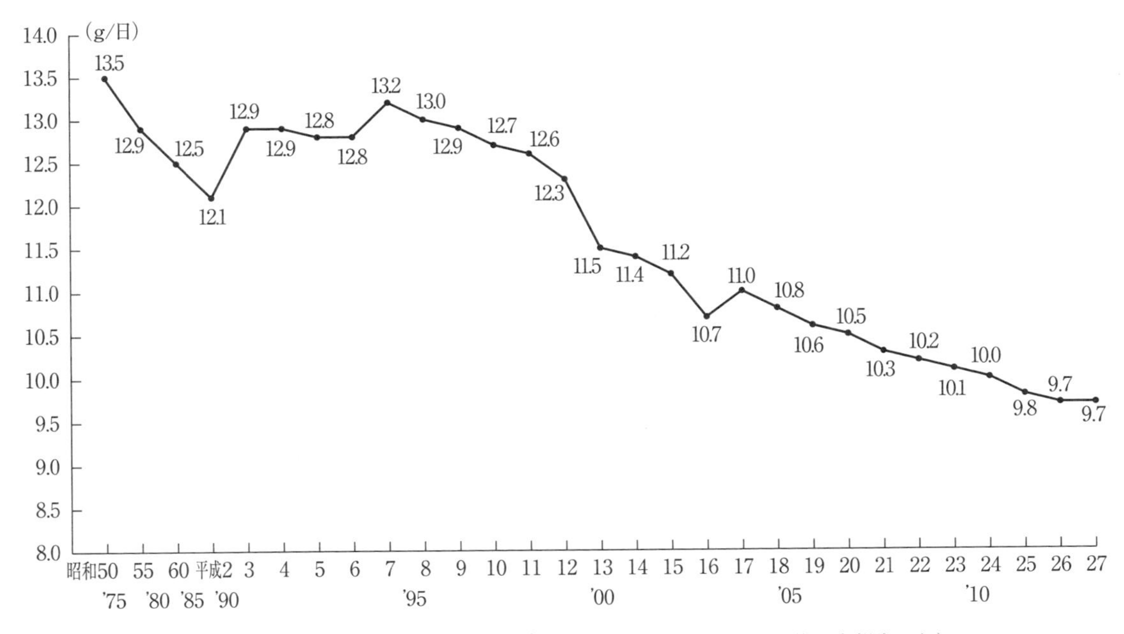

図 7.10　食塩摂取量の年次推移（厚生労働省国民健康・栄養調査報告より）

7.2.3　栄養素の過不足と疾病

今日のわが国の主要な疾患の原因は生活習慣といわれ，そのうち食生活が関与する割合はきわめて大きい．食糧事情が良いため食物の摂取は過多でありながら，一方では偏った栄養素の摂取による相対的な栄養素欠乏も見られる．まず**肥満**（体格指数 BMI が 25 以上）は，過食や過度の飲酒によるエネルギーの取り過ぎと，運動不足やストレスが関与している．これらの危険因子を放置すれば，日本人に特有の遺伝的要因も関わって**高血糖**状態と**糖尿病**を招くことになる．動物性脂肪やコレステロール，糖質を過剰摂取し深酒を重ねると**脂質異常症**や**動脈硬化症**に至る．これは脳血管疾患や心疾患の原因ともなる．したがって，こうした事態を避けるには，飽和脂肪酸摂取量や脂肪エネルギー比率を一定のレベルに抑えることが必要である．リノール酸のような n-6 系脂肪酸と，エイコサペンタエン酸（EPA）のような n-3 系脂肪酸の摂取アンバランス（特に n-3 系脂肪酸の不足）でも，心疾患やある種のがんを引き起こすとされている．**高血圧**はこれらの要因に一層拍車をかけるので，高血圧の原因である食塩摂取を抑え，降圧効果のあるカリウムを増やすこと，また禁煙，節酒が有効である．

わが国の死因の第 1 位は**悪性新生物（がん）**である．その原因の 8 割以上が化学物質と考えられており，食物（35%）と喫煙（30%）の寄与が高いといわれている．化学物質による遺伝子損傷に始まり，がん疾患に至るプロセスで関与する因子は，遺伝子に不可逆的な変異を起こす**イニシエーター**（活性酸素やフリーラジカル，発がん物質など）と，シグナル伝達や遺伝子発現などに異常をもたらすことによって変異細胞を増殖促進する**プロモーター**（がん促進物質）などである．食塩は，高血圧の原因であるが，胃がんのプロモーターともいわれる．

ミネラルやビタミンの過不足では，固有の疾患が知られている．**カルシウム**の不足による骨粗しょう症を予防するためには，ビタミンDの摂取によるカルシウム吸収を促進すること，逆に食品中のシュウ酸やフィチン酸などはカルシウム吸収を妨げるため注意が必要である．**鉄**は不足しがちで貧血になりやすいので，ヘム鉄やビタミンCを摂取することによって，鉄の吸収が助けられる．

食品成分の中には，マンナン，アルギン酸，セルロース，リグニンのような**食物繊維**が含まれ，コレステロールや有害化学物質を吸着して吸収を抑制するものがある．ポリフェノール類，β-カロテン，ビタミンC，ビタミンEなどのように**抗酸化作用**によって動脈硬化や老化，発がん物質の生成・作用を阻止するものもあり，これらが不足しないように適正量を摂取することが望ましい．さらに，**食塩**や**カビ**の生産物，肉や魚の焼焦げなど発がんに関連する食品成分を避けるとともに，栄養素をバランスよく摂取するという食生活が必要である．巻末付表7.1「日本人の各栄養素の食事摂取基準」に挙げてある栄養素は，種々の生活習慣病を予防する観点から目標量が設定されたものである．また，健康の増進，生活の質の向上および食糧の安定供給の確保をはかるため，国から「**食生活指針**」が出されている（表7.11）．

表7.11　「食生活指針」（平成28年一部改正）

食事を楽しみましょう．
1日の食事のリズムから，健やかな生活リズムを．
適度な運動とバランスのよい食事で，適正体重の維持を．
主食，主菜，副菜を基本に，食事のバランスを．
ごはんなどの穀類をしっかりと．
野菜・果物，牛乳・乳製品，豆類，魚なども組み合わせて．
食塩は控えめに，脂肪は質と量を考えて．
日本の食文化や地域の産物を活かし，郷土の味の継承を．
食料資源を大切に，無駄や廃棄の少ない食生活を．
「食」に関する理解を深め，食生活を見直してみましょう．

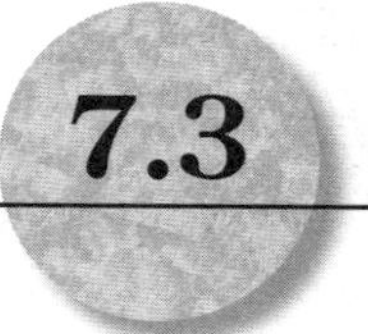

7.3 保健機能食品

7.3.1 食品の機能

食品は生体にさまざまな作用を及ぼし，それらの作用は一次機能，二次機能，三次機能として分類されている．**一次機能**とは栄養機能であり，食品中の栄養素が生体に対し短期的かつ長期的に果たす機能である．**二次機能**は感覚機能のことで，食品組織および食品成分が感覚に訴える機能，すなわち“おいしい”とか“においがよい”とかの味覚を感じさせせることである．**三次機能**とは生体調節機能であり，生体防御，体調リズムの調節，老化抑制，疾病の防止および疾病の回復などに重要である．このような栄養機能以外の機能をもつ成分としては食物繊維，オリゴ糖，植物性ポリフェノール，大豆タンパク質などがある．例えば食物繊維は，吸収されないため従来あまり重視されていなかったが，健康の維持・増進や疾病予防に関連した新しい機能をもつことが明らかになりつつある．このように食品の機能について研究が進むとともに，近年の健康食品への関心の高まりともあいまって，食品制度も大きく変わろうとしている．

7.3.2 保健機能食品制度

社会が高齢化し，健康食品に関心が高まるとともに食品に求められる役割は多様化している．また，ヒトが口から摂取するもののうち，医薬品（医薬部外品も含む）以外を食品と定義してきているが，医薬品と食品とのこの区分も緩和され，ビタミン・ミネラルのような特定の保健機能をもつ成分を摂取する目的で錠剤やカプセルなども食品として流通してきた．そこで，使用者に混乱を起こさないように，また諸外国の制度と整合性を図るため 2001 年 4 月に保健機能食品制度が創設された．**保健機能食品**は「**特定保健用食品**」と「**栄養機能食品**」の 2 つに分けられ，一般食品や「いわゆる健康食品」とは区別された．2015 年 4 月から「**機能性表示食品**」が新たに保健機能食品に加えられた（図 7.11）．「特定保健用食品」は，健康増進法で「**特別用途食品**」の 1 つとされていたが，保健機能食品制度の中にも包括されて積極的に運用されることになった．なお，「特別用途食品」は，病者，妊産婦・授乳婦，乳児，高齢者などに適するという許可を消費者庁から得た食品で，その表示マークが定められている（図 7.12 ただし，特定保健用食品を除く）．

	保健機能食品：機能性の表示ができる			
	特定保健用食品	機能性表示食品	栄養機能食品	
医薬品 （医薬部外品を含む）	• 消費者庁長官による個別許可（原則）および規格基準（例外） • 疾病リスク低減表示（カルシウム，葉酸） • 特別用途食品でもある	• 消費者庁への届出 • 科学的根拠 • 事業者の責任	• 規格基準 • 届出不要 • ビタミン，ミネラル	一般食品 （いわゆる健康食品を含む） 機能性の表示ができない

図 7.11　保健機能食品の名称および分類

図 7.12　特別用途食品許可証票

7.3.3　特定保健用食品

特定保健用食品（トクホと略称される）は，身体の生理学的機能などに影響を与える保健機能成分を含み，健康の維持・増進および特定の保健の用途に利用する食品である．一般的には「**個別許可型**」といわれるように，個々の申請品毎に厚生労働大臣が定める有効性・安全性の審査を経て許可される．許可されたら，図7.13に示す**特定保健用食品許可証票**を表示しなければならない．

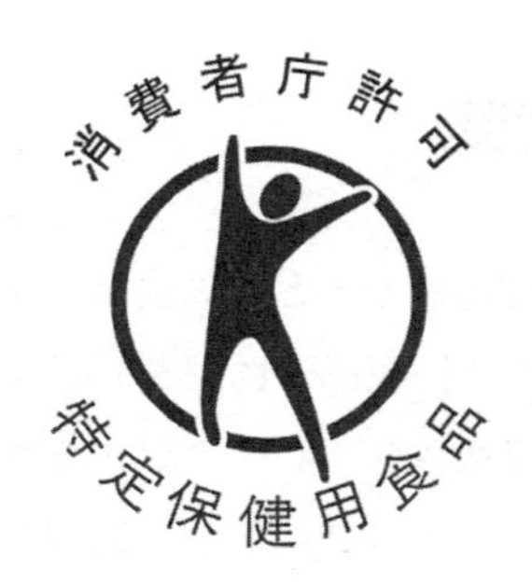

図7.13　特定保健用食品許可証票
（「条件付きトクホ」の場合は中央に「条件付き」の文字が入る）

2001年の制度創設から2014年10月までに1100品目以上（消費者庁ホームページ）が許可された．こうした状況を踏まえて，「特定保健用食品」に必要な科学的根拠のレベルには届かないけれども一定の有効性が確認される食品については，**「条件付き特定保健用食品」**（条件付きトクホ）として許可対象とされるようになった．また，許可等手続きの迅速化を図るために，特定保健用食品のうち，これまで許可件数が多く科学的根拠が蓄積されたもの（例えば，食物繊維とオリゴ糖の分野）については，薬事・食品衛生審議会で個別審査を行わなくても，定められた規格基準の適合審査のみで許可される「**規格基準型特定保健用食品**」も創設された．さらに，特定保健用食品において，関与成分の摂取による疾病リスク低減が医学的・栄養学的に認められ確立されているものに限って，「**疾病リスク低減表示**」が認められるようになった．現在，「若い女性のカルシウム摂取と将来の骨粗しょう症になるリスクの関係」と「女性の葉酸摂取と神経管閉鎖障害をもつ子どもが生まれるリスクの関係」の2つが挙げられている．

「**表示事項**」（図7.11参照）のうち保健用途について，具体的な表示例を保健機能成分とともに表7.12に示すが，医薬品と誤解されるような表現は認められないことになっている（「血圧を正常に保つことを助ける食品です」という表示は許されるが，「高血圧症を改善する食品です」は不可）．食品形態として，錠剤，カプセルなどの形状も認められるようになった．

特定の保健用途に関係する成分には食物繊維，オリゴ糖，ペプチド類，タンパク質などがあり，それらの保健機能を表7.13に示す．

表 7.12 現行において認められている主な保健用途の表示内容と保健機能成分の例

主な表示内容	主な保健機能成分（関与成分）
お腹の調子を整える食品	フラクトオリゴ糖等，ラクチュロース，ポリデキストロース，難消化性デキストリン，グアーガム，サイリウム種皮由来の食物繊維，ビフィズス菌，乳酸菌
コレステロールが高めの方に適する食品	大豆タンパク質，キトサン，低分子化アルギン酸ナトリウム，植物性ステロール
食後の血糖値の上昇を緩やかにする食品	難消化性デキストリン，小麦アルブミン，グアバ葉ポリフェノール，L-アラビノース
血圧が高めの方に適する食品	ラクトトリペプチド，カゼインドデカペプチド，ゲニポシド酸，サーディンペプチド
カルシウム等の吸収を高める食品	CPP（カゼインホスホペプチド），CCM（クエン酸リンゴ酸カルシウム）
歯の健康維持に役立つ食品	パラチノース，マルチトール，キシリトール，CPP-ACP（カゼインホスホペプチド-非結晶リン酸カルシウム）
食後の血中中性脂肪が上昇しにくいまたは身体に脂肪がつきにくい	ジアシルグリセロール，植物性ステロール，茶カテキン，ウーロン茶重合ポリフェノール
骨の健康維持に役立つ食品	ビタミン K_2，大豆イソフラボン

7.3.4 栄養機能食品

栄養機能食品は，高齢化や食生活の乱れなどの理由で通常の食生活を行うことが難しい場合に，不足する栄養成分の補給・補完に利用する食品である．定義すれば，特定の栄養成分を含み厚生労働大臣が定める基準に従ってその栄養成分の機能を表示する食品で，個別審査を受けなくてよいため**規格基準型**といわれる．

栄養機能食品に含まれる栄養成分には 2017 年 10 月現在で，**ビタミンが 13 種類**（A，D，E，K，B_1，B_2，B_6，ナイアシン，パントテン酸，ビオチン，葉酸，B_{12}，C），**ミネラルが 6 種類**（カルシウム，鉄，マグネシウム，亜鉛，銅，カリウム）および n-3 系脂肪酸が指定されている．1 日当たりの摂取目安量に含まれる栄養成分量の上・下限値の基準に適合し，栄養機能表示や**注意喚起表示**，さらには厚生労働大臣による個別審査を受けたものではない旨等の表示を必要とするが，国への許可申請や届出は不要である．

栄養機能の表示例は次のようなものであり，その内容以外は認められない：「ビタミン E は，抗酸化作用により，体内の脂質を酸化から守り，細胞の健康維持を助ける栄養素です」

注意喚起の表示例は，カルシウムの場合，次のようである：「本品は，多量摂取により疾病が治癒したり，健康が増進するものではありません．1 日の摂取目安量を守ってください」

1 日当たりの摂取目安量の表示例は次のようである：「1 日当たり 2 ～ 4 粒を目安にお召し上がりください」

表 7.13　特定保健用食品成分の保健機能

1) 食物繊維
ヒトの消化酵素で分解できない食品成分．腸内細菌で一部分解され整腸作用を示す．保水性（吸水作用）と膨潤作用に基づき糖質・脂質や有毒物質を吸着して便秘，肥満，糖尿病，大腸がんなどの予防効果を示す．大腸がんのプロモーターである胆汁酸やコレステロールの再吸収抑制，血清コレステロール低下作用．目標摂取量は1日20～25 g.
2) オリゴ糖
フラクトオリゴ糖，大豆オリゴ糖等，難消化性でカロリーが低く，虫歯になりにくい．腸内細菌のビフィズス菌を増殖する（お腹の調子を整える）.
3) 大豆タンパク質（大豆グロブリン）
消化率が低いので種々の形の食品として利用．コレステロールを結合するので血中コレステロール値を低下.
4) カゼインホスホペプチド（CPP）
乳カゼインの酵素による部分分解物画分．CPPのホスホセリンがカルシウムや鉄を吸着し可溶化し，カルシウムや鉄の吸収率を高める.
5) クエン酸リンゴ酸カルシウム（CCM）
3者を混合しカルシウムを吸収しやすくしたもの.
6) キシリトール
五炭糖であるキシロースの糖アルコール．虫歯になりにくい甘味料としてガムに用いる.
7) 植物性ポリフェノール誘導体
抗う蝕作用．菓子類に利用．血中コレステロールの上昇抑制，フリーラジカル除去作用.
8) 抗酸化物質
ラジカル捕捉作用のあるフラボノイド配糖体．アスコルビン酸，トコフェロール，一重項酸素を消去するカロテノイドなど.
9) 乳酸菌類
ビフィズス菌などの乳酸菌類を経口摂取．ビフィズス菌を増やし腐敗菌のウエルシュ菌や大腸菌などを抑制することによって，感染防御，免疫賦活，ビタミンB群の産生などの効果を期待.
10) エイコサペンタエン酸（EPA），ドコサヘキサエン酸（DHA）
n-3系多価不飽和脂肪酸．血液の粘度・血小板凝集能の低下．動脈硬化，脳梗塞，心筋梗塞などの予防.

7.3.5　機能性表示食品

機能性を表示できる食品は，図が個別に許可した特定保健用食品と国の規格基準に適合した栄養機能食品に限られていたが，2015年4月から「機能性表示食品」制度が追加された．この制度は生鮮食品を含め原則すべての食品を対象としている．ただし，アルコール飲料や脂質，コレステロール，単糖類・二糖類，ナトリウムなど，健康の維持増進によくないものは除外される．疾病に罹患している者，未成年者，妊産婦（妊娠を計画している者を含む）と授乳婦は対象としない．また，特定保健用食品のように新しい機能性を開拓することができるが，国による安全性・機能性の審査がないため，事業者が自らの責任において表示をすることになる．届け出にあたっては，国の定めるルールに従って，科学的根拠に基づき機能性成分あるいは最終製品の有効性を明確に示さなければならない．科学的根拠の説明としては，最終製品を用いた臨床試験のデータ，または機能性成分あるいは最終製品の「表示したい機能性」に関する研究論文の網羅的な検索と総合評価（システマティックレビュー）がある．届出資料を確認した消費者庁のウェブサイトで情報が開示され，健康被害の情報収集などの継続的な対応が求められる．

7.4 遺伝子組換え食品

遺伝子組換え農作物・食品とは，食品として用いられる植物等の生産性向上（**第1世代**）や食品の高品質化（**第2世代**），環境ストレス抵抗性（**第3世代**）を目的に，それぞれ除草剤・害虫耐性や栄養成分・機能成分などの有用遺伝子を生物に組み込んで作製したものである．

第1世代遺伝子組換え農作物・食品の例としては，微生物 ***Bacillus thuringiensis*** 由来の害虫毒素タンパク質（Bt 毒素）遺伝子をトウモロコシに導入し，害虫抵抗性を付与したものを挙げることができる．また，除草剤グリホサート耐性遺伝子を大豆・ナタネに導入して効果的な除草を実現したもの，高オレイン酸形質を導入した大豆，RNA シャペロン遺伝子を導入した耐乾燥性トウモロコシなどがある．一方では，種子を第3者に流さないというビジネスの観点から，2世代目が発芽しないようにターミネーターを組み込む場合があり，生態系が乱される恐れも出ている．

そこで2001年4月から，遺伝子組換え農作物・食品に対するこうした消費者の関心や不安に応えて，安全性を正しく評価することが食品衛生法で義務付けられるようになった．すなわち，挿入遺伝子の安全性，挿入遺伝子由来タンパク質の有害性，アレルギー誘発性，他の有害物質産生の可能性，遺伝子挿入による主要食品成分の重大な変化の可能性，実質同等性などに関する安全性審査が必要である．具体的には，食品安全委員会の遺伝子組換え食品等専門調査会でリスク評価され，厚生労働大臣が安全性を確認すれば，「遺伝子組換え」および「遺伝子組換え不分別」(遺伝子組換え農作物を使っている可能性がある）という表示が食品衛生法とJAS法で義務付けられた．分別生産流通管理（**IP ハンドリング**）された非遺伝子組換え農作物・食品の場合，「遺伝子組換えでない」と表示するのは任意である．ただし，組換えDNAおよびそれから生成したタンパク質が除去されているか，原材料の重量が上位3品目以外で，かつ，食品中に占める重量が5% 以下のものであれば表示は免除される．

世界での遺伝子組換え農作物の栽培面積は年々増加しており，トウモロコシ，大豆，ナタネ，ワタについてはわが国への輸出主要国における遺伝子組換え農作物の占める割合は，栽培面積でいずれも9割を超えている．これら輸入遺伝子組換え農作物は，食用油や家畜飼料としてわが国の食に組み込まれている．わが国で販売・流通が認められているのは，大豆，ジャガイモ，トウモロコシ，ナタネ，テンサイ，パパイア，アルファルファの8種類である．いずれも，国内での商業的な栽培は行われていない．

7.5 食品の品質と管理

タンパク質，糖質，脂質などの栄養素をはじめ，さまざまな成分を含む食品は，温度や空気・光などへの曝露など管理条件が不適切であれば，時間の経過とともに品質に変化が起こり食用に適さない状態になる．このような品質の低下を伴う食品成分の変化（**変質**）をもたらす要因には，微生物の繁殖などの生物学的要因，空気中の酸素による酸化などの化学的要因，紫外線や熱などの物理的要因などがある．そのうち微生物によるタンパク質，アミノ酸の分解の結果，悪臭物質や有害物質を生ずる食品の変質が**腐敗** putrefaction である．なお，微生物を積極的に利用して糖質からアルコールや有機酸（乳酸，酢酸）など有用物質をつくる過程は**発酵** fermentation と呼び，食品の劣化を伴う腐敗とは区別し，変質には含めない．また，糖質や脂質の熱や光，空気中の酸素などによる変質は**変敗** spoilage と呼び，特に油脂の酸化分解による劣化は**酸敗** rancidity という．

7.5.1 食品の腐敗 putrefaction

A 腐敗の影響因子

食品の腐敗を起こさせる微生物には細菌，カビ，酵母などがあるが，食品中で増殖するためにはそれぞれ最適な環境条件が必要となる．腐敗細菌の場合，通常は 25 ～ 40 ℃の温度で生育しやすく，また至適 pH は 7 付近である．カビではやや弱酸性（pH 6 付近）を好むものが多い．一方，微生物の増殖には水分も必要であり，食品中の水分には食品成分と結合した微生物が利用できない**結合水**と利用可能な**自由水**（遊離水）とがある．微生物が利用できる食品中の自由水の水分量は**水分活性** water activity（*A*w）で表す．その水分活性とは純水の最大水蒸気圧（P_0）とその温度における食品自身が与える最大水蒸気圧（P）との比である．

$$\text{水分活性}（A\text{w}）= \frac{\text{食品の最大水蒸気圧}(P)}{\text{純水の最大水蒸気圧}(P_0)}$$

純水の水分活性は 1 であり，完全無水の食品は 0 となる．通常，細菌類は高い水分活性（*A*w = 0.9 以上）を必要とし，酵母やカビでは *A*w = 0.6 ～ 0.9 の範囲である．ちなみに，生鮮食品は *A*w = 0.85 以上であるため一般に細菌による腐敗が起こりやすく，ジャムや羊かんなどは *A*w = 0.6 ～ 0.85 でありカビなどが付きやすく，これらよりも低い *A*w の乾燥食品は比較的腐敗しにくくなる．

B 腐敗により生成する物質

動物の筋肉は死後硬直を経て時間経過とともにリソソーム中のタンパク質分解酵素などの作用により自己消化が起こり適度に軟化する．このような状態下で腐敗細菌による汚染があれば，さらに

表 7.14 腐敗過程におけるアミノ酸などの分解

生成による分類	反応	反応式
腐敗臭に関連する反応	1. 含硫アミノ酸の分解	$HSCH_2-CH(NH_2)-COOH$（システイン） → $HSCH_2CH_3 + CO_2 + NH_3$（エチルメルカプタン） → $HOCH_2CH(OH)-COOH + H_2S + NH_3$（グリセリン酸，硫化水素）
	2. 脱アミノ反応	$R-CH(NH_2)-COOH$（アミノ酸） → $RCOCOOH + NH_3$（2-オキソ酸） → $RCH(OH)COOH + NH_3$（2-ヒドロキシ酸）
	3. トリメチルアミンオキシドの還元	$(CH_3)_3NO + AH_2$（トリメチルアミン *N*-オキシド） → $(CH_3)_3N + H_2O + A$（トリメチルアミン）
	4. トリプトファンの分解	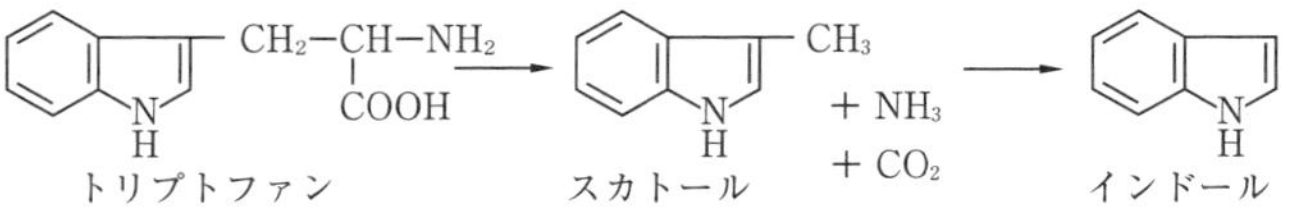 トリプトファン（インドール環-$CH_2-CH(COOH)-NH_2$） → スカトール（インドール環-CH_3） $+ NH_3 + CO_2$ → インドール
生理活性物質を産生する脱炭酸反応	1. ヒスチジンの脱炭酸によるヒスタミン生成（アレルギー様食中毒の原因）	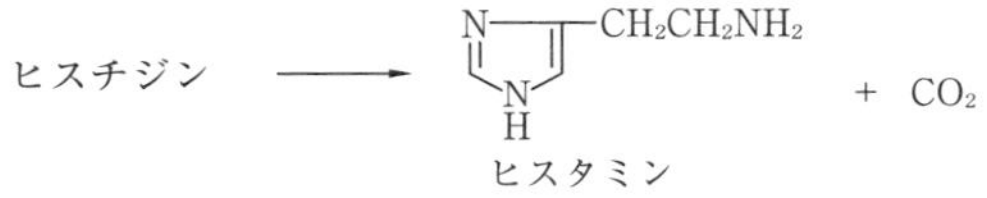 ヒスチジン → ヒスタミン（イミダゾール環-$CH_2CH_2NH_2$） $+ CO_2$
	2. チロシンの脱炭酸によるチラミン生成（酸性下で細菌増殖時）	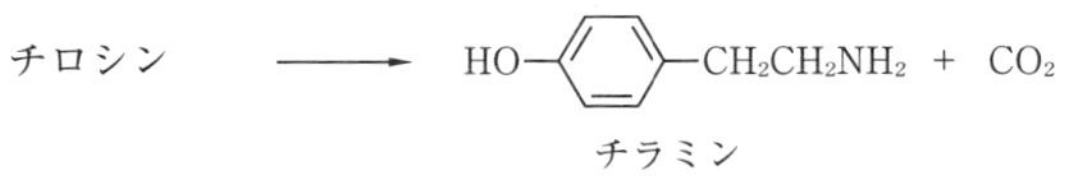 チロシン → $HO-C_6H_4-CH_2CH_2NH_2$（チラミン） $+ CO_2$
	3. アルギニンの脱炭酸によるアグマチン生成	アルギニン → $(H_2N)(HN=)CNH(CH_2)_4NH_2$（アグマチン） $+ CO_2$
	4. リシンの脱炭酸によるカダベリン生成	リシン → $H_2N(CH_2)_5NH_2$（カダベリン） $+ CO_2$
	5. トリプトファンの脱炭酸によるトリプタミン生成	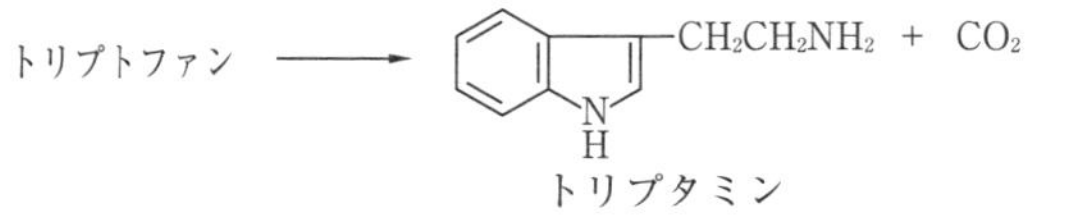 トリプトファン → トリプタミン（インドール環-$CH_2CH_2NH_2$） $+ CO_2$

（日本薬学会編：スタンダード薬学シリーズ 5. 健康と環境，p.49，表 9.1，東京化学同人）

腐敗細菌中の酵素によりアミノ酸の分解が進行して腐敗が起こる．食品中のタンパク質，アミノ酸の腐敗による分解の結果，栄養価の低下のみならずアンモニアやメルカプタン，スカトールなどの**悪臭（腐敗臭）物質**のほか，ヒスタミンやチラミンなどの有害な**腐敗アミン類**も生成される（表 7.14）．

魚類に多く含まれるトリメチルアミン *N*-オキシドは腐敗の過程でトリメチルアミンへと還元されて，いわゆる魚の腐った臭いの原因となる．

C　腐敗の識別法

i．官能試験：色，臭い，味，軟化度など．

ii．生菌数測定：食品は通常約 10^3 ～ 10^6/g 程度の細菌汚染があるが，標準寒天培地法で 10^7 ～ 10^8/g 以上検出されれば**初期腐敗**と判定．

iii．化学的方法

① 揮発性塩基窒素量：アンモニアやジメチルアミンなど．30 ～ 40 mg/100 g 以上で初期腐敗．

② トリメチルアミン：4 ～ 6 mg/100 g 以上で初期腐敗．

③ ヒスタミン：3 ～ 10 mg/100 g 以上でアレルギー様食中毒．

7.5.2　油脂の変敗 spoilage

A　油脂の変敗機構

食用油脂中の**高度（多価）不飽和脂肪酸**の二重結合は空気中の酸素による酸化（**自動酸化** autoxidation）を受けやすい．この自動酸化は加熱，光などにより促進されて一連の**脂質過酸化反応**へと進展して油脂の変敗が起こる．変敗した油脂は栄養価の低下のみならず，過酸化脂質中に生成した有毒な過酸化物やアルデヒド類などにより悪心や下痢などの中毒症状をもたらすことがある．

1）一次反応

油脂（トリアシルグリセロールの場合）の加水分解により不飽和脂肪酸が遊離してまず**酸価** acid value（AV）が上昇する．遊離した**高度不飽和脂肪酸**の二重結合に挟まれた反応性が高い**活性メチレン**の水素原子が熱や光の作用によって引き抜かれ**脂肪酸ラジカル**（L•）が生成する（**開始反応**）．生成した脂肪酸ラジカルに酸素が結合して反応性に富む**ペルオキシラジカル**（LOO•）となる．このペルオキシラジカルは他の不飽和脂肪酸から水素を引き抜いて自身は**ヒドロペルオキシド** hydroperoxide（LOOH）となるとともに，新たな脂肪酸ラジカル（L•）を生成し連鎖的なラジカルとヒドロペルオキシド生成の**連鎖反応**へと進行する．

2）二次反応

一次生成物のヒドロペルオキシド（LOOH）は，鉄などの遷移金属イオンが存在するとペルオキシラジカル（LOO•）や**アルコキシラジカル**（LO•）に転換される．これらのラジカル同士が重合して連鎖反応は停止するとともに，**重合物**の生成により変敗した油脂の粘度は高まる．また，これらのラジカルの分解によってケトン，アルデヒドなどのカルボニル化合物や低級脂肪酸，炭化水素類も生成する．このような油脂の変敗機構を図 7.14 に示す．

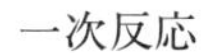

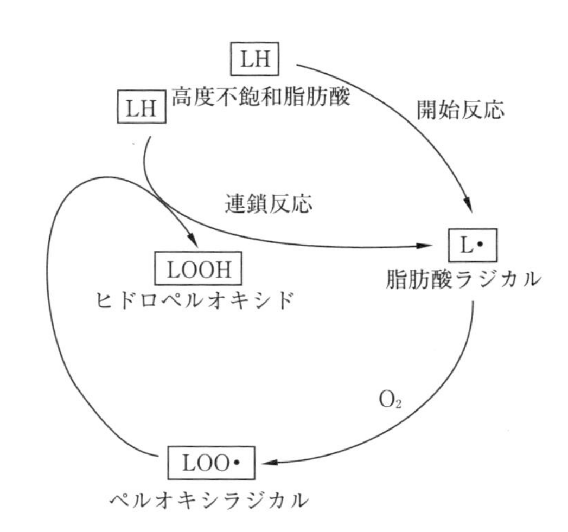

二次反応

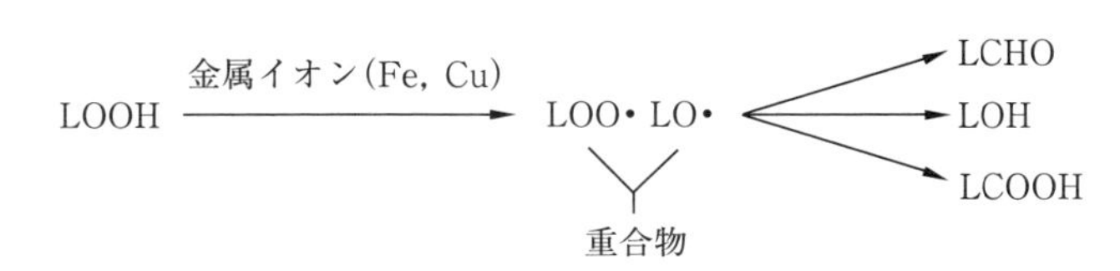

図 7.14　油脂の変敗機構

表 7.15　油脂変質試験の測定項目とその試験法

変質指標	測定対象および定義	変敗過程での消長	測定法
酸価	遊離脂肪酸： 油脂 1 g 中の遊離脂肪酸を中和するのに要する KOH の mg 数	変敗により増加	0.1 mol/L KOH で中和滴定
過酸化物価	ヒドロペルオキシド： 規定の方法により滴定した時，油脂 1 kg によって KI から遊離される I_2 のミリ当量数	変敗により増加した後，減少	KI 液を添加後，酸化により生成した I_2 をヨードメトリーで滴定
カルボニル価	アルデヒド，ケトン類	変敗により増加	酸性下，ジニトロフェニルヒドラジンと反応して生成するヒドラゾンをアルカリ性にして比色定量（440 nm）
チオバルビツール酸試験	マロンジアルデヒドなどのアルデヒド類	変敗により増加	酸性下，チオバルビツール酸と反応して生成する赤色色素を比色定量（532 nm）
ヨウ素価	二重結合： 油脂 100 g に吸収されるヨウ素の g 数	変敗により減少	過剰の BrI 液を加えて二重結合に吸収された後，残存する BrI をヨードメトリーで滴定（ハヌス法）

注：ヨウ素価は油脂変質試験の測定項目ではないが変質指標として参考になる．

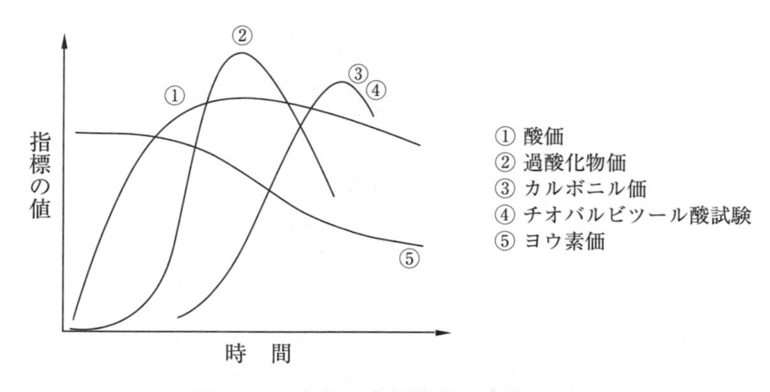

図 7.15　油脂の変質指標の経時変化

B　油脂の変質試験

油脂の変質過程では時間の経過とともにさまざまな脂質過酸化関連物質の生成と消失が起こる（図 7.13）．したがって，脂質の変敗状態の評価にあたっては，測定対象が異なる数種の変質指標について実施して，各指標の変質過程における消長の特性を考慮して総合的に評価する必要がある．主な脂質変質試験の測定対象とその意義および測定方法を表 7.15 に示す．また脂質過酸化の過程で観察される各変質指標の変化を図 7.15 に示す．

7.5.3　食品の褐変現象 browning

A　非酵素的褐変反応

調理などの加熱処理条件下で食品成分が反応して褐色に着色することがある．これらの褐変反応の結果，栄養価の低下や有害な物質が生成される可能性がある一方で，食品の風味を増し嗜好性の向上に寄与する場合もある．

1）メイラード反応 Maillard reaction

アミノ酸やタンパク質のアミノ基とカルボニル化合物（還元糖，アルデヒド，ケトンなど）が反応して生成したシッフ塩基が，**アマドリ転位**によりケトアミンとなり，さらにジカルボニル化合物の重合を経て褐変物質の**メラノイジン** melanoidin が形成される反応である（図 7.16）．本反応は高水分，高 pH，高温下で起こりやすい．タンパク質中のリシン残基のε-アミノ基がこの反応を受けるとタンパク質の栄養価は低下する．また，アスパラギンを多く含むジャガイモのポテトチップスやフライドポテトを熱加工処理すると，メイラード反応により発がん性の**アクリルアミド**が生成することが知られている．一方，コーヒーや醤油の褐色色素，食パンやビスケットの焼き色なども本反応によって与えられる．生体内では糖尿病患者の血糖とヘモグロビンとのメイラード反応により**グリコシル化ヘモグロビン**（$\mathbf{HbA_{1c}}$）が生成する．

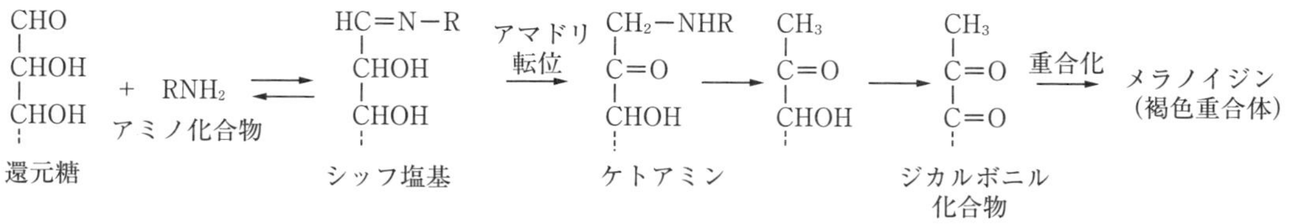

図 7.16　メイラード反応によるメラノイジン生成

2）ストレッカー分解 Strecker degradation

メイラード反応で生成したジカルボニル化合物がアミノ酸と反応し，脱炭酸によりエノールアミンとアルデヒドを生じる（図 7.17）．さらにエノールアミン同士が縮合して最終的に**ピラジン pyrazine** を生成する反応である．この分解反応の産物はポテトチップス，ビーフステーキ，鰻の蒲焼などのフレーバーのもとである．

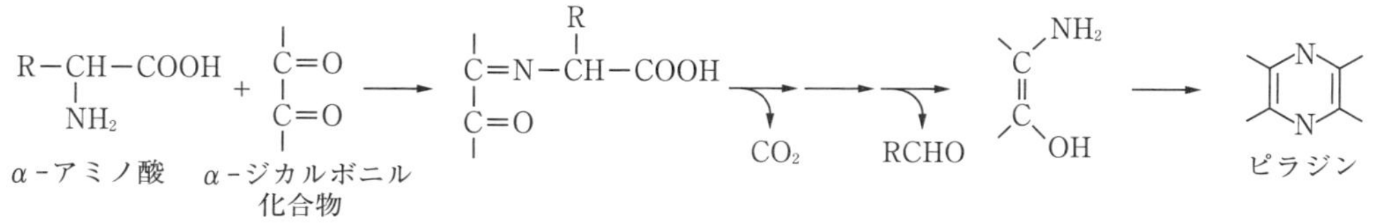

図 7.17　ストレッカー分解によるピラジン生成

B　酵素的褐変反応

リンゴ，バナナ，ジャガイモなどの食品の切断面は時間経過とともに褐色に変化する．これらの褐色現象が起こる理由は，**ポリフェノールオキシダーゼ**による *o*-ヒドロキシフェノール類（カテキンやタンニンなど）の酸化によって生成した *o*-キノン体がさらに重合して褐色の**メラニン色素**を与えるためである（図 7.18）．この褐変は，酸素を遮断するほか，食塩水につけて酵素活性を阻害したり，加熱して酵素を失活させれば防止できる．クロロフィルを多く含む健康食品（クロレラなど）はクロロフィラーゼの作用により生成した**フェオホルビド**を含む．このフェオホルビドは光照射下で酸素を活性な一重項酸素に変えるため光過敏性皮膚炎（浮腫，瘙痒（そうよう））を起こす原因となる．

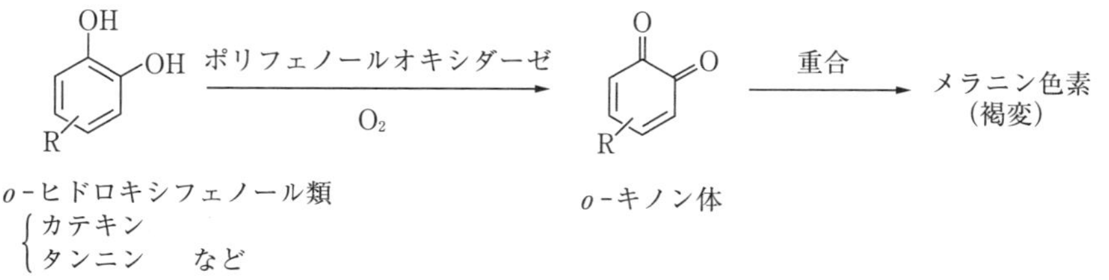

図 7.18　酵素的褐変反応

7.5.4　食品の保存法

栄養素をはじめとする食品成分が種々の外的要因で変性し，可食性の低下がもたらされることを食品の変質という．この食品の変質には，微生物繁殖に起因するタンパク質，アミノ酸の変質による**腐敗**と，熱や光，空気中の酸素など物理化学的要因による糖質や脂質の変質による**変敗**がある．したがって，食品の変質を防ぐためには変質要因に応じた適切な処置（保存法）をとることが重要となる．

A　腐敗の防止

食品の種類や微生物の種類にもよるが，一般に食品中で微生物が繁殖しやすい至適条件は，15〜30 ℃，pH 5〜9の範囲で，かつ適度の酸素と微生物が利用できる水分（自由水）含量の指標である一定の**水分活性**（Aw）が与えられることである．したがって，これらの至適条件から逸脱する条件下では食品中での微生物の繁殖は抑えられ，腐敗を防ぐことができる（表7.16）．

1）水分活性（Aw）を下げる方法

微生物が利用可能な食品中の水分（自由水）の指標である**水分活性**（Aw）は，食品自身が与える水蒸気圧（P）とその温度における純水の水蒸気圧（P_0）との比，P/P_0で表される（7.5.1A参照）．微生物の種類により増殖に必要な水分活性（Aw）は異なり，通常最も高い水分活性（Aw =

表7.16　食品の腐敗防止法

1）物理的原理を利用する方法

保存法	原　理	備　考
a）乾燥法，凍結乾燥法	水分活性を下げる	自由水を直接除去
b）冷蔵法，冷凍法	増殖至適温度以下に保つ	静菌状態
c）低温殺菌法，高温殺菌法，超高温殺菌法	加熱処理による殺菌	殺菌（滅菌） 牛乳の殺菌法
d）真空保存法	酸素の除去	
e）紫外線照射法	紫外線（260 nm 付近）による殺菌	皮膚，角膜障害の危険性
f）放射線照射法	^{60}Co（γ線）による発芽防止	馬鈴薯（ジャガイモ）の発芽防止のみ許可

2）化学的原理を利用する方法

保存法	原　理	備　考
g）塩蔵法，糖蔵法	水分活性を下げる	浸透圧を利用した自由水の除去
h）酢漬け法	増殖至適 pH 以下に保つ	
i）燻煙法	燻煙中のアルデヒド，フェノール類などによる抗菌作用	特有の風味も加わる
j）食品添加物の利用	殺菌料，保存料，防カビ剤	対象食品を限定して使用

0.9 以上）を必要とするのは細菌類であり，酵母やカビ（真菌類）は *A*w = 0.6 ～ 0.9 を必要とする．したがって，それ以下の *A*w を示す低水分食品は比較的長期の保存が可能となる．

昔から食品の保存法として行われてきた**塩蔵法**（**塩漬け**），**糖蔵法**（**糖漬け**）は浸透圧を利用した水分活性（*A*w）の低下を，また**乾燥法**や最近の**凍結乾燥法**は自由水を直接減少させることにより水分活性（*A*w）を微生物増殖の至適範囲以下に下げることを目的とした保存法である．ただし，カビや酵母は細菌類に比べやや食塩耐性が高く，また，細菌類の中でも好塩菌は 20% 以上の食塩濃度でも生育できるため注意を要する．

2）pH および保存温度を下げる方法

一般細菌の多くは pH 6.0 ～ 7.0 の範囲で，カビや酵母は pH 4.0 ～ 5.0 の範囲でよく増殖する．したがって，**酢漬け**など酢酸存在下に食品の pH をこれらの至適 pH 以下に保つことは，食品の保存法の１つとなる．

また，食品を 10℃ 以下の低温に保つことにより微生物の活発な増殖を抑えうる．ただし，**冷蔵保存**（0 ～ 10℃）下でも微生物は緩やかに生育できる**静菌状態**にあるため長期の保存には適さない．一方，**冷凍保存**（－10℃ 以下）下では，微生物の増殖は事実上ほとんど認められず長期保存が可能であるが，解凍後は凍結融解による食品の組織の破壊などにより酵素や栄養成分の漏出などが起こるため，腐敗は進行しやすくなることがあるので注意を要する．また，最近は鮮魚などの保存に－3℃ 前後に**半冷凍保存**（**パーシャルフリージング**）する方法もよく利用される．

3）加熱処理（殺菌，滅菌）による方法

加熱処理することにより食品中の微生物を死滅させる方法であるが，食品によっては加熱による栄養価の低下やフレーバーの損失など栄養，嗜好性の両面にわたる品質低下を伴うことがあるため加熱殺菌条件にはさまざまな工夫が凝らされている．一般に，殺菌効果の保持と品質低下の防止との兼ね合いから，62 ～ 65℃ の低温の場合は比較的長時間（30 分間）の加熱（**低温殺菌法**）が，120℃ 以上の高温の場合には短時間（1 ～ 3 秒間）の加熱（**高温殺菌法**）が行われる．しかし，芽胞菌のような耐熱性菌の殺菌には 120℃，20 分間の十分な加熱殺菌が必要である．通常，加熱殺菌処理後は缶詰めや瓶詰めとして密封保存される．牛乳の殺菌法には**低温長時間殺菌法** low temperature-long time（LTLT 法，63℃ で 30 分間）と**超高温殺菌法** ultrahigh temperature（UHT 法，130℃ で 2 秒間）があるが，現在は超高温殺菌法が主流である．また，135 ～ 150℃ で 2 ～ 4 秒間の殺菌（滅菌）処理を行ったものをロングライフ long life（LL）牛乳と呼ぶが，この LL 牛乳は 2 か月間程度の常温保存が可能である．

4）紫外線および放射線照射による方法

波長 260 nm 付近の**紫外線**（UV-C）は DNA 損傷（チミンダイマーの形成）等を通して強い殺菌作用を示す．しかし，短波長の紫外線は透過性が弱いため，その殺菌作用は表面に限定される欠点がある．また，皮膚障害や角膜の炎症をもたらすなど人体への危険性もあるため，紫外線殺菌灯

の取扱いには注意を要する．一方，放射線には殺菌，殺虫および作物の発芽抑制などの作用があるが，現在わが国では**馬鈴薯（ジャガイモ）の発芽防止**のためにのみ **^{60}Co のγ線照射**が許可されている．

5）食品添加物（殺菌料，保存料，防カビ剤）使用による方法

食品の腐敗・変質を化学的方法で防ぐ手段として食品衛生法で指定された**殺菌料**（過酸化水素など），**保存料**（安息香酸，ソルビン酸など）や**防カビ剤**（チアベンダゾール，*o*-フェニルフェノールなど）などの食品添加物の使用が対象食品を限定して許可されている．

6）その他の方法

燻煙法（スモーキング）はサクラ，クヌギ，ナラなどの薪材を不完全燃焼させて生じる煙で乾燥などにより水分活性を低下させた肉類や魚類などのタンパク質食品をいぶす方法である．燻煙中のアルデヒド類（ホルムアルデヒド，アセトアルデヒドなど），フェノール類，クレオソート，有機酸（ギ酸，酢酸など）などの抗菌作用により保存性が高まるとともに特有の風味が加わる．また，通気性のない包装容器中で食品中の空気を吸引排気して密封保存する**真空保存法**は，好気性微生物の増殖を抑制するとともに油脂類の酸化も防ぐ保存法である．しかしながら，この場合は嫌気性微生物（ボツリヌス菌など）の増殖の可能性に注意が必要である．

B　油脂の変敗の防止

油脂の変敗（酸敗）とは，構成する**不飽和脂肪酸**が光や熱の作用によるラジカル生成を開始反応として，空気中の酸素との反応による**ペルオキシラジカル**の生成を契機に連鎖的な**自動酸化**を伴う変質である（図7.13）．その結果，低級脂肪酸や揮発性のアルデヒドの生成による刺激臭の発生および過酸化物や重合物の生成による褐変や粘度の上昇などが起こり，油脂の栄養価の低下はもちろん，生成した有害物質による食中毒の原因ともなりうる．

この油脂の**変敗（酸敗）**を防止するには，進行メカニズムに基づいて①**開始反応**のラジカル生成を抑制するか，②生成したラジカルを効率的に捕捉・消去して**連鎖反応**を阻止すればよい（表7.17）．不飽和脂肪酸から生成するラジカルには，熱や光によって活性メチレン基から水素が引き抜かれて生じる炭素ラジカルと，さらにこれが酸素と反応して生成するペルオキシラジカルの2つがある．そこで①に関しては，ラジカル生成の要因である熱，光および酸素を冷蔵，遮光および真空包装や脱酸素剤を用いる方法で排除すればよい．②に関しては，ラジカルの捕捉・消去のために食品添加物として認可されている酸化防止剤のα-トコフェロール（ビタミンE），ジブチルヒドロキシトルエン（BHT），ブチルヒドロキシアニソール（BHA）などを**連鎖反応停止剤**として，またアスコルビン酸誘導体などを**ラジカル捕捉剤**として使用する．

表 7.17 油脂の変敗防止法

原　理	防止法
ラジカルの生成抑制	冷蔵，遮光，酸素の除去（真空包装，脱酸素剤）
ラジカルの捕捉・消去	酸化防止剤（α-トコフェロール，BHT，BHA），ラジカル捕捉剤（アスコルビン酸誘導体）の使用

7.5.5 食品添加物

食品衛生法によれば「食品添加物とは食品の製造の過程において，または食品の加工もしくは保存の目的で，食品に添加，混和，浸潤その他の方法によって使用するものをいう」と定義されている．その使用にあたっては食品衛生法に基づき厚生労働大臣が指定するものに限るという**指定制度**がとられている．従来の指定対象は化学合成品に限られていたが 1996 年（平成 8 年）以後，新規に導入される食品添加物に関しては化学合成品のみならず天然添加物も**指定添加物**として規制の対象となったが，従来から使用されていた天然添加物は**既存添加物**として指定対象外の扱いを受けている．また，天然香料については**一般飲食物添加物**とともに指定が免除されている．

現在（平成 21 年 6 月）393 品目ある指定添加物の用途別分類を表 7.18 に示す．1991 年（平成 3 年）以後，食品衛生法に基づき加工食品に用いられた食品添加物は原則として物質名の**表示が義務付け**られたが，このうち（*）を付した**使用基準**がある 8 種類（増粘剤，甘味料，着色料，発色剤，漂白剤，酸化防止剤，防カビ剤，保存料）については表示に際して物質名とともに用途名も併記することが求められている．

表 7.18 食品添加物の目的別分類

使用目的	用　途
食品の製造を目的とするもの	イーストフード，ガムベース，かんすい，結着料，固結防止剤，小麦粉改良剤，消泡剤，製造用剤，醸造用剤，**増粘剤***（安定剤，ゲル化剤または糊料），豆腐用凝固剤，乳化剤，発酵調整剤，pH 調整剤，皮膜剤，品質改良剤，品質保持剤，膨張剤，保水乳化安定剤
食品の加工を目的とするもの	**甘味料***，香料，酸味料，色調調整剤，**着色料***，調味料，**発色剤***，**漂白剤***
食品の保存を目的とするもの	殺菌料，**酸化防止剤***，**防カビ剤***，防虫剤，**保存料***
食品の栄養強化を目的とするもの	栄養強化剤

*使用基準があるこれら 8 種類については，表示に際して物質名と用途名を併記することが必要．

A　代表的な食品添加物

1）保存料

食品中の細菌やカビなどの微生物の増殖を抑制（**静菌作用**）し，食品の鮮度を維持するために用いられる．殺菌作用はないため，既に細菌などが増殖したものについては効果がない．**安息香酸**，**ソルビン酸**，**デヒドロ酢酸ナトリウム**および**プロピオン酸**などの**酸型保存料**は，非解離型のほうが微生物の細胞膜を通過しやすいため酸性領域において抗菌力は強くなる．一方，**非酸型保存料**の**パラオキシ安息香酸エステル類**はpH依存性が低く，中性領域でも十分有効であり，抗菌力はエステル部のアルキル鎖が大きくなるほど高くなる．これらの保存料は大量に摂取すればヒトにおいても有害と考えられるため，使用基準を定め一定の食品に限定して使用される．過去において不正に使用された有害な化学物質としてホウ酸やホルムアルデヒド，アジ化ナトリウムなどがある．

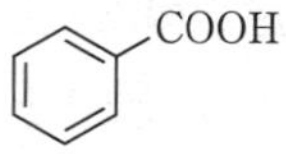

安息香酸

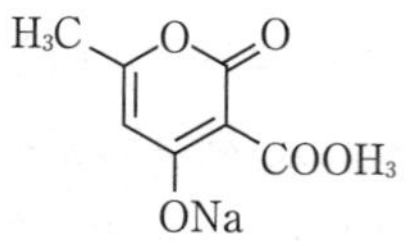

デヒドロ酢酸ナトリウム

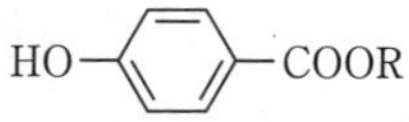

パラオキシ安息香酸エステル
R：エチル，プロピル，
イソプロピル，ブチル，
イソブチル

$CH_3CH=CH-CH=CHCOOH$
ソルビン酸

CH_3CH_2COOH
プロピオン酸

図7.19　保存料

2）防カビ剤

かんきつ類やバナナなど，主に輸入果実に対して使用される防カビ剤として**ジフェニル**（**DP**），***o*-フェニルフェノール**（**OPP**），**チアベンダゾール**（**TBZ**）および**イマザリル**がある（図7.20）．これらの防カビ剤は国内ではほとんど使用されず，アメリカなどで**ポストハーベスト**（**収穫後**）**農薬**として使用されたものの輸入受け入れ策として指定された．

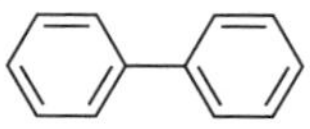

ジフェニル

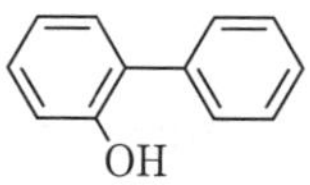

o-フェニルフェノール

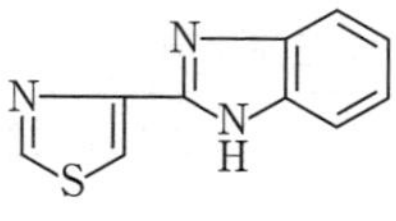

チアベンダゾール

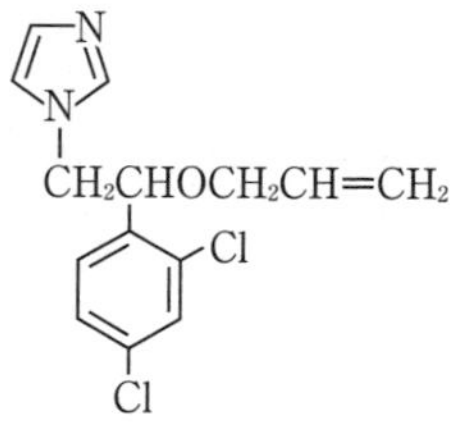

イマザリル

図7.20　防カビ剤

3) 殺菌料

殺菌料は食品の腐敗の原因となる微生物の**殺菌**の目的で使用され，ヒトの安全性が問題となるため厳しい使用基準が設定されている．現在，指定されている殺菌料は**過酸化水素**（H_2O_2），**次亜塩素酸ナトリウム**（NaClO），**亜塩素酸ナトリウム**（$NaClO_2$），**高度サラシ粉**（$Ca(OCl)_2$）および**次亜塩素酸水**の5品目である．漂白剤としても用いられた過酸化水素には弱い発がん性があることがわかり，最終食品中への残留が禁止されたため一部を除いて事実上その使用は困難になった．かつて強力な殺菌作用を有することから魚肉ねり製品や豆腐などに広く使用されたニトロフラン系殺菌剤の2-(2-フリル)-3-(5-ニトロ-2-フリル)アクリル酸アミド（**AF-2**）は，強い変異原性および発がん性が明らかとなり1974年（昭和49年）に指定リストから削除された．

4) 酸化防止剤

空気中の酸素による酸化を受ける結果，食品に変色が起こったり，不快な臭いが生じて可食性が低下することがある．特に不飽和脂肪酸を含む油脂では脂質過酸化を通して栄養価の低下や有害物質の生成が問題となる．このような酸化による食品の変質を防ぐ目的で使用される添加物が酸化防止剤である（図7.21）．**水溶性酸化防止剤**としては還元性を示すL-**アスコルビン酸**（**ビタミンC**）とその立体異性体である**エリソルビン酸**や金属キレート能をもつ**エチレンジアミン四酢酸塩**（**EDTA**）がある．EDTAのキレート作用による金属イオンの除去は脂質過酸化機構（図7.14）

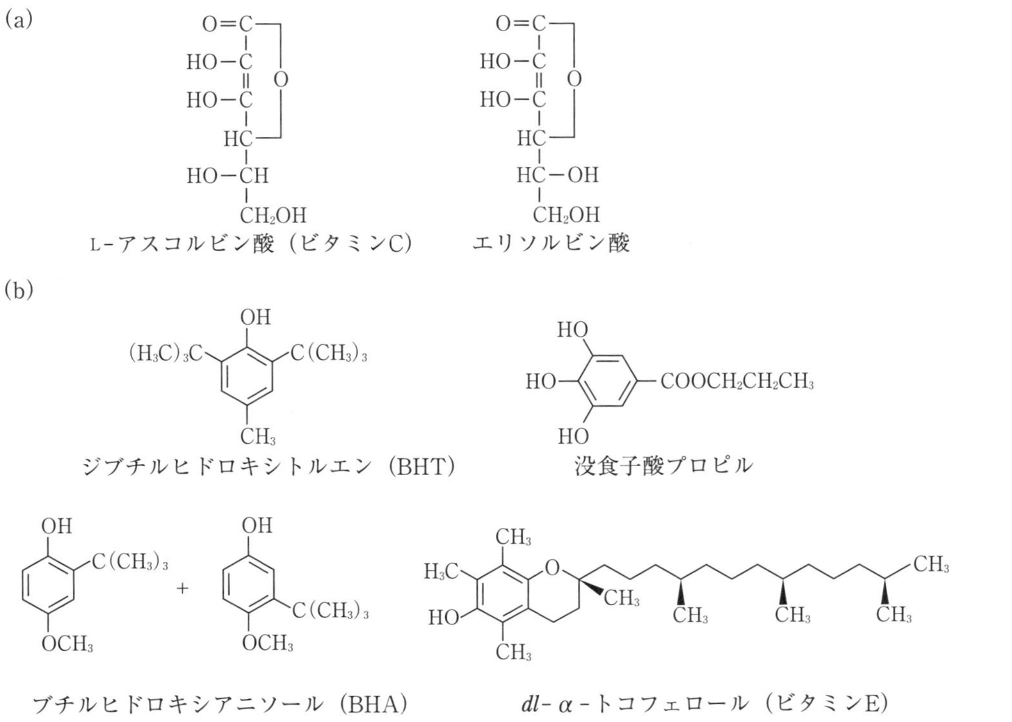

(a)

L-アスコルビン酸（ビタミンC）　エリソルビン酸

(b)

ジブチルヒドロキシトルエン（BHT）　没食子酸プロピル

ブチルヒドロキシアニソール（BHA）　*dl*-α-トコフェロール（ビタミンE）

図7.21 水溶性酸化防止剤(a)と脂溶性酸化防止剤(b)

の二次反応である金属存在下におけるヒドロペルオキシド（LOOH）のラジカルへの分解やアルデヒドなどの生成過程を阻止することになる．一方，**脂溶性酸化防止剤**としては**ジブチルヒドロキシトルエン**（BHT），**ブチルヒドロキシアニソール**（BHA），***dl*-α-トコフェロール**（ビタミンE），**没食子酸プロピル**（PG），**グアヤク脂**などがある．これらの脂溶性酸化防止剤は，主に脂質過酸化の一次反応で生成するラジカルを捕捉して連鎖反応を断つことにより脂質過酸化を抑制する．

5）着色料

食品の嗜好性を高める目的で添加される食用色素が着色料である．指定着色料には**人工タール色素**と**天然色素**とがあり，既存添加物としてコチニール色素（エンジ虫由来），クロロフィルなどがある．現在使用が指定されている**食用タール色素**12種は，いずれも**酸性**の水溶性色素（スルホン酸基かカルボキシル基を有するもの）であり，化学構造から以下の4系統に分類される（図7.21）．このうち8種については油溶性の**アルミニウムレーキ**も指定されている．これらタール色素は石油タールを原料とすることから，有害な不純物等の混入を防ぐため各ロットごとに厳しい製品検査が義務付けられている．また，かつて使用されていたタール色素中には発がん性が疑われたため指定削除になったものも多い．

a．モノアゾ系タール色素：

アマランス（食用赤色2号），ニューコクシン（食用赤色102号），
アルラレッドAC（食用赤色40号），タートラジン（食用黄色4号），
サンセットイエローFCF（食用黄色5号）

b．キサンテン系タール色素：

エリスロシン（食用赤色3号），フロキシン（食用赤色104号），

a. モノアゾ系タール色素

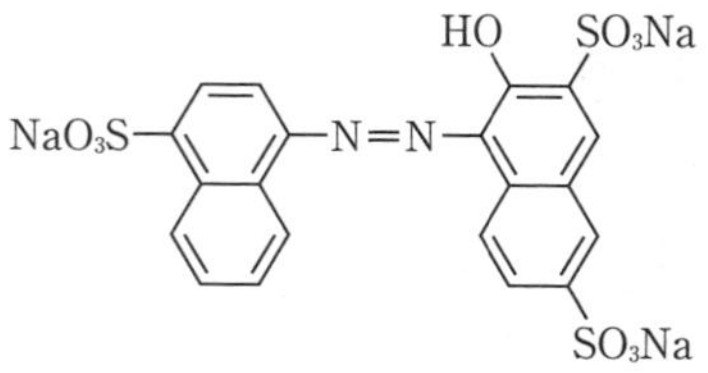

食用赤色2号（アマランス）

b. キサンテン系タール色素

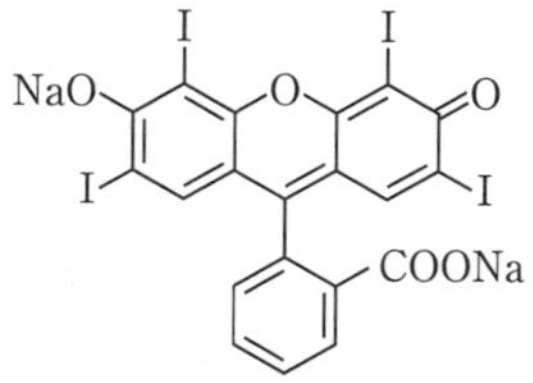

食用赤色3号（エリスロシン）

c. トリフェニルメタン系タール色素

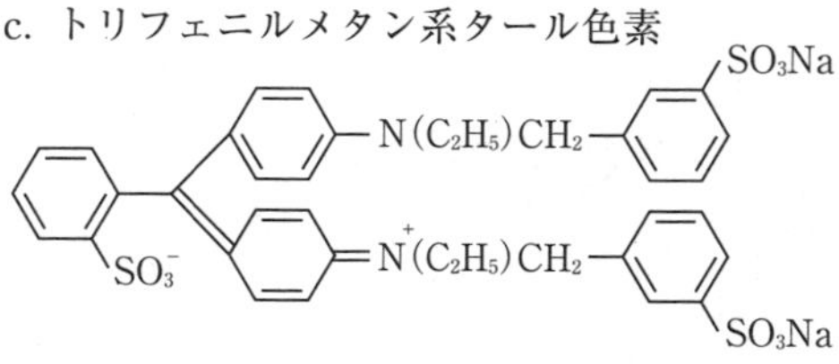

食用青色1号（ブリリアントブルーFCF）

d. インジゴイド系タール色素

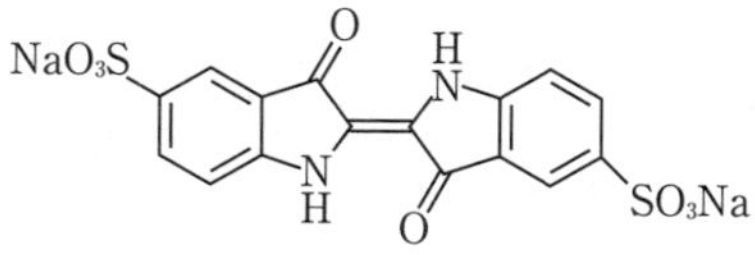

食用青色2号（インジゴカルミン）

図7.22　タール色素

ローズベンガル（食用赤色 105 号），アシッドレッド（食用赤色 106 号）

c. **トリフェニルメタン系タール色素：**

ブリリアントブルー FCF（食用青色 1 号），ファストグリーン FCF（食用緑色 3 号）

d. **インジゴイド系タール色素：**

インジゴカルミン（食用青色 2 号）

一方，天然物由来の色素には**β-カロテン**，**水溶性アナトー**（ノルビキシンのナトリウム，カリウム塩），**クロロフィリン系色素**や**三酸化二鉄**（Fe_2O_3：ベンガラ）などがある．

6）発色剤

食品中の色素成分と結合することにより，本来の色に近い安定な色として固定する目的で添加される添加物を発色剤という．このものは着色料とは異なり色素自体ではない．食肉の新たな断面にみられるピンクがかった赤い色はミオグロビンやヘモグロビンの還元型ヘム鉄（Fe^{2+}）に由来するが，酸素にふれて酸化型（Fe^{3+}）のメト型になるとやや黒ずんだ赤色に変化する．発色剤の**亜硝酸ナトリウム**（$NaNO_2$），**硝酸ナトリウム**（$NaNO_3$），**硝酸カリウム**（KNO_3）は食肉中で嫌気的に還元され一酸化窒素（NO）となり，還元型ヘム鉄（Fe^{2+}）に配位して安定な鮮紅色を呈する**ニトロソミオグロビン**や**ニトロソヘモグロビン**となる．これらのニトロソ化ヘムタンパク質は加熱操作により安定なピンク色を呈する**ニトロソミオクロモーゲン**や**ニトロソヘモクロモーゲン**となる．還元作用があるL-アスコルビン酸やエリソルビン酸はこれら色素の生成を助け，発色効果を強める**発色助剤**として併用される．

一方で，亜硝酸塩は大量摂取では**メトヘモグロビン血症**を起こすほか，胃内の酸性条件下で海産魚由来のジメチルアミンなどの第二級アミンと反応して二次発がん物質の**アルキルニトロソアミン**を生成するため問題となる．

7）甘味料

ショ糖（砂糖）で代表される甘味を経済的あるいは糖尿病などに対する健康管理の面などからショ糖の代替品でまかなうために利用される添加物が甘味料である．現在指定されている人工甘味料には**サッカリン**およびそのナトリウム塩，**アスパルテーム**，**スクラロース**や**アセスルファムカリウム**などがあり（図 7.23），天然由来のものとしては甘草成分である**グリチルリチン酸二ナトリウム**や**D-ソルビトール**，**キシリトール**などがある．これらの甘味料は，天然物由来の糖質系のD-ソルビトールやキシリトールなどを除けば一般にショ糖よりも遥かに強い甘味を与える．

かつてよく使用された**ズルチン**や**シクラミン酸塩**（**チクロ**）は，発がん性が明らかとなり指定が削除された．

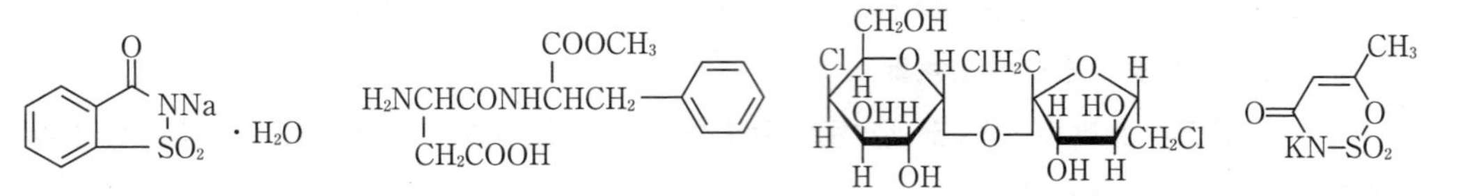

サッカリンナトリウム　　アスパルテーム　　スクラロース　　アセスルファムカリウム

図 7.23　甘味料

B　食品添加物の法規制

食品衛生法で規定された食品添加物は，厚生労働大臣が安全性や有効性を認めて指定した「**指定添加物**」，天然添加物として既に使用実績がある「**既存添加物**」，食品の着香成分（レモン香料，バニラ香料など）として長い食経験がある「**天然香料**」や一般に食品として使用されている「**一般飲食物添加物**」(緑茶やイチゴ果汁など）に分類される．これらの食品添加物は本来生体内には存在しない生体異物であるため，その使用量を含め安全性には大きな関心を払う必要がある．

1）食品添加物の安全性

日常的に摂取する食品添加物の安全性を確保するためにはラット，マウス，イヌなどの実験動物を使って医薬品の場合よりも厳しいさまざまな毒性（一般毒性，特殊毒性）試験が行われる．ヒトにおける安全な摂取量の目安としては，実験動物を用いて行われる長期毒性試験によって得られた**無毒性量** no-observed adverse effect level（**NOAEL**）を**安全係数** 100（動物とヒトとの種差を考慮して 10 × ヒトの個体差を考慮して 10 = 100）で除して得られる **1 日許容摂取量** acceptable daily intake（**ADI**）が用いられる．発がん性の評価に関して，以前は発がん性には**閾値** threshold value がないとの考えから動物種，投与量にかかわらず，発がん性が疑われる添加物は削除という措置が取られていた．しかし，1970 年代を境に，たとえ発がん性があっても有用性があり，かつ実際に摂取する量が極めて微量であれば実質的な危険性は無視できるとの考えに基づき**実質安全量** virtually safe dose（**VSD**）という概念が導入されてきた．サッカリン（人工甘味料），過酸化水素水（殺菌料），ブチルヒドロキシアニソール（酸化防止剤）や貿易摩擦として問題となった *o*-フェニルフェノールやチアベンダゾール，イマザリルなどのポストハーベスト農薬（防カビ剤）の例がそれである．一方，既存添加物として使用されてきた**アカネ色素**（着色料）は遺伝毒性および腎臓への発がん性のため，2004 年（平成 16 年）7 月から使用禁止措置がとられた．

2）食品添加物をめぐる法規制

食習慣や食糧事情などを背景に食品添加物に関する法規制は各国で異なり，そのことが食品の国際流通の面で貿易摩擦の一因となってきた．これに関連して FAO/WHO の国際食品規格委員会（コーデックス委員会）は，安全性が確認されている，もしくは ADI が規定されている食品添加物については各国で使用を認めるよう勧告した．これを受けてわが国では，諸外国で**ポストハーベス**

ト農薬として使われている *o*-フェニルフェノールやチアベンダゾールなどを追加指定した．1991年，食品衛生法の改正により容器包装された加工食品については，栄養強化の目的で使用した添加物，加工助剤および**キャリーオーバー**（原材料の製造，加工過程で使用され，最終食品中には作用量以下しか含まれない場合．ただし，アレルギー原因物質は表示が必要）などを除き原則として使用した**添加物名を表示**することが義務付けられた．ただし，表 7.18 に示すもののうち（*）を付した 8 用途のものについては，**物質名と用途名を併記**する必要がある．また，香料や調味料など同種の添加物を複数使用する場合で，個々の成分表示の必要性が低いものなどについては**一括表示**が認められている．

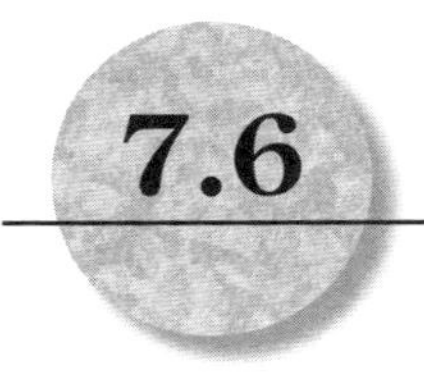

食中毒発生と予防

われわれが毎日摂取する食品は，その栄養学的な価値とともに食品衛生上の安全性が問題となる．ここでは各種の食中毒，化学物質による食品汚染，食品と疾病ならびに国民の栄養の現状と改善について述べる．

7.6.1　食中毒の分類と発生状況

食中毒 food poisoning とは，飲食に起因する急性胃腸障害を主要症状とする生理的異常現象のことであり，まれに亜急性または慢性症状を伴うことがある．飲食の多少に伴う疾患（栄養障害），経口感染症，寄生虫病などは食中毒に含まれない．食中毒の特徴としては，ボツリヌス中毒，フグ中毒など致命率の高いものもあるが，一般的には軽度であること，二次感染が少ないこと，比較的急性の嘔吐・腹痛・下痢を伴うこと，潜伏期間が短いこと，同時に多数の患者が発生し社会問題になることなどが挙げられる．食中毒は，次のように分類されている．

細菌性食中毒
- 感染型：生菌の経口的摂取による，腸炎ビブリオ，サルモネラ菌，病原性大腸菌，ウェルシュ菌，カンピロバクターなど
- 毒素型：細菌の毒素による中毒，ブドウ球菌，ボツリヌス菌など

ウイルス性食中毒：ノロウイルスなど

自然毒食中毒
- 動物性：フグ，シガテラ魚，貝毒，ワックス含有魚など
- 植物性：毒キノコ，有害植物など
- カ　ビ：コウジカビ，青カビなど

化学性食中毒：有害性金属，農薬など

1989年（平成元年）以降の食中毒発生頻度は，毎年1～2千件前後であり，患者数としては毎年2～3万人前後で推移している．しかし，1996年（平成8年）には腸管出血性大腸菌O157による集団食中毒が発生したため，事件数，患者数とも前年より大きく増加した（図7.23）．

2013年は総事件数931件（対前年比84.6%），患者数は20,802人（対前年比77.9%），死者数1人（前年11人）と，事件数および患者数は増加した．1事件当たりの患者数は22.3人（前年24.3人）とやや減少している．事件数は6月頃からの夏期を中心に多発する傾向にあったが，近年はノロウイルスにより12，1月にかけてピークとなる傾向である．

原因食品が判明した事件数のうち，2013年は「魚介類」に起因するものが17.0%と最も多く，次いで「複合調理食品」，「野菜およびその加工品」の順であった（表7.19）．この順番は，ここ数年変動している．

また，病因物質別についてみると，病因物質の判明した事件数は931件（前年比87.0%），患者数20,802人（前年比81.6%）であり，細菌，ウイルスに起因するものが78.8%とその大部分を占めており，特に最近はウイルスを原因とする食中毒が増加している．細菌を原因とする食中毒のう

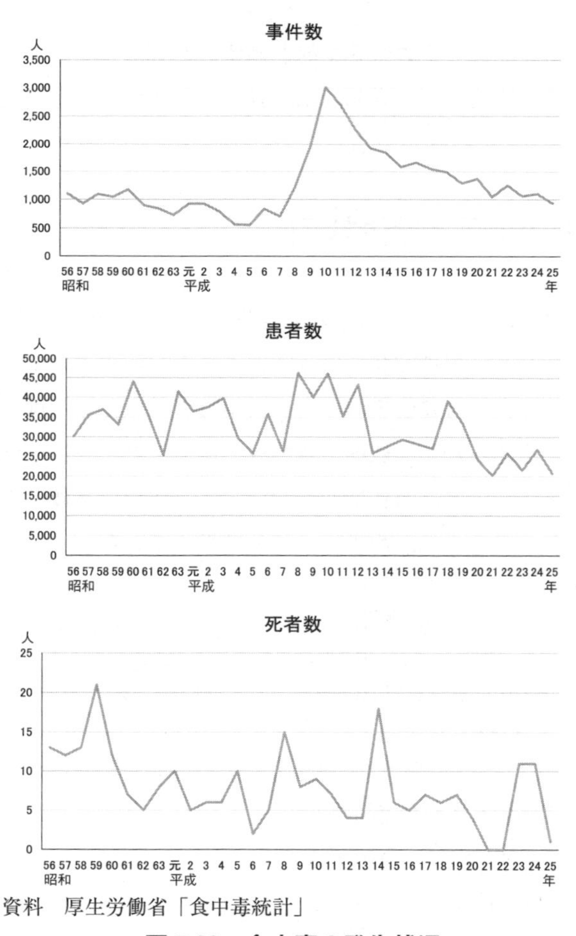

資料　厚生労働省「食中毒統計」

図7.23　食中毒の発生状況

表 7.19　原因食品別の食中毒事件・患者・死者数

平成25年('13)

	件数	%	患者数	%	死者数	%
総数	931	100.0	20 802	100.0	1	100.0
原因食品判明	793	85.2	19 140	92.0	1	100.0
原因食品不明	138	14.8	1 662	8.0	-	-
魚介類	135	17.0	807	4.2	-	-
貝類	30	3.8	239	1.2	-	-
ふぐ	16	2.0	21	0.1	-	-
その他	89	11.2	547	2.9	-	-
魚介類加工品	11	1.4	486	2.5	-	-
魚肉練り製品	-	-	-	-	-	-
その他	11	1.4	486	2.5	-	-
肉類及びその加工品	48	6.1	358	1.9	-	-
卵類及びその加工品	2	0.3	123	0.6	-	-
乳類及びその加工品	-	-	-	-	-	-
穀類及びその加工品	10	1.3	258	1.3	-	-
野菜及びその加工品	53	6.7	497	2.6	1	100.0
豆類	-	-	-	-	-	-
きのこ類	36	4.5	106	0.6	1	100.0
その他	17	2.1	391	2.0	-	-
菓子類	9	1.1	274	1.4	-	-
複合調理食品	55	6.9	2 324	12.1	-	-
その他	470	59.3	14 013	73.2	-	-
食品特定	14	1.8	193	1.0	-	-
食事特定	456	57.5	13 820	72.2	-	-

資料　厚生労働省「食中毒発生状況」

(国民衛生の動向 2014/2015 年，p.311)

表 7.20　病因物質別の食中毒事件数・患者・死者数

平成25年('13)

	件　数	%	患者数	%	死者数	%
総数	931	100.0	20 802	100.0	1	100.0
病因物質判明	903	97.0	20 423	98.2	1	100.0
病因物質不明	28	3.0	379	1.8	-	-
細菌	361	40.0	6 055	29.6	-	-
サルモネラ属菌	34	3.8	861	4.2	-	-
ぶどう球菌	29	3.2	654	3.2	-	-
ボツリヌス菌	-	-	-	-	-	-
腸炎ビブリオ	9	1.0	164	0.8	-	-
腸管出血性大腸菌(VT産生)	13	1.4	105	0.5	-	-
その他の病原大腸菌	11	1.2	1 007	4.9	-	-
ウェルシュ菌	19	2.1	854	4.2	-	-
セレウス菌	8	0.9	98	0.5	-	-
エルシニア・エンテロコリチカ	1	0.1	52	0.3	-	-
カンピロバクター・ジェジュニ/コリ	227	25.1	1 551	7.6	-	-
ナグビブリオ	3	0.3	446	2.2	-	-
コレラ菌	-	-	-	-	-	-
赤痢菌	-	-	-	-	-	-
チフス菌	-	-	-	-	-	-
パラチフスA菌	-	-	-	-	-	-
その他の細菌	7	0.8	263	1.3	-	-
ウイルス	351	38.9	13 645	66.8	-	-
ノロウイルス	328	36.3	12 672	62.0	-	-
その他のウイルス	23	2.5	973	4.8	-	-
寄生虫	110	12.2	339	1.7	-	-
クドア	21	2.3	244	1.2	-	-
サルコシスティス	1	0.1	6	0.0	-	-
アニサキス	88	9.7	89	0.4	-	-
その他の寄生虫	-	-	-	-	-	-
化学物質	10	1.1	199	1.0	-	-
自然毒	71	7.9	185	0.9	1	100.0
植物性自然毒	50	5.5	152	0.7	1	100.0
動物性自然毒	21	2.3	33	0.2	-	-
その他	-	-	-	-	-	-

資料　厚生労働省「食中毒発生状況」

(国民衛生の動向 2014/2015 年，p.311)

ち，***Campylobacter jejuni/coli*** が 25.1%を占める．ここ数年，ノロウイルスが高頻度で推移しており，2013 年は事件数（36.3%）および患者数（62.0%）で第 1 位であった．一方，化学物質および自然毒の患者数はそれぞれ 1.0%および 0.9%と少ない（表 7.20）．

7.6.2　細菌性食中毒

従来，食中毒菌として取り扱われてきているサルモネラ菌，腸炎ビブリオ，ブドウ球菌，ボツリヌス菌，病原大腸菌，セレウス菌，ウェルシュ菌 7 種に加え，1982 年「食品衛生法」で食中毒菌として以下の 9 種が指定された．カンピロバクター・ジェジュニ，ナグビブリオ（ビブリオ・コレレ非Ｏ1），ビブリオ・ミミクス，エルシニア・エンテロコリチカ，エロモナス・ヒドロフィラ，エロモナス・ソブリア，プレシオモナス・シゲロイデス，ビブリオ・フルビリアスである．

これらの病原菌は感染型と毒素型に大別される．感染型は，飲食物とともに摂取された病原菌（主にグラム陰性菌）が腸管内で増殖したときに発症，または食品中で既に増殖していた菌を多量摂取したときに，菌の作用または菌の産生する毒素因子によって起こる中毒であり，潜伏期は比較的長く，通常胃腸炎症状と発熱がある．毒素型は，食品中で増殖した菌（主にグラム陽性菌）の産生した毒素を食品とともに摂取したときに起こる中毒で，潜伏期は短く，症状は一般に激しいが発熱は認められない．毒素型の代表的な菌は黄色ブドウ球菌とボツリヌス菌である．

また，1997年の「食品衛生法施行規則」一部改正に伴い小型球型ウイルスおよび他のウイルスが食中毒原因菌として加えられ，さらに1999年には「感染症予防法」施行に伴い，旧伝染病予防法では経口伝染病菌に指定されていたコレラ菌，赤痢菌，チフス菌，パラチフス菌，腸管出血性大腸菌の5種が追加指定され，食中毒原因菌は合計21種類となった．その後2003年には小型球型ウイルスの名称が「ノロウイルス」に改められた．

A　感染型細菌食中毒

1）腸炎ビブリオ *Vibrio parahaemolyticus*

最初は病原性好塩菌と呼ばれていたが，1963年**腸炎ビブリオ**と命名された．また，それまで病因物質不明とされていた食中毒の大半がこの菌を病因菌として起こっていることが明らかとなり，わが国の食品衛生の向上に大きな貢献をした．

性　状：通性嫌気性のグラム陰性桿菌で芽胞，莢膜はなく，単毛性で活発に運動し，コレラ菌と類似性がある．本菌は最適塩濃度が3%の好塩菌で，食塩濃度0.5～10%の範囲で増殖が可能である．一方，真水では生育不可能な菌で，4℃以下の低温や60℃以上の加熱により死滅する．本菌に汚染された魚介類を摂取することにより，菌が腸管内で増殖し，腸管上皮細胞を損傷して下痢を引き起こす．本菌は，ヒトやウサギの赤血球を溶血するがウマの赤血球は溶血しない特異なエンテロトキシンを産生する**神奈川現象**と呼ばれる溶血現象を示す．患者からの分離株は神奈川現象陽性を示す．

症　状：潜伏期は12～24時間で，下痢，腹痛，発熱，嘔吐などの症状を起こすが，経過は良好で2～3日で回復し，致命率は低い．

原因食品：イカ，タコ，アジ，サバ，貝など海産魚介類の生食が多い（一次汚染）．さらに海産魚介類を調理した調理器具からの汚染（二次汚染）があり，二次汚染があればほとんどすべての食品が原因食品となりうる．

予防法：加熱調理，水道水による水洗（調理器具も含め）などがある．

2）サルモネラ属菌 *Salmonella*

本菌は腸内細菌科に属し，元来動物の病原菌で人畜共通疾病原因菌として知られる．主な食中毒菌としては，ゲルトネル菌（腸炎菌）*Salmonella* Enteritidis，ネズミチフス菌 *S.* Typhimurium，ブタコレラ菌 *S.* Choleraesuis などがある．また，細菌性食中毒の中では事件数，患者数とも常に多い．

性　状：通性嫌気性のグラム陰性桿菌で，周毛性鞭毛をもち運動する．芽胞，莢膜はもたない．発育適温は35～37℃で，10℃以下では増殖できない．

症　状：サルモネラ菌は腸粘膜細胞に侵入し，粘膜下組織を経て血液中に入り，菌血症，リンパ節炎なども起こす．潜伏期は平均12～24時間で，主要症状は悪心，下痢，腹痛，嘔吐，発熱など，

1～3日で消失し回復は早いが，重篤の場合は脱水症状を起こし，ショック症状から昏睡状態となり死亡することもある（致命率は0.3～1％）．

原因食品：本菌は，家畜，家禽，両生類，は虫類など動物に，また，土壌，河川水，下水など自然界に広く分布していることから，汚染の可能性の高い食肉，特に生食肉（鶏肉），卵のほか，ソーセージ，ハム，魚肉練り製品などの加工品の摂取（一次汚染）またはその食品を調理した調理器具からの汚染（二次汚染）が要注意である．

予防法：60℃，20分程度の加熱で死滅するので加熱調理する．ゴキブリ，ハエ，ネズミによる汚染から食品を守る．

3）病原大腸菌（下痢原性大腸菌）*Escherichia coli*

大腸菌群は腸内常在菌の一群であり，通常は病原性がなく，糞便汚染起因による土壌，食品など自然界に広く分布している．しかし，一部の大腸菌にはヒト，動物の腸管に感染して下痢や腸炎を起こすものがあり，これらを病原大腸菌といい以下の①～④に分類される．

性　状：通性嫌気性または好気性のグラム陰性桿菌で周毛性鞭毛をもつものともたないものがあり，運動性と非運動性の菌が存在する．大部分は乳糖を分解して酸とガスを産生する．

症　状：原因菌によって異なる．

① **腸管病原性大腸菌　Enterophathogenic *E. coli*（EPEC）「サルモネラ型」**

乳幼児胃腸炎の原因菌として知られてきたもので，サルモネラ菌属に類似し同様の症状を示す．

② **腸管侵入性大腸菌　Enteroinvasive *E. coli*（EIEC）「赤痢型」**

赤痢菌と同様の細胞侵入性を示し，粘血便など赤痢様の症状を示す．乳糖非分解性の菌が多く，他の大腸菌とは少し異なる．

③ **腸管毒素原性大腸菌　Enterotoxigenic *E. coli*（ETEC）「コレラ型」**

コレラ菌の産生するものと極めて類似したエンテロトキシンを産生し，その作用により下痢を起こす．大腸菌エンテロトキシンには，60℃，10分間の加熱で失活する易熱性毒素heat-labile enterotoxin（LT）と100℃，30分の加熱でも失活しない耐熱性毒素heat-stable enterotoxin（ST）がある．LTはコレラ毒素と類似の構造と機能を有し，抗原性にも共通性がある．LTはアデニル酸シクラーゼを活性化することにより細胞内のcAMPを増加させ，STはグアニル酸シクラーゼを活性化して細胞内cGMPを増加させる．これら環状ヌクレオチドの増加により腸管上皮細胞からの異常な液体分泌が誘導され水様性下痢が起こる．

④ **腸管出血性大腸菌　Enterohemorrhagic *E. coli*（EHEC）**

これ以外の菌の潜伏期が12時間程度なのに比べて，4～9日と長いのが特徴であり，血便と激しい腹痛が主症状であり通常発熱はない．

1996年全国的に流行した腸管出血性大腸菌O157は，有症者累計17,877名，死者累計12名，また1997年にも有症者1,576名，死者3名が報告されるなど，家庭における発生事例が急増している．この菌はベロ毒素と呼ばれる赤痢菌毒素に似たタンパク質からなる毒素を産生し，組織を破壊して出血させる．血液中に入ると赤血球を破壊し，種々の臓器，特に腎臓がダメージを受け，いわゆる溶血性尿毒症症候群 **hemolytic uremic syndrome**（HUS）を起こすとともに，重篤な場合は脳症を併発する．1996年には指定伝染病に，1999年4月の感染症予防法では特定職種（食品を扱う業種）への就業制限が認められた三類感染症にこの菌のみ指定された．

原因食品：特定のものがなく，保菌者，患者の糞便，家畜の排泄物が直接または間接的にヒトの手指や，食品を汚染する場合に起こる．

予防法：食事前の手洗い励行，60℃，30分程度の加熱で死滅するので食品の十分な加熱調理で予防できる．

4）ウェルシュ菌 *Clostridium perfringens*

本菌は，動物の腸管内常在菌であり，古くからガス壊疽を起こす細菌として知られている．また，食品中で増殖することにより，食中毒を引き起こす．

性　状：偏性嫌気性のグラム陽性桿菌で，鞭毛はなく，芽胞を形成する．この芽胞には耐熱性と非耐熱性のものがある．易熱性芽胞でも70～80℃の加熱では死滅しない．本菌は摂取されたヒト腸管内で増殖し，芽胞を形成する時にエンテロトキシンを産生し，下痢などの症状を呈する．産生する毒素によってA～E型に分けられ，ヒトに食中毒を起こさせるものは大部分エンテロトキシン産生のA型である．この菌は15～50℃で発育するが，至適温度43～47℃では発育速度が速まる．

症　状：潜伏期は6～18時間（平均12時間）で，下痢，腹痛，悪心，嘔吐などを起こすが，発熱は伴わず，24時間以内に治癒する．

原因食品：加熱後の食品が多い．すなわち，学校給食，仕出し弁当などの多量に加熱調理される食品では，嫌気的状態となり耐熱性の芽胞のみが生存し，冷却のため食品を室温に長時間放置することにより菌が増殖する．獣肉加工品，鶏肉調理食品，魚介類調理食品，カレー，炊き込みご飯などがしばしば原因食品となる．

予防法：加熱調理後直ちに食すか，長時間放置した食品は食前に再加熱すればよい．

5）カンピロバクター *Campylobacter*

本菌は16菌種あり，ヒツジ，ウシの伝染性流産，下痢の原因菌として知られ，ヒトに対する感染は症状が比較的軽度なため，下痢の多くはこの菌によるものではないと考えられ，無視されていたが，その後，選択性の高い分離培地・混合ガスが開発され，分離・検出が容易になったことから，下痢性原因菌の大部分はカンピロバクター・ジェジュニ *C. jejuni* であり，まれにはカンピロバクター・コリ *C. coli* が原因菌であることが判明し，食中毒菌として指定された．

性　状：微好気性のグラム陰性らせん桿菌で，単極または両極に鞭毛がある．発育に二酸化炭素を必要とする微好気性菌で，好気および完全嫌気条件下では発育しない．莢膜をつくる芽胞は作らない．至適発育温度は35～43℃で，30℃以下では生育できない．カンピロバクターはイヌ，ブタ，ウシ，ニワトリ，愛玩用小鳥などの腸内細菌として常在し，直接または間接的に食品や飲料水を介してヒトに感染する．

症　状：菌は腸粘膜に侵入して下痢，腹痛，38〜39℃の発熱を伴う．腸管での菌の増殖が遅いので潜伏期は3〜11日と長い．特に小児が発症しやすい．成人では軽症のことが多いが，日常体験する下痢の多くがカンピロバクター腸炎である可能性が高いと考えられている．

原因食品：殺菌不十分な調理肉の喫食，肉類や食品販売店の従業員や主婦の生肉取扱時の直接感染，簡易水道水による感染などもある．

予防法：食肉感染が多く，食品の十分な調理加熱が必要で調理者の手洗い，調理器具の消毒，乾燥などが必要である．

B 毒素型細菌食中毒

1）ブドウ球菌 *Staphylococcus*

本菌には黄色ブドウ球菌（*S. aureus*）と表皮ブドウ球菌（*S. epidermidis*）があるが，黄色ブドウ球菌が化膿性疾患や毒素性ショック症候群および食中毒の原因菌であり，**メシチリン耐性黄色ブドウ球菌（MRSA）**は院内感染の原因ともなっている．

性　状：黄色ブドウ球菌は通性嫌気性のグラム陰性球菌で，芽胞，鞭毛をもたず，通常黄橙色の色素を産生し，ブドウの房状の集団を形成する．本菌は食品中で増殖する際に単純タンパク質毒素である**エンテロトキシン**を産生し，これを摂取することにより下痢と強烈な嘔吐を呈することが特徴である．エンテロトキシンには少なくとも抗原性の異なるA〜Eの5種が存在する．菌は70℃，30分の加熱で死滅するが，エンテロトキシンは耐熱性で100℃，1時間の加熱でも失活しない．

症　状：潜伏期は比較的短く，2〜6時間（平均3時間）で，下痢，腹痛，嘔吐などの急性胃腸障害を起こすが，1〜2日で回復する．嘔吐が激しいが，発熱がないなどの特徴がある．

原因食品：弁当，おにぎり，魚肉練り製品や魚介類などはヒトの手指による汚染の多い食品である．

予防法：ヒトの保菌が高いので，手指に傷がある場合や，感冒でくしゃみの多発する場合は調理に従事しないことが望ましい．調理食品は5℃以下に保存することによって菌の増殖を防止できる．また，エンテロトキシンが産生された食品は，加熱調理しても破壊されないことを理解することが重要である．

2）ボツリヌス菌 *Clostridium botulinum*

本菌の産生する毒素による食中毒で，発生件数は少ないが，致命率が高い．

性　状：偏性嫌気性のグラム陽性円形桿菌で，芽胞を形成し，周毛性鞭毛を有し運動性がある．発育至適温度は28〜42℃，pHは6〜8である．菌の増殖に際し菌体外毒素（外毒素）exotoxinを産生する．毒素の抗原性によってA〜G型の7種に分類されるが，ヒトに中毒を起こさせるものは，A，BおよびE型である．毒素は熱に対して弱く，80℃，15分間の加熱で破壊され，芽胞を形成するが菌は60℃，30分でほぼ死滅する．増殖最適温度は30〜40℃である．ボツリヌス菌から産生された毒素は摂取された後，胃腸壁から吸収され，神経系統に作用する．コリン作動性の神経筋接合部でアセチルコリンの遊離を阻害するため刺激伝達が行われず，呼吸麻痺を起こす．

症　状：潜伏期間は早いものでは5～6時間，遅い場合は2～3日で，平均12～36時間である．吐気，嘔吐，全身倦怠，疲労感，頭痛などに続いて腹痛，便秘，下痢などの後，神経麻痺症状を呈し，呼吸麻痺を起こして，多くの場合発症後4～8日以内に死亡する．治療には早期に抗毒素血清を用いる．

原因食品：辛子レンコンによるA型，輸入キャビアによるB型，郷土保存食である“いずし”によるE型中毒など，嫌気的な状態で保存される食品に多い．外国では，ソーセージ，ハム，果実，野菜のびん詰，肉の缶詰などで発生している．

予防法：本菌の汚染源が土壌，動物の糞便などであるので，これらに食品が汚染されないようにし，嫌気的状況となった食品を避けるか，食品を十分に加熱した後食べるようにする．食肉のソーセージ，ベーコンなどに亜硝酸ナトリウムが食品添加物として使用されるのは，これが抗ボツリヌス作用を有するためである．

C　その他の食中毒菌

セレウス菌：***Bacillus cereus*** は炭疽菌類似の非病原菌として知られ，土壌，水中など広く分布している．潜伏期は8～12時間で，下痢，腹痛を主症状とする**下痢型**（ウェルシュ菌型）と潜伏期1～5時間で嘔吐を主症状とする**嘔吐型**（ブドウ球菌型）に分類される．下痢毒は56℃，5分で失活するが，嘔吐毒は，126℃，90分でも失活しない．わが国でこの菌による食中毒は多発していないが，自然界に多く分布するため注意が必要である．

エルシニア：ペスト菌と同属で，腸内細菌科に属し，エルシニア食中毒は特に ***Yersinia enterocolitica*** によって起こり，1982年食中毒菌に指定された．エルシニア食中毒は感染型，細胞侵入型で，腸粘膜から侵入しリンパ組織の炎症も起こす．幼児は感受性が高く大部分が胃腸炎症状であるのに対し，年齢が高くなるに従い発熱を伴う回腸炎やリンパ節炎症が多くなる．自然界の動物が保菌しているので，ペット類からの感染には注意を要する．

ナグビブリオ：***Vibrio cholerae*** non-O1 と ***V. mimicus*** が属し，その生態および病原性は ***V. chorerae*** O1（コレラ菌）と同じである．水中に生息し，水または魚介類を介してヒトに感染し，腸管内でエンテロトキシンを産生して下痢を起こさせる．

V. fluvialis：は海水細菌で魚介類を介してヒトに感染し，エンテロトキシンを産生して下痢を起こす．腸炎ビブリオ食中毒の際，しばしば本菌の混合汚染が認められる．

Plesiomonas shigelloides：は淡水に生息し，水および魚介類を介してヒトに感染する．

Aeromonas hydrophilia* および *A. sobria：水生菌で細胞毒素エンテロトキシンが原因で下痢を起こすと考えられている．

D ウイルス性食中毒

1) ノロウイルス

1972年アメリカ・オハイオ州ノーウォークの小学校で起きた集団急性胃腸炎から単離された小型球形ウイルス small round virus (SRV) で，カキなど貝類の生食で起きる急性胃腸炎で集団発生が報告されている．直径30 nm前後の小型形の類似形態を示す一連のウイルスの総称で，表面が複雑な構造で縁が凸凹状の構造をもつ代表的病因物質であるSRSV（small round structured virus）と，表面が円滑で特徴のないSRFV（small round featureless virus）の2グループが存在する．

ノロウイルスによる食中毒は，7～8月の夏季に多い細菌性食中毒と異なり，12～2月の冬季にかけて多発している．1997年から食中毒原因物質として扱われるようになった．

性　状：SRSVは，カキ器官内では増殖できず，ヒトの腸管でのみ増殖が可能．耐熱性が強く60℃，30分の加熱でも不活化されない．残留塩素2 mg/L，30分間処理で不活化される．

症　状：24時間位の潜伏期の後，悪心，嘔吐，下痢，腹痛等を起こすが数日で回復する．

原因食品：生鮮食品類（生カキなど）および飲料水．

予防法：魚介類の生食を避ける．加熱調理をする．手指の洗浄・消毒の励行（二次汚染の防止）．

7.6.3 自然毒食中毒

有害動植物，毒化した動物や有害動植物の摂取によって起こる食中毒のことである．動物性の場合，フグに代表されるように12～2月頃の冬季に，また植物性のものはキノコに代表される10～11月頃の秋季に多発する傾向にある．1件当たりの患者数は少ないが，致命率の高いことが特徴であり，食用動植物に対する正しい知識とともに食品衛生行政における食品の監視体制の強化が必要である．

A 動物性自然毒食中毒

栄養素のタンパク源として魚介類に頼るわが国においては，魚類および貝類による食中毒は食品衛生上大きな問題である．

1) フグ毒

フグの毒性は季節により異なり，産卵期（12～6月）が最強となる．また個体差も著しく，すべてのフグが有毒であるとは限らない．卵巣や肝臓を喫食さえしなければほぼ安全である．

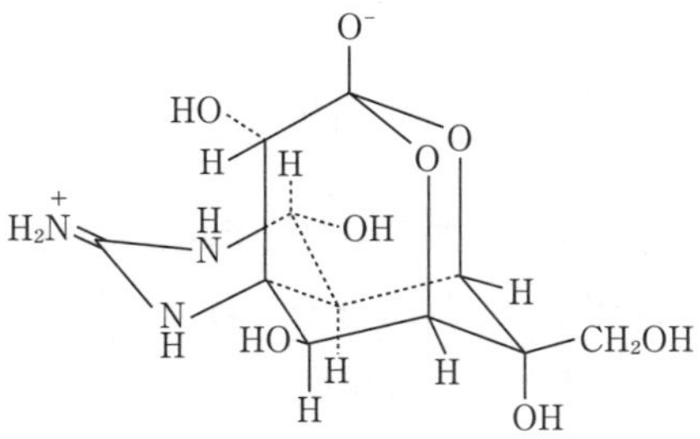

テトロドトキシン

毒成分および性状：フグの有毒成分は**テトロドトキシン** tetrodotoxin（TTX）で水，有機溶媒に不溶であるが，酸には可溶で，熱に安定である．しかし，アルカリ性下での加熱には不安定で分解され，その毒性を失う．

毒作用：テトロドトキシンは極めて低濃度で神経や筋細胞の膜表面にある Na^+ チャンネルのイオン透過性を選択的に阻害し，Na^+ の細胞内流入を妨げて神経興奮伝達中断，麻痺を起こす．K^+ の透過性には関与しない．マウスに対する LD_{50}（腹腔内投与）は 10 μg/kg，ヒトに対する最小致死量は 10,000 mouse unit（MU，テトロドトキシン約 2 mg に相当）である．なお，フグ毒の場合，1 MU は「体重 20 g のマウスに腹腔内投与した時，30 分で死亡させる毒量」とされるが，感受性の差，摂取時の状態（空・満腹，飲酒の有無）などにより異なる．

症　状：主な中毒症状は麻痺で，喫食後 20 ～ 30 分，遅くとも 2 ～ 3 時間後に発症し，口唇，舌などの麻痺，触覚，味覚の鈍化，上下肢の運動障害，言語障害，全身筋肉麻痺，血圧降下，呼吸中枢麻痺，チアノーゼを起こし，意識消失，呼吸停止の順で中毒症状が現れる．約 8 時間後からは急速に回復し，中毒による後遺症はない．万が一中毒の症状が現れた場合は，催吐後（できれば胃洗浄も），できるだけ早く人工呼吸器設備のある病院に搬入する必要がある．

テトロドトキシンはフグに特有の毒素ではない．1964 年カリフォルニアイモリにも存在することが報告されて以来，ボウシュウボラ，ヒョウモンダコ，ツムギハゼ，スベスベマンジュウガニ，コスタリカ産カエルなどからもテトロドトキシンが検出されている．テトロドトキシン産生能を有する外因性の細菌（*Vibrio fischeri* の近縁種や *Alteromonas tetraodonis* など）による共生あるいは細菌により毒化したプランクトン摂取からの生物濃縮による食物連鎖によって毒化すると考えられる．

予防法：フグ調理師資格をもった者が調理したもの（フグ料理専門店など）を食べること．フグの種類が判明しない素人料理は絶対に食べないこと．卵巣，肝臓，皮膚の摂食は避ける（毒性が強いことを認識しておく）．

2）麻痺性貝毒 paralytic shellfish poison（PSP）

ホタテガイ，ムラサキイガイ，アカザラガイなど一般にはよく食されている二枚貝類が，赤潮発生時期（主に 6 月～9 月）に有毒渦鞭毛藻（*Alexandrium catenella* や *A. tamarense* など）を摂取，食物連鎖を介して突然毒化する．中腸腺に麻痺性貝毒が蓄積し，これを喫食したヒトに神経麻痺を主徴とする中毒が起こる．日本および世界各国で大きな問題となっている．

毒成分および性状：毒の主体は最初に単離された水溶性の**サキシトキシン** saxitoxin（STX）で，現在，構造の類似したゴニオトキシン，ネオサキシトキシンなど，20 種類以上が発見されている．毒力はカルバモイルトキシン群が最も強く，前駆体とされる *N*-スルホカルバモイル型は弱い．

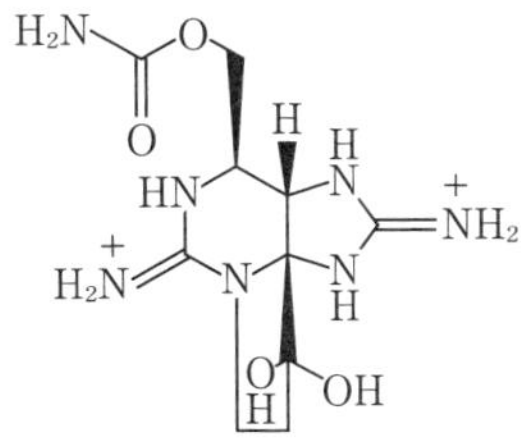

サキシトキシン

毒作用：フグ毒と同様，神経細胞興奮膜の Na^+ チャネルを選択的に阻害する．マウス LD_{50}（腹腔内投与）9 μg/kg，ヒトに対する最小致死量は 3,000 MU（約 1 mg）とされている．なお，麻痺性貝毒の場合，1 MU は「体重 20 g のマウスを 15 分間で死亡させる毒量」をいう．

症　状：フグ毒に極めて類似し，食後 30 分で口唇，舌のしびれが全身に広がり麻痺となって運動失調を起こし，さらに言語障害が現れ，呼吸麻痺の後，死に至る．

予防法：中腸腺を食べない．1980 年 7 月に厚生労働省が「麻痺性貝毒などにより毒化した貝類の取扱について」という通達を出し，貝の毒力が 400 MU/100 g を超えるものは販売を認めない措置を講じている．

3）下痢性貝毒 diarrhetic shellfish poison（DSP）

1976 年，宮城県で発生したムラサキイガイ食中毒で発見された．その他にホタテガイ，コタマガイ，アサリなどの二枚貝が，有毒渦鞭毛藻（*Dinophysis fortii* など）を摂取し，食物連鎖を介して毒化すると考えられている．中毒の発生は 6 ～ 8 月に集中している．ヨーロッパ大西洋岸では毎年数千人もの患者が発生して問題となっている．

毒成分および性状：この貝毒は脂溶性ポリエーテル化合物で，その構造から，① 下痢を主徴とし，強い発がん促進作用を示す**オカダ酸**やその誘導体の**ジノフィシストキシン群**，② 下痢や肝臓毒性を有する**ペクテノトキシン群**，③ マウス致死毒性が認められる**イエッソトキシン群**の 3 群に分けられる．これら毒成分は通常の加熱処理では分解されない．

毒作用：原因毒は中腸腺または消化腺に局在する脂溶性の 3 群の毒成分から成るが，特に下痢を主徴とするオカダ酸およびジノフィシストキシン群は，タンパク質のセリンおよびスレオニン残基に結合したリン酸の加水分解酵素を強く阻害して発がん促進作用を示す．ヒトに対する最小発症量は 12 MU と推定される．なお，下痢性貝毒の場合，1 MU は，「体重 20 g のマウスを 24 時間で死亡させる毒量」をいう．

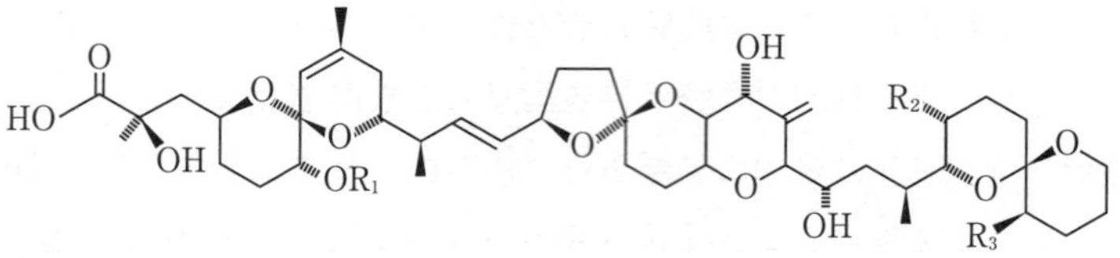

オカダ酸　$R_1=H$, $R_2=CH_3$, $R_3=H$
ジノフィシストキシン-1　$R_1=H$, $R_2=CH_3$, $R_3=CH_3$

症　状：主な症状は消化器系の障害で，下痢が主で，吐き気，嘔吐，腹痛が顕著である．食後30分から4時間で発症し，3日ほどで回復する．死亡することはない．

予防法：中腸腺や消化腺を食べない（ホタテガイなどの大型の貝では除くことができるが，ムラサキイガイやアサリなど大部分の貝ではこの部分の除去が困難なので中毒が多発する原因となる）．厚生労働省は5 MU/100 gの毒性を超えるものの流通販売を認めていない．

その他，神経性貝毒**ブレベトキシン** brevetoxin，記憶喪失性貝毒**ドウモイ酸** domoic acid などもある．アワビの中腸腺の摂取により光過敏性皮膚炎を起こすが，原因物質は**ピロフェオホルビド a**　pyropheophorbide a であるが，これはアワビが摂食した海藻類のクロロフィルの分解物である．

4）シガテラ魚

シガテラとは，カリブ海産巻貝シガ cigua を食べたため起こった食中毒に由来する．太平洋熱帯，亜熱帯，カリブ海など珊瑚礁の発達した海域に生息し，本来は無毒で食用に供されている魚が有毒渦鞭毛藻（*Gambierdiscus toxicus* など）の付着した海藻を摂取し，食物連鎖を介して毒魚になり，それをヒトが食することにより起こる死亡率の低い食中毒である．年間数万人の患者が出ている．肉食性のバラフエダイ，ドクウツボ，アオブダイ，バラハタ，オニカマス，藻食性のサザナミハギ，ナンヨウブダイなど約20種が知られている．

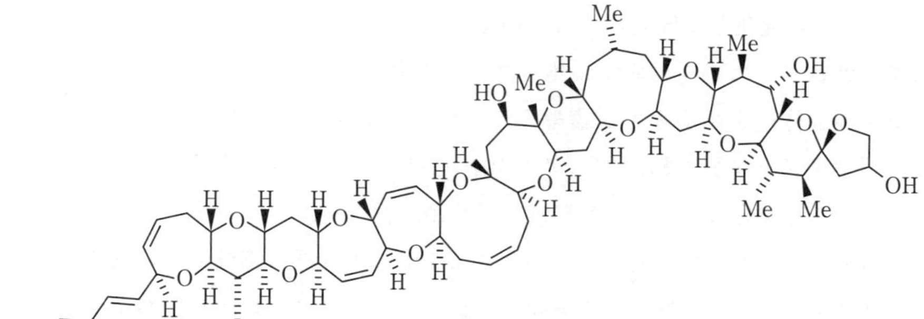

シガトキシン

毒成分および性状：主な毒成分は**シガトキシン**（分子量：1110，大型肉食魚が主体）で，他に**マ**

イトトキシン（分子量：3422，小型藻食魚が主体），**ガンビエルトキシン 4B**（シガトキシンの前駆体）などがある．シガトキシン，マイトトキシンの LD_{50}（マウス腹腔内投与）はそれぞれ 0.45 μg/kg，0.05 μg/kg であり，シガトキシンはテトロドトキシンと比べて 30 倍，マイトトキシンは 200 倍毒性が強い．

毒作用：シガトキシンは末梢，中枢神経細胞に作用し，フグ毒テトロドトキシンとは逆に，Na^+ チャンネルを活性化して持続的に開口し，Na^+ の透過性を著しく増大させてシグナル伝達を撹乱する．一方，マイトトキシンは，Ca^{2+} チャンネルを開口，筋小胞体から Ca^{2+} を遊離させて心筋収縮，狭心症などを引き起こす．

症　状：食後 1 ～ 8 時間で下痢，嘔吐，腹痛などの消化器障害，脈拍の減少や血圧降下を示す循環器系症状，知覚異常や平衡感覚の喪失などの知覚神経症状など複雑な症状が現れる．また，魚の種類や中毒の程度によっても症状は異なる．特徴的な症状は**ドライアイスセンセーション dry-ice sensation** と呼ばれる**温度感覚異常**で，熱いものを冷たく感じ，水に触れると感電ショックやドライアイスに触れたときの痛みを感ずる．軽症では脱力感，関節痛など二日酔いに似た症状を，重症の場合は痙れん，筋肉麻痺が見られるが，致命率は低い．回復には数か月かかることがある．

予防法：毒魚生息地域が不定（地域差あり）で，毒含有量に差があり（個体差が大きい），また，毒魚を外見から識別することが非常に難しいため，南方産シガテラ魚はわが国には水揚げしない．また，魚市場で見つけ次第破棄措置がなされている．シガテラ毒の定量はマウスに対する腹腔内投与による致死を観察して行う．

5）ワックス含有魚

アブラソコムツ，バラムツは大型の深海魚で，マグロのハエナワ漁でよくとれ日本でみりん干しなどに加工して市販されたことがあるが，筋肉中の含油量は約 20％で，その脂質の約 90％がセチルアルコールやオレイルアルコールと脂肪酸のエステルであるワックス（ろう）からなり，これを喫食した場合，激しい下痢や腹痛を起こした．そのため，これらの魚類は流通販売禁止となっている．ワックス含有魚と後に述べるイシナギの肝臓による食中毒の原因物質はその魚類自身に由来しているまれな例である．

6）その他の魚中毒

イシナギによる中毒は，この魚の肝臓にはビタミン A が多量蓄積されており，これを喫食すると一時的なビタミン A 過剰症を起こす．その症状は頭痛，皮膚の剝離，脳圧の亢進などである．ソウシハギ中毒は，ソウシハギがイワスナギンチャクを摂取することよる食物連鎖によって起こり，その原因はパリトキシンである．マグロ，サバ，カツオなど背の青い魚は蕁麻疹，下痢などの症状を起こすことがあるが，これは貯蔵法が悪いためで，細菌または魚体中の酵素により中毒原因物質のサウリンが生成するためである．この化合物がヒスタミンとの協調ならびに相乗効果を有するためである．

B　植物性自然毒中毒

この毒は主に季節的な変動によって有害物質が多量に蓄積した植物，その毒性が知られているアルカロイド，配糖体，ペプチドなどを含む植物や毒キノコを誤って食したときに起こる．

1）毒キノコ中毒

わが国は高温多湿でキノコの生育には適しており，名前のついた野生キノコは約2000種あり，その中で食用となるのは約200種，毒キノコは約50種といわれている．市販されているマツタケや栽培が可能なシメジ，エノキダケなどは安全であるが，知識のない人が個人的に採取，摂食して中毒になる場合が多い．表7.19および表7.20に示すように2012年の植物性自然毒中毒は70件で患者数が218人，そのうちキノコ中毒は57件，166人と多くを占めている．

（1）毒キノコ成分と中毒症状

キノコ毒を毒作用別（A）～（D）に分類し，その毒成分を1）～8）の通番にて表7.21に示す．

表7.21　主な毒キノコ成分と中毒症状

毒成分	キノコ名	発生・症状
A．細胞を破壊し，肝臓・腎臓を冒す致命的な毒		
1）アマニチン（α-，β-） 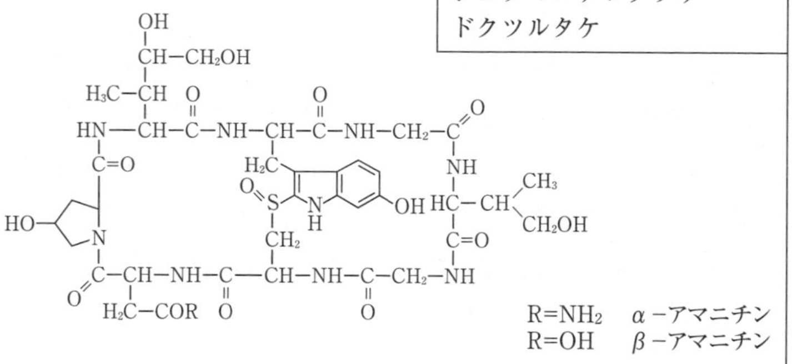 （構造式） R=NH_2　α－アマニチン R=OH　β－アマニチン	タマゴテングタケ シロタマゴテングタケ ドクツルタケ	・食後6～24時間で，突然激しい嘔吐，コレラ様下痢，脱水症状を呈し，3～4日後に肝臓肥大，黄疸，溶血，胃腸出血を起こし回復不能となり死に至る（致死率50％以上）．耐熱性，遅効性の肝臓毒，ヒトに対する致死量は5～7 mg（タマゴテングタケ約1本）． ・RNAポリメラーゼBに特異的に作用してタンパク合成を阻害し，細胞の壊死を引き起こす． ・他に速効性（難吸収性）のファロイジンがある．
2）ジロミトリン 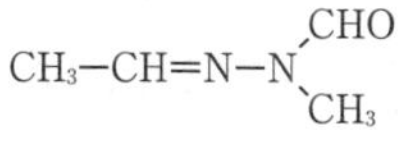 $CH_3-CH=N-N(CHO)(CH_3)$ ジロミトリン 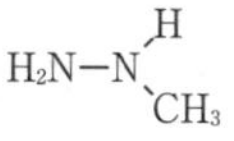 $H_2N-N(H)(CH_3)$ モノメチルヒドラジン	シャグマアミガサタケ	・サラダなど生で食すると6～12時間後に嘔吐，下痢，黄疸，赤血球破壊（溶血）を経て死に至る（致死率15～35%）． ・体内で加水分解されてモノメチルヒドラジンを生成し，中毒を起こす．味噌汁など加熱調理して生成物を揮散させれば安全である．

表 7.21 つづき

毒成分	キノコ名	発生・症状
B．主に自律神経に作用する毒		
3) ムスカリン 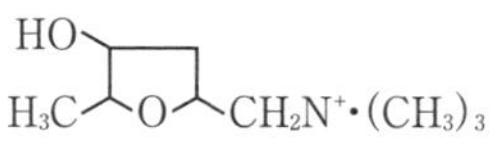 HO, H_3C, O, $CH_2N^+\cdot(CH_3)_3$	ベニテングタケ テングタケ，アセタケ	・食後30分くらいから激しい胃腸障害，次いで発汗・流涙，血圧降下，縮瞳，子宮収縮，呼吸困難，虚脱など（ムスカリン様作用）を呈する．ヒト推定致死量は500 mg（経口）．死亡はまれ． ・ベニテングタケよりアセタケのほうが含量が多い．
4) コプリン 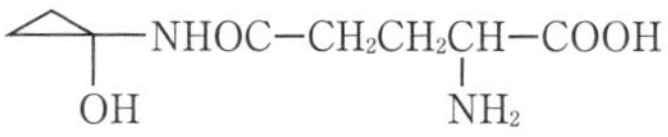 NHOC－CH_2CH_2CH－COOH, OH, NH_2	ヒトヨタケ ホテイシメジ	・酒とともに摂食すると動悸，めまい，吐き気，金属的な味など二日酔い様症状を呈する． ・体内で加水分解されて生じた1-アミノシクロプロパノールがアルデヒド脱水素酵素を阻害してアセトアルデヒド濃度を高めることにより生じる．キノコ自体は食べても発症しない．
5) アクロメリン酸（AとB） 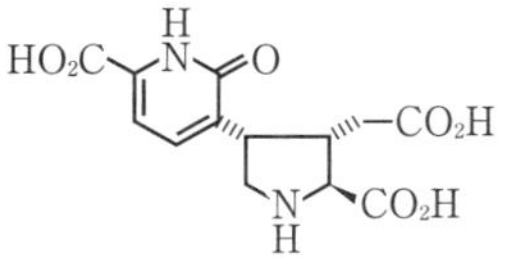 H, HO_2C, N, O, CO_2H, CO_2H, N, H アクロメリン酸 A 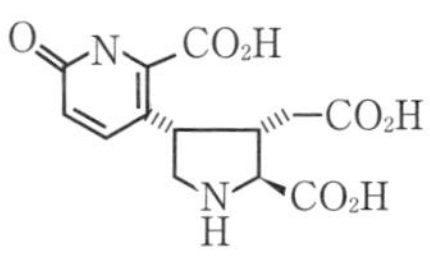 O, N, CO_2H, CO_2H, CO_2H, N, H アクロメリン酸 B	ドクササコ（ヤブシメジ）	・摂取数日後，手足の先が赤く腫れ上がって“やけど”様の激痛が1か月以上続く．症状が出る頃にはキノコを食べたことを忘れていて，昔は風土病と思われていた． ・微量成分ながらクリチジンより活性は強い． ・グルタミン酸受容体に作用して神経を興奮させる．
C．主に中枢神経系に作用する毒		
6) イボテン酸，ムシモール 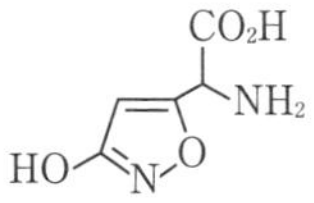 CO_2H, NH_2, HO, N, O イボテン酸 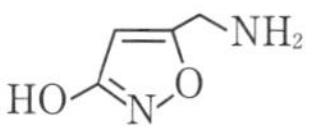 NH_2, HO, N, O ムシモール	ベニテングタケ テングタケ	・異常に興奮し，幻覚，精神錯乱症状を呈する． ・イボテン酸は興奮性神経伝達物質であるグルタミン酸受容体に，ムシモールは抑制性神経伝達物質であるGABA（γ-アミノ酪酸）に作用する． ・イボテン酸は殺ハエ作用のほかにうま味成分としても知られる．
7) シロシビン，シロシン 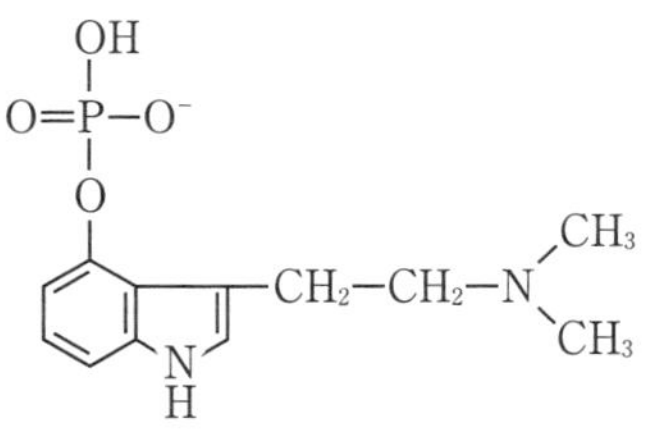 OH, O=P－O^-, O, CH_2－CH_2－N, CH_3, CH_3, N, H シロシビン 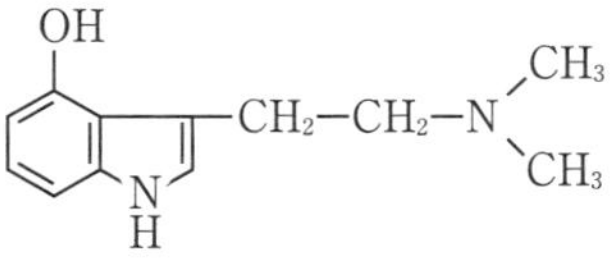 OH, CH_2－CH_2－N, CH_3, CH_3, N, H シロシン	シビレタケ ワライタケ	・食後20～30分で発症．めまい，手足の麻痺，瞳孔散大，幻覚，知覚喪失，錯乱，痙れんを起こす． ・幻覚は5色以上の美しい色彩となって現れる． ・幻覚症状を起す毒成分はトリプタミン誘導体である． ・ラット LD_{50}（静脈内投与）は280 mg/kg.

表7.21　つづき

毒成分	キノコ名	発生・症状
D．主に胃腸障害を起す毒		
8）イルジンS 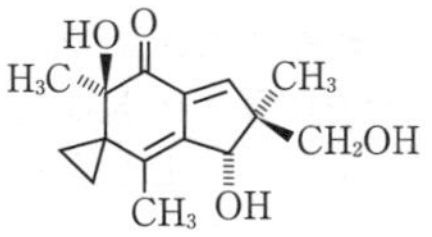 （構造式：HO, O, H_3C, CH_3, CH_2OH, CH_3, OH）	ツキヨタケ イッポンシメジ	・食後数時間で嘔吐，腹痛と消化管出血性炎症作用と激しい下痢（コレラ様の白色水溶性下痢便）を起こし，経過が長引く． ・回復は速く，致死率も低い． ・マウス LD_{50}（腹腔内投与）は 50 mg/kg.

（2）キノコ中毒予防の5か条

① 正しく鑑定された食用キノコ以外は絶対に食べない（流通販売されているキノコはほぼ心配ない）．

② キノコ採りでは，有毒キノコを採取しないように注意する．

③ さまざまな「言い伝え」は迷信であり信用しない．

④ 図鑑などで調べて勝手に鑑定しない．

⑤ 有用キノコでも生では食べない．また，一度に沢山食べたりしない．

2）青酸配糖体含有植物による中毒

加水分解によって青酸を遊離する青酸配糖体含有植物は，70 ～ 80 科，1000 種以上に及び，バラ科，マメ科，トウダイグサ科，イネ科など広く分布している．これらの植物から分離された青酸配糖体は 24 種類に達している．青酸配糖体含有植物の中で日常食用とされるものに，キャッサバ，ビルマ豆などがあるが，食用に供する場合はいずれも除毒したのち喫食している．

毒成分：青梅，苦扁桃などに存在する**アミグダリン**，五色豆，ビルマ豆，バター豆などには**リナマリン（ファゼオルナチン）**が有名で，アミグダリンは加水分解酵素エムルシン，リナマリンはリナマラーゼによって青酸を遊離する．

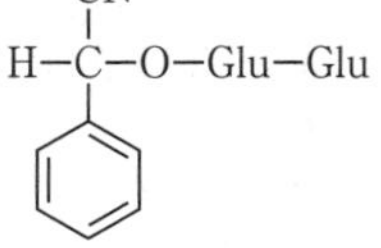

CN
H−C−O−Glu−Glu
（ベンゼン環）

アミグダリン

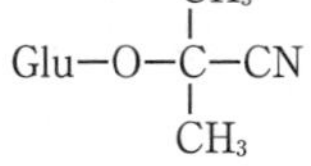

CH_3
Glu−O−C−CN
CH_3

リナマリン
（ファゼオルナチン）

毒作用：配糖体自身は無毒であるが，腸管内や植物自体の β-グルコシダーゼにより加水分解を受けて非糖体部分とグルコースになり，前者がさらに分解を受けて青酸（HCN）を発生して中毒を起こす．ヒトの場合，中枢刺激および麻痺を生じ，血液中でシアノヘモグロビンを生成して細胞のチトクロムオキシダーゼを阻害して細胞呼吸を阻止し，重篤な場合は死に至る．

予防法：青酸配糖体を含有する食用植物は多く知られているが，含有量は微量で完熟すればほとんどは消失する．また加熱によっても分解し，調理時に流水に長くさらして水溶性配糖体を溶出して中毒を予防する．

3）ソラニン

α-ソラニンはステロイド系アルカロイドのソラニジンにグルコース，ガラクトース，ラムノースが，**α-チャコニン**はソラニジンにグルコースおよび２個のラムノースが結合した配糖体である．ジャガイモは通常0.01％弱のソラニン類を含むが，発芽部や緑皮部ではソラニン類含量が増加する．

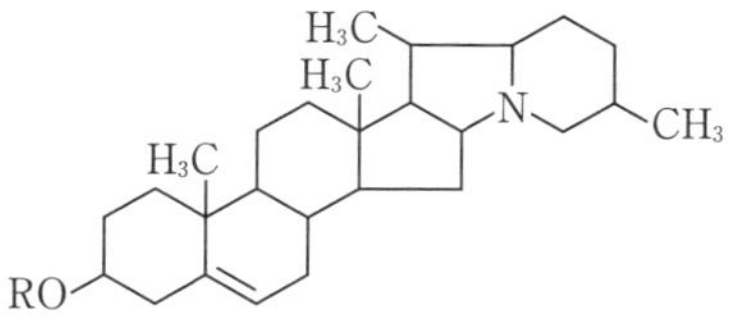

ソラニン：R＝L-ラムノシル-D-ガラクトシル-D-グルコシル
ソラニジン：R=H

症　状：ソラニン0.04％以上を含むジャガイモを食べると，コリンエステラーゼ阻害作用により頭痛，嘔吐，腹痛などの中毒症状を呈する．重症では脳の浮腫を起こし，意識の混濁，睡眠，痙れんを伴い死に至る．小児での死亡例がある．

予防法：発芽ジャガイモは調理の際ソラニン含量の高い芽の部分周辺と，緑化した皮部を除去すれば中毒の心配はない．また，わが国ではジャガイモの発芽防止用のみに^{60}Coの放射線照射が許可されている．

4）その他の有毒植物

ナス科植物のうち，チョウセンアサガオやハシリドコロによる食中毒が毎年数件発生している．その発生内容はいずれもゴボウに類似した根部，ゴマに類似した種子の誤食である．また，ハシリドコロの場合は，フキノトウの新芽と誤認して食することで発生している．これらの原因物質はトロパン系アルカロイドの**アトロピン**，**スコポラミン**，**ヒヨスチアミン**などで，誤食すると興奮状態となり，瞳孔散大，分泌機能抑制，心悸亢進，狂騒状態などを呈する．

このほかジギタリスの葉を青汁のジュースとして誤飲して，ジギタリスの強心配糖体中毒となった例や，クロレラの大量摂取による光過敏症（クロロフィルの分解物ピロフェオホルバイドaが原因）の発生も知られている．

ソテツの実は南太平洋諸島の食料源の１つであった．この実に含まれている**サイカシン**はグリコシドで，島民は伝統的にこの実のデンプンをとるため，水によくさらして天日に乾かした後，食していた．ところが，処理が完全でないとサイカシンを摂取することになる．島民の風土病として肝臓や，神経障害があるが，この原因としてサイカシンが考えられている．サイカシンは直接毒性を発現しないが，摂取されると腸内細菌により加水分解されて強力な発がん性を有するメチルアゾキシメタノールを生じ，さらに非酵素的に分解して，メチルアゾキシドになる．メチルアゾキシドはジアゾメタンと同様に分解して，メチルカルボニウムイオンを生じる．この化合物はアルキル化剤として，DNAの核酸塩基を修飾することで，細胞のがん化を引き起こす．

$$CH_3-\overset{O}{\overset{\uparrow}{N}}=N-CH_2OR \xrightarrow{\beta\text{-グルコシダーゼ}} CH_3-\overset{O}{\overset{\uparrow}{N}}=N-CH_2OH \xrightarrow{-HCHO} CH_3-\overset{O}{\overset{\uparrow}{N}}=NH \rightleftharpoons CH_3-N=N-OH$$

サイカシン　　メチルアゾキシメタノール　　メチルアゾキシド　　メチルジアゾヒドロキシド

$$\longrightarrow CH_3^+ + N_2 + OH^-$$

メチルカルボニウムイオン

↓

CH_3-DNA
メチル化DNA

C　カビ毒

カビが産生する有毒二次代謝物をカビ毒または**マイコトキシン**という．代表的なカビ毒としては，**コウジカビ**（*Aspergillus*属）が産生するアフラトキシン類，ステリグマトシスチン，オクラトキシン類など，**青カビ**（*Penicillium*属）が産生するルテオスカイリンとシクロクロロチン，シトレオビリジン，シトリニンなど，**赤カビ**（*Fusarium*属）の産生するトリコテセン系マイコトキシンやゼアラレノンがある．これらのカビ毒により引き起こされる中毒症を**マイコトキシン中毒症** mycotoxicosisという．これらのカビは食品のなかでも穀類や飼料など炭水化物に富むものに発生し，特に東南アジアなど高温多湿の地域では風土病としての慢性疾患とカビ毒との関連性が知られている．また，穀類，豆類は家畜の飼料用として輸送されるが，高温多湿な船倉ではカビの発生が起こりやすく，これを飼料とした場合，畜肉，タマゴ，牛乳への汚染も考えられ，監視が必要である．マイコトキシンのうち，アフラトキシン，ステリグマトシスチン，オクラトキシンなどは発がん性も知られており食品衛生上特に重要である．

1）コウジカビ（*Aspergillus*属）が産生するマイコトキシン

a）アフラトキシン aflatoxin

1960年，英国で七面鳥が大量死する事件が起こり，七面鳥奇病 turky “X” diseaseと呼ばれた．その後，この原因が，中南米から輸入した飼料用のピーナッツを高温多湿の条件で保存している間に生えた*Aspergillus*属のカビが産生するマイコトキシンであることがわかり，アフラトキシンと命名された．

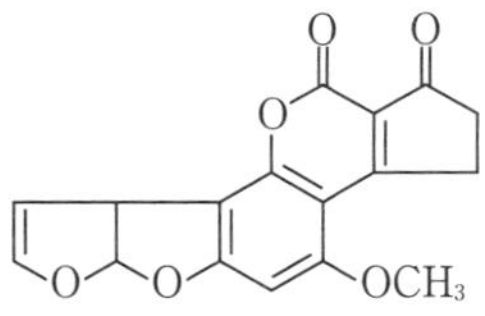

アフラトキシン B_1

産生菌：***Aspergillus flavus*，*A. parasiticus***ほか．

性　状：アフラトキシン類は種類が多く，16種類以上になるが，代表的なものは B_1，B_2，M_1，M_2，G_1，G_2 などがある．ともに熱に安定で，紫外線照射でB群は青色，その代謝物であるM群は紫色，G群は緑色の蛍光を発する．

毒　性：アフラトキシンは極めて強力な急性肝毒性を示す．アヒルのひなの急性毒性 **LD_{50}**（経口投与）は，240 **μg/kg**（B_1），320 **μg/kg**（M_1），784 **μg/kg**（G_1），1.23 **mg/kg**（M_2），1.7 **mg/kg**（B_2），3.45 **mg/kg**（G_2）である．微量を長期に繰り返し摂取すると肝がんを発生する．発がん毒性の強さは $B_1 = M_1 > G_1 > B_2 > G_2$ の順である．B_1 は現在知られている発がん物質のうち最強のものである．これらアフラトキシン類はそれ自身は発がん性がなく，薬物代謝酵素**P-450**により構造中のビスフラノイド環の2,3-位二重結合のエポキシ化が起こり，さらに分解して生じるカルボニウムカチオンがDNAを攻撃し，がん化することが知られている．

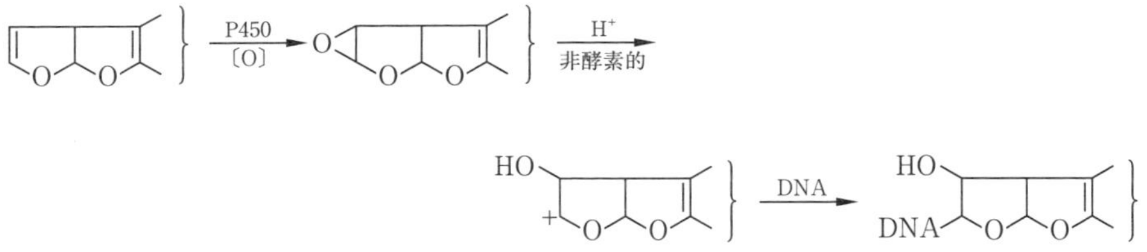

P450 〔O〕　H^+ 非酵素的　DNA

アフラトキシンは強い発がん性のため各国ごとに許容限界量が制定されている．アメリカでは乳0.5 **ppb**（M_1）以下，その他の食品では，B_1，B_2，G_1，G_2 総量が20 **ppb**以下に，日本では全食品10 **ppb**（総量）以下に規制されている．国産農作物にはアフラトキシン産生菌はほとんど認められないが，ピーナッツ，小麦，ソバ，トウモロコシなどの輸入食品は汚染の危険性がある．

b）ステリグマトシスチン sterigmatocystin

ステリグマトシスチンもアフラトキシンと同様，ビスフラノイド環を有するマイコトキシンで肝に対して強い発がん性を示す．しかし，アフラトキシン B_1 と比較すると，その発がん性は約1/30程度である．

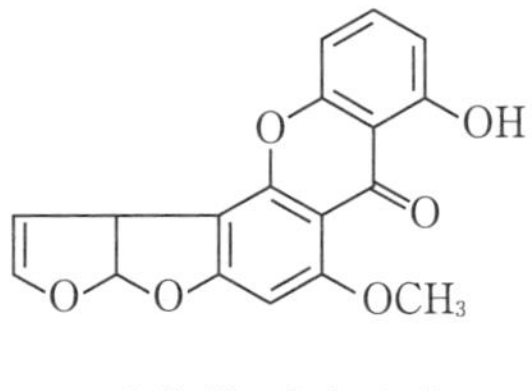

ステリグマトシスチン

産生菌：*Aspergillus versicolor* など．アフラトキシン産生株よりはるかに多種にわたっており，*Aspergillus* 属のみでなく，青カビ属の *Penicillium luteum* によっても産生されることが知られている．

毒　性：ステリグマトシスチンの肝発がん性も，アフラトキシン同様，薬物代謝酵素 P450 によるビスフラボノイド環の 2,3-位二重結合のエポキシ化と推定されている．わが国では，1967 年に常温倉庫に保存された古々米にステリグマトシスチンが検出されたとの報告がある．

c）オクラトキシン ochratoxin

コウジカビ属の一種である *Aspergillus ochraceus* および青かび属の *Penicillium viridicatum* などからオクラトキシン A，B，C など数種類が産生される．この菌は土壌中，枯葉などに繁殖するが，収穫期が多湿な場合にはコムギ，コメ，トウモロコシ，ピーナッツなどにも繁殖する．オクラトキシン A の急性毒性はアヒルのひなに対し LD_{50}（経口投与）が 150 μg/kg であり，肝実質細胞に脂肪浸潤を起こし，さらに近位尿細管壊死による腎障害（バルカン腎炎）も起こす．

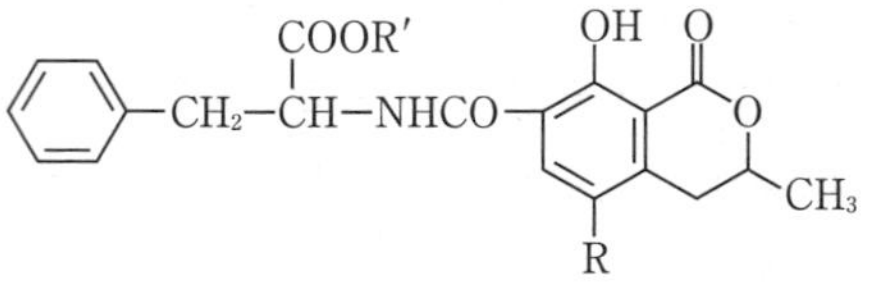

COOR′
CH₂−CH−NHCO
OH　O
CH₃
R

オクラトキシン　A（R = Cl，R′ = H）
B（R = H，R′ = H）
C（R = Cl，R′ = C_2H_5）

2）青カビ（*Penicillum* 属）が産生するマイコトキシン

高温多湿な東南アジアでは，コメに生える *Penicillium* 属の産生する強い肝障害毒素が食品衛生上問題となっている．東南アジア諸国の風土病であり，人々に多発している肝硬変も黄変米毒素によるものと推定されている．*Penicillium islandicum* のマイコトキシンとしては，特徴的な“カゴ型”構造を有するオキシアントラキノン系色素である**ルテオスカイリン**と，環状ペプチド構造である**シクロクロロチン**が知られている（図 7.24）．脂溶性で黄色蛍光性色素のルテオスカイリンは経口投与で脂肪肝および肝の中心葉性潰瘍を起こし，肝がんを誘発する．

第二次世界大戦後，わが国は農業生産力が著しく低下し，この時期に東南アジアなどから長期にわたって“外米”が輸入された．この中に *P. islandicum* に汚染され，コメの表面が黄色に着色された，いわゆる黄変米が混入していた（エジプト産＝イスランジア黄変米，タイ産＝シトリナム黄変米，台湾産＝トキシカリウム黄変米）．戦後日本に多発した肝障害はこれが原因であると推定されている．1993 年（平成 5 年）のコメの不作により外国産のコメの輸入が始まったが，農薬の汚染とともにこれらの黄変米の汚染についても監視が必要である．

その他コメに繁殖するカビが産生する毒素としては，*P. citrinum* の産生する**シトリニン**は腎肥大を起こし，水再吸収能低下で尿量を増加する（腎ネフローゼ）．*P. citreoviride* の産生する**シトレオビリジン**は上行性麻痺，衝心脚気様症状など中枢神経障害を起こす．*P. patulinum* などのカビの産生する**パツリン**（*Aspergillus* 属からも産生される）は神経障害を起こし，がんも誘発する．パツリンには，食品衛生法により基準値が設けられており，りんご加工品については，50 ppb 以下とされている．

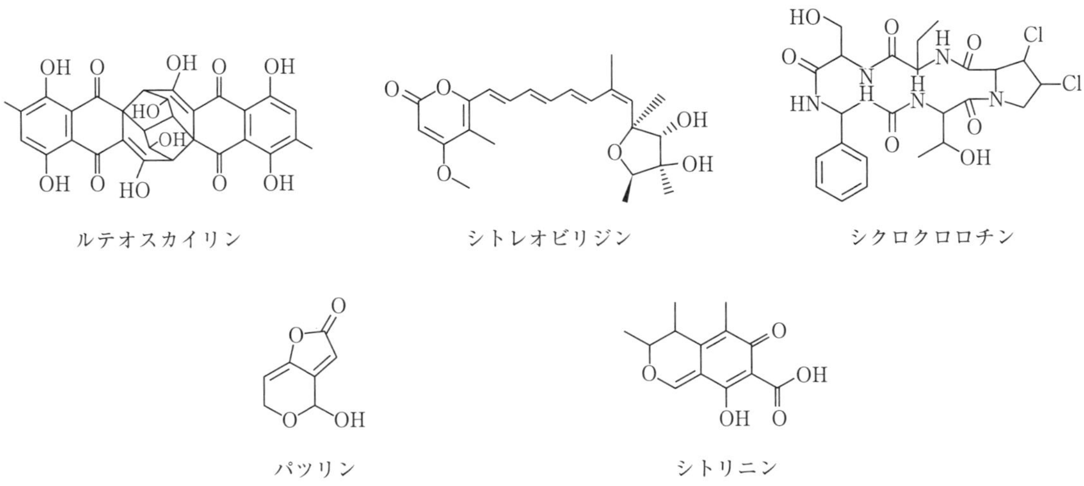

図 7.24 青カビ属の産生するマイコトキシンの構造

3) 赤カビ（*Fusarium* 属）が産生するマイコトキシン

赤カビ菌は土壌中に存在し，穀物の収穫期に天候が不順で多湿になると農作物に繁殖する．第二次世界大戦後，旧ソ連のウクライナ地方でライムギ，コムギなどの摂食により食中毒性無白血球症（ATA 症）が起こったが，その原因はこのカビによるものであった．わが国でも麦の赤カビ病として知られている．このカビの産生する毒素は特有のエポキシ環を有する毒性の強いトリコテセン系といわれるマイコトキシン類である．代表的なものは**ニバレノール**，**ジアセトキシスクリペノール**，**T-2 トキシン**である（図 7.25）．これらトリコテセン系マイコトキシンは，中毒症状として皮膚に対する浮腫，下痢，嘔吐，内臓出血，流産などを引き起こす．また，急性毒性として白血球減少症，神経毒性，死亡などが確かめられている．日本におけるトリコテセン系マイコトキシン汚染の大半はニバレノール，デオキシニバレノールで，コムギ，オオムギ，トウモロコシによく繁殖する ***Fusarium nivale***，***F. graminearum*** により産生される．デオキシニバレノールには，食品衛生法により基準値が設けられており，小麦に 1.1 ppm 以下とされている．

Gibberella zeae が産生する**ゼアラレノン**は，子宮を主とする生殖器に作用して流産，子宮肥大などを引き起こすエストロゲン様物質であり，ラットに大量経口投与すると胎児に対して催奇形性が認められている．細胞毒性も強く，染色体異常試験では 4 倍体を高率で誘発する報告もある．ゼアラレノンは，フェノール骨格を有するレゾルシン酸誘導体のラクトンである．この毒素は ***Fusarium*** 属のカビも産生することから，しばしばトリコテセン系マイコトキシンとともに食品や飼料の複合汚染が見られる．

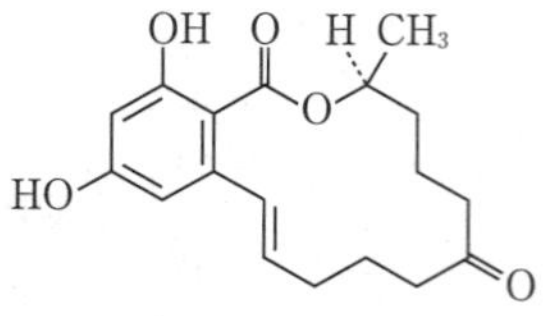

ゼアラレノン

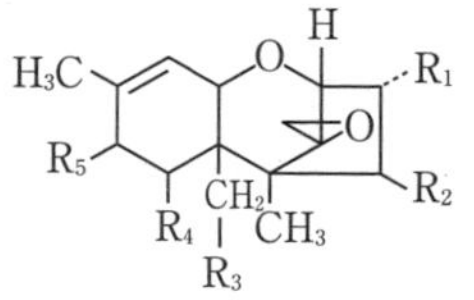

	R_1	R_2	R_3	R_4	R_5
ニバレノール	OH	OH	OH	OH	=O
デオキシニバレノール	OH	H	OH	OH	=O
フザレノン-X	OH	OAc	OH	OH	=O
T-2トキシン	OH	OAc	OAc	H	$-OCOCH_2CH(CH_3)_2$

トリコテセン系カビ毒

図7.25　赤カビ属の産生するマイコトキシンの構造

4）バッカク菌（*Claviceps*属）が産生するマイコトキシン

収穫期に多湿な天候となるとライムギにバッカク菌 ***Claviceps purpurea*** が繁殖する．ライムギを常食とする欧州では古くからこの菌による食中毒を繰り返してきたが，現在は防疫体制が完備し，大規模な食中毒は起きていない．バッカク菌にはエルゴタミン，エルゴメトリンなど5種のアルカロイドが含まれ，構造はリゼルグ酸のカルボキシル基に環状ペプチドまたはイソプロパノールアミンが酸アミド結合したものである（図7.26）．

急性中毒は悪心，痙れん，頭痛，知覚異常があり，慢性中毒としては壊疽性中毒症と痙れん中毒症がある．また，リゼルグ酸のジエチルアミドは幻覚剤のLSDとして有名である．

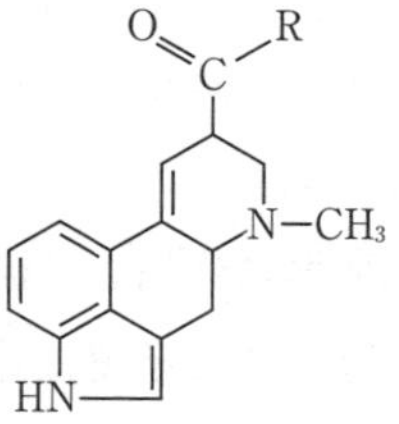

	R
リゼルグ酸	OH
リゼルグ酸ジエチルアミド	$N(C_2H_5)_2$
エルゴメトリン	$NHCH(CH_3)CH_2OH$

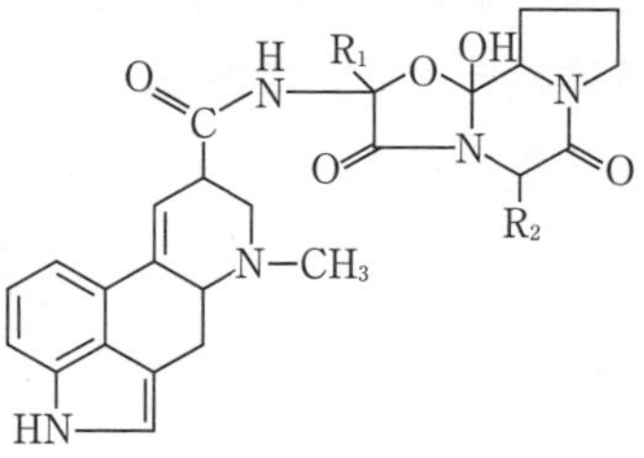

	R_1	R_2
エルゴタミン	CH_3	$CH_2C_6H_5$
エルゴクリスチン	$CH(CH_3)_2$	$CH_2C_6H_5$
エルゴクリプチン	$CH(CH_3)_2$	$CH_2CH(CH_3)_2$
エルゴコルニン	$CH(CH_3)_2$	$CH(CH_3)_2$

図7.26　麦角アルカロイドの構造式

7.6.4 食中毒の予防

食品の腐敗は，微生物の繁殖により，タンパク質が分解されて栄養価の低下，有害物質の蓄積が起こる．この食品の腐敗を防止するには，基本的に微生物の侵入を防ぐか，発育増殖を止めることである．また，細菌由来でない動植物性の食中毒については，専門家の鑑定ならびに輸入食品については防疫体制の完備が必要である．食品の腐敗防止には，冷蔵，冷凍，加熱，乾燥，塩蔵，糖蔵，くん煙処理，缶詰，びん詰，真空包装，紫外線照射，放射線処理および食品添加物の利用がある．表7.22に食中毒予防のための食品の保存法について示す．

表7.22 食中毒予防のための食品の保存法

方 法	内 容
A．静 菌（菌の増殖の抑制）	
1）低温保存 （冷凍，冷蔵）	・一般細菌は0～10℃では生育できない．低温細菌は徐々に増殖する． ・冷凍にすれば増殖しないが，解凍後は速やかに調理する．
2）pHの低下	・酢の使用（酢漬け）により，乳酸菌，かび，酵母以外は生育できない．
3）脱水	・一般細菌では食品中の水分含量が50％以下になると発育が抑制され，15％以下では発育不能となる．
①乾燥	・自然乾燥，熱風乾燥，乾燥など．
②水分活性	・微生物の増殖に必要な水分を減少．水分活性値（Aw）を下げる（塩漬け，砂糖漬けなど）．
③くん煙	・肉類を塩蔵し，次に薪を不完全燃焼させ，発生する煙で乾燥させると含まれるホルムアルデヒドやフェノール類が防腐力を発揮する．
4）食品添加物の添加	・保存料，酸味料，防かび剤の使用．
B．殺 菌	
1）加熱	・一般の腐敗菌は70℃，30分の加熱で死滅するが，有胞子菌やカビの胞子は121℃，20分の加熱が必要． ・加熱後密封して長期保存（缶詰，瓶詰）． ・牛乳や果汁は低温殺菌法（60～65℃，30分間），超高温瞬間殺菌法（UHTH法，130～140℃，2秒間）などが行われている．
2）紫外線照射	・250～270 nmの紫外線は強い殺菌力を示すが，透過性が弱いので食器，まな板，包丁などの表面殺菌に有効．
3）食品添加物の添加	・殺菌料の添加．
4）放射線照射	・^{60}Coのγ線を照射．わが国ではジャガイモの発芽防止にのみ許可されている．

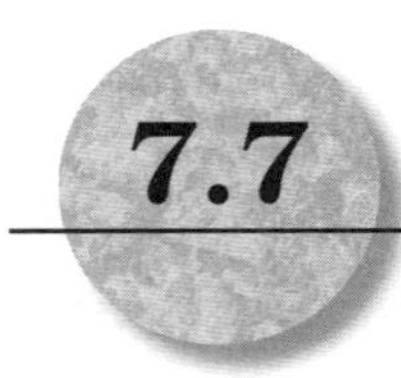

化学物質による食品汚染

7.7.1　化学性食中毒，化学物質による食品汚染の歴史

食中毒全体（細菌性食中毒，自然毒食中毒，**化学性食中毒**）の中で，化学性食中毒の患者数の割合は最近では約0.3%であるが，ひとたび発生すると大きな被害をもたらすという特徴がある．わが国の化学性食中毒の歴史では，第二次世界大戦直後の一時期，酒類不足を背景に酒類に混入された**メタノール**による中毒が多発した．また，戦後の食糧事情を反映して**オーラミン**中毒のように着色や甘味・防腐などの目的で食品に不正使用される事件がよくみられた．その後，牛乳の中和剤リン酸水素二ナトリウムの不純物である亜ヒ酸による**森永ヒ素ミルク中毒事件**（1955年）をきっかけに日本の食品添加物制度が見直され，「**食品添加物公定書**」が制定されるに至った．さらに，三井金属鉱業神岡鉱業所に由来する廃液中の**カドミウム**に汚染された農作物による**イタイイタイ病**（1955年頃）や，新日本窒素肥料（現チッソ）水俣工場アセトアルデヒド製造工程の副生成物である**メチル水銀**に汚染された魚類の摂取による**水俣病**（1953年頃から発生し，1956年公式確認）は，典型的な公害病として世界的な問題に発展した．その後の代表的な事例としては，米ぬか油に混入したPCBによる**カネミ油症事件**（1968年）や，健康食品クロレラ錠中のクロロフィル分解物である**フェオホルビド**による**光過敏症皮膚炎**（1977年）などがあげられる．

最近では化学性中毒に加えて，化学物質が微量であっても食品を経由して蓄積する場合があり，さまざまな毒性や発がん性や催奇形性などを示すことも懸念されている．化学物質による食品汚染においては，生物が通常の栄養成分を吸収する機構を経由して化学物質が取り込まれ，**生物濃縮**を受けることになる．さらに生態系にあっては，生産者から消費者・ヒトへと連なる**食物連鎖**によって生物濃縮の程度は一層強くなり，生体に安定に存在・蓄積され有害作用が発現する（食物連鎖と生物濃縮については9.1内部環境と外部環境参照）．このように，化学物質によって食品が汚染される経路は多岐にわたっている．

7.7.2　化学物質の毒性評価および1日許容摂取量

化学物質には，栄養素のように生きていくうえで必須なものもあり，一方，有害性はあっても使用量を制限すれば有益な場合もある．したがって，化学物質の有益性を利用するためには，まず，化学物質の有害性や用量-反応関係（用量に従って反応する個体数が変化する関係）などの**リスク評価**を行い，次に，有益性とのバランスを考慮した**リスクマネージメント**を実施して，その有害な生体影響を回避する必要がある（用量-反応関係については8.4化学物質のリスク評価参照）．

そこで，ヒトが生涯にわたり毎日摂取しても健康上なんら有害な影響が認められないと考えられる化学物質の体重 1 kg 当たりの 1 日摂取量（mg/kg 体重/日）として **1 日許容摂取量** acceptable daily intake（ADI）という概念が導入された．用量-反応関係など一般的な毒作用を明らかにするために**一般毒性試験**（急性毒性試験および反復投与毒性試験）が実施され，さらに特定の有害作用を調べる**特殊毒性試験**（生殖・発生毒性試験，変異原性試験やがん原性試験など）も行われる．一般毒性試験では，**慢性毒性試験**（通常，経口で半年以上毎日投与）によって，「生体に有害な反応を起こさない最大の用量」(**閾値**）である**無毒性量** no-observed adverse effect level（NOAEL）を求める．なお，**最大無作用量** no-observed effect level（NOEL）もほぼ同義で用いられる．次に，動物とヒトの種差が 10 倍，ヒトの個体差が 10 倍あると仮定して**安全係数**を 100 とし，これで NOAEL を除して算出したものを ADI とする．なお，ダイオキシン類のような非意図的生成物には**耐容 1 日摂取量** tolerable daily intake（TDI）が使用される．また，発がん物質では閾値が求められないため**実質安全量** virtually safe dose（VSD）という概念が用いられる．

7.7.3 農薬・動物用医薬品・飼料添加物による食品汚染

食品に残留するおそれのある主な農薬・動物用医薬品・飼料添加物とその特性，毒性，症状，規制などについて表 7.23 に示す．食の安全確保のために**食品衛生法**が改正され，残留基準が設定されていない農薬を含む食品にも**一律基準値**（0.01 ppm）が設定され原則規制対象とする．いわゆる**ポジティブリスト制**が 2006 年に導入された．

有機塩素系農薬の DDT（p,p'-ジクロロジフェニルトリクロロエタン）や，アルドリンなどの**ドリン剤**，γ-HCH（γ-ヘキサクロロシクロヘキサン）は代表的な殺虫剤で多量に使用されて環境中に残存し，深刻な地球規模の環境問題と食品汚染が重大な問題となった．また，**2,4-D**（2,4-ジクロロフェノキシ酢酸）は製造過程で**ダイオキシン類**を副生することがわかった．1974 年に施行された「化学物質の審査及び製造等の規制に関する法律（**化審法**）」において，DDT やドリン剤，**クロルデン類**は**第一種特定化学物質**に指定された．化審法では，環境を汚染しヒトの健康を損なうおそれのある新規化学物質の製造・輸入には事前審査が必要となり，第一種特定化学物質は，難分解性，高蓄積性，ヒトへの長期毒性または高次捕食動物への毒性を有するもので，許可外製造・輸入・特定用途外使用が禁止されている．

有機リン系農薬やカルバメート系農薬は，害虫などのコリンエステラーゼを阻害し，ヒトにも毒性を示し事故が多発した．その結果，**パラチオン**は禁止され，低毒性の**フェニトロチオン**などが開発された．除草剤であるビピリジニウム系の**パラコート**は，雑草の葉緑体を破壊するスーパーオキシドアニオンを生成するため，中毒事例が頻発した．

表 7.23　食品に残留しやすい農薬・動物用医薬品・飼料添加物

残留しやすい食品汚染物質	特性，毒性，症状など	規制など
有機塩素系農薬		
DDT	代謝物 DDE の内分泌撹乱作用	第一種特定化学物質
アルドリンなど	脂質代謝異常，神経毒	第一種特定化学物質
クロルデン類		第一種特定化学物質
2,4-D	除草剤（成長ホルモン） TCDD など混入	使用禁止
ペンタクロロフェノール	除草剤 酸化的リン酸化の脱共役	失効
有機リン系農薬		
パラチオン フェニトロチオン	コリンエステラーゼと不可逆結合 アトロピン，2-PAM で解毒	失効
カルバメート系農薬		
カルバリル，ジネブ	コリンエステラーゼをカルバモイル化 アトロピンで解毒，2-PAM は無効	
その他		
パラコート	ラジカルによる肺などの障害 酸素吸入措置は不可	農薬死因の第１位 残留基準あり
動物用医薬品・飼料添加物		
オキシテトラサイクリン	抗生物質	
カルバドックス	合成抗菌剤	
チアベンダゾール	寄生虫駆除剤	

7.7.4　環境汚染化学物質・重金属等による食品汚染および生体防御因子

食品に混入するおそれのある主な環境汚染化学物質・重金属等とその毒性，症状，規制などについて表 7.24 に示す．

A　PCB

PCB（polychlorinated biphenyl，ポリ塩化ビフェニル，図 7.27）は電気絶縁性にすぐれ，熱や化学反応に安定なことから，電気製品，熱媒体，潤滑油，絶縁油などに広く用いられた．1968 年頃から北九州を中心にして米ぬか油を摂取したヒトの間で爪，皮膚の黒褐色化，皮膚の硬化，眼の充血，眼脂の増加，肝障害などが多発し，**カネミ油症事件**が発生した．この原因は米ぬか油の脱臭工程で使用した熱媒体の PCB がピンホールを通じて米ぬか油中に混入したためであった．その濃度は 2,000 ～ 3,000 ppm といわれている．届出数 10,000 名以上，油症認定患者は約 2,000 名，死者 51 名という悲惨なものであった．現在もなお中毒患者の多数が後遺症に苦しんでいる．通常の PCB 被害に比べて長期にわたっていることから，その後の研究で，PCB に不純物として混入していた**ダイオキシン類**，特に**ポリ塩化ジベンゾフラン**（PCDF）がカネミ油症の重要な原因物質であると推定されている．わが国では，食品中の PCB の規制値として，暫定１日許容摂取量（ADI）を 5 μg/kg 体重/日と定めている．

表 7.24　食品に混入しやすい環境汚染化学物質・重金属等

環境由来食品汚染物質	毒性，症状など	規制など
PCB	塩素痤瘡，発疹 異常色素沈着	カネミ油症事件 第一種特定化学物質（化審法） 暫定 ADI：0.0005 mg/kg・日 暫定規制値：内海・内湾産魚介類 0.5 ppm，遠洋沖合魚介類 3 ppm，牛乳 0.1 ppm，乳製品 1.0 ppm
ダイオキシン類 PCDD，PCDF，Co-PCB	体重減少，肝肥大・機能障害，免疫・造血機能障害，発がん性，催奇形性，内分泌撹乱作用	耐容 1 日摂取量（TDI）：4 pg-TEQ/kg 体重/日
重金属等 有機水銀	知覚異常，求心性視野狭窄，運動失調，聴覚障害 毛髪中に水銀蓄積 Se で毒性軽減（マグロ）	水俣病，新潟水俣病 魚介類中メチル水銀暫定規制値：0.3 ppm（水銀として）
カドミウム	近位尿細管 Ca 再吸収阻害 骨軟化症 尿中にβ_2-ミクログロブリン	イタイイタイ病 玄米 1 ppm 未満 水道水質基準：0.01 mg/L 以下
ヒ素	色素沈着，消化器障害 皮膚がん 毛髪中にヒ素蓄積	森永ヒ素ミルク中毒事件 水道水質基準：0.01 mg/L 以下

また，化学的に極めて安定な PCB は環境に拡散し，食物連鎖により食品汚染も問題となり 1972 年に生産が中止された．1974 年には化審法が施行され，PCB は第一種特定化学物質に指定された．なお，PCB 以外で第一種特定化学物質に指定されているものは，**DDT**，**HCB**（ヘキサクロロベンゼン），**アルドリン**，**ディルドリン**，**エンドリン**，**クロルデン類**，**PCN**（ポリ塩化ナフタレン），**TBTO**［ビス(トリブチルスズ)オキシド］などがある（図 7.27 参照）．

B　ダイオキシン類

ポリ塩化ジベンゾ-*p*-ジオキシン（**PCDD**）とポリ塩化ジベンゾフラン（**PCDF**）の他に，*o*-位に Cl をもたないいわゆるコプラナー PCB(**Co-PCB**，例えば **3,4,5,3′,4′-*penta*-CB**）も加えて**ダイオキシン類**と呼ばれる（図 7.28 参照）．これらは，PCB 中の不純物であるだけではなく，ベトナム戦争の枯葉作戦に用いられた除草剤 **2,4,5-T** の不純物で多くの奇形児を生み出したことで知られるように，農薬の製造過程でも副生される．さらに，塩化ビニルなど塩素を含む廃棄物の焼却炉やパルプの塩素漂白過程でも非意図的に生成し，土壌，底質を経て農作物，魚介類の汚染が懸念されている．

PCDD のうち 2,3,7,8-テトラクロロジベンゾ-*p*-ジオキシン（**2,3,7,8-TCDD**）は最強の毒性を示す合成化学物質といわれ，特にその**内分泌撹乱作用**が注目されている．**催奇形性**や**発がん促進作用**も疑われ，甲状腺ホルモンのチロキシン（T4）を減少させることが報告されている．PCDF の中でも **2,3,7,8-TCDF** の毒性が最も強く，ラットで体重減少や強い胸腺萎縮，免疫機能抑制が観察さ

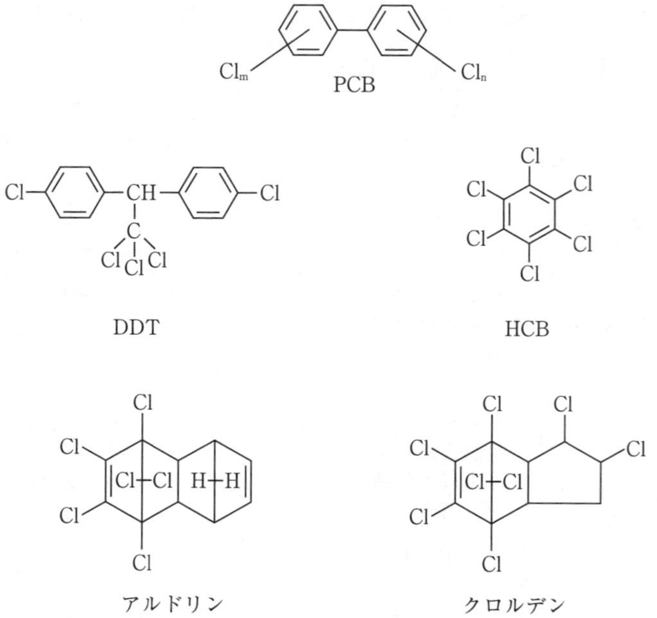

PCB

DDT

HCB

アルドリン

クロルデン

図 7.27　PCB および有機塩素化合物

れている．

毒性評価の対象となる異性体として，PCDD が7種類，PCDF は10種類，さらに Co-PCB の12種類がダイオキシン類と定義される．毒性評価には各化合物の 2,3,7,8-TCDD に対する**毒性等価係数** toxicity equivalency factor（TEF）が定められ，ダイオキシン類のうち最強の毒性を示す 2,3,7,8-TCDD の TEF を1としたときの各異性体の毒性を表すのに用いられる．主な PCDD 類，PCDF 類，コプラナー PCB 類の構造式と TEF を図 7.28 に示す．

2,3,7,8-TCDD **毒性等量** toxicity equivalency quantity（TEQ）とは，それぞれの TEF に各成分の量を乗じたものの総和で表すものである．わが国の食物由来のダイオキシン類摂取量は 1.25 pg-TEQ/kg 体重/日となっている．TEQ の 80% 以上を食品から，また，食品の 65% を魚介類から摂取している．わが国では，**耐容1日摂取量**（TDI）を 4 pg-TEQ/kg 体重/日と定めている．

C　重金属等による食品汚染および生体防御因子

重金属による食品汚染あるいは食中毒は，この節の冒頭（7.7.1 化学性食中毒，化学物質による食品汚染の歴史）で述べたように，戦後まもなく相次いで発生し，その被害は現在にも及ぶ深刻なものである．特に，メチル水銀で汚染された魚類の摂取による水俣病および新潟水俣病，カドミウムに汚染された農作物（現在のカドミウム暫定規制値は玄米で 1.0 ppm 以下）によるイタイイタイ病，ヒ素に汚染された粉ミルクによる森永ヒ素ミルク中毒事件は特筆される．こうした食品汚染を未然に防ぐための仕組みや被害者救済制度はある程度構築されたが，まだ多くの不十分さを残したままである（重金属等の急性毒性や慢性毒性の詳細は，6.2 職業病の予防対策，9.2 環境保全と法規制を参照）．

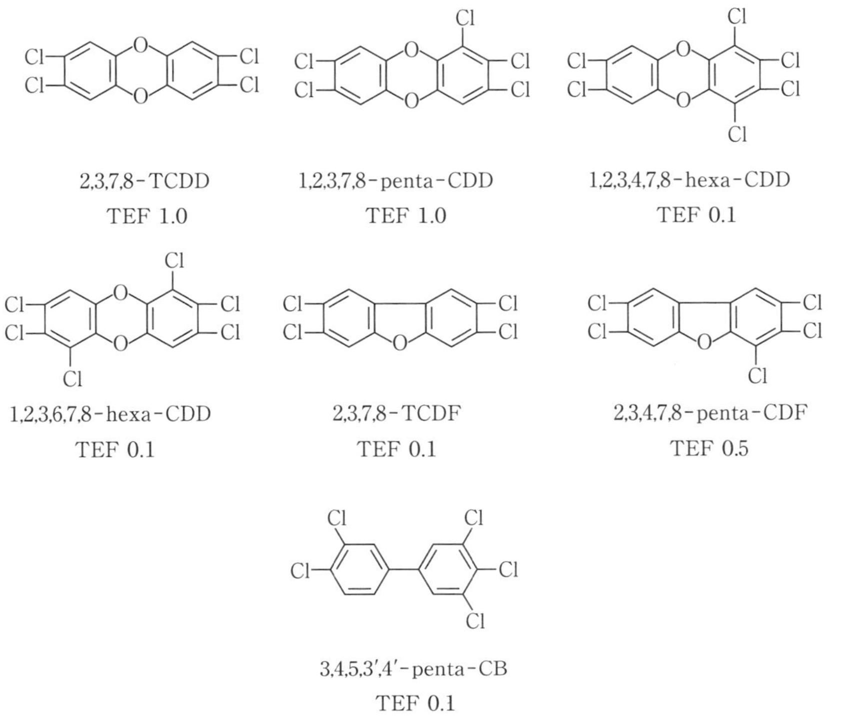

2,3,7,8-TCDD
TEF 1.0

1,2,3,7,8-penta-CDD
TEF 1.0

1,2,3,4,7,8-hexa-CDD
TEF 0.1

1,2,3,6,7,8-hexa-CDD
TEF 0.1

2,3,7,8-TCDF
TEF 0.1

2,3,4,7,8-penta-CDF
TEF 0.5

3,4,5,3′,4′-penta-CB
TEF 0.1

図 7.28 ダイオキシン類と TEF

ここにあげた重金属（カドミウム，水銀）のほかに亜鉛，銅，金，銀，ビスマスなどを投与すると**メタロチオネイン**が生合成されて金属を結合するため，遊離の金属による肝や腎の毒性などが軽減される．このように，生体には重金属の毒性を防ぐためのシステムと**生体防御因子**が存在している．しかし，鉄，マンガン，コバルト，ニッケルはメタロチオネインを誘導するが結合はしないことから，この生体防御因子の合目的性は必ずしもまだ明確ではない．また，メタロチオネインと結合して蓄積された重金属は排泄の機会を失うことにもなり，長期的にみればその防御効果も完全ということはできない．

一方，メタロチオネインは酸化ストレスやある種のホルモンにも応答して産生されることから，**活性酸素**に代表される**活性分子種**の消去にも関与する生体防御因子とも考えられる．活性分子種としては，ラジカルである**スーパーオキシドアニオンラジカル**，**ヒドロキシルラジカル**の他に，非ラジカルである**過酸化水素**，**一重項酸素**等がある．これらは生体を有害因子から守るが，役割を終えた後は速やかに消去されなければ，タンパク質と結合したり生体膜脂質を過酸化し，さらには遺伝子を損傷するなど自らの生体物質を障害する．それゆえ，生体はこうした活性分子種を消去するために，**スーパーオキシドジスムターゼ**（銅，亜鉛，あるいはマンガン含有）や**カタラーゼ**（鉄含有），**グルタチオンペルオキシダーゼ**（セレン含有），ビタミンC，ビタミンEなどが関与する**活性酸素消去系**がある．この他にも，**損傷を受けた遺伝子を修復する系**，有害化学物質の侵入に対して**薬物代謝酵素**によって生体から排除する系など，特異性をもつ**免疫系**以外にも非特異的な各種の生体防御システムが存在する．

7.7.5　器具・容器・包装からの溶出などによる食品汚染と内分泌撹乱作用

器具・容器・包装から食品へ溶出するおそれのある主な有害物質とその毒性，症状などについて表7.25に示す（鉛の急性毒性や慢性毒性の特徴については，6.2職業病の予防対策参照）．

容器や包装を経由して食品を汚染する物質は発がん性などを示すものもあるが，最近では**内分泌撹乱作用**が注目されている．内分泌撹乱という考え方は，環境化学物質が性ホルモンや甲状腺ホルモンなど内分泌系に影響を及ぼすことによって生殖毒性などを示すことをいう，これまでになかった地球環境汚染による生物学的な問題を解明するために新しい毒性論として提起された．

内分泌系を有する生物は，生態系においてその生命の恒常性を内分泌系によって制御している．**内分泌撹乱化学物質**はこの内分泌系の働きに影響を与える外因性の化学物質である．食品を汚染する可能性がある外因性化学物質はプラスチック原料，芳香族系化学物質，洗剤，あるいはそれらの分解物などである．例えば**ビス(トリブチル)スズオキシド**などの**有機スズ化合物**は，アンドロゲンをエストロゲンに変換する**アロマターゼ**を阻害して性ホルモン合成系を撹乱するとされている．構造の一部が**17β-エストラジオール**に近い**ジエチルスチルベストロール**，**ノニルフェノール**，**ビスフェノールA**は，**エストロゲン受容体**に結合して標的遺伝子を活性化しエストロゲン様作用を示す．プラスチック可塑剤である**フタル酸ジ-2-エチルヘキシル**は，**甲状腺ホルモン**に作用するものもあるが，環境内代謝や生体内の代謝で構造が変化しエストロゲン受容体に強く結合する．DDTの脱塩化水素体であるDDEは，**アンドロゲン受容体**に結合はするが抗アンドロゲン作用を示す．

表7.25　器具・容器・包装から食品へ溶出しやすい有害化学物質

容器等由来食品汚染物質	毒性，症状など
ポリ塩化ビニル	プラスチックとしては最大の生産量
塩化ビニル	モノマー エポキシ化（代謝活性化）されてDNAに結合し発がん性
ポリカーボネート樹脂	
ノニルフェノール	凝固促進剤 内分泌撹乱作用（エストロゲン様活性）
ビスフェノールA	モノマー 内分泌撹乱作用（エストロゲン様活性）
プラスチック可塑剤	
フタル酸エステル類	可塑剤としては最大の生産量 溶血，肝障害，催奇形性，内分泌撹乱作用（エストロゲン様活性）の疑い
金属製品	
スズ	オレンジジュース缶の内側メッキから溶出，下痢・腹痛
鉛	ほうろう鉄器，陶磁器，ガラス製品などの釉薬・絵付けから溶出 δ-アミノレブリン酸脱水酵素・コプロポルフィリノーゲン酸化酵素・ヘム鉄還元酵素の阻害，貧血（6.2.2化学的要因による職業病）

ダイオキシン類は，**アリルハイドロカーボン（Ah）受容体**と結合することにより転写因子と複合体を形成し，薬物代謝酵素などの標的遺伝子を活性化するが，さらにこの複合体はエストロゲン受容体にも影響を及ぼす．**ゲニステイン**などの**イソフラボン類**のエストロゲン作用は強くはないが，日本人はダイズ食品の摂取量が多いので内分泌系への影響もゼロとはいえない．しかし実際には，乳がんや骨粗しょう症などに対する抑制効果が知られているので，むしろその点に期待が寄せられている．

内分泌撹乱化学物質でよく指摘される特徴として，作用発現が極めて低濃度で起こるという事例や，用量-反応関係が単純でない現象，あるいは有害作用が**次世代になって影響**する場合があることなど，これまでの理論だけでは説明しにくい問題を多く含んでいる．したがってこれらの問題を解明するには，国際的に連携した研究が必要とされている．現在のところ，内分泌撹乱化学物質と健康影響との関連性を判断するには十分なデータが少ないので，より一層の疫学調査研究が求められ，問題の解明にはかなりの時間を要すると思われる．ある化学物質の内分泌撹乱作用が実験的にも確定した場合，あるいは新たな危険性が浮上したときには，一般社会での使用状況や環境汚染状況に応じて法規の適切な運用と規制措置を速やかに講じることが大切である．一方，有害作用が確定した場合，それまでの化学物質の利便性を上回る安全な代替化学物質の開発も望まれる．

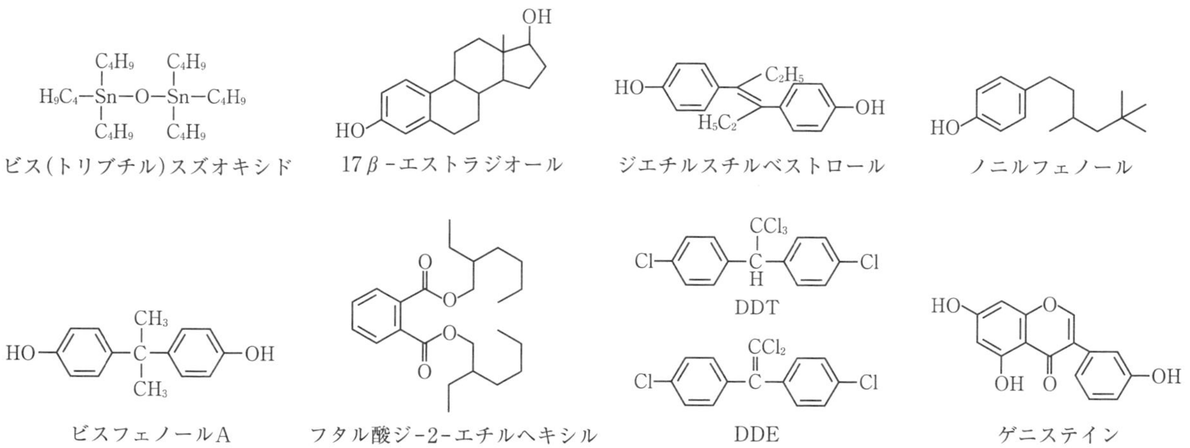

ビス(トリブチル)スズオキシド　17β-エストラジオール　ジエチルスチルベストロール　ノニルフェノール

ビスフェノールA　フタル酸ジ-2-エチルヘキシル　DDT　DDE　ゲニステイン

図 7.29　内分泌撹乱作用が研究されている化学物質

7.7.6　食品の加工・調理などで生成する有害化学物質による食品汚染

食品の加工・調理・保存などの過程や食べ合わせで生成するおそれのある主な有害物質とその毒性，症状などについて表 7.26 に示す（化学構造式や反応機構など詳細は第 8 章を参照）．

表 7.26　食品の加工・調理などで生成する有害化学物質

調理等に由来する食品汚染物質	毒性，症状など
ニトロソアミン関連物質 　ジメチルニトロソアミンなど	食品成分の食べ合わせ，2級アミンと亜硝酸で生成 代謝活性化され発がん作用発現 臓器特異的発がん性
ヘテロサイクリックアミン類 　Trp-P-1，Glu-P-1など	トリプトファン，グルタミン酸などの熱分解産物 代謝活性化され発がん作用発現
多環芳香族炭化水素 　ベンゾ[*α*]ピレンなど	魚・タバコ・食品を酸素不足下で加熱すると生成 代謝活性化され発がん作用発現
クロロフィル光分解物 　フェオホルビドa 　ピロフェオホルビドa	健康食品クロレラ錠，光増感による一重項酸素生成 光過敏症皮膚炎

A　ニトロソアミン関連物質

魚肉の腐敗や加熱でジメチルアミンのような腐敗アミンやピロリジンなど，2級アミンが多量に生成する．一方，ダイコンなどの根菜類には硝酸イオンが多量含まれ，口腔内の細菌により還元されて亜硝酸イオンとなる．これらの食品を同時に摂取すると，胃の酸性pH条件下で，亜硝酸イオンと2級アミンの両者から**ジメチルニトロソアミン**や**ニトロソピロリジン**を生成する．これらは肝臓に対して発がん性をもつといわれている．その他，検出量は少ないが肝がん，食道がんを起こす**ジエチルニトロソアミン**や**ジプロピルニトロソアミン**も生成する．これに対して，ビタミンCやビタミンE，酸化防止剤である没食子酸プロピルエステル，イオウ化合物などは胃中での亜硝酸イオンと2級アミンの反応を阻止する．特に，**ビタミンC**はニトロソアミン類を分解することも知られている．

B　ヘテロサイクリックアミン類

食品の加熱処理により過度に加熱された場合，トリプトファンやグルタミン酸などから**Trp-P-1**や**Glu-P-1**などのような変異原活性の強い化合物が検出される．また，それらに糖やクレアチニンが加わり加熱されるとイミダゾキノリン系の**IQ**や**MeIQ**などが生成する．

C　多環芳香族炭化水素

多環芳香族炭化水素 polycyclic aromatic hydrocarbons（**PAH**）は化石燃料やその製品に含まれるが，食品の加熱調理や有機物質の不完全燃焼によっても生成する．食品および嗜好品のうち，くん製品（羊肉，鮭肉，鱒肉，鱈肉，かつお節），焼き魚，炭焼きステーキ，食用油，小麦粉，こげ，汚染海域からのカキ，ノリ，海草類，野菜類，ウイスキー，コーヒー，茶，タバコなどからも検出されている．多環芳香族炭化水素のうち動物に対して発がん性を示すことが知られているのはベンゾ[*α*]ピレン（B[*α*]P）など約20種類である．B[*α*]Pは特に強い発がん性を示すもので，日本人の食品からのB[*α*]Pの約50%は焼き魚の摂取によると考えられている．

D フェオホルビド（クロロフィル光分解物）

クロレラ加工品を摂取して光過敏症皮膚炎を起こす場合がある．この原因は**フェオホルビドa**と**ピロフェオホルビドa**と考えられ，これらはクロレラ中のクロロフィルaから，酸性条件下でクロロフィラーゼによってフィチル基とマグネシウムが脱離して生成する．これらは緑色野菜の漬物，アワビの中腸腺に混在する可能性があり，光増感作用をもち一重項酸素を生じ脂質を過酸化する．

7.7.7 化学物質毒性の臓器特異性

化学物質の毒性は多くの臓器・組織でみられるが，その物理化学的な特性などによって**臓器特異性**を示すこともあり，また量や時間により，発現する毒性と場所は必ずしも同じではない．表7.27には，食品を汚染しやすい有害化学物質の他に，毒性で臓器特異性を示す代表的な化学物質を例示する．

表7.27　化学物質毒性の臓器特異性

障害標的臓器	代表的な化学物質
肝	エチオニン，四塩化炭素，ブロモベンゼン，アセトアミノフェン，アフラトキシン，ハロタン，イソニアジド，トリクロロエチレン，テトラクロロエチレン，クロルプロマジン
腎	水銀，カドミウム，鉛，ゲンタマイシン，アスピリン，フェナセチン，シクロスポリン，タクロリムス，エチレングリコール
血液・造血系	アニリン，ニトロベンゼン，亜硝酸，フェナセチン，アセトアニリド，イソニアジド，鉛，ベンゼン，クロラムフェニコール
呼吸器系	アスベスト，遊離ケイ酸，トルエンジイソシアネート，六価クロム，パラコート，ブレオマイシン，重金属の微粒子
神経系	青酸，ジニトロフェノール，ペンタクロロフェノール，メチル水銀，パラチオン，フェニトロチオン，MPTP（1-メチル-4-フェニル-1,2,3,6-テトラヒドロピリジン），ストレプトマイシン

有害化学物質はそれ自体あるいは代謝活性化されて，生体成分のタンパク質，脂質，核酸などと反応し，抗原性獲得，酵素機能障害，脂質過酸化・生体膜障害，変異原性などの各種毒性を発現する．したがって，体内に吸収された化学物質の多くは肝臓に到達し，そこで代謝されることが多いため，一般に**肝障害**が現れやすい．エチオニンや四塩化炭素は，メチル基転移反応障害や脂質過酸化などを通じて脂質の肝外への移動を阻止し，脂肪肝を引き起こす．ブロモベンゼンやアセトアミノフェンは，代謝的活性化を受けて細胞内高分子と結合し肝細胞死をもたらす．ハロタンやイソニアジドは，代謝されてタンパク質と結合しハプテンとなり，アレルギー反応によっても肝障害を起こす．クロルプロマジンは，毛細胆管に胆栓を形成し胆汁うっ滞を起こす．

腎臓は毛細血管が多く血流量が多いため障害を受けやすい．水銀，カドミウム，鉛などの重金属類は，近位尿細管のSH基と結合し中毒性腎障害を示す．特にカドミウムは，近位尿細管でのカルシウム再吸収を障害するとともに，尿細管細胞でのビタミンD活性化を妨げて腸管でのカルシウム吸収も低下させる．ゲンタマイシンは，リン脂質と結合して細胞に移行し脂質代謝を阻害して細胞死に導き，アレルギー性障害として現れる．エチレングリコールは，代謝されてシュウ酸となり，遠位尿細管での濃縮過程でシュウ酸カルシウムの結晶を形成し尿細管閉塞を引き起こす．

血液・造血系では，アニリンが酸化的に代謝され，あるいはニトロベンゼンが還元されるとフェニルヒドロキシルアミンとなるが，これはヘモグロビンを酸化してメトヘモグロビン血症を起こし，また亜硝酸も同様にヘモグロビンを酸化する．このとき生成する過酸化水素により脂質過酸化が起こり，溶血を引き起こすことがある．フェナセチン，アセトアニリドは，赤血球内の還元型グルタチオンと結合して減少させ，溶血に導く．イソニアジドは，ピリドキサールと結合して減少させヘム合成を阻害する．鉛は，ヘム合成酵素の阻害等により貧血を起こす．ベンゼン，クロラムフェニコールは造血器官に作用し，再生不良性貧血を引き起こす．

呼吸器系では，アスベストや遊離ケイ酸は肺に線維化を起こし，中皮腫の原因となる．トルエンジイソシアネートはアレルギー反応を起こす．六価クロムは，鼻中隔穿孔を誘発する．パラコート，ブレオマイシンは，他の部位で吸収されて肺に運ばれ，酸素の多い条件下で活性酸素を産生し，その障害が強められる．重金属の微粒子は，肺がんの原因となる．

神経系は，多くのエネルギーを必要とするが貯蔵が少ないため，エネルギーや酸素の不足によって障害を受けやすい．青酸はミトコンドリアのシトクロムオキシダーゼを阻害し，ジニトロフェノールは脱共役剤としてATP産生を阻害，またメチル水銀は血液–脳関門を通過することによって，中枢神経系を障害する．パラチオン，フェニトロチオンのような有機リン系殺虫剤やカルバメート剤は，アセチルコリンエステラーゼと結合して神経伝達を阻害する．MPTP（1–メチル–4–フェニル–1,2,3,6–テトラヒドロピリジン）は，脳内に移行して酸化され，ドパミン細胞のミトコンドリア呼吸鎖を阻害してパーキンソン病様神経症状を示す．ストレプトマイシンは，有毛細胞のリン脂質と結合して神経伝達を低下させ難聴を引き起こす．

8 化学物質の生体への影響

われわれの身の回りには，疾病の治療や予防のために意図的に用いる医薬品以外にも，食品添加物，農薬などのほか，食品成分や環境汚染物質などとして非意図的に摂取される多種多様な生理活性化学物質があふれている．この章では，これらの薬毒物いわゆる**生体異物** xenobiotics による毒性発現に対する重要な影響要因として作用する**薬毒物（異物）代謝** xenobiotic metabolism の意義を学ぶことにより，化学物質が生体に及ぼす有害な影響から身を衛る予防薬学の知識として活用することをめざす．

8.1 薬毒物の体内動態

医薬品，農薬，環境汚染物質など本来，生体内に存在しない生体異物としての化学物質いわゆる薬毒物による生体影響（薬効や毒性）の強さは，作用点における濃度と作用部位の感受性によって決まる．また，その作用点の**濃度** concentration（C）は，**吸収** absorption（A）速度，**体内分布** distribution（D）速度，**代謝** metabolism（M）速度および**体外排泄** excretion（E）速度の四つの因子により規定される．

$$C = f\,(\mathrm{A,\ D,\ M,\ E})$$

これら四つのプロセスが関与して起こる薬毒物の体内での質的変化を伴う一連の量的変化を薬毒物の**体内動態**（または**生体内運命**）という（図 8.1）．

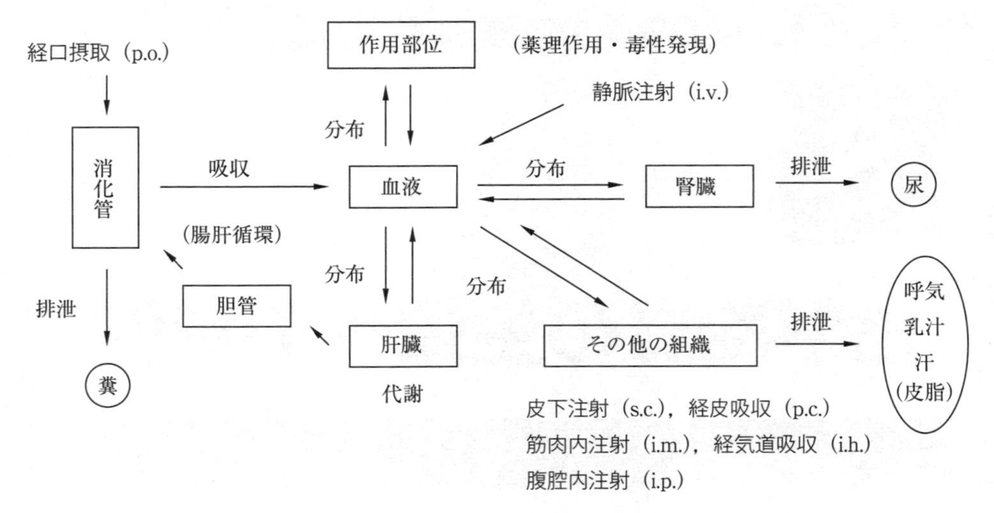

図 8.1　薬毒物の体内動態

8.1.1　薬毒物の吸収

A　消化管からの吸収

一般に脂溶性の薬毒物の消化管からの吸収 absorption には以下の二つの生体膜透過機構が関与している．

1）**受動輸送機構** passive transport mechanism：濃度勾配に従い高い側から低い側へと移行する単純拡散による透過で，吸収率は化合物の脂-水分配係数に依存する．

2）**能動輸送機構** active transport mechanism：化合物の構造特性に依存した特定のトランスポーターを介したエネルギー消費を伴う膜透過をいい，細胞内外への輸送（取り込み，汲み出し）に関与する．

B　その他の組織からの吸収

呼吸を通して肺胞から摂取される**経気道吸収**では，前記2つの輸送機構のほか粒径1 μm 以下の粒子状物質などを貪食作用によって取り込む**膜動輸送機構** membrane mobile transport mechanism などもみられる．皮膚からの吸収は角質層がバリアーとなるため一般に吸収率は悪いが，高脂溶性のものほど吸収されやすい．医薬品の場合には，注射により各部位に直接投与する方法もある．

8.1.2 薬毒物の分布

吸収された薬毒物やその代謝物は，全身に分布 distribution する．血液中では一定の平衡のもとにタンパク質（主にアルブミン）と結合した**結合型** bound form または**非結合型**（遊離型）free form として存在し，血流に乗って全身に運ばれる．代謝部位（肝臓）や作用部位（標的臓器），排泄部位（腎臓）への取り込み（膜透過）は通常，非結合型においてのみみられる．

8.1.3 薬毒物の排泄

吸収された薬毒物は，一部はそのまま未変化体として，多くは極性化された代謝物として，主として腎臓から尿中へ，または肝臓から胆汁中へと**排泄** excretion される．その他，唾液，乳汁，汗などの分泌液中や呼気，毛髪への排泄もみられることがある．

A 腎排泄（尿中排泄）

最大の排泄器官である腎臓では，ネフロンでの**糸球体ろ過**により分子量 5,000 以下の物質は解離型，非解離型を問わず排泄される．そのうち脂溶性化合物は近位尿細管から再吸収される．また，比較的極性が高い酸性（アニオン）や塩基性（カチオン）化合物は，それぞれ固有のトランスポーターを介して分泌排泄される．

B 胆汁排泄（糞中排泄）

肝細胞から胆管中へは比較的分子量が大きい抱合型代謝物（ヒトでは分子量 500 ± 50，ラットでは 350 ± 50 程度）などが主に ATP 結合領域 ATP-binding cassette（ABC）をもつ **ABC トランスポーター**を介して排泄される．また，胆管を経て腸管内に排泄された抱合型代謝物が腸内細菌の加水分解酵素により脱抱合を受け，再び吸収され肝に戻るという，いわゆる**腸肝循環** enterohepatic circulation を起こすこともある．

8.2 薬毒物の代謝および代謝的活性化

本来，動物体内には存在しない薬毒物などの外来性の脂溶性化合物（生体異物）が摂取された場合，動物はこれらをできるだけ速やかに体外に排泄しようとする自己防御機構を備えている．その防御機構の中心に位置するのが，主として肝臓で行われる**薬毒物（異物）代謝** xenobiotic metabolism, drug metabolism である．この薬毒物代謝の意義は，肝細胞内に存在する様々な酵素「**薬毒物代謝酵素群** xenobiotic metabolizing enzymes, drug metabolizing enzymes」の働きによって，脂溶性化合物をより水溶性の高い代謝物へと極性化し，尿中や胆汁中への排泄促進を図るところにある．その結果もたらされる母化合物の血中濃度の低下に加えて，代謝産物としての化学構造の変化は本来の生物活性（薬効・毒性）の変動をもたらすため，薬毒物代謝は薬毒物の薬効発現や毒性発現における最も重要な影響要因となる．通常は，極性化を受けた代謝物の生物活性（薬効や毒性）は減弱（代謝的不活性化）されることが多いが，まれにむしろ活性が増強されたり，母化合物とは異なる生物活性を獲得（代謝的活性化）することがある（図8.2）．

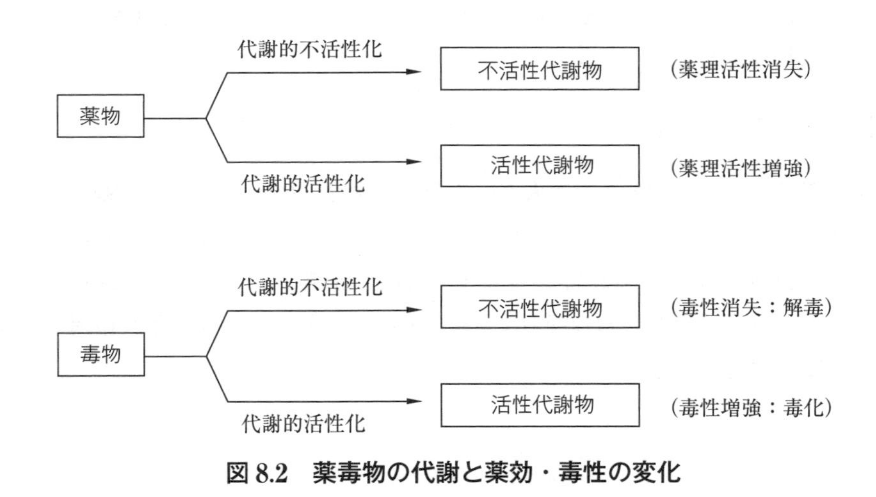

図8.2　薬毒物の代謝と薬効・毒性の変化

8.2.1 薬毒物代謝に関与する酵素と薬毒物代謝反応

体内に摂取される薬毒物は，通常比較的低分子の脂溶性（低極性）有機化合物である．これらを脂溶性環境の体内から速やかに尿中や胆汁中へ排泄するためには，高極性化合物へと導くことにより水溶性を高める必要がある．これらの構造変換機能を担う酵素活性は強弱を別にすれば多くの臓器に見られるが，特に肝臓において顕著であり，肝臓が薬毒物（異物）代謝の主要臓器とされるゆえんである．これらの酵素には，薬毒物に直接作用して酸化や還元，加水分解などを通して極性を高めたり新たな官能基を生じさせる**第Ⅰ相反応（官能基導入反応）**を触媒する酵素種（表 8.1）と，それらの官能基にグルクロン酸やグルタチオンなどの内在性物質を結合させて，さらに高極性の代謝物へと導く**第Ⅱ相反応（抱合反応）**をつかさどる酵素種（表 8.2）がある．また，腸内細菌叢によって行われる異物の代謝変換もある．

表 8.1 第Ⅰ相反応を担う薬毒物代謝酵素とその代謝反応の特徴

酵素名	細胞内分布	代謝反応	主な代謝様式
シトクロム P450（CYP）	小胞体 （ミクロソーム）	酸化反応	脂肪族（鎖，環）の水酸化 芳香環の水酸化 二重結合，芳香環のエポキシ化 *N, O, S*-アルキル基の脱アルキル化 N, S 原子の酸化 アルコール，アルデヒド基の酸化
		還元反応	アゾ基，ニトロ基，*N*-オキシドの還元 脱ハロゲン化，エポキシドの還元
フラビン含有 モノオキシゲナーゼ（FMO）	小胞体 （ミクロソーム）	酸化反応	N 原子（三級，二級アミン）の酸化 S 原子（スルフィド，チオアミド）の酸化
アルコール デヒドロゲナーゼ（ADH）	細胞質，小胞体	酸化反応	アルコール基の酸化
アルデヒド デヒドロゲナーゼ（ALDH）	細胞質，小胞体， ミトコンドリア	酸化反応	アルデヒド基の酸化
モノアミン酸化酵素（MAO）	ミトコンドリア	酸化反応	一級アミンの酸化（脱アミノ化）
アルデヒド酸化酵素	細胞質	酸化反応	アルデヒド基の酸化 含 N 複素環化合物の酸化
		還元反応	ニトロ基，アゾ基，*N*-オキシドの還元 スルホキシドの還元
NADPH-P450 還元酵素	小胞体 （ミクロソーム）	還元反応	ニトロ基，アゾ基の還元 キノンの還元
NAD(P)H-キノン還元酵素 （DT-ジアホラーゼ）	細胞質	還元反応	キノンの還元 ニトロ基，アゾ基の還元
カルボニル還元酵素	細胞質	還元反応	アルデヒド基，ケトン基の還元
カルボキシ エステラーゼ（CES）	小胞体，細胞質， 血漿	加水分解	エステルの水解 酸アミドの水解
エポキシドヒドロラーゼ（EH）	小胞体，細胞質	加水分解	エポキシドの水解
β-グルクロニダーゼ	リソソーム， 腸内細菌	加水分解	グルクロン酸抱合体の脱抱合
スルファターゼ	リソソーム， 小胞体，腸内細菌	加水分解	硫酸抱合体の脱抱合

表 8.2　第Ⅱ相反応を担う薬毒物代謝酵素とその代謝反応の特徴

酵素名	細胞内分布	代謝反応	抱合供与体	被抱合官能基
UDP-グルクロン酸転移酵素（UGT）	小胞体（ミクロソーム）	グルクロン酸抱合	UDP-グルクロン酸（UDPGA）	フェノール基，アルコール基，カルボキシル基，アミノ基
硫酸転移酵素（SULT）	細胞質	硫酸抱合	3′-ホスホアデノシル硫酸（PAPS）	フェノール基，アルコール基，アミノ基，チオール基
グルタチオン *S*-転移酵素（GST）	細胞質	グルタチオン抱合	グルタチオン	ハロゲン化合物，ニトロ化合物，エポキシド
N-アセチル転移酵素（NAT）	細胞質	アセチル抱合	アセチル CoA	芳香族アミンとその *N*-ヒドロキシ体，ヒドラジン基
アシル CoA：アミノ酸転移酵素	ミトコンドリア	アミノ酸抱合（グリシン抱合，タウリン抱合）	カルボン酸の CoA 誘導体	カルボキシル基

【薬毒物代謝反応】

第Ⅰ相反応（phase Ⅰ）：酸化反応，還元反応，加水分解反応

第Ⅱ相反応（phase Ⅱ）：抱合反応（グルクロン酸抱合，硫酸抱合，アセチル抱合，グルタチオン抱合，グリシン抱合など）

腸内細菌による代謝：加水分解反応，還元反応など

8.2.2　第Ⅰ相反応が関与する代謝・代謝的活性化

酸化，還元，加水分解などの代謝により新たな官能基が生じる第Ⅰ相反応では，時として反応性に富んだ活性代謝物が生成され，毒性発現につながる例も少なくない．

A　酸化反応

1）シトクロム P450 による酸化反応

第Ⅰ相反応を担う最も重要な薬毒物代謝酵素であるシトクロム P450（CYP）は主として肝細胞などの小胞体 endoplasmic reticulum（ER）膜（ミクロソーム）*に存在する分子量約 45,000 ～ 60,000 程度のヘムタンパク質である．還元型ヘムの状態で一酸化炭素 CO を結合すると 450 nm 付近に特徴的な差スペクトルピークを与える CO 結合性色素 CO-binding pigment であることから **P450**（Pigment 450）と呼ばれることになった．

---

*細胞を機械的に破砕（ホモジナイズ）した後，一連の遠心分離操作により得られる小胞体膜由来の成分をミクロソーム microsomes と称する．

表 8.3 薬毒物代謝型ヒト P450 の主な分子種とその特徴

P450 分子種	主要分布臓器	代表的な代謝反応	特徴点
CYP1A1	肝以外（肺など）	多環芳香族炭化水素の酸化（エポキシ化）	多環芳香族炭化水素，ダイオキシン類などで誘導
CYP1A2	肝	芳香族および異項環アミン類の *N*-水酸化	異項環アミン類，ダイオキシン類などで誘導
CYP1B1	肝以外（皮膚など）	多環芳香族炭化水素，芳香族アミン類の酸化	多環芳香族炭化水素，ダイオキシン類などで誘導
CYP2A6	肝，肺	ニコチンなどピロリジン環の酸化	野生型は高代謝能（ヘビースモーカー），変異型は低代謝能（肺がんリスクが低い？）
CYP2D6	肝	多くの生体異物の酸化	欧米人に欠損者が多い
CYP2E1	肝	エタノールの酸化	エタノールで誘導
CYP3A4	肝，小腸	多くの生体異物の酸化	ヒト成人肝の主要分子種
CYP3A7	肝（胎児）	アフラトキシン B_1 のエポキシ化	ヒト胎児肝の主要分子種

動物の CYP には，主に肝ミクロソームに局在する薬毒物代謝型とミトコンドリア（一部ミクロソームにも）に局在する生体成分合成型（ステロイド生合成など）に分類される多くの分子種が存在する．そのうち薬毒物代謝型 CYP の分子種である CYP 遺伝子スーパーファミリーとしてよく知られているものを表 8.3 に示す．また，CYP の詳細についてはコラム【シトクロム P450 の分類と命名法】(p. 220) を参照せよ．

【シトクロム P450 による薬毒物代謝機構】

薬毒物代謝型シトクロム P450 は，ミクロソームの電子伝達系（図 8.3）を通して，主に NADPH 由来の 2 電子をシトクロム P450 還元酵素を介して受け取り，分子状酸素（O_2）を還元的に活性化する．活性化された酸素の 1 原子は H_2O を生成し，残りの酸素 1 原子は基質（薬毒物）に添加され薬毒物を酸化する．したがって，シトクロム P450 は**モノオキシゲナーゼ**（**一原子酸素添加酵素**）の 1 つであり，**混合機能酸化酵素** mixed function oxidase（MFO）とも呼ばれる．一部の酸化反応には 2 番目の電子がシトクロム b_5 を経由して供給されることもある．

この一連の酸化反応は次式で表される．

$$\mathrm{RH}\ (\text{基質}) + \mathrm{NADPH} + \mathrm{O_2} + \mathrm{H} \longrightarrow \mathrm{ROH}\ (\text{酸化的代謝物}) + \mathrm{NADP} + \mathrm{H_2O}$$

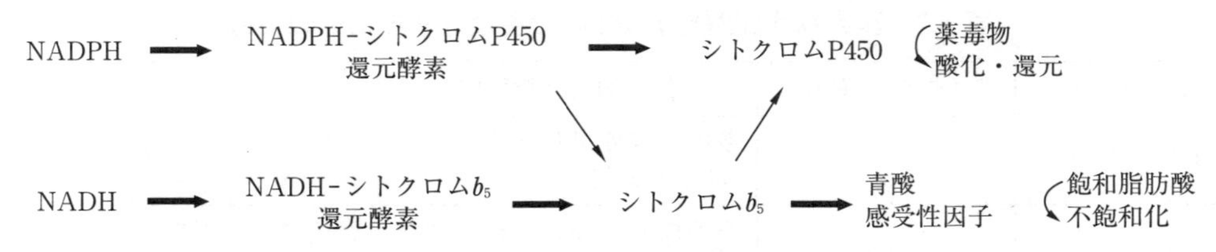

図 8.3　肝ミクロソームの電子伝達系

【シトクロム P450 の分類と命名法】

シトクロム P450 は微生物から高等植物，哺乳類に至る多くの生物種に存在して **CYP**（**cytochrome** P450 の略）**スーパーファミリー**（超遺伝子群）を形成している．動物では肝臓に多く存在するが，赤血球や精子を除くほとんどすべての臓器にも少量ながら認められる．動物のシトクロム P450 には主に**肝ミクロソーム（小胞体）**に局在する**薬毒物代謝型**と**ミトコンドリア**（一部ミクロソームにも）に局在する**生体成分合成型**（ステロイド生合成など）に分類される多くの分子種が存在する．現在では**アミノ酸配列の相同性**に基づいて以下の例のように分類，命名されている．

eg. **CYP1A2**（古くは P448，P450d などと研究者によってまちまち）：

［**CYP** ○×△］

CYP：スーパーファミリー名（シトクロム P450 の総称名）

1　［○］：ファミリー（群），40% 以上のアミノ酸配列の相同性

A　［×］：サブファミリー（亜群），55% 以上のアミノ酸配列の相同性

2　［△］：フォーム（個々の分子種），97% 以上のアミノ酸配列の相同性

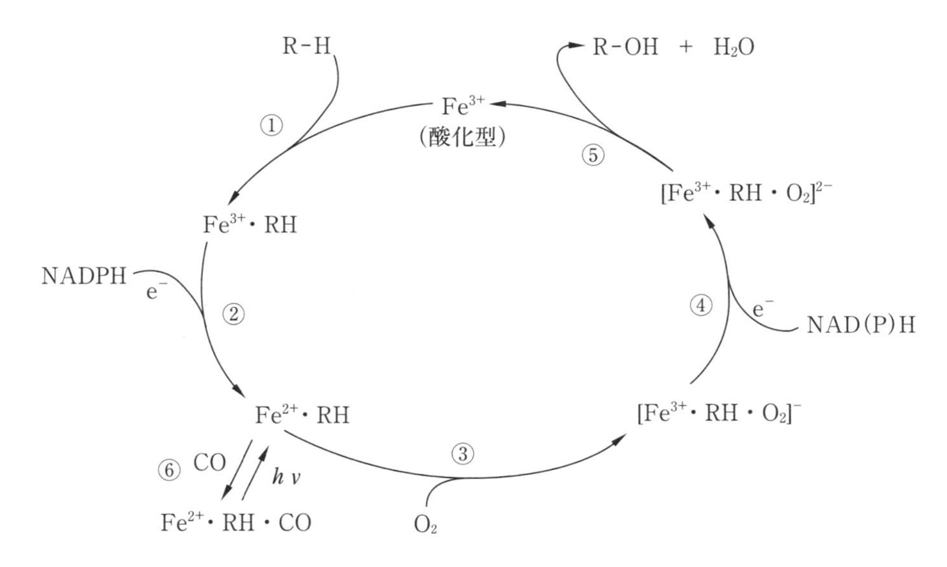

図 8.4　シトクロム P450 による薬毒物酸化反応機構

① 酸化型 P450 への基質の結合，② NADPH からの第 1 電子の供給，③ O_2 結合，
④ NAD(P)H からの第 2 電子の供給，⑤ 酸化反応の完結，⑥ CO による阻害

これらシトクロム P450 による薬毒物酸化反応機構を図 8.4 に示す.

以下に，シトクロム P450 による薬毒物酸化反応の種類とその反応例を示す.

a. 鎖状アルキル基および環状脂肪族化合物の酸化

アルキルベンゼンなどの鎖状アルキル基はアルキル基の末端（ω位）およびその隣（ω-1 位）が酸化されやすい．また，ベンゼン環に結合しているα位のメチレン基（ベンジル位）も酸化される（図 8.5）．シクロヘキセニル環などの環状脂肪族では，一般に二重結合の隣が酸化されやすい．

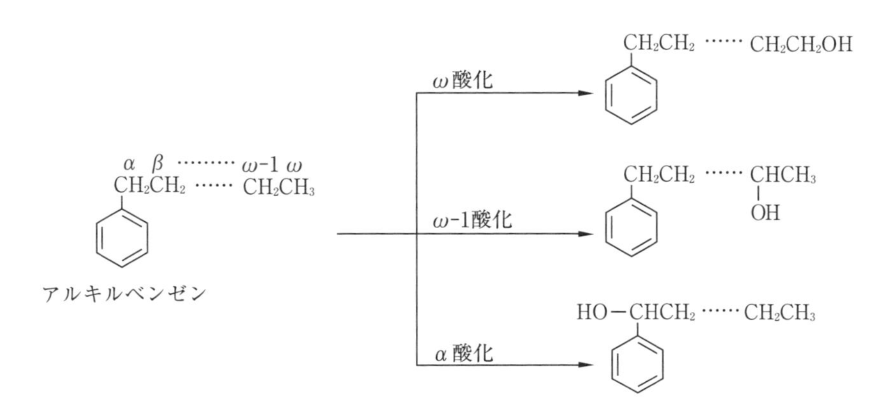

図 8.5　アルキルベンゼンの酸化

b. 二重結合（オレフィン）および芳香環のエポキシ化

オレフィンや芳香環の二重結合が酸化されると3員環エポキシドが生成される．これらは通常エポキシドヒドロラーゼによって，反応性が低いジヒドロジオール体へと解毒的に加水分解される（図8.6）．しかし，後述するベンゾ[*a*]ピレンの例のように反応性に富む3員環エポキシドは，カルボニウムイオンを生成してタンパク質や核酸に結合しやすく毒性（肝障害，発がん）発現の原因になることが多い（8.3 化学物質による発がん参照）．

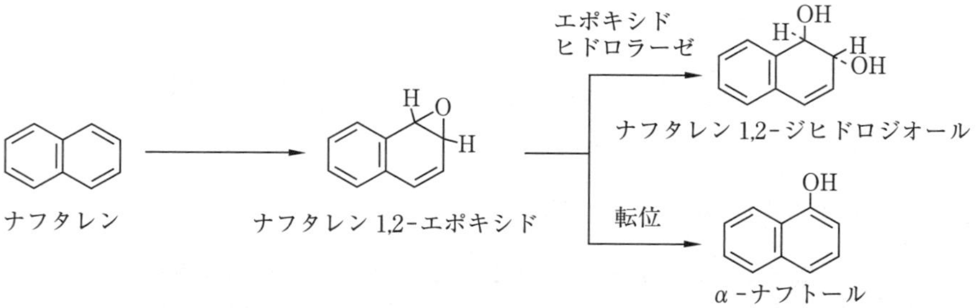

ナフタレン → ナフタレン 1,2-エポキシド → (エポキシドヒドロラーゼ) ナフタレン 1,2-ジヒドロジオール ／ (転位) α-ナフトール

図8.6　ナフタレンのエポキシ化

c. *N*-，*O*-，*S*-アルキル基の酸化（脱アルキル化）

N，O，Sなどのヘテロ原子に結合したアルキル基（メチル基，エチル基）は，α位の酸化により不安定な中間体（**ヘミアミナール**，**ヘミアセタール**構造）が生成される結果，非酵素的な開裂が起こり，対応するアルデヒドを遊離して脱アルキル化される（図8.7）．

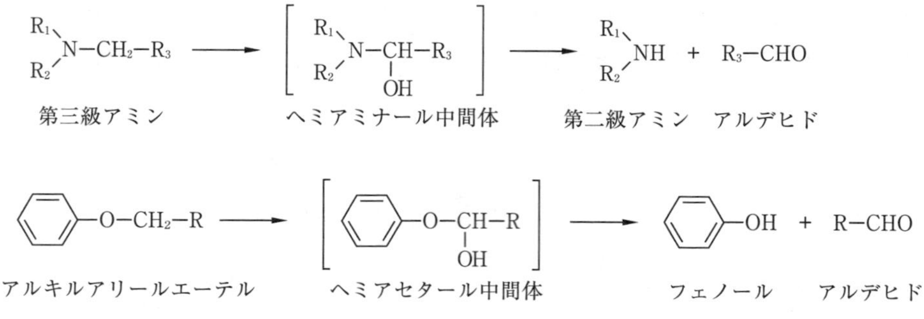

$R_1R_2N-CH_2-R_3$ → $[R_1R_2N-CH(OH)-R_3]$ → $R_1R_2NH + R_3-CHO$

第三級アミン　ヘミアミナール中間体　第二級アミン　アルデヒド

$C_6H_5-O-CH_2-R$ → $[C_6H_5-O-CH(OH)-R]$ → $C_6H_5-OH + R-CHO$

アルキルアリールエーテル　ヘミアセタール中間体　フェノール　アルデヒド

図8.7　*N*-および *O*-脱アルキル化

d. N，S原子の酸化

第一級アミン，第二級アミンや酸アミドのN原子は酸化される結果，***N*-水酸化体**（**ヒドロキシルアミン**）を与える．シトクロムP450（主にCYP1A2）による*N*-水酸化体反応は，発がん性芳香族アミンや酸アミド（2-アセチルアミノフルオレン）およびタンパク質の加熱分解物である発がん性**複素環アミン類** heterocyclic amine（**Trp-P-1**，**Trp-P-2**，**Glu-P-1**，**Glu-P-2**など）の代謝的

活性化反応の第一段階として知られている（8.3 化学物質による発がん参照）．また，汎用される解熱鎮痛剤であるアセトアミノフェンの過量投与による肝障害は，グルクロン酸抱合などによる解毒代謝経路が飽和される結果，シトクロム P450（主に CYP2E1）による *N*–水酸化反応が進行して活性代謝物（*N*–アセチル–*p*–ベンゾキノンイミン）が生成されることによる（図 8.8）．

一方，第三級アミンやスルフィドからは *N*–オキシドやスルホキシドが生成する．スルホキシドはさらにスルホン体へと酸化される（図 8.9 および図 8.10）．これらの酸化は P450 の他，後述の**フラビン含有モノオキシゲナーゼ**（**FMO**）によって触媒されることが多い．

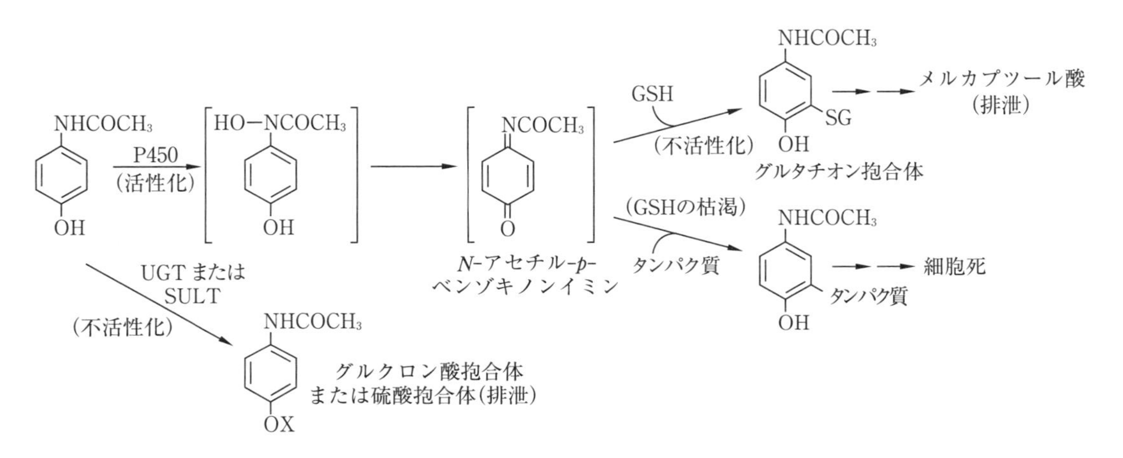

図 8.8　アセトアミノフェンによる肝障害

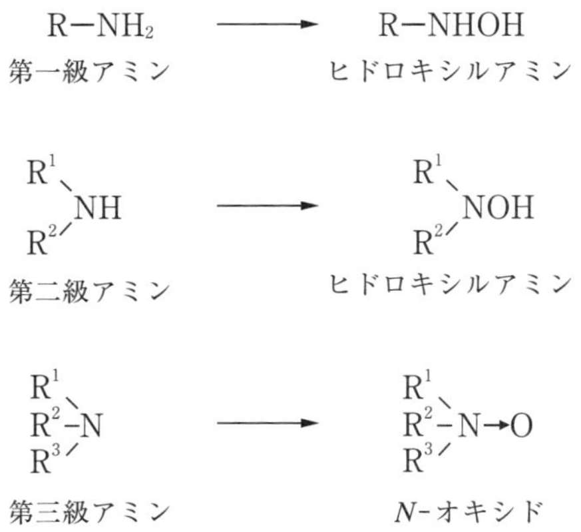

$R-NH_2 \longrightarrow R-NHOH$

第一級アミン　→　ヒドロキシルアミン

$R^1R^2NH \longrightarrow R^1R^2NOH$

第二級アミン　→　ヒドロキシルアミン

$R^1R^2R^3N \longrightarrow R^1R^2R^3N\rightarrow O$

第三級アミン　→　*N*–オキシド

図 8.9　アミン類の酸化

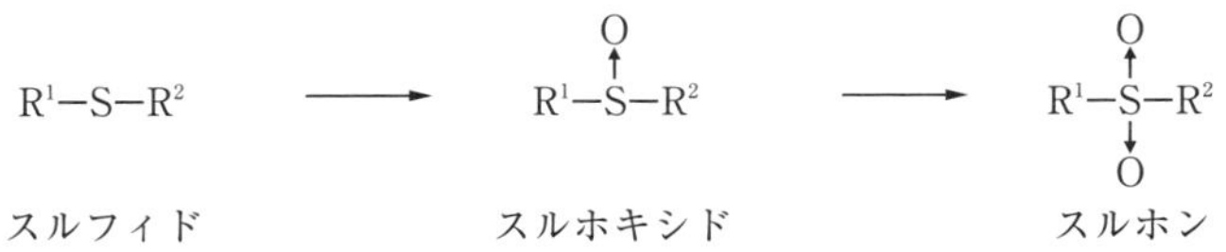

$R^1-S-R^2 \longrightarrow R^1-S(\rightarrow O)-R^2 \longrightarrow R^1-S(\rightarrow O)_2-R^2$

スルフィド　→　スルホキシド　→　スルホン

図 8.10　スルフィド，スルホキシドの酸化

e. 酸化的脱アミノ化

覚せい剤アンフェタミンの場合，アミノ基が置換した炭素原子の水酸化によるカルビノールアミン体経由のアミノ基脱離反応の寄与が大きいと考えられている（図8.11）.

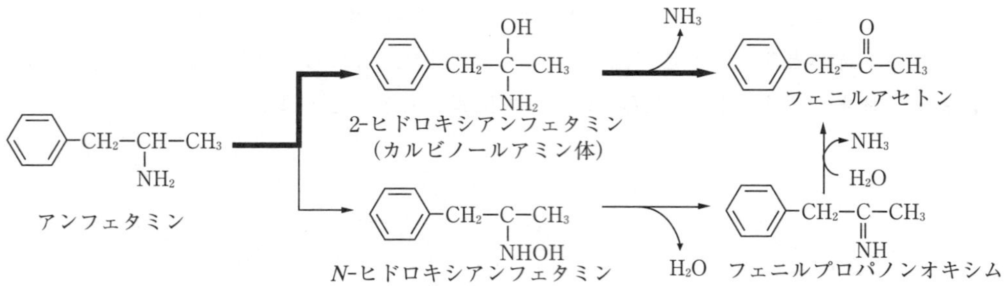

アンフェタミン
2-ヒドロキシアンフェタミン（カルビノールアミン体）
フェニルアセトン
N-ヒドロキシアンフェタミン
フェニルプロパノンオキシム
NH_3　H_2O

図8.11　アンフェタミンの酸化的脱アミノ化

f. 酸化的脱硫化

有機リン系農薬パラチオンは，シトクロムP450による酸化に伴う硫黄原子の酸素原子への置換の結果，パラオクソンとなり，コリンエステラーゼを阻害することにより殺虫効果を示す（図8.12）.

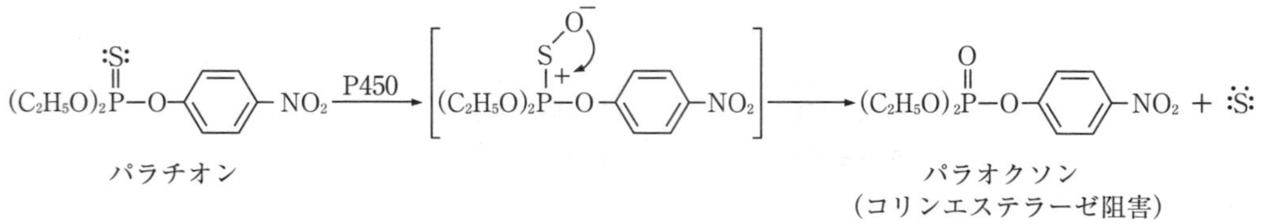

パラチオン　P450
パラオクソン（コリンエステラーゼ阻害）

図8.12　パラチオンのパラオクソンへの代謝的活性化

2）シトクロムP450以外の酵素による酸化反応

a. N，S原子の酸化

動物肝ミクロソーム（小胞体）に主に存在するNADPHとO_2を要求する**フラビン（FAD）含有モノオキシゲナーゼ** flavin-containing monooxygenase（**FMO**）は，主に第3級アミンや第2級アミンのN酸化および求核性が強いS原子のS酸化などを行うが，P450とやや異なる基質特異性を示す（図8.13）.

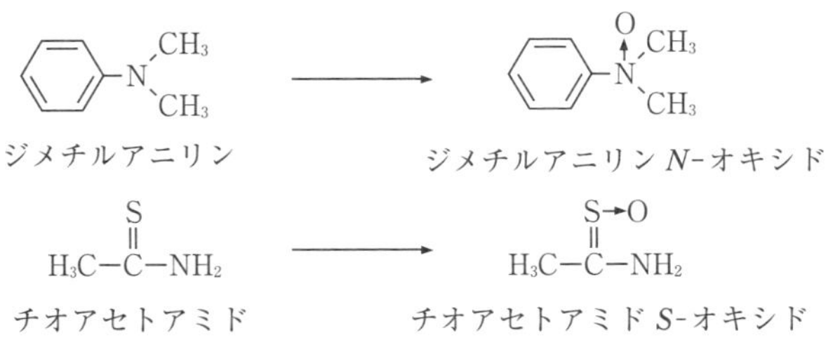

ジメチルアニリン　→　ジメチルアニリン *N*-オキシド

$H_3C-C(=S)-NH_2$　→　$H_3C-C(=S\rightarrow O)-NH_2$

チオアセトアミド　→　チオアセトアミド *S*-オキシド

図 8.13　N および S 原子の酸化

b.　アルコールの酸化，アルデヒドの酸化

アルコールおよびアルデヒド類は，通常それぞれ主に細胞質に存在する可溶性酵素の**アルコールデヒドロゲナーゼ** alcohol dehydrogenase（**ADH**）および**アルデヒドデヒドロゲナーゼ** aldehyde dehyderogenase（**ALDH**）により NAD(P)（NAD ＞ NADP）を補酵素として対応するアルデヒドやカルボン酸へと酸化される（図 8.14）．エタノール代謝に関与する ADH は，ピラゾール誘導体によって強く阻害される．一方，アセトアルデヒドを酢酸に酸化する ALDH の阻害剤としては，**ジスルフィラム**（嫌酒薬）が知られている．また，ALDH には高親和性（低い K_m 値を示す）のアイソザイム（ALDH2）がミトコンドリアに存在し，この酵素には遺伝的多型がみられ，東洋人には本酵素の欠損者の発現頻度が大きく少量のアルコールでも悪酔いする原因とみられている．アルコールの一部は P450（CYP2E1）などによっても代謝されるほか，アルデヒドの酸化には細胞質の**アルデヒド酸化酵素**の関与もある．

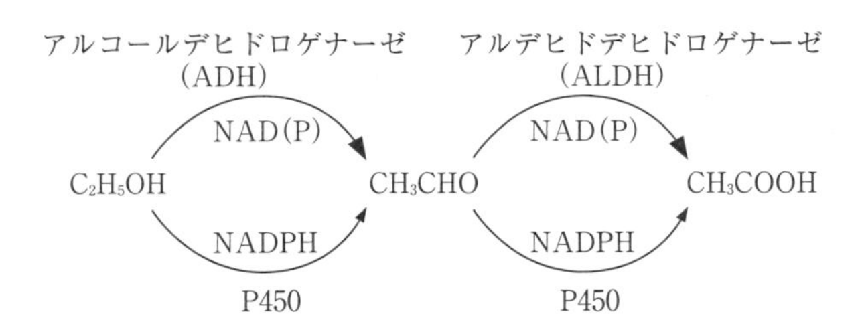

図 8.14　エタノールの代謝

B　還元反応

薬毒物の還元反応は，アゾ基，ニトロ基，*N*-オキシド基，キノン類などの官能基に対して起こる．

1）シトクロム P450 による還元（嫌気的条件下）

アゾ基の還元は ***in vitro*** の嫌気的条件下 P450 によって行われるが，生体レベル（***in vivo***）でも酸素分圧が低い肝の中心静脈周辺部では P450 によって還元的代謝を受けると考えられている．赤色のアゾ色素プロントジルは還元的代謝により，連鎖球菌や肺炎菌の感染治療薬である化学療法剤スルファニルアミドを生成する（図8.15）．また，エポキシドやハロゲン化合物もP450による還元的代謝反応を受ける．

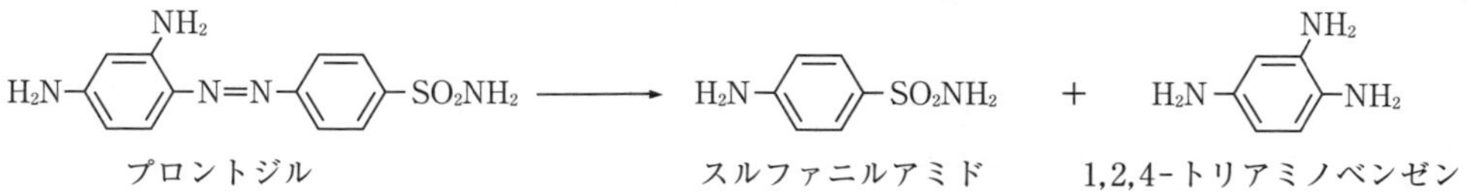

$$H_2N-C_6H_3(NH_2)-N{=}N-C_6H_4-SO_2NH_2 \longrightarrow H_2N-C_6H_4-SO_2NH_2 + H_2N-C_6H_3(NH_2)-NH_2$$

プロントジル　　スルファニルアミド　　1,2,4-トリアミノベンゼン

図8.15　アゾ化合物の還元

溶剤や消火剤として使用される四塩化炭素はシトクロムP450により還元的に脱塩素化され，反応性に富むトリクロロメチルラジカルを生成し肝障害をもたらす（図8.16）．一方，吸入麻酔剤として使用されるハロタンは，P450による酸化的代謝によって肝障害をもたらすほか，P450による還元的脱臭素化を受け，1-クロロ-2-トリフルオロエチルラジカルを生成して軽症の肝障害の原因となる場合が知られている（図8.16）．

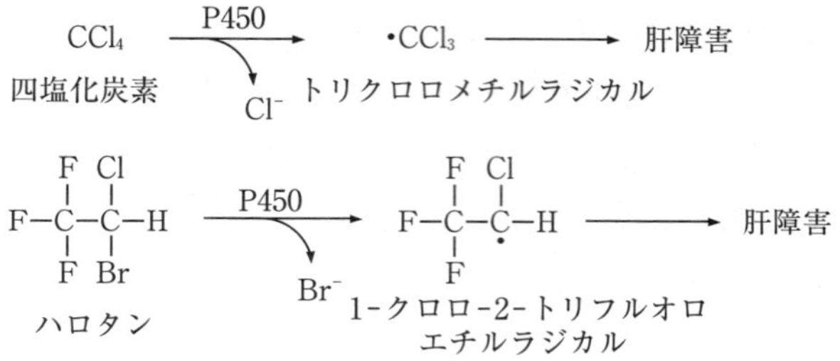

$$CCl_4 \xrightarrow[-Cl^-]{P450} \cdot CCl_3 \longrightarrow \text{肝障害}$$

四塩化炭素　　トリクロロメチルラジカル

$$CF_3-CHClBr \xrightarrow[-Br^-]{P450} CF_3-\dot{C}HCl \longrightarrow \text{肝障害}$$

ハロタン　　1-クロロ-2-トリフルオロエチルラジカル

図8.16　四塩化炭素およびハロタンの還元的活性化

2）NADPH-P450還元酵素による還元（嫌気的条件下）

ニトロフラン系殺菌料のフリルフラミド（AF-2）は，**NADPH-P450還元酵素**や**キサンチン酸化酵素**（XO）などによりニトロソ体を経て，反応性に富むヒドロキシルアミン体へと還元され，変異原性や発がん性を示すため，使用禁止となった（図8.17）．

アントラサイクリン系抗生物質のアドリアマイシンやダウノマイシンはNADPH-P450還元酵素によりセミキノンラジカルへと1電子還元される結果，連鎖的な自動酸化によってスーパーオキシドアニオンを与え，脂質過酸化などを通して心毒性の原因となる（図8.18）．

その他，除草剤のパラコートによる肺毒性も，NADPH-P450還元酵素による1電子還元に起因するスーパーオキシドアニオンの生成による（図8.19）．

3）NAD(P)H-キノン還元酵素（DT-ジアホラーゼ）による還元

化学発がん剤として知られる4-ニトロキノリン*N*-オキシド（4-NQO）は**NAD(P)H-キノン還元酵素（DT-ジアホラーゼ）**により4-ヒドロキシアミノキノリン*N*-オキシドへと還元され，さらに第Ⅱ相反応により活性化され発がん性を示す（図8.20）．

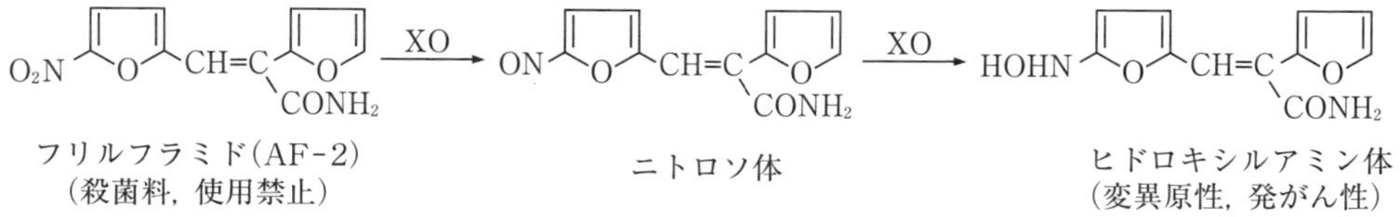
O_2N
CH=C
$CONH_2$
XO
ON
CH=C
$CONH_2$
XO
HOHN
CH=C
$CONH_2$
フリルフラミド(AF-2)
(殺菌料，使用禁止)
ニトロソ体
ヒドロキシルアミン体
(変異原性，発がん性)

図 8.17 フリルフラミド（AF-2）の還元的活性化

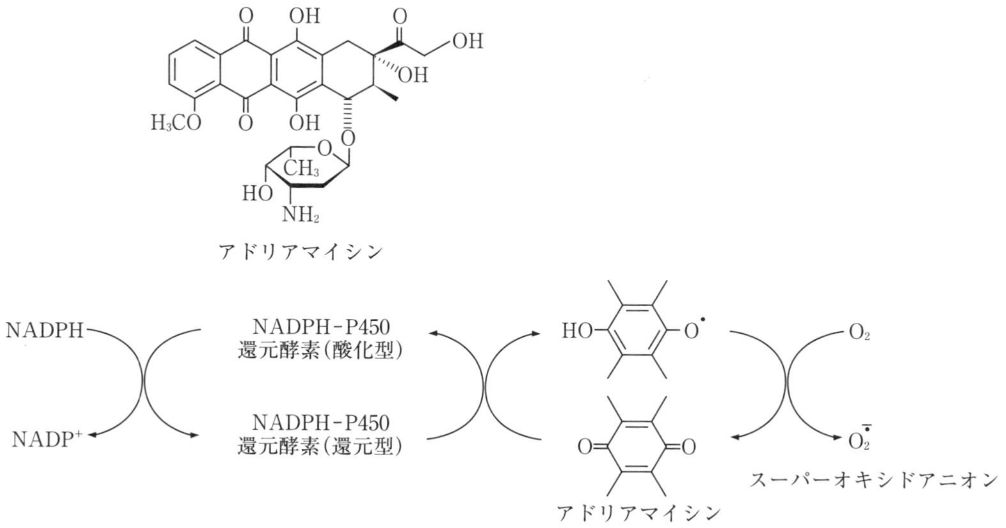
O
OH
O
OH
OH
H_3CO
O
OH
O
CH_3
HO
NH_2
アドリアマイシン
NADPH
$NADP^+$
NADPH-P450
還元酵素(酸化型)
NADPH-P450
還元酵素(還元型)
HO
O
O
O
O_2
$O_2^{\bar{\cdot}}$
アドリアマイシン
スーパーオキシドアニオン

図 8.18 アドリアマイシンの還元的活性化

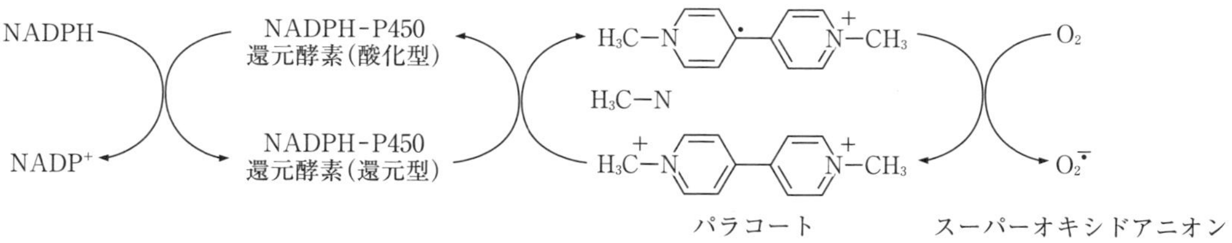
NADPH
$NADP^+$
NADPH-P450
還元酵素(酸化型)
NADPH-P450
還元酵素(還元型)
H_3C-N
$N-CH_3$
H_3C-N
H_3C-N
$N-CH_3$
O_2
$O_2^{\bar{\cdot}}$
パラコート
スーパーオキシドアニオン

図 8.19 パラコートの還元的活性化

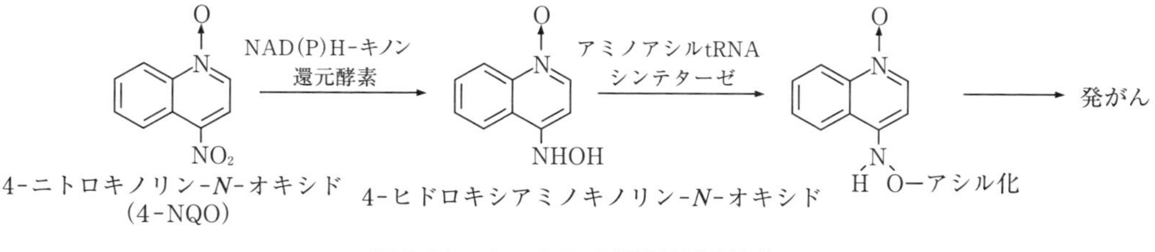
O
N
NO_2
NAD(P)H-キノン
還元酵素
O
N
NHOH
アミノアシルtRNA
シンテターゼ
O
N
N
H
O-アシル化
発がん
4-ニトロキノリン-*N*-オキシド
(4-NQO)
4-ヒドロキシアミノキノリン-*N*-オキシド

図 8.20 4-NQO の還元的活性化

C　加水分解反応

1）カルボキシエステラーゼによる加水分解

カルボキシエステラーゼ carboxy esterase（CES）は肝臓に多いが，あらゆる体組織中に存在し，血液や腸粘膜にも強い活性が存在している．各種カルボン酸エステル，アミド類はカルボキシエステラーゼによって加水分解される．エステルの加水分解の例として局所麻酔薬であるプロカインの例を示す（図 8.21）．

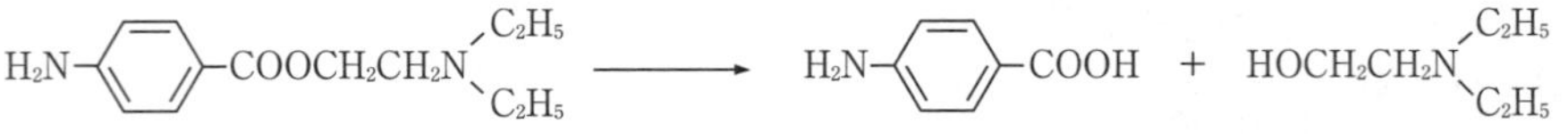

プロカイン　→　*p*-アミノ安息香酸　+　*N,N*-ジエチルアミノエタノール

図 8.21　エステルの加水分解

通常，加水分解反応は，不活性化へと導くことが多いが，副作用軽減を目指してエステル型プロドラッグとして開発された抗がん剤**イリノテカン**では，吸収後カルボキシエステラーゼによって加水分解されることが活性化反応となる（図 8.22）．

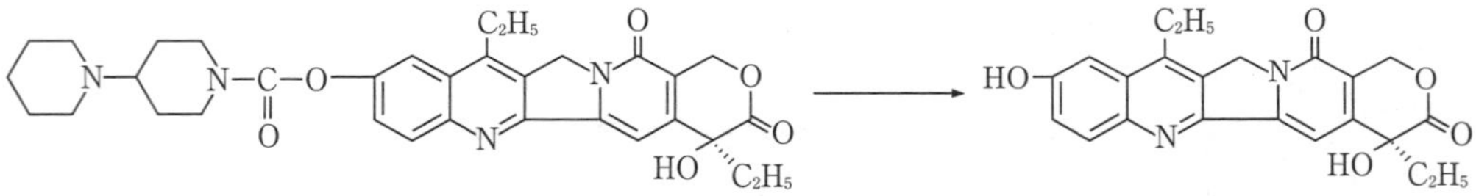

イリノテカン（CPT-11）　→　SN-38（活性体，抗がん活性）

図 8.22　イリノテカンの加水分解による代謝的活性化

2）エポキシドヒドロラーゼによる加水分解

がん原性のベンゾ[*a*]ピレンの場合にみられるように，**エポキシドヒドロラーゼ** epoxide hydrolase（EH）による加水分解が，シトクロム P450 により生成された 7,8-エポキシド体を，究極的発がん物質を生成するための活性化反応となる（8.3 化学物質による発がん参照）．通常，反応性に富むエポキシド体を反応性の低いジヒドロジオール体へ加水分解するエポキシドヒドロラーゼは，肝臓を始め多くの臓器において小胞体と細胞質の両方にみられる（図 8.23）．生体異物のエポキシドの加水分解には主として小胞体型が，脂質過酸化により生成する不飽和脂肪酸のエポキシドの加水分解には細胞質型が関与することが多い．

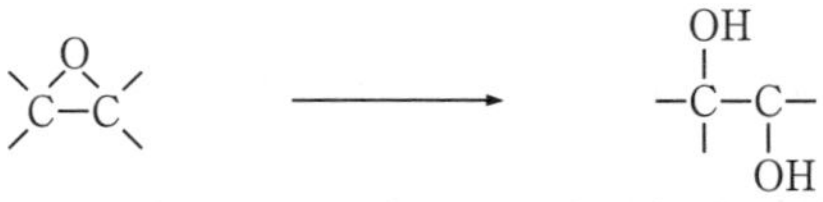

エポキシド　→　*trans*-ジヒドロジオール体

図 8.23　エポキシドの加水分解

8.2.3　第Ⅱ相反応が関与する代謝・代謝的活性化

一般に体内に摂取された脂溶性の薬毒物は，まず第Ⅰ相反応を触媒する薬毒物代謝酵素による酸化，還元あるいは加水分解反応によりヒドロキシル（水酸）基，エポキシ基，アミノ基，チオール基あるいはカルボキシル基などの極性官能基が導入される．しかし，これら第Ⅰ相反応による極性化だけでは，いまだ十分な水溶性が付与されにくいため，さらに高い極性化をはかるために種々の内在性の高極性化合物を極性官能基に結合（抱合）させる反応が第Ⅱ相反応である．がん原性の芳香族アミン類やタンパク質の加熱分解産物の複素環アミン類などの *N*-水酸化体に続くアセチル抱合などによる究極発がん物質への代謝的活性化の例を除けば，一般に第Ⅱ相反応は不活性化反応と考えてよい．

A　グルクロン酸抱合

ヒドロキシル（水酸）基，カルボキシル基，アミノ基や一部のチオール基を有する化合物は，グルクロン酸による抱合を受け**グルクロン酸抱合体（グルクロニド）**として尿や胆汁中に排泄される．この抱合反応は生体異物のみならず，ビリルビンやステロイドホルモン，胆汁酸などの生体内在性物質にもみられる反応であるが，薬毒物代謝の第Ⅱ相反応の中心に位置する極めて重要な解毒反応である．本反応を触媒する **UDP-グルクロン酸転移酵素** UDP-glucuronosyltransferase（UGT）は肝臓を始め多くの組織の小胞体（ミクロソーム）に存在し，UDP-グルクロン酸（UDPGA）を抱合供与体として利用する（図 8.24）．

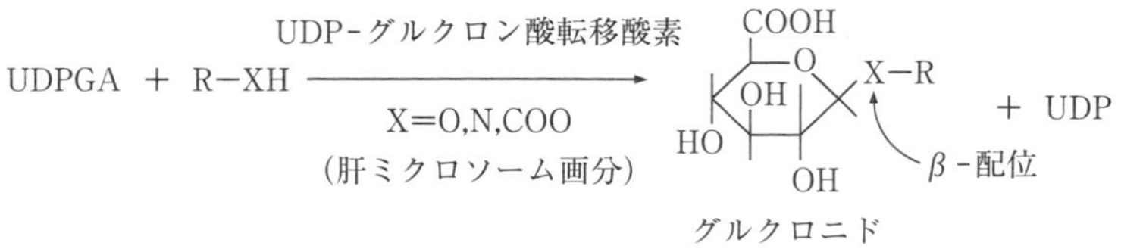

図 8.24　グルクロン酸抱合

B　硫酸抱合

カルボキシル基を除き，グルクロン酸抱合と同様，ヒドロキシル（水酸）基，アミノ基や一部のチオール基は**硫酸抱合体（スルフェート）**として体外へ排泄される．したがって，同じ基質に対して硫酸抱合反応とグルクロン酸抱合反応は競合的な関係にあるといえる．本反応を触媒する**硫酸転移酵素**（スルホトランスフェラーゼ）sulfotransferase（SULT）は肝臓などの細胞質に存在する可溶性酵素であり，**活性硫酸**とも呼ばれる 3′-ホスホアデノシル硫酸（PAPS）を補酵素として利用する（図 8.25）．

$$\mathrm{PAPS + R{-}XH \xrightarrow[\text{(肝可溶性画分)}]{\text{硫酸転移酵素}} R{-}X{-}SO_3H + PAP}$$

スルフェート

図 8.25　硫酸抱合

C　グルタチオン抱合

ハロゲン化化合物や芳香族ニトロ化合物，エポキシド，α，β-不飽和カルボニル化合物などの反応性に富む親電子性化合物は還元性トリペプチドである**グルタチオン**（GSH）のシステイニル部分のSH基により求核的に抱合解毒される（図8.26）．

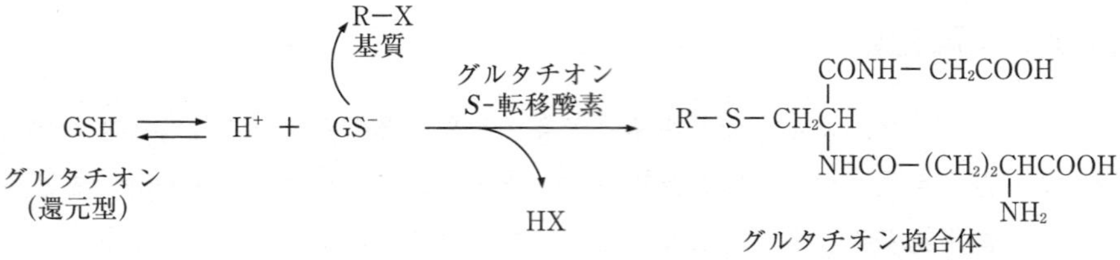

$$\mathrm{GSH \rightleftharpoons H^+ + GS^- \xrightarrow[-HX]{\text{グルタチオン } S\text{-転移酵素},\ R{-}X \text{ (基質)}} R{-}S{-}CH_2CH(CONH{-}CH_2COOH)(NHCO{-}(CH_2)_2CH(NH_2)COOH)}$$

グルタチオン（還元型）　　グルタチオン抱合体

図 8.26　グルタチオン抱合

本反応は一部非酵素的にも起こるが，主に細胞質に存在する**グルタチオン *S*-転移酵素 glutathione *S*-transferase**（**GST**）によって触媒される．生成するGSH抱合体そのものは主に胆汁中へ排泄されるが，さらに2次代謝を受け，順次脱アミノ酸化されたシステイニルグリシン抱合体やシステイン抱合体は尿中排泄されやすくなる．システイン抱合体がさらに*N*-アセチル化された ***N*-アセチルシステイン抱合体**（**メルカプツール酸**）はもっぱら尿中排泄される（図8.27）．

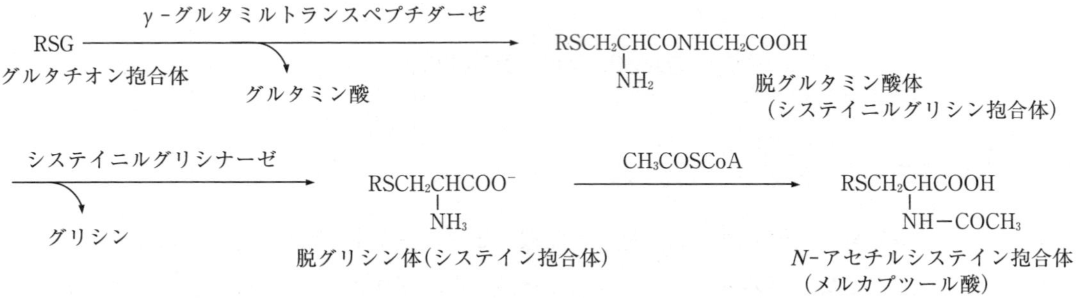

$$\mathrm{RSG \xrightarrow[-\text{グルタミン酸}]{\gamma\text{-グルタミルトランスペプチダーゼ}} RSCH_2CH(NH_2)CONHCH_2COOH}$$

グルタチオン抱合体　　脱グルタミン酸体（システイニルグリシン抱合体）

$$\mathrm{\xrightarrow[-\text{グリシン}]{\text{システイニルグリシナーゼ}} RSCH_2CH(NH_3^+)COO^- \xrightarrow{CH_3COSCoA} RSCH_2CH(NH{-}COCH_3)COOH}$$

脱グリシン体（システイン抱合体）　　*N*-アセチルシステイン抱合体（メルカプツール酸）

図 8.27　メルカプツール酸の生成

D　アセチル抱合

芳香族アミン，ヒドラジンおよびスルホンアミド類はアセチルCoAを補酵素として細胞質の*N*-

アセチル転移酵素 *N*-acetyltransferase（NAT）により *N*-アセチル化される（図 8.28）．NAT には主に *p*-アミノ安息香酸などの *N*-アセチル化を触媒する NAT1 と抗結核薬イソニアジドの *N*-アセチル化やがん原性芳香族アミノ酸とその *N*-ヒドロキシル体の *N*-アセチル化や *O*-アセチル化を触媒する NAT2 の分子種が存在する．NAT2 には**遺伝的多型**（**slow acetylator** と **rapid acetylator**）が存在する．

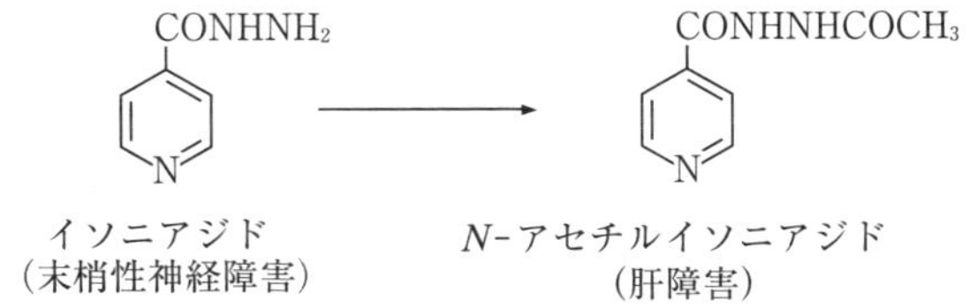

$CONHNH_2$ → $CONHNHCOCH_3$

イソニアジド（末梢性神経障害）　*N*-アセチルイソニアジド（肝障害）

図 8.28　イソニアジドのアセチル抱合

【NAT2 の遺伝的多型】

NAT2 の活性にはメンデルの法則に従う遺伝的多型がみられ，一般にアセチル化能が高い rapid acetylator の割合は日本人では約 90% であるが，欧米人では約 50% に留まり，残りはアセチル化能が低い slow acetylator である．このことが抗結核薬イソニアジドによる副作用として slow acetylator が多い欧米人では末梢神経障害が，一方，rapid acetylator が多い日本人では肝障害が多くみられるという人種差の原因となる（図 8.28）．

E　アシル（アミノ酸）抱合：アシル CoA

カルボキシル基を有する化合物は，まずミトコンドリアでアシル CoA 誘導体へと変換された後，ミトコンドリアで各アミノ酸に固有の**アシル CoA** acyl CoA：**アミノ酸 *N*-アシル転移酵素** *N*-acyltransferase によってグリシンやグルタミン，タウリンなどのアミノ酸により抱合される．抱合反応に利用されるアミノ酸は動物種により異なるが，ヒトではグリシンやタウリンによる抱合が主である（図 8.29）．

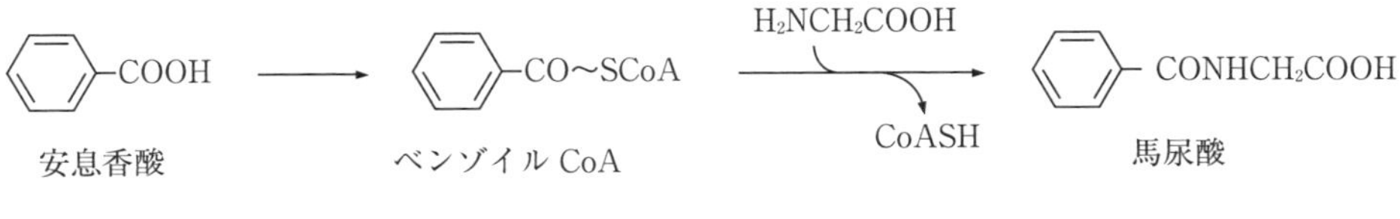

COOH → CO〜SCoA → (H_2NCH_2COOH, CoASH) → $CONHCH_2COOH$

安息香酸　ベンゾイル CoA　馬尿酸

図 8.29　安息香酸のグリシン抱合

8.2.4　腸内細菌が関与する代謝・代謝的活性化

哺乳動物の腸内には多種の嫌気性細菌が存在するが，この細菌が関与する代表的な薬毒物代謝反応は加水分解反応と還元反応である．加水分解反応では，腸内細菌の β-グルコシダーゼなどによる食品成分中の配糖体の加水分解により，有毒な代謝産物が産生される例が知られている．例えば，青梅やアンズの種子などに含まれる青酸配糖体のアミグダリンからはマンデロニトリルを経て有毒な青酸が生成する．またソテツの種子に含まれるサイカシンからはメチルアゾキシメタノールを経てメチルカルボニウムが生成し，DNAのメチル化を通して発がんへ至ると考えられている（図8.30，8.3 化学物質による発がん参照）．

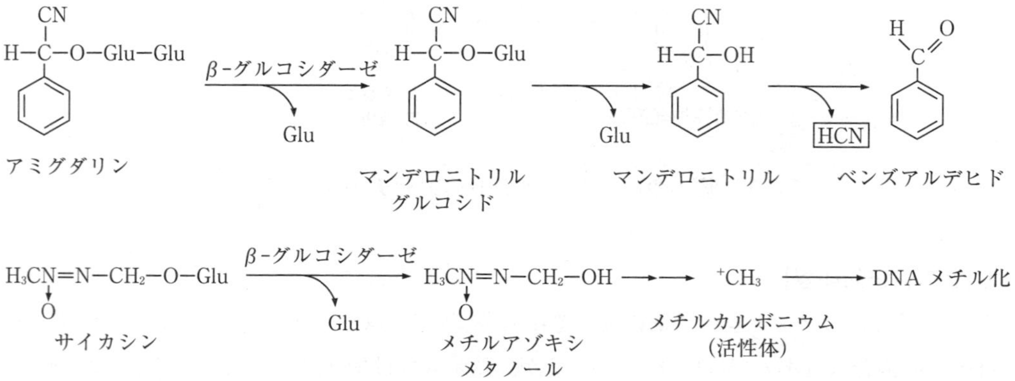

アミグダリン（H−C(CN)(Ph)−O−Glu−Glu） —β-グルコシダーゼ（−Glu）→ マンデロニトリルグルコシド（H−C(CN)(Ph)−O−Glu） —（−Glu）→ マンデロニトリル（H−C(CN)(Ph)−OH） —（−HCN）→ ベンズアルデヒド

サイカシン（$H_3CN(\rightarrow O){=}N{-}CH_2{-}O{-}Glu$） —β-グルコシダーゼ（−Glu）→ メチルアゾキシメタノール（$H_3CN(\rightarrow O){=}N{-}CH_2{-}OH$） → → メチルカルボニウム（活性体）（$^{+}CH_3$） → DNAメチル化

図8.30　腸内細菌のβ-グルコシダーゼによる配糖体の代謝的活性化

一方，腸内細菌による還元反応では，ニトロ基還元酵素やアゾ基還元酵素活性を有するため，毒性学上重要である．

8.3 化学物質による発がん

わが国の厚生労働省が示している「人口動態統計」によると，2012年の主要死因別にみた死因の第一位は悪性新生物（がん）であり，全死因の28.8%を占めている．ヒトがんの発生に関与する因子は，化学的因子（化学物質），物理的因子（紫外線，放射線）および生物学的因子（ウイルス，寄生虫）の3種類に大別される．またDollらは，米国人のがん発生に対する各要因の寄与率について，食物（35%），喫煙（30%），感染症（10%），性習慣（7%），アルコール（3%）などと報告している（図8.31）．

これらの要因のうち，食物，喫煙，アルコールなどを含む化学的因子の占める比率が最も多く，80～90%と推定される．この他に，化学的因子には天然の食品中に含まれるクマリン誘導体，食品に生えるカビ類が産生する各種マイコトキシン類が含まれる．さらに，タンパク質やアミノ酸を加熱することによって生じる各種ヘテロサイクリックアミン類などが，発がん性をもつことも明らかにされてきた．喫煙に関係する発がん物質としては，ベンゾ[*a*]ピレンや各種ニトロソアミンお

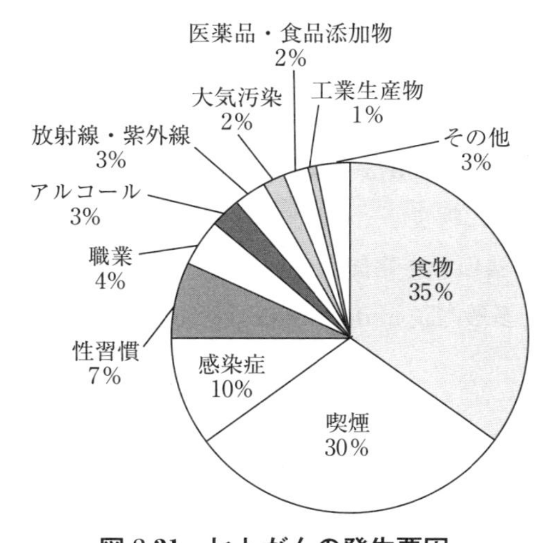

図 8.31　ヒトがんの発生要因

（R. Doll *et al.*：*Nature* **265**，589，1977 を改変）

よび各種芳香族炭化水素が知られている．

表 8.4 に，ヒトに対して発がん性が認められている代表的な化学物質の標的臓器（発がん部位）との関係を示す．

表 8.4　ヒトに対して発がん性が認められている化学物質

化学物質	標的臓器（発がん部位）
アフラトキシン	肝臓
塩化ビニル	肝血管
2-ナフチルアミン	膀胱
4-アミノビフェニル	膀胱
ベンジジン	膀胱
シクロホスファミド	膀胱・造血器
ベンゼン	造血器
ジエチルスチルベストロール	膣，乳房，精巣，子宮
アザチオプリン	リンパ系
シクロスポリン	リンパ系
ヒ素化合物	皮膚，肺
六価クロム化合物	肺，鼻腔

8.3.1　発がんのイニシエーションとプロモーション

発がん物質は，表8.5に示すように**遺伝子毒性物質** genotoxic と**非遺伝子毒性物質** epigenetic に分類される．遺伝子毒性型発がん物質は，それ自身で遺伝子に直接傷害を与える一次発がん物質と，生体内で代謝活性化を受けて遺伝子を修飾する二次発がん物質に分かれる．図8.32には遺伝子毒性型発がん物質による**発がん多段階説** multistage carcinogenesis mechanism の概略を示す．

表8.5　発がん物質の分類

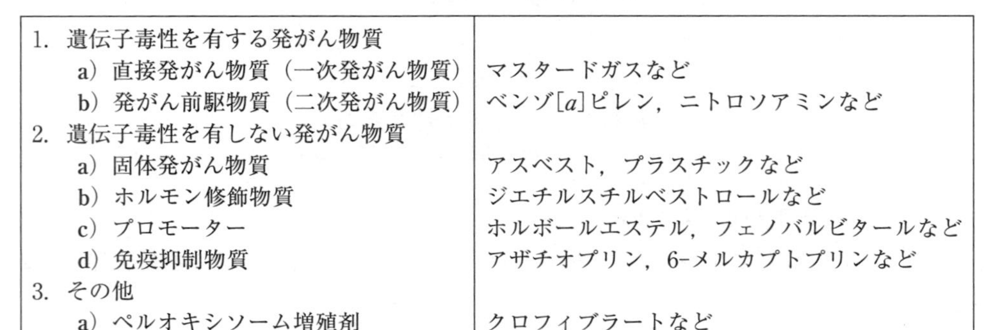

1. 遺伝子毒性を有する発がん物質	
a）直接発がん物質（一次発がん物質）	マスタードガスなど
b）発がん前駆物質（二次発がん物質）	ベンゾ[*a*]ピレン，ニトロソアミンなど
2. 遺伝子毒性を有しない発がん物質	
a）固体発がん物質	アスベスト，プラスチックなど
b）ホルモン修飾物質	ジエチルスチルベストロールなど
c）プロモーター	ホルボールエステル，フェノバルビタールなど
d）免疫抑制物質	アザチオプリン，6-メルカプトプリンなど
3. その他	
a）ペルオキシソーム増殖剤	クロフィブラートなど
b）無機金属発がん物質	ニッケル，クロム，カドミウム，ヒ素など

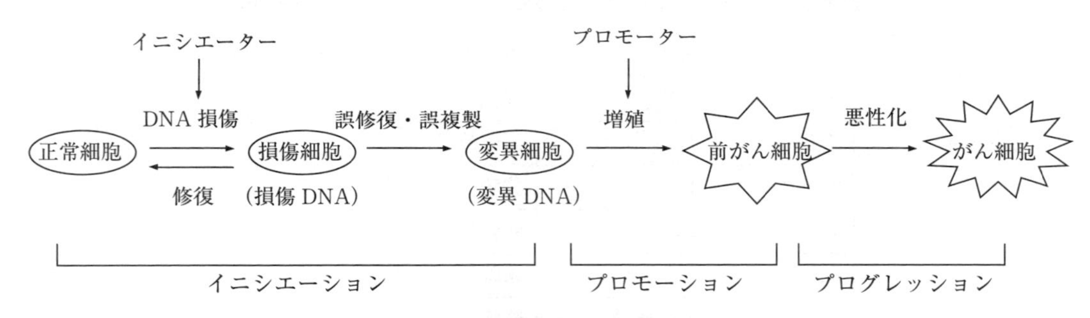

図8.32　化学発がん機構の概要

多くの発がん物質は，代謝活性化を受け，親電子的にDNAをアルキル化（塩基修飾）し，DNA損傷を誘発する．しかしながら，ほとんどの場合は遺伝子レベルで修復され，異物として免疫系に認識されて排除されるか，細胞の機能を損ない死に至る．このとき，一部の誤ったDNA修復あるいは未修復が，正常細胞の遺伝子に不可逆的変化，すなわち，突然変異をもたらす．このように，細胞のがん化への第一段階の変化を**イニシエーション** initiation といい，細胞のがん化に向けた不可逆的変化を引き起こす作用をもつ物質を**イニシエーター** initiator と呼ぶ．代表的なイニシエーターとしては，ニトロソアミン，タンパク質やアミノ酸の熱分解物であるヘテロサイクリックアミン類，2-ナフチルアミン，2-アセチルアミノフルオレン，ベンゾ[*a*]ピレンなどの多環芳香族化合物などがある．一方，イニシエーターを作用させた後，繰り返しプロモーターで処理すると細胞増殖が促進され，がん化する．このイニシエーション以降の過程を**プロモーション** promotion といい，それ自身発がん性を有さないが，発がんを促進する物質を**プロモーター** promoter と呼ぶ．代表的なプロモーターとしてクロトン油の成分である**ホルボールエステル**，すなわち 12-*O*-テトラデカノイルホルボール-13-アセテート（TPA）が有名である．その他に，催眠剤の一種であるフェノバルビタールは肝臓がんの，また，脂肪を摂取した時に胆管から分泌される胆汁酸は大腸がんのプロモーターとして知られている．PCB やダイオキシン類は，**芳香族炭化水素受容体** arylhydrocarbon receptor（AhR）に結合してプロモーター活性をもつ．人工甘味料のサッカリンは膀胱がんの，食塩は胃がんのプロモーターと考えられている．表 8.6 に示すようにプロモーターには組織特異性があることが知られている．

表 8.6 発がんプロモーターの組織特異性

プロモーター	組 織
ホルボールエステル類（TPA），DDT	皮膚
フェノバルビタール，PCB，TCDD，DDT	肝臓
サッカリン，BHA，BHT	膀胱
胆汁酸	大腸
食塩	胃
ブレオマイシン	肺

TPA ：12-*O*-tetradecanoylphorbol-13-acetate
DDT ：*p,p'*-dichlorodiphenyl-trichloroethane
PCB ：polychlorinated biphenyl
TCDD：2,3,7,8-tetrachlorinated dibenzo-*p*-dioxin
BHA ：butylhydroxyanisol
BHT ：dibutylhydroxytoluene

プロモーションに続く段階として，腫瘍が悪性化する過程である**プログレッション** progression を想定することもある．プログレッションは良性腫瘍の中から悪性の形質を獲得したがん細胞が増殖して細胞集団を形成する過程である．すなわち，腫瘍が悪性化する過程であり，腫瘍の浸潤・転移能の獲得などもこの過程に含まれる．なお，強力な発がん物質の多くはイニシエーター作用とプロモーター作用を合わせもつことが知られている．

8.3.2 がん遺伝子とがん抑制遺伝子

近年，細胞のがん化について遺伝子レベルにおける研究が進み，がん遺伝子やがん抑制遺伝子が明らかにされてきている．がん遺伝子本来の役割は，普段は転写が抑制されており，分裂・分化の時期に限って転写が行われ，正常な細胞を増殖させることだが，異常を起こすと無制限に細胞を増殖させる．がん遺伝子と呼ばれる遺伝子は，細胞の増殖と分化の過程で重要な働きをしており**プロトがん遺伝子** proto-oncogene とも呼ばれる．ウイルス感染や発がん物質による傷害などにより活性化される．すなわち，点突然変異，遺伝子増幅，転写プロモーターの挿入，エンハンサーの挿入，あるいは染色体転換などによる活性化によって細胞ががん化する．ヒトでは約100種のがん遺伝子が存在すると推定されているが，現在までに20種以上が見つかっている．表8.7に代表的ながん遺伝子とその産物の機能を示す．

表8.7　代表的ながん遺伝子とその産物の機能

がん遺伝子	機　能
sis，*FGF*，*hst-1*	成長因子
CSF-1，*erbB1*，*c-kit*	受容体型チロシンキナーゼ
mos，*raf*，*cbl*	セリン・スレオニンキナーゼ
H-*ras*，K-*ras*，N-*ras*	GTP結合タンパク質
fos，*myc*，*erbA*	DNA結合核内タンパク質

sis：simian sarcoma
FGF：fibroblast growth factor
hst：human stomach cancer
CSF：colony stimulating factor
erb：erythro-blastosis
c-kit：c-kit
mos：Moloney murine sarcoma
raf：RNA polymerase activating factor
cbl：Casitas B-linearge lymphoma
ras：rat sarcoma
fos：FBJ murine osteosarcoma
myc：myelocytomatosis

一方，**がん抑制遺伝子** tumor suppressor geneは，基本的には細胞の増殖を負に制御するタンパク質をつくり，細胞のがん化に対して抑制的に働いている．しかし，がん化の過程では抑制遺伝子にも欠失，変異，発現異常などが起こり，この遺伝子の変異によって機能が失活することにより細胞ががん化する．がん抑制遺伝子は，発がん遺伝子と同じ数（50～100）ほどあると推定されている．表8.8に代表的ながん抑制遺伝子とその産物の機能を示す．

表8.8　がん抑制遺伝子とその産物の機能

がん抑制遺伝子	機　能
RB（retinoblastoma）	細胞周期の制御
p53（protein 53kD）	細胞周期の制御
DCC（deleted in colorectal cancer）	神経細胞接着分子様タンパク質
APC（adenomatous polyposis coli）	β-カテニン結合タンパク質
BRCA1（brest cancer 1）	DNA修復関与タンパク質
BRCA2（brest cancer 2）	DNA修復関与タンパク質
NF1（neurofibromatosis）	Rasの機能制御
*HNPCC**（hereditary non polyposis colorectal cancer）	ミスマッチ修復タンパク質

**HNPCC*は*hMSH*とも呼ばれる．

正常細胞の増殖に対して，がん遺伝子はアクセルの役割を果たし，がん抑制遺伝子がブレーキの役目を果たしているとよく説明されているが，このアクセルとブレーキのコントロールが効かなくなった状態ががん化と考えられる．ヒトでは家族性大腸腺腫症がよく知られており，ほぼ50%の確率で子供に遺伝するといわれている．がん遺伝子およびがん抑制遺伝子の変異に伴う大腸がんの多段階発がん機構を図 8.33 に示す．がん遺伝子である K-***ras*** の活性化およびがん抑制遺伝子である *APC*，*DCC*，*p53* の発現低下や欠失によりがん化が進行する．これらの各種遺伝子の変異は，発がん物質の活性代謝物によるイニシエーション作用によると考えられている．

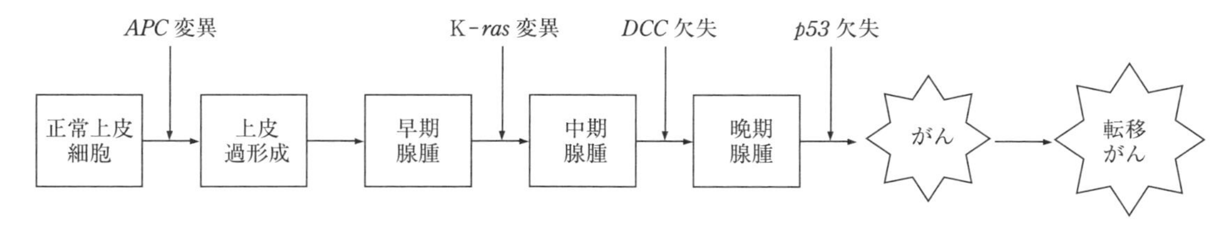

図 8.33　ヒト大腸がんの多段階発がん機構

がん遺伝子
　K-***ras***：Kirsten rat sarcoma（正常細胞内に存在し，細胞のがん化を誘導する）
がん抑制遺伝子
　APC：adenomatous polyposis coli（家族性大腸ポリープ症で，細胞接着を制御する）
　DCC：deleted in colorectal cancer（遺伝子の欠失で大腸がんの進展に関与する ）
　p53：protein 53 kDa（53 kDa の核リン酸化タンパク質で，多種のがん細胞周期の制御に関与する）

8.3.3　発がん物質の代謝的活性化機構

遺伝子毒性型発がん物質の中で，それ自身が強い親電子的反応性をもっており，生体内で代謝活性化を受けることなく直接 DNA の求核的部分に結合する物質を**一次発がん物質** primary carcinogen という．一次発がん物質の一つである**マスタードガス**は，図 8.34 に示すように自動的に塩素を離脱してカルボニウムイオンを生じ，タンパク質や DNA 核酸の求核性官能基に結合する．

CH_2-CH_2-Cl
S:
$Cl-CH_2-CH_2$
マスタードガス
→ Cl^-
$Cl-CH_2-CH_2-\overset{+}{S}-CH_2$（$CH_2$）
→ $Cl-CH_2-CH_2$ / S / $^{+}CH_2-CH_2$
カルボニウムイオン
DNA → $Cl-CH_2-CH_2$ / S / $DNA-CH_2-CH_2$

図 8.34　一次発がん物質マスタードガスと生体高分子との反応

図 8.35 は，これらの発がん物質から生成した親電子性物質が DNA 塩基対をアルキル化する部位を示す．矢印で示された核塩基の求核部位でアルキル化が起こると，DNA の正常な塩基対形成が不可能となり，がんを誘発することになる．アルキル化剤としての一次発がん物質による DNA の化学修飾は，塩基対の数が 10 万に対して 1 個の割合で起こっても十分であると考えられている．

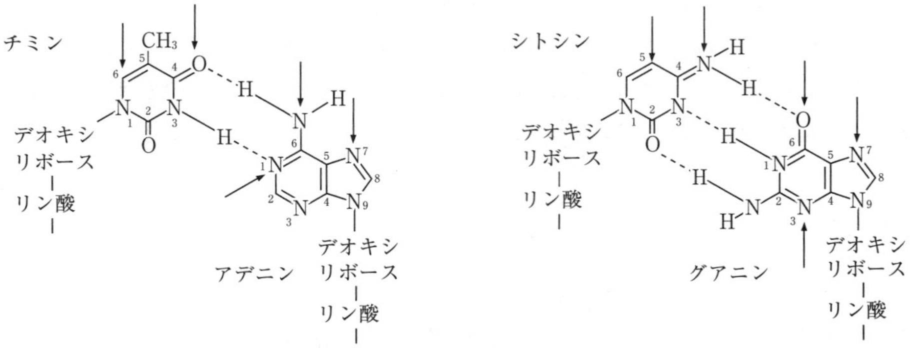

図 8.35　DNA 塩基対のアルキル化部位

また，図 8.36 に示すような，実験室で化学試薬としてよく用いられる**ジメチル硫酸**，**ヨウ化メチル**，**エチレンイミン**，**ブタジエンエポキシド**，**β-プロピオラクトン**などのアルキル化剤も，マスタードガスと同様に一次発がん物質に属する．

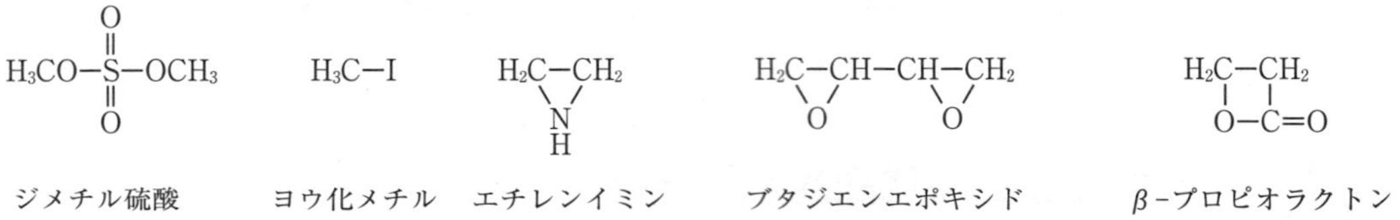

ジメチル硫酸　ヨウ化メチル　エチレンイミン　ブタジエンエポキシド　β-プロピオラクトン

図 8.36　主な直接発がん物質（一次発がん物質）

一方，化学的に安定で生体高分子の求核性官能基と直接反応しないが，生体内で代謝を受けてがんを誘起する物質を**二次発がん物質** secondary carcinogen といい，ヒトにおける化学発がん因子の 90% 以上を占める．すなわち，二次発がん物質が生体内に侵入すると，種々の臓器の薬物代謝酵素群によって代謝活性化されて，DNA を親電子的に化学修飾する．これらの二次発がん物質は，代謝されて生じる活性本態あるいは中間体により，エポキシド，アルキルジアゾヒドロキシド，ヒドロキシルアミンエステル，ベンジルアルコール型硫酸エステルおよびグルタチオン抱合体の 5 つのグループに分類される．その中でも最初の 3 つが主な活性化機構として知られている．

A　エポキシド

食器や食品関連包装に使用される**塩化ビニル**や合成繊維，合成ゴムの原料として用いられる**アクリロニトリル**，または工業用不燃溶剤として広く使用されている**トリクロロエチレン**は，炭素-炭素二重結合をもつ化学物質である．これらのオレフィン類そのものには発がん性はないが，P450 によって活性化され，反応性に富むアルキル化剤であるエポキシドを形成し，DNA を損傷する．それらの活性化機構を図 8.37 に示す．

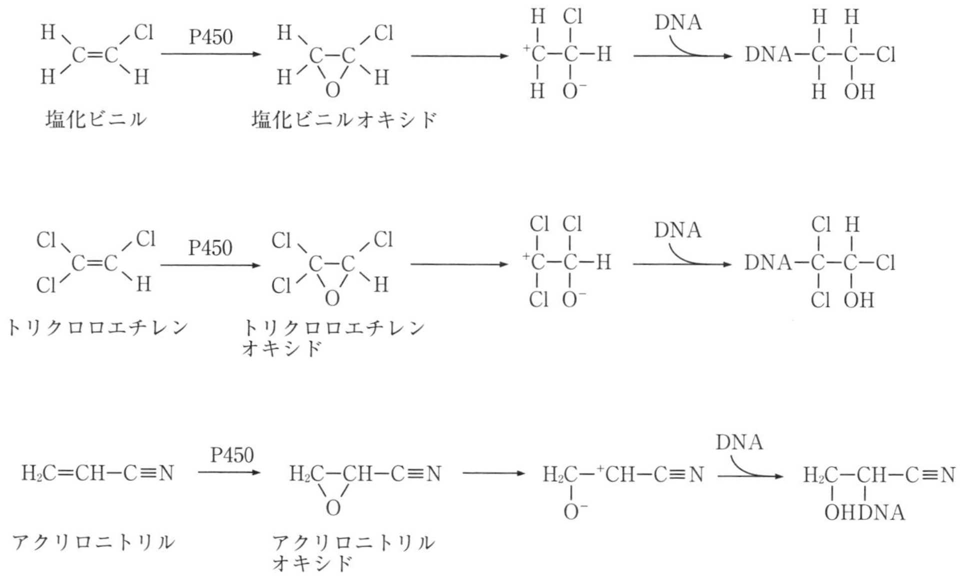

$$H_2C{=}CHCl \xrightarrow{P450} \text{塩化ビニルオキシド} \longrightarrow {}^{+}CH_2{-}CH(Cl)O^{-} \xrightarrow{DNA} DNA{-}CH_2{-}CH(OH){-}Cl$$

塩化ビニル　　塩化ビニルオキシド

$$Cl_2C{=}CHCl \xrightarrow{P450} \text{トリクロロエチレンオキシド} \longrightarrow {}^{+}CCl_2{-}CH(Cl)O^{-} \xrightarrow{DNA} DNA{-}CCl_2{-}CH(OH){-}Cl$$

トリクロロエチレン　　トリクロロエチレンオキシド

$$H_2C{=}CH{-}C{\equiv}N \xrightarrow{P450} H_2C{-}CH{-}C{\equiv}N\ (\text{epoxide}) \longrightarrow H_2C(O^{-}){-}{}^{+}CH{-}C{\equiv}N \xrightarrow{DNA} H_2C(OH){-}CH(DNA){-}C{\equiv}N$$

アクリロニトリル　　アクリロニトリルオキシド

図 8.37　エポキシドを活性本態とする二次発がん物質（1）

一方，ベンゾ[*a*]ピレンなどの**多環芳香族炭化水素** polycyclic aromatic hydrocarbons（PAH）は，化石燃料やその製品に含まれるが，食品の加熱調理や有機物質の不完全燃焼によっても生成する．ベンゾ[*a*]ピレンは，P450 の分子種 CYP1A1 によって代謝活性化されるが，生成される 7,8-オキシド体が容易に加水分解されるため，7,8-ジオール体がさらに酸化を受けた 7,8-ジオール-9,10-エポキシドが活性本態となる．

また，***Aspergillus flavus*** が産生する**アフラトキシン類**や ***Aspergillus versicolor*** が産生する**ステリグマトシスチン**などの**マイコトキシン類**は，急性毒性として肝壊死性，慢性毒性として肝がん誘発性をもつが，いずれも 2,3-オキシド体が活性本態である．なお，アフラトキシンは生物が産生する発がん物質の中で最強の肝発がん物質であるとされている．それらの活性化機構を図 8.38 に示す．

B　アルキルジアゾヒドロキシド

日本人は欧米人に比べて硝酸塩の摂取量が極めて高く，胃がんの死亡率との相関性が高いという疫学的調査がある．その生成の要因は，海産魚類や魚卵に多く含まれる 2 級アミンの**ジメチルアミン**が，胃内の酸性条件下で，野菜中の硝酸塩の関与によりニトロソ化を受け，二次発がん物質の**ジメチルニトロソアミン**を生成するためである．発生機序を次式に示す．すなわち，野菜から摂取された硝酸塩は，口腔内細菌により亜硝酸塩に還元される（式 1）．亜硝酸塩は胃内の酸性条件下，遊離の亜硝酸になり（式 2），さらに脱水後，化学的に活性な窒素酸化物 N_2O_3 になる（式 3）．この活性体 N_2O_3 が海産魚類に多く含まれるジメチルアミンと化学反応を起こし，発がん物質のジメ

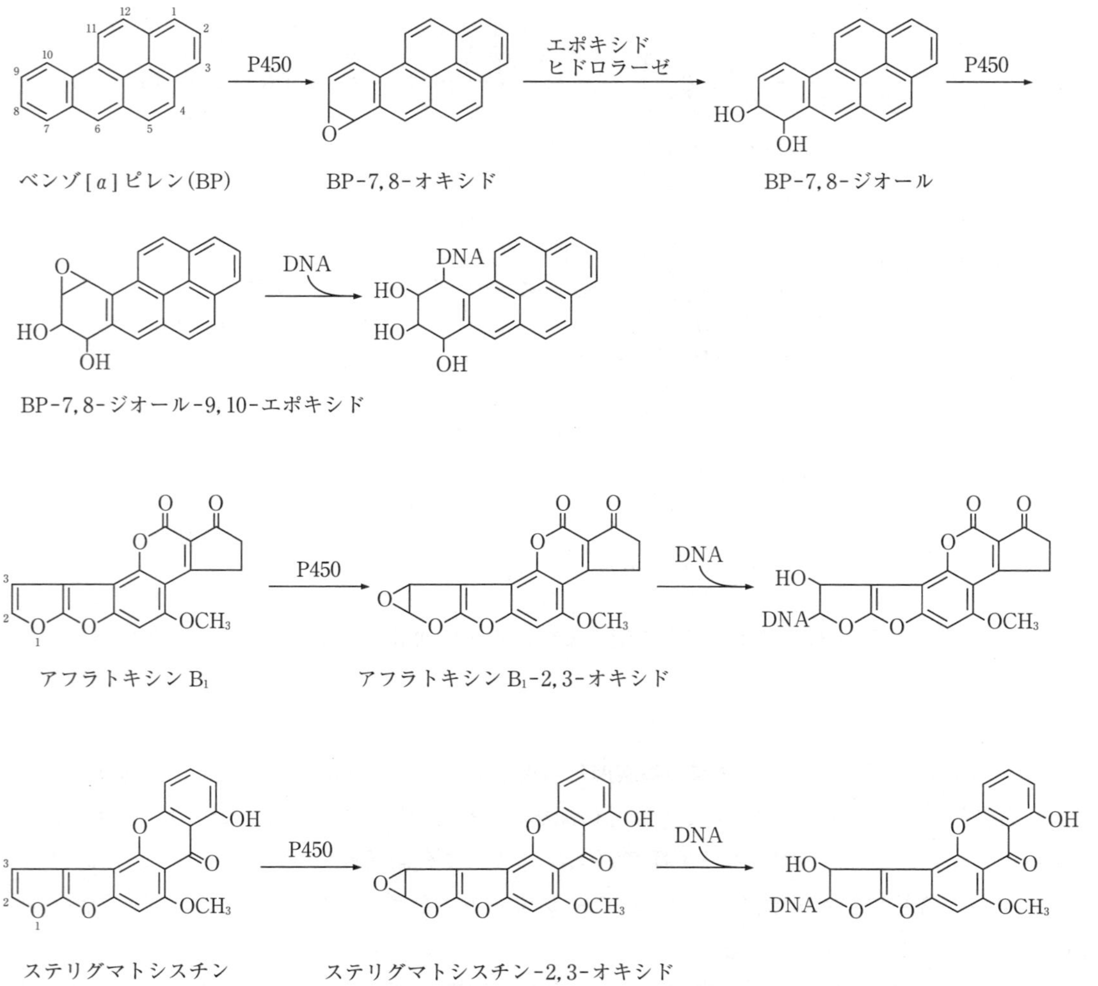
P450
エポキシドヒドロラーゼ
P450
HO
OH
ベンゾ[a]ピレン(BP)
BP-7,8-オキシド
BP-7,8-ジオール
DNA
BP-7,8-ジオール-9,10-エポキシド
P450
DNA
OCH3
アフラトキシン B1
アフラトキシン B1-2,3-オキシド
P450
DNA
OH
OCH3
ステリグマトシスチン
ステリグマトシスチン-2,3-オキシド

図 8.38　エポキシドを活性本態とする二次発がん物質（2）

チルニトロソアミンを生じる（式4）.

$$NO_3^- \longrightarrow NO_2^- \qquad (1)$$

$$NO_2^- + H^+ \longrightarrow HNO_2 \qquad (2)$$

$$2\,HNO_2 \longrightarrow N_2O_3 + H_2O \qquad (3)$$

$$(H_3C)_2NH + N_2O_3 \longrightarrow (H_3C)_2N\text{-}N{=}O + HNO_2 \qquad (4)$$

生成したジメチルニトロソアミンは，主として肝臓の CYP2E1 などにより活性化される．この活性本態は P450 による N の α-位炭素が水酸化を受けて脱メチル化され，中間体としてメチルジアゾヒドロキシドを経由し，**メチルカルボニウムイオン**（CH_3^+）となって DNA をアルキル化す

ると考えられている．また，ソテツの実の食用デンプン中に含まれる配糖体である**サイカシン**の場合は，腸内細菌の**β-グルコシダーゼ**によって加水分解を受け**メチルアゾキシメタノール**を生成する．これは非酵素的にホルムアルデヒドを放出し，メチルジアゾヒドロキシドとなり，生成されたメチルカルボニウムイオン（CH_3^+）がDNAを修飾し，肝臓がんを起こすと推定されている（図8.39）．

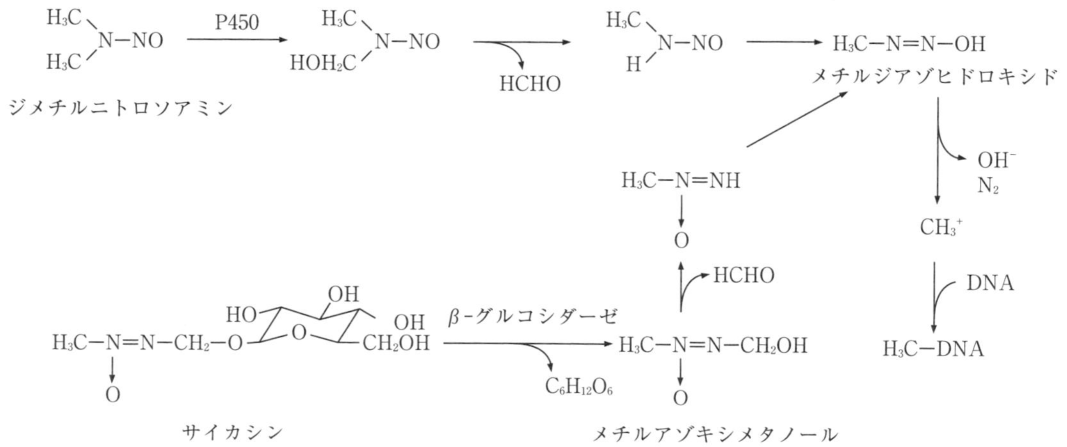

図8.39　アルキルジアゾヒドロキシドを活性本態とする二次発がん物質

またタバコの煙中には，ベンゾ[*a*]ピレンなどの発がん性多環芳香族炭化水素のほかに，**発がん性*N*-ニトロソアミン類**が存在することが知られている．ニコチンから生成するニトロソアミンも，上記のジメチルニトロソアミンと同様に，Nのα位炭素が水酸化を受けて脱メチル化され，中間体として**メチルジアゾヒドロキシド**を経由し，**メチルカルボニウムイオン**（CH_3^+）となってDNAをアルキル化すると考えられている．

C　ヒドロキシルアミンエステル

2-ナフチルアミン，**2-アミノフルオレン**（AF），**2-アセチルアミノフルオレン**（AAF）および**ベンジジン**などの芳香族アミン類は，古くから膀胱がんや肝がんを誘発することが知られている．図8.40に示すように，肝発がん物質であるAAFはP450によって*N*-水酸化を受け*N*-ヒドロキシ-AAFとなり，次いで硫酸抱合およびアセチル抱合を受けて活性化されるが，ここでは硫酸抱合の例を示す．これらの抱合体の抱合残基は脱離され，ニトレニウムイオンやカルボニウムイオンを生じ，タンパク質やDNA塩基の求核性官能基と反応し共有結合を形成する．また，肝発がん物質**4-ジメチルアミノアゾベンゼン**（**DAB**，バターイエロー）はP450により脱メチル化を受け，モノメチル体（MAB）に変換されたのち，P450またはフラビン酵素FMOによって*N*-ヒドロキシ-MABとなり，AAFと同様に硫酸抱合などを受け活性化される．

また，食品の加熱によって，トリプトファン由来の**Trp-P-1**，**Trp-P-2**やグルタミン酸由来の**Glu-P-1**，**Glu-P-2**のような変異原活性の強い**ヘテロサイクリックアミン類**が生成する．この他，

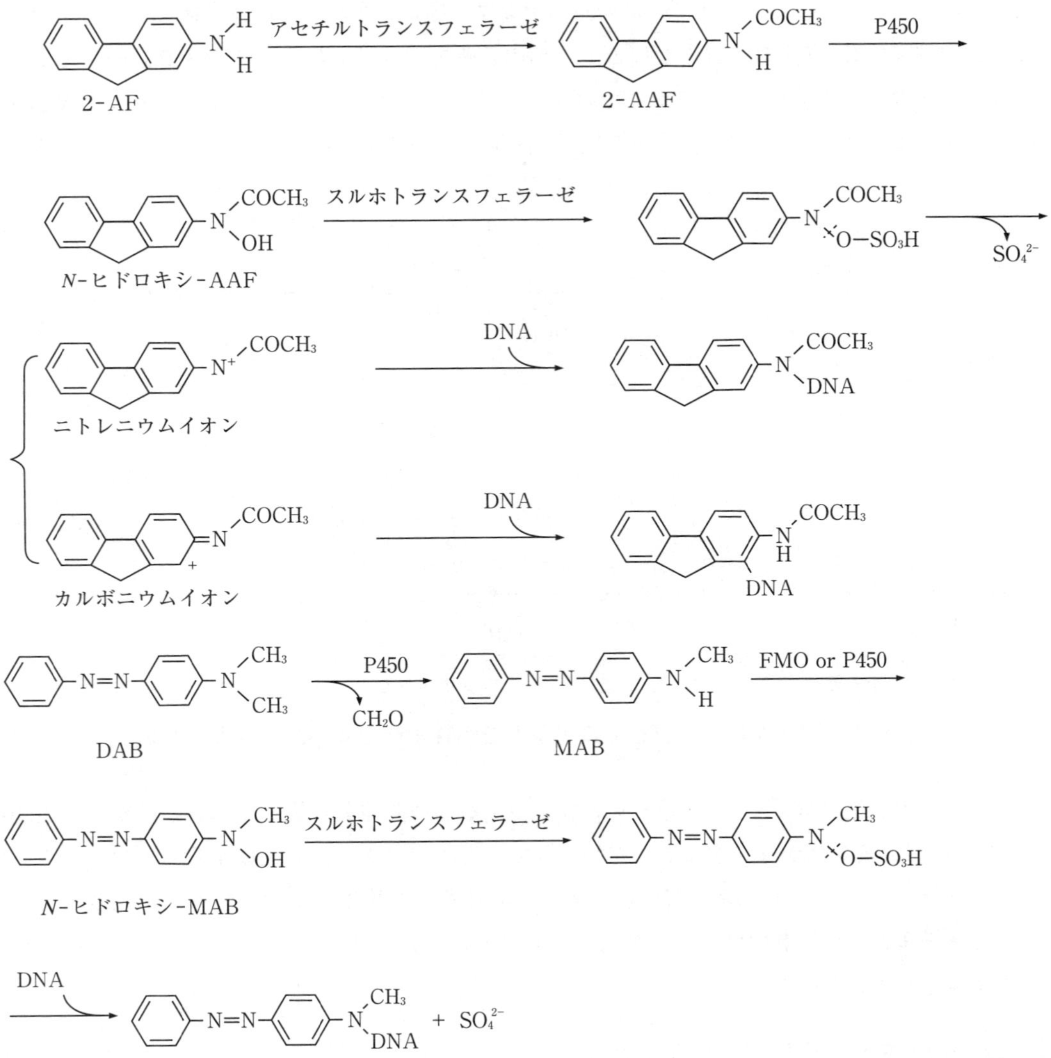

2-AF　アセチルトランスフェラーゼ　2-AAF　P450

N-ヒドロキシ-AAF　スルホトランスフェラーゼ　SO_4^{2-}

ニトレニウムイオン　DNA

カルボニウムイオン　DNA

DAB　P450　CH_2O　MAB　FMO or P450

N-ヒドロキシ-MAB　スルホトランスフェラーゼ

DNA　+ SO_4^{2-}

図 8.40　ヒドロキシルアミンエステルを活性本態とする二次発がん物質

アミノ酸・糖・クレアチニンの混合物を加熱した場合に生じるイミダゾキノリン系の **IQ**，**MeIQ** やイミダゾキノキサリン系の **IQx**，**MeIQx**，**PhIP** などがある（図 8.41）．これらのヘテロサイクリックアミンも P450 により *N*-水酸化され，次いで硫酸抱合やアセチル抱合によるエステル化を受けて活性化され，**AAF** と同様に **DNA** を修飾する．**Trp-P-2** の活性化機構を図 8.42 に示す．

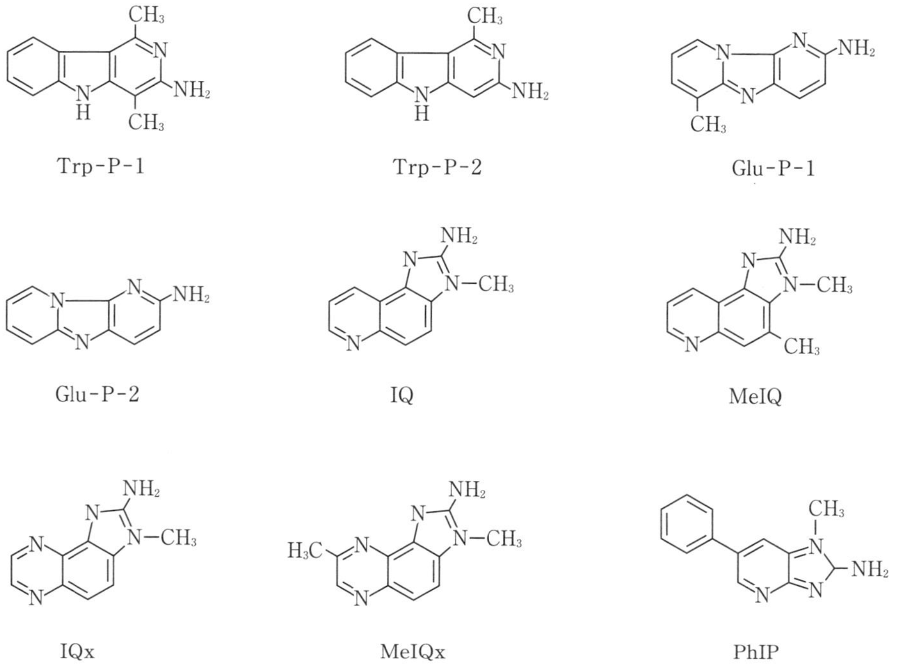

Trp-P-1　Trp-P-2　Glu-P-1

Glu-P-2　IQ　MeIQ

IQx　MeIQx　PhIP

図 8.41 食品の加熱によって生成する発がん性ヘテロサイクリックアミンの化学構造

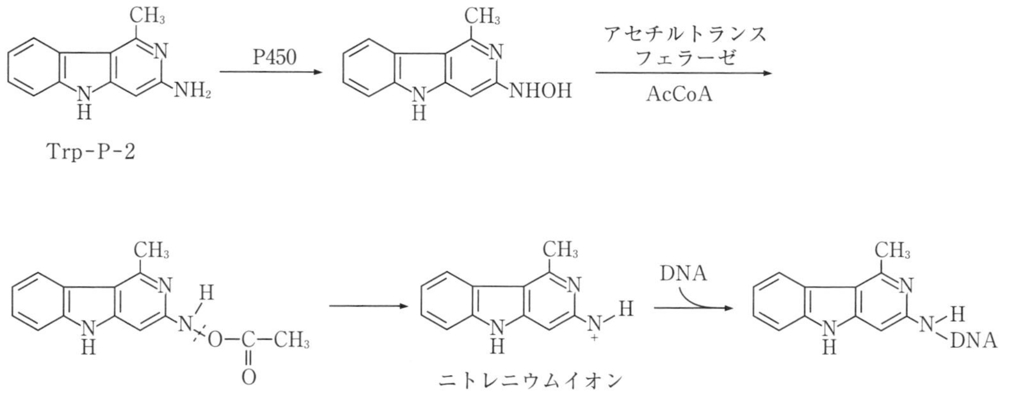

Trp-P-2 —P450→ —アセチルトランスフェラーゼ AcCoA→

→ ニトレニウムイオン —DNA→

図 8.42 Trp-P-2 の代謝的活性化

D ベンジルアルコール型硫酸エステル

多環芳香族炭化水素の１つであるベンゾ[*a*]アントラセン（BA）は，石油成分の不完全燃焼やタバコ煙中に含まれている．BA はほとんど発がん性を示さないが，その 7,12 位がメチル化された **7,12-ジメチルベンゾ[*a*]アントラセン**（DMBA）は強力な発がん物質である．DMBA はベンゾ[*a*]ピレンよりも毒性が強く，多環芳香族炭化水素中で最強のがん原性強度を示す．DMBA の発がん性は，メチル基の酸化とそれに次いで起こる活性硫酸エステルの生成により生じる．その硫酸エステルは硫酸基が脱離しやすく，生成するベンジルカルボニウムイオンが強力なアルキル化剤となって，DNAに損傷を起こすと考えられる（図8.43）.

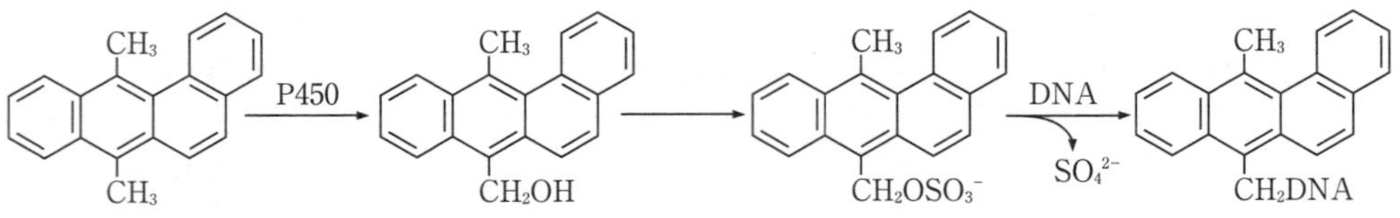

7, 12-ジメチルベンゾ[*a*]アントラセン

図8.43　ベンジルアルコール型硫酸エステルを活性本態とする発がん物質

E　グルタチオン抱合体

通常，グルタチオン*S*-トランスフェラーゼ（GST）は，発がん性ハロゲン化アルキルなどの一次発がん物質および生体内で生成する発がん性エポキシドなどの解毒抱合酵素として重要である．しかし，工業用溶剤として使用されている**ジクロロメタン**や，燻蒸剤・殺線虫剤として使用される**1,2-ジブロモエタン**などに対しては，例外的にGSTによる抱合反応は代謝活性化反応であり，発がんの原因となる．すなわち，1分子のGSH抱合を受けると，SG-置換炭素の隣の炭素に結合しているBrの脱離がSの求核効果のために活性物質**サイアレニウムイオン**（**エピスフォニウムイオン**）を形成し，強力な親電子剤となりDNAを修飾する（図8.44）.

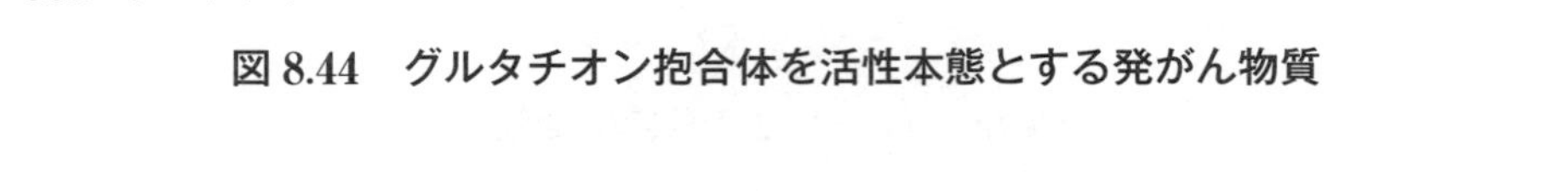

1, 2-ジブロモエタン　　*S*-(2-ブロモエチル)グルタチオン

GST：グルタチオン*S*-トランスフェラーゼ
GSH：グルタチオン

図8.44　グルタチオン抱合体を活性本態とする発がん物質

8.4 化学物質のリスク評価

医薬品，農薬や食品添加物などの化学物質は，数多くの種類が存在し，これによりわれわれは多大な便益benefitを受けている．しかし，これらの化学物質が同時にもたらすことがある有害な作

用 risk（危険度：リスク）を最小限に抑えなければならず，そのための安全管理が必要である．すなわち，これらはその用途により，異なった法律に規制されており，化学物質の**リスク評価** risk assessment（**リスクアセスメント**）のための毒性評価試験はそれぞれに適応した方法を用いて行わなければならない．またリスク評価は，定性的リスク評価と定量的リスク評価に大別される．前者の定性的リスク評価は，化学物質の健康への影響などに関する実験結果や疫学調査から有害性の確認を行うことで，**一般毒性試験**や**特殊毒性試験**（発がん性，催奇形性など）など，その化学物質の毒性プロフィルを明らかにし，代謝過程を示すなどの定性的試験結果が必要とされる（表 8.9）．一方，後者の定量的リスク評価は，曝露量あるいは用量と健康影響（応答）との量的な関係を明らかにすることが必要とされる．またわが国では，毒性試験を実施する動物実験施設，組織，手順，試験資料の取り扱いなどを厳密に規格化した遵守基準 good laboratory practice（GLP）が設けられており，医薬品，農薬，食品添加物など，化学物質ごとに国際基準に合致する試験法を作成している．

表 8.9　新規化学物質の登録に必要な主な毒性試験

毒性試験の種類 ＼ 区分		医薬品	食品添加物	農　薬	一般化学物質（化審法）
一般毒性試験	(1)急性毒性試験	◎（単回）	−	◎	−
	(2)反復投与毒性試験				
	a）亜急性毒性試験	◎	◎	◎	◎
	b）慢性毒性試験		◎	○	○
特殊毒性試験	発がん性試験	○	◎	○	○
	生殖・発生毒試験（または催奇形性・繁殖毒性試験）	◎	◎	◎	○
	変異原性（遺伝子毒性）試験	○	◎	◎	◎
	依存性試験	○	−	−	−
	アレルギー性（抗原性）試験	○	◎	◎	−
	局所刺激性試験	○	−	◎	−

◎：申請に必要な試験項目，○：状況に応じて申請に必ずしも必要でない試験項目，−：申請に必要でない項目

実際のリスク評価の概略を図 8.45 に示す．リスク評価を実施する実際の手順としては，① 目的の設定，② 状態の確認，③ 評価実施条件の設定，④ データ（有害性情報データ，ハザードデータともいう）の収集・評価，実験の実施，⑤ 曝露の評価，⑥ 推算の実施，⑦ 影響の大きさの評価，⑧ リスク発生の確率の評価，⑨ 判定基準の決定，⑩ 不確実性の検証，⑪ リスクの判定が必要である．

すなわち，以下の手順で実施される．

① 目的の設定：リスク評価を行う目的を明確にする．

② 状態の確認：評価する化学物質の状態やその化学物質の取扱い条件を確認する．

③ 評価実施条件の設定：リスク評価を行う条件を設定する．

④ 有害性情報データの収集・評価，実験の実施：必要な有害性情報データを収集する．

⑤ 曝露の評価：曝露量や曝露の形式を評価する．

⑥ 推算の実施：有害性情報データがなく，自ら試験を行うのが困難な場合はデータを推算して得る．

⑦ 影響の大きさの評価：有害危険性の影響の種類とそれが対象に対して，どの程度起こるのかを評価する．

⑧ リスク発生確率の評価：必要な有害性情報データを収集したのち，その曝露の評価を実施することで，さらにリスク発生の確率を評価する．

⑨ 判定基準の決定：リスク発生の確率とその影響の大きさから，それが許容できる範囲か否かを判断するための判定の基準を決定する．

⑩ 不確実性の検証：リスク評価で評価した結果は多くの仮定やモデル計算によるもので，その内容には多くの不確実な点が含まれている．したがって，評価結果が得られた時点で再度，評価の全過程にわたりどのような不確実な点が含まれているかを検証する．

⑪ リスクの判定：有害危険性の起こる確率とその影響の大きさを明らかにし，さらにその評価結果に含まれる不確実性を明確にしたのち，最終的に自らの判定の基準に従ってリスクの判定を行う．

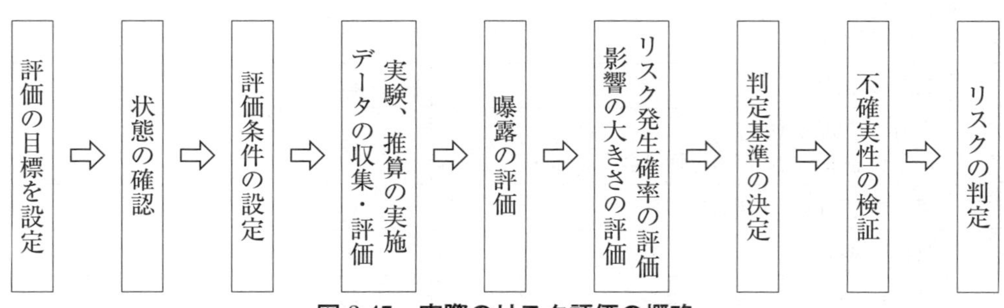

図 8.45　実際のリスク評価の概略

8.4.1　一般毒性試験

医薬品に対する一般毒性試験としては，**急性毒性試験**（単回投与毒性試験）acute toxicity test と**反復投与毒性試験** repeated-dose toxicity study がある．反復投与毒性試験には，**亜急性毒性試験** subacute toxicity test と**慢性毒性試験** chronic toxicity test が含まれる．農薬に対しては急性毒性試験と亜急性毒性試験が，食品添加物に対しては亜急性毒性試験と慢性毒性試験が行われる（表 8.9）．

A 急性毒性試験（単回投与毒性試験）

急性毒性試験では，被験物質を哺乳動物に 1 回投与することによって現れる毒性症状を観察し，これにより毒性の強さを表すおおよその LD_{50}（50% lethal dose：半数致死量）が求められる．この場合，被験物質を投与したときの状態の変化を指標とした毒性症状の観察により，毒性と用量の関係を把握することが目的であり，正確な LD_{50} を求めることが本来の目的ではない．現在は反復投与毒性試験の用量を決定するための基礎資料に使われることが多い．

B 反復投与毒性試験

被験物質を一定期間継続的に反復投与することによって現れる毒性は，1 回投与で現れるそれとは異なることが多く，**反復投与毒性試験**は，医薬品，農薬と食品添加物に対して必ず実施しなければならない（表 8.9）．また反復投与毒性試験は，被験物質を動物に 1 日 1 回繰り返し投与することで出現する有害作用を明確にし，**無毒性量** no observed adverse effect level（NOAEL）を明らかにすることを目的としている．本試験で正確な NOAEL を求めるためには，まず用量と反応との関係を明らかにし（有毒作用を示す最小量，すなわち**閾値** threshold value を明確にする），さらに対照群をおいて，多数の動物を死亡させることなく有害な毒性徴候が認められる被験物質の最高用量と試験期間を通して動物に影響がみられない最低用量を含む 3 段階の用量の試験群を設定して実施する．有害，無害にかかわらず現れる影響を指標とした場合の用量は，**最大無影響量** no observed effect level（または**最大無作用量**，NOEL）となる．さらに本試験は，被験物質の投与期間により，**亜急性毒性試験**あるいは**慢性毒性試験**とも呼ばれる．なお，医薬品に対する反復投与毒性試験は，臨床使用予想期間に応じて投与期間（1 か月，3 か月，6 か月または 12 か月）が選定されるが，農薬および食品添加物の場合は，3 か月または 12 か月以上にわたり一般的に経口投与で行われる．また，本試験で使用する実験動物は，基本的に 2 種（マウス，ラット，イヌなど）以上の雌雄を用いる．

1）亜急性毒性試験

亜急性毒性試験は，基本的に絶対的な期間の定義はなく，被験物質を比較的短期間（28 ～ 90 日）反復投与した試験動物に対する影響を観察するものである．また本試験は，慢性毒性試験の予備試験として行われることがある．

2）慢性毒性試験

慢性毒性試験は，使用する動物がマウスやラットなどの場合はほぼそれらの寿命まで（2 ～ 2.5 年），イヌやサルなどの場合ではそれらの寿命の約 1/10 程度（1 ～ 2 年）の試験期間で実施され，ヒトが微量の化学物質を長期間にわたって摂取した場合に生じる障害を予測するとともに，その安全量を推定するために，被験物質の毒性が観察される．

8.4.2　1日許容摂取量・耐容1日摂取量

生体への摂取が前提で，有益性があり毒性発現に閾値がある化学物質（食品添加物や農薬など）については，その有益性を利用するために，動物実験から得られた無毒性量から安全量の推定が行われ，**1日許容摂取量** acceptable daily intake（ADI，**許容1日摂取量**ともいう）を求めることができる．許容1日摂取量とは，ヒトが生涯にわたり毎日摂取し続けても現時点の科学的知見からみて，健康上なんら有害な影響が認められないと考えられる化学物質の体重1kg当たりの1日摂取量（mg/kg体重／日）のことである．これはマウス，ラット，イヌなどの実験動物を用いた安全性試験を行って無毒性量を求め，得られた無毒性量を動物とヒトの種差が10倍，ヒトの個体差が10倍あると仮定した**安全係数** safety factorを100として，これで除して許容1日摂取量を算出する．また，生体への摂取が前提にならず，日常生活で意図的に利用されていない化学物質（ダイオキシンやダイオキシン関連化合物などの環境汚染物質）に対して使用される，**耐容1日摂取量** tolerable daily intake（TDI，μg/kg体重/日）は，動物実験から求めた無毒性量を安全係数に代わるものとして**不確実係数** uncertainty factor 100（種差を10，個人差を10とする）で除して同様に求められる．

8.4.3　特殊毒性試験

表8.9に示すように，特殊毒性試験はさらに，**発がん性試験** carcinogenicity test，**催奇形性試験** teratogenicity test，**繁殖毒性試験** reproduction test，**変異原性試験** mutagenicity testなどの試験に分かれている．この特殊毒性試験の中で，発がん性試験は化学物質の発がん性を予測し，評価するための試験であるが，多くの動物と長期間の観察を必要とする．このため，発がん性を予測するための短期試験法が，スクリーニング試験として本試験の前に実施されるのが一般的である．さらに，発がん性予測のための短期試験法は，微生物を用いる復帰突然変異試験，哺乳類を用いる染色体異常試験およびげっ歯類を用いる小核試験の3つに分類される．変異原性試験は遺伝子毒性試験と呼ばれ，化学物質の変異原性を検出するために開発された試験法である．突然変異の起こる部位はDNAであり，遺伝子DNAを構成する塩基組成は微生物から高等動物まで共通であるという観点から，実験が比較的簡単に行える微生物を用いて突然変異の検出を行う．栄養要求性の変化を指標とした**復帰突然変異検出法**である**エイムス試験** Ames testが最も有名である．

エイムス試験は，1971年カリフォルニア大学のB.N. Amesらによって提唱された方法で，提唱者の名を冠してAmes試験と呼ばれている．本試験は，**ネズミチフス菌**（*Salmonella* Typhimurium）野生株（His^{+}）の変異株を用いる．これらの変異株はヒスチジン合成能がないヒスチジン要求性（His^{-}）で，フレームシフト frameshift型の突然変異の検出にはTA1538やTA 98株を，**塩基対置換** basepair change型の突然変異の検出にはTA1535株やTA100株などが用いられる．なお，広く利用されているTA98株やTA100株には薬剤耐性因子であるPKM101プラスミドが導入さ

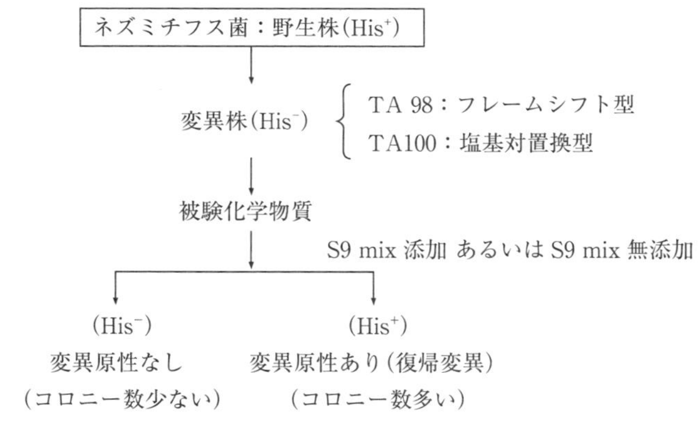

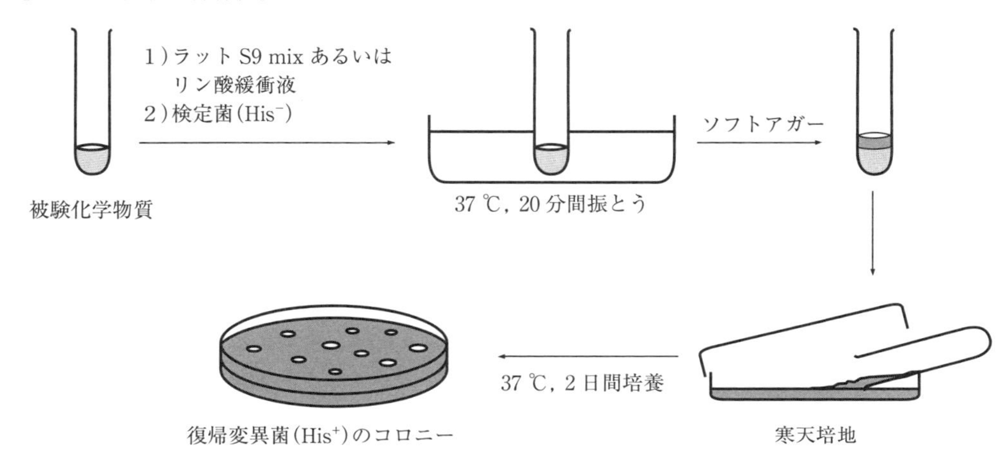

図 8.46 エイムス試験の概要

れて，変異原検出感度が高められている．本試験は，ヒスチジン要求性（His^-）変異株のヒスチジン非要求性（His^+）野生株への**復帰変異** reversion を利用している．被験化学物質の代謝活性化や不活性化の影響を評価する目的で，ラット肝ホモジネートの 9000 × g 上清画分（S9 画分）に NADPH 生成系を加えた S9 mix の存在下に被験化学物質をプレインキュベーションする方法もある．図 8.46 にエイムス試験の概要を示す．

すなわち，被験化学物質をあらかじめ完全栄養液体培地で培養された指定菌の懸濁液とともに S9 mix の存在下あるいは非存在下で，37℃，20 分間振とう培養した後，少量のヒスチジンを含む軟寒天培地と混和し，ヒスチジンを含まないグルコース寒天培地上にまく．2 日間培養した後，出現してくる **His^+ 復帰変異コロニー** revertant colony を計測する．つまり，被験化学物質またはその活性代謝物により突然変異が起こると，ヒスチジン非要求性（His^+）になり，菌はヒスチジンが存在しなくても増殖するのでコロニー数が多数検出される．被験化学物質に変異原性がないとき，あるいは直接変異原性をもつ化学物質が代謝的に不活性化された場合は，ヒスチジン要求性（His^-）のままであり，菌は増殖できないのでコロニー数は少ない．通常，バックグラウンドの 2 倍以上のコロニーを検出したとき，変異原性陽性とする．

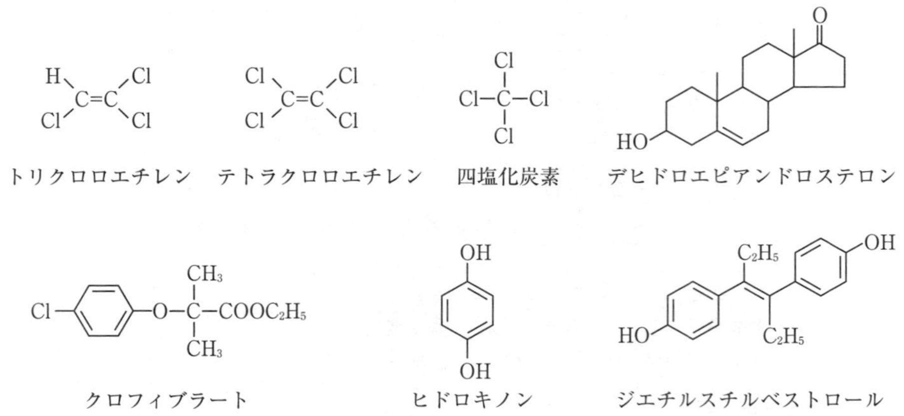

トリクロロエチレン　テトラクロロエチレン　四塩化炭素　デヒドロエピアンドロステロン

クロフィブラート　ヒドロキノン　ジエチルスチルベストロール

図 8.47　代表的な非変異・肝がん原性物質

エイムス試験は上記のように，変異原性を指標に DNA 損傷性の有無を簡単に検出できるが，エイムス試験で検出されない発がん物質も多く知られている．図 8.47 に代表的な非変異・肝がん原性物質の例を示す．

エイムス試験が陰性の化学物質については，培養細胞を用いた**染色体異常試験**などを組み合わせて検討する必要がある．現在は，哺乳動物細胞を用いる染色体異常試験やマウス骨髄赤血球を用いる**小核試験**と組み合わせて発がん性を評価することが推奨されている．染色体異常誘発能の有無を検討する細胞株として汎用されているのは，チャイニーズハムスター卵巣由来の CHO 株や，肺由来の CHL/IU 株等である．これらの細胞は染色体が大きく，その数も少ないので観察しやすく，取扱いも容易である．一方，小核試験は，被験化学物質の小核誘発性を調べる試験で，細胞分裂時の異常や染色体の構造異常によって出現する小核を観察するものである．実際にはマウスやラットに被験化学物質を投与し，骨髄または末梢血標本を用いて小核頻度を調べる ***in vivo*** 小核試験が行われている．

また近年，マウスなどの実験動物にあらかじめ突然変異の検出が容易な遺伝子を組み込ませた**トランスジェニック動物**が開発されている．これらの動物に被験化学物質を投与した後，各臓器や組織から DNA を抽出し，突然変異体を大腸菌コロニーとして選択する等の方法で検出を行う．トランスジェニック動物を用いる試験は，発がん性と変異原性の定量的相関性がエイムス試験よりも良いという報告があるが，ヒトと実験動物の違いや，発がん機構の解析など，科学的根拠に基づいた定量的評価が求められている．

8.4.4　実質安全量・ユニットリスク

発がん物質は実験動物に対して高濃度の曝露により発がんを引き起すが，低濃度の曝露であればその発生を確認できないことがある．しかし，発がん物質の曝露量がゼロでない限り，必ずしもがん発生の可能性を否定することはできない．したがって，発がん物質には閾値の設定ができないことなる（閾値が存在しないと考えられる）．このような発がん物質の場合は，ヒトの生涯で天災による死亡に相当する確率（10^{-5}～10^{-6}）で発がんを起こすのに必要な1日当たりの曝露量を示す**実質安全量** virtually safe dose（VSD）が許容1日摂取量に代わる指標として用いられる．しかし，実際にどの程度の確率（危険率）であればよいのかについては，10^{-5}～10^{-8}の範囲の生涯危険率が提案され，米国のFDA（Food and Drug Administration，米国食品医薬品庁）は10^{-6}を主張しているが，現状では国際的にも国内的にも統一見解はいまだ得られていない．

発がん性を有する化学物質による曝露が続き，発がんの危険度の度合がその化学物質の累積濃度に比例する範囲が認められる場合，その範囲の平均濃度との比例係数を**ユニットリスク** unit risk（UR）という．例えば，発がん物質が大気中に含まれていたとして，その大気を特定のヒトが生涯にわたり吸入したと仮定する．この場合，その大気を生涯にわたり吸入したヒトの発がんに至る確率の増加分を指しているのがユニットリスクということになるのである．またユニットリスクと曝露濃度との積は，発がんリスク（発がんリスクの度合，発がんリスクレベル）に相当する

8.4.5　推定曝露量とリスク評価

有害物質の曝露による生体の反応を考えるとき，曝露濃度と曝露時間の積で示される作用量（曝露レベル，負荷量）は重要な因子である．ある有害な化学物質の作用量（曝露レベル）が増加するに従って個体の生理学的反応が並行して変化するような関係を**量・影響関係** dose-effect relationship という．作用量が小さいと生体の恒常性維持機能が働いて毒性が発現しないが，無作用量を超えると機能的障害から器質的障害が現れてくる．また，この量・影響反応をヒトに適応し，作用量と曝露集団にある特定の影響を示すものの発生率（発生頻度）との関係を**量・反応関係** dose-response relationship という．

化学物質のリスク評価では，その化学物質に関する量と影響の大きさの関係を評価すると同時に，それに影響を受ける対象がその化学物質にどの程度曝露されるのかを定量的に評価する曝露評価が重要である．ヒトに影響を及ぼす化学物質の量を計算する場合，呼吸や食事量，体重などを考慮したうえで推定した曝露量を**ヒト推定曝露量** estimated human exposure（EHE）または**ヒト推定摂取量** estimated human intake（EHI）という．化学物質のヒトへの曝露では，その曝露経路が経口，経気道（吸入），経皮の何れであるのかが最も重要な要因となる．実際のリスク評価では，経路（経口，吸入，経皮）別推定曝露量の経路ごとのTDIに対する占有率を算出し，その合計値から判断して使用上の注意等を設定する．また，動物試験で得られた対象化学物質のNOAELを使用・用途（シナリオ）におけるEHEで除した安全域（曝露マージン）margin of exposure（MOE）の値が設定安全域を下回らなければ，安全が担保されていると考えることができる．さらにヒトへの化学物質の曝露は，直接的な曝露（**直接曝露**，**強制曝露**：工場などの職場環境で誤って化学物質を直接取り込む）と環境媒体を経由した間接的な曝露（**間接曝露**：化学物質の発生源→大気・河川・土壌→飲食物（飲み水，農作物，魚介類など）→摂取（曝露））がある，直接曝露では，数理モデルによる推算とデータベースによる推算によりリスク評価の場を比較的明確に設定できる．間接曝

露は，発生源と曝露対象との関係が間接的で，考慮すべき地理的，時間的な規模は直接曝露に比べてより大きなものになる．

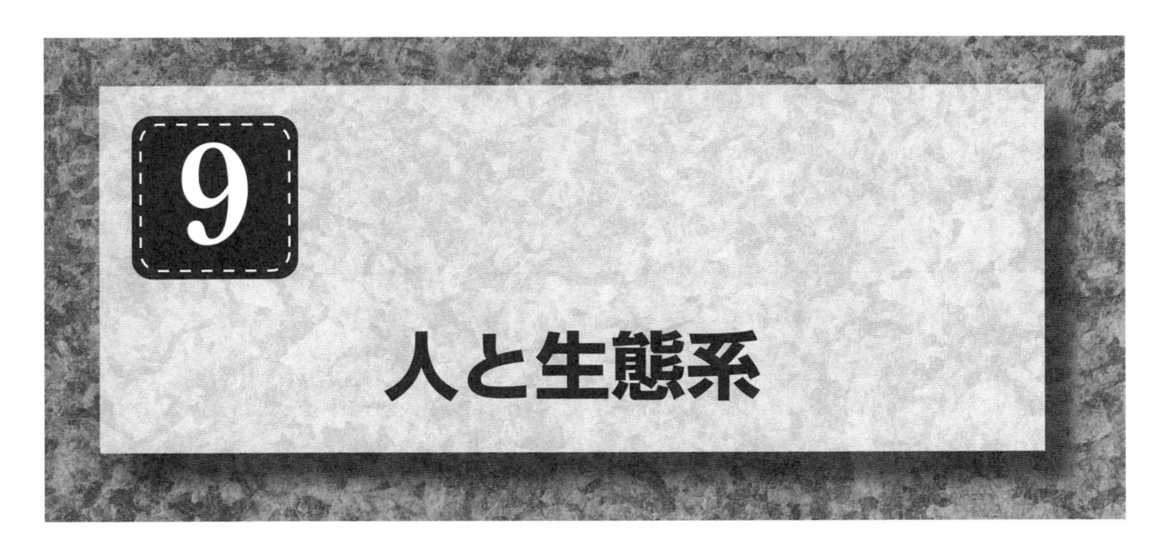

9 人と生態系

薬学領域において環境を考えた場合，ヒトを中心としたヒトを取り巻く環境が重要となる．しかし，地球上のあらゆる生物は，地球の誕生以来，否応なしにさまざまな自然の厳しい環境の変化に適応しながら，自らの生命を維持してきたわけである．これはヒトにとっても例外ではない．しかし，ヒトが他の生物と異なる点は，火を発見して以来，自然の物質を生活の中に取り入れ，自然をヒトにとって都合のよい環境に変化させて生活してきた点である．そのため図 9.1 に示すように，ヒトを取り巻く環境の概念はヒトそれ自身がもっている生体内の環境としての内的環境と，人為的環境と自然的環境を含む外的環境に分けることができる．

一般に，**生態系** ecosystem とは，自然環境のなかであらゆる生物種が生息する生物的環境が，物理的および化学的な非生物的環境と密接な関連をもちつつ形成している 1 つのシステムである．そのため，ヒトは地球という大きな生態系の中で，物理的および化学的環境因子と関わり合いながら生存していることになる．

特に，水域環境，大気環境および土壌環境だけでなく，ヒトが生活している場である衣食住にお

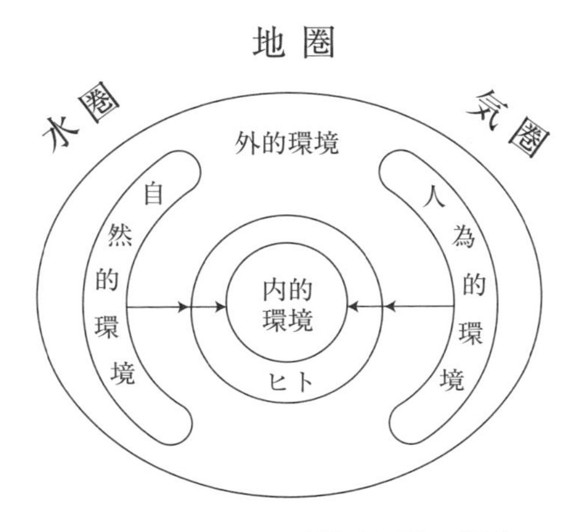

図 9.1　ヒトを取り巻く環境の概念

ける生活環境など，ヒトを取り巻くすべての環境をヒトの健康保持の観点から予防や対策を行う学問を環境衛生学という．

9.1 内部環境と外部環境

ヒトは，血液などの体液や組織の構成成分および体温などの生理的条件がほぼ一定に保たれている．この生体内における生理機能の維持に関わる現象が内部環境であり，この内部環境の不変性が生命維持のための基本的条件である．すなわち，この生体はヒトを取り巻く物理的および化学的環境，見方を変えれば人為的環境と自然的環境に分類し得る外部環境の変化に対応して内部環境を安定な**恒常状態**（**ホメオスタシス** homeostasis）に維持する機能をもっているため，生命が保持されていると考えられる．

生体は，外部環境からの各種環境因子による影響を最小限にしようとする生体防御機能を生まれながらにして有している．例えば，

① 物理的環境である気温の変化に対しては，皮膚における毛細血管の収縮・弛緩あるいは発汗機能による物理的な適応により体温を一定に保つことができる．

② 環環境汚染物質などの**生体異物** xenobiotic の摂取に対しては，代謝や解毒といった生化学的な適応によって，それらの物質を排除している．

③ 細菌やウイルスなどの微生物の侵入に対しては，白血球による食作用や免疫抗体の産生などの免疫学的な適応により感染，発病を防止することができる．

上述の例 ①～③ のように外部環境と内部環境は密接に関連しているが，ここでは外部環境として種々の物質的因子について，生体との関わり合いを記述する．

9.1.1 生態系と環境因子

環境中に存在する化学物質をはじめとする種々の環境因子は，**気圏**，**水圏**，**地圏**（**土圏・岩圏**）といった非生物的環境のみならず，ヒトや生物を含めた生物学的環境の間を合成と分解がバランスよく保たれながら移行し循環している．このように物質やエネルギーの流れを介して相互に作用し合い，生物のすべて（生物種）が構成する生物的環境とそのまわりの非生物的環境を含む全体を**生態系** ecosystem という．

A 生体構成元素の環境内動態

地球の自然環境は，気圏，水圏，地圏および生物圏に分かれるが，これら4つの環境圏における主要構成元素の存在率と生物圏の一構成要因であるヒトの生体構成元素の存在率とを比較した結果

を表 9.1 に示す．これらの値は汚染の少ない環境における各元素の大まかなバックグラウンドレベルと考えられる．人体組織は生物圏の組成とかなり類似している．また，人体や生物圏においては主要構成元素である水素，酸素，窒素の分布が他の 3 つの環境圏での分布と大きく異なっている．また，地殻の表層の約 70 % は海洋であり，海洋は地球上の総水量の 97 % を占め，二酸化炭素を吸収する役割を担っている．

生態系における栄養物質の循環を図 9.2 に示す．非生物的環境を構成する無機物質は，太陽光線をエネルギー源として緑色植物などが光合成によって，水と二酸化炭素から炭水化物を合成し，他の生物が利用しうる化学エネルギーとして生物的環境内に固定する．つまり，生態系のエネルギーの大部分は，太陽光線が占めている．

この生物的環境内においては，これらの生産者である植物，これを食べる一次消費者（草食動物），さらにこの草食動物を食べる二次消費者（肉食動物）がある．これの流れは最後にこれらを食べる高次消費者（ヒトなど）と，より高次な生物へとエネルギーが移行する．この生物間の捕食関係を**食物連鎖** food chain という．一般に，この食物連鎖のつながりの数は多く，生物種間の捕食関係は複雑に網の目のようにつながっていることが多いため，このような関係を**食物網** food web と呼ぶ．

表 9.1 主要構成元素の存在率（%）

元 素	気 圏	水 圏	地 圏*	生物圏	人 体
O	20.9	33.0	70	24.9	25.7
H	−	66.4	10.5	49.8	60.6
C	0.03	0.00014	18	24.9	10.7
N	78.1	−	0.3	0.27	2.4
Ca	−	0.006	0.5	0.073	0.23
K	−	0.006	0.3	0.046	0.037
Si	−	−	0.2	0.033	−
Mg	−	0.34	0.04	0.031	0.011
P	−	−	0.07	0.030	0.13
S	−	0.017	0.05	0.017	0.13
Al	−	−	0.005	0.016	−
Na	−	−	0.02	−	0.075
Fe	−	0.28	0.01	−	−
Cl	−	−	0.02	−	0.033
Ar	0.93	0.33	−	−	−
Ne	0.0018	−	−	−	−

−：0.0001％以下（100 万当たり 1 原子以下の存在頻度）のもの．
*地圏（土圏・岩圏）は土壌の平均組成．

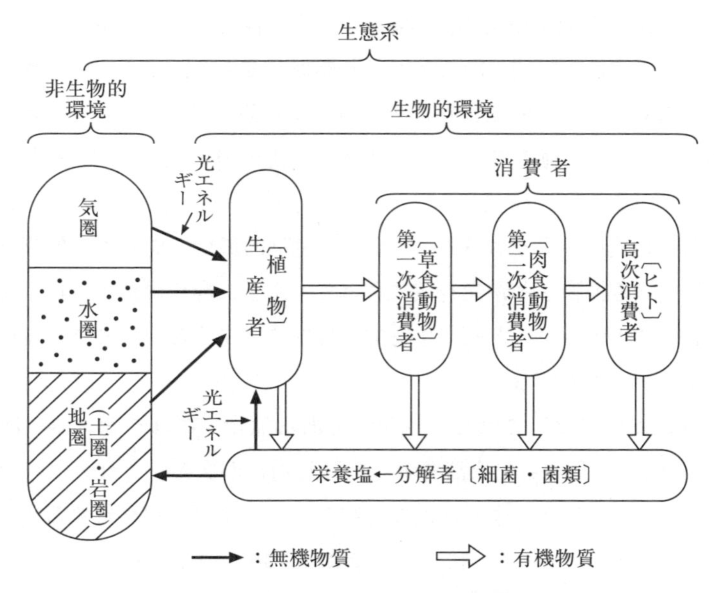

図 9.2　生態系における栄養物質の循環

この水生生物と陸上生物における食物連鎖はいずれも数段階にわたる．ヒトは雑食性のため，いずれの食物連鎖においても頂点に位置する高等動物である．

水生生物：植物プランクトン（生産者）⟶動物プランクトン⟶小型魚類⟶大型魚類⟶ヒト

陸上生物：植物（生産者）⟶草食動物⟶肉食動物⟶ヒト

さらに，死んだ動植物体や動物の排泄物中の有機物は，分解者である細菌や菌類などの微生物の栄養源となり，これらは最終的に有機物を分解して，無機物を生成する．

食物連鎖における消費者（動物プランクトンや動物）および分解者（細菌やかび）などは，**従属栄養生物**と呼ばれる．また，硝酸態窒素を窒素ガスに還元する脱窒菌やマメ科の植物の根粒を形成し，窒素ガスをアンモニウム態窒素に還元する根粒菌も従属栄養生物である．さらに，脱窒菌は亜硝酸態窒素や硝酸態窒素を窒素ガスだけではなく，京都議定書における地球温暖化の削減対象物質である一酸化二窒素にも変換する．分解者は有機物質を無機物質へと変換する役割を担っている．一方，食物連鎖における生産者である植物プランクトン，植物，硝化細菌などは，**独立栄養生物**と呼ばれる．生産者は無機物質を有機物質へと変換する役割を担っている．

地球上のすべての生物を支えるエネルギー源は主に太陽光線である．一般に緑色植物は，太陽エネルギーを他の生物が利用できる化学エネルギーとして生物体内に有機物として固定する．また，食物連鎖において生産力，**生物体量** biomass，個体数は，食物連鎖の段階が上位に向かうにしたがって，いずれも減少するといわれる．このような現象を**生態ピラミッド**と呼んでいる．生態ピラミッドの下位の被食者から摂取し，同化された割合は，エネルギー同化率と呼ばれ，生産者では 1 %，一次消費者では 10 % 程度である．

生態系における窒素循環の詳細を図 9.3 に示す．大気中成分の 78% を占める窒素は，不活性ガスであり，ほとんどの生物は利用できない．したがって，大気中の窒素は，アンモニア，亜硝酸塩，硝酸塩などへ変換される（**窒素固定**）ことにより，動植物に取り込まれる．窒素固定は，主に土壌内の微生物により行われ，例えばマメ科植物の根にある根粒菌が行うことができる．また，窒素固定菌は窒素ガスを硝酸塩に変換し，硝酸塩は動植物により消費されてタンパク質などの生合成に利用される．その後，動植物からの排泄物や死体は腐乱し，**分解者（微生物）**がアンモニアへと変換する．アンモニアは亜硝酸菌により亜硝酸塩に酸化され，さらに，硝酸菌により硝酸塩に酸化され，これらの酸化過程を硝化という．また，亜硝酸塩や硝酸塩の一部は脱窒素菌により窒素ガスへと変換（**脱窒**）されている．このように窒素は，自然環境中で循環していることから，「**窒素循環**」と呼ばれている．

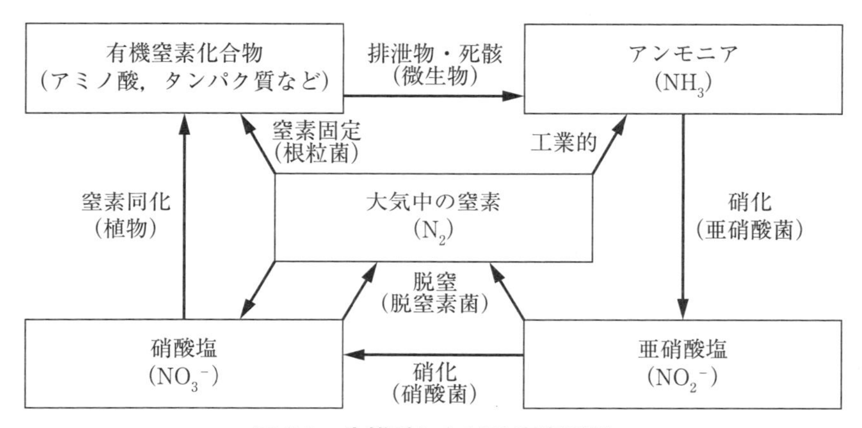

図 9.3　生態系における窒素循環

B　環境汚染物質の環境内動態

地球環境における大気，水，土壌などの媒体中に化学物質が滞留し過剰に蓄積すると，ヒトの生活や生体に対して不利益な状況が出現する．これを環境汚染といい，その原因となった物質のことを環境汚染物質という．

通常，気圏，水圏，地圏などの非生物的環境内に最初から存在する物質は，溶解，吸収，蒸発などの物理化学的パラメーターに従って，大気 ⇄ 水 ⇄ 土壌 ⇄ 大気の間を循環する．この移動の過程において物質は酸化，還元，加水分解，光分解などの化学反応を受けて化学形が変化する．非生物的環境から生物への物質移動は，微生物だけでなく高等生物のいずれにおいても必ず生体膜の透過が重要な要因となる．すなわち，生体膜は脂質の二重層によって構成されているため，脂溶性の高い物質ほど生物体内に吸収されやすい．吸収された物質のほとんどは酸素による媒体作用を介して化学形が変換される．この生物による化学形の変換を**生物学的変換** biotransformation と呼んでいる．生物学的変換は，高等動物の生体内でも起こるが，**環境代謝** environmental metabolism といわれる水や土壌中の微生物による好気的または嫌気的条件下における生物学的変換が主で，生態系の物質循環に与える影響は大きい．例えば，環境汚染物質である無機水銀や無機ヒ素化合物（亜ヒ酸など）が土壌中微生物などによって生物学的変換を受け，毒性を増強した化学形であるメチル水銀や解毒代謝物であるメチルアルソン酸やジメチルアルシン酸などを生成する（図9.4）．

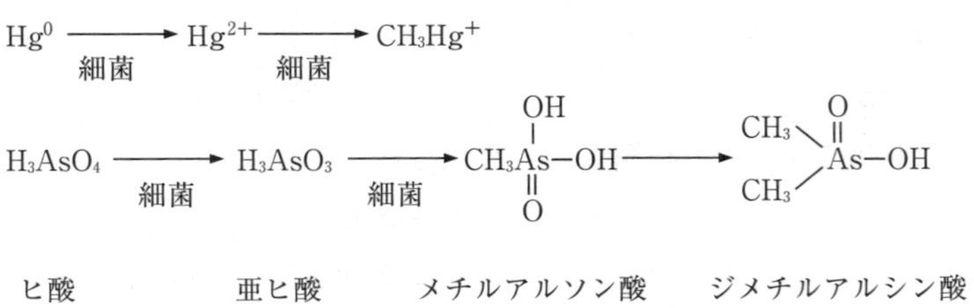

$$Hg^0 \xrightarrow{\text{細菌}} Hg^{2+} \xrightarrow{\text{細菌}} CH_3Hg^+$$

$$H_3AsO_4 \xrightarrow{\text{細菌}} H_3AsO_3 \xrightarrow{\text{細菌}} CH_3As(=O)(OH)-OH \longrightarrow (CH_3)_2As(=O)-OH$$

ヒ酸　　亜ヒ酸　　メチルアルソン酸　　ジメチルアルシン酸

図9.4　水銀およびヒ酸の微生物による生物学的変換（メチル化）

環境汚染では，環境汚染物質が難分解性の性状を有する場合や発生量が過剰となった場合は，非生物的環境内において汚染物質が蓄積することになる．また，生物は環境汚染物質を生体膜から吸収することによって，**生物濃縮** bioconcentration し，細胞内に濃縮，蓄積する．さらに，食物連鎖は生物濃縮を増幅する効果をもっている．この濃縮経路は以下の2つがあり，水生生物の濃縮経路は，直接濃縮と間接濃縮の両方であるが，陸上生物の濃縮経路は，ほとんどが間接濃縮である．

直接濃縮：環境媒体から体表面（肺やエラなど）での吸着や吸収により取り込まれる．
間接濃縮：食物の摂取による（食物連鎖が関連する）．

生物圏における環境汚染物質の発生量が化学的な変換容量の能力以上であるとき，これらは大気，水，土壌などの非生物的環境に蓄積してくる．

生態系における環境汚染物質の分解反応は，酸化，還元，加水分解，光分解などの物理化学的変換による非生物的分解と，微生物を主とする生物の物質代謝（環境代謝）に伴う生物的分解とがある．これらの分解反応を起こしにくい物質が環境中に放出されると，環境中に蓄積されるようになる．

環境汚染物質の中には，栄養物質と化学的物質が類似しているため，栄養物質の吸収機構によって生体に取り込まれたり，あるいはそのような選択的吸収機構とは関係なく，生体膜を透過しやすい性質をもっているため容易に生体内に吸収され，生体成分に結合したり脂肪組織に溶けこんだりして濃縮，蓄積されるものがある．このような生物濃縮の程度を表す指標に**濃縮係数** concentration factor がある．これは物質が環境媒体から生物に移行して，両者の物質濃度が平衡状態になったとき，次式のように物質の濃度比として示される．

$$\text{ある化学物質の濃縮係数} = \frac{\text{その物質の生物体内濃度}}{\text{その物質の環境媒体中濃度}}$$

一般にこの係数は，ある物質の水中濃度より水生生物が，どの程度その物質を生物濃縮しているのかの度合いを表す数値である．

一般に生物体（個体）数量は，食物連鎖のより上位を占める生物のほうが下位のものより減少する．そのため，もしある汚染物質が難分解性で蓄積性を有するものであれば，食物連鎖の各段階における生物体量の減少にほぼ反比例して，その汚染物質の生体内濃度は増加する．すなわち，図9.5に示すように，アメリカのロングアイランド付近における海洋生物体内のDDT濃度の調査結果からでも明らかなように，食物連鎖において上位に向かうに従って濃縮係数が増大することから生物濃縮の増加効果が認められる．

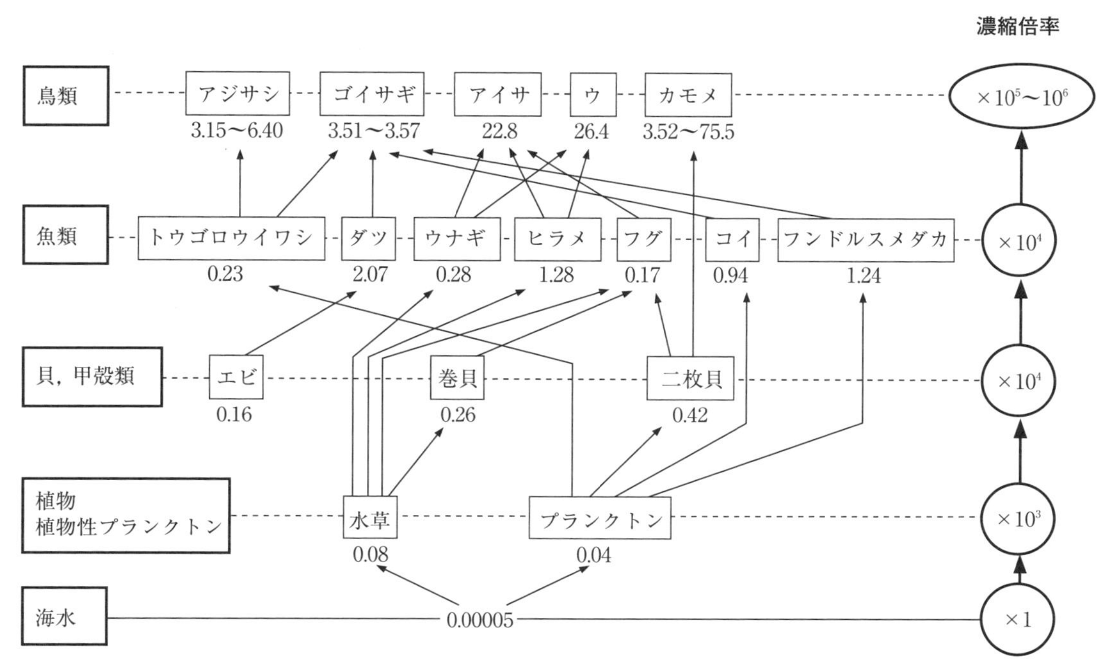

図9.5　食物連鎖によるDDTの生物濃縮（単位：ppm）
濃縮倍率は海水中濃度に対するものを示す．

C　内分泌撹乱化学物質（環境ホルモン）

内分泌撹乱化学物質（いわゆる環境ホルモン）が世界的に問題となったのは，米国の野生生物学者のTheo Colbornらが開催した専門家会議（1991年）において，野生生物が女性ホルモン作用をもつ化学物質によって影響を受けているというウイングスプレッド宣言を発したことに始まる．内分泌撹乱化学物質に関しては，米国ホワイトハウス科学委員会のワークショップで定義づけられた内容が一般に用いられている．すなわち，内分泌撹乱化学物質とは，「生体の恒常性，生殖，発生あるいは行動に関与する種々の生体内ホルモンの合成，貯蔵，分泌，体内輸送，結合，そしてホルモン作用そのもの，あるいはそのクリアランスなどの諸過程をもつ外来性物質」である．

現在，USEPA，カナダ環境省やわが国の環境省は，内分泌撹乱作用が疑われている化学物質としてダイオキシン，PCBsやDDTなどの有機塩素系化合物をはじめとして，フタル酸エステル類，有機スズ化合物，ノニルフェノール，ビスフェノールAなど67物質を挙げた．これら化学物質は主として，女性ホルモン類似作用や抗男性ホルモン類似作用および甲状腺ホルモンを有する物質である．野生生物に対する影響としては，巻貝であるイボニシの雌の雄化，コイ科ローチの雄の雌化およびワニの脱雄化などの生殖系への障害がよく知られている．内分泌撹乱作用は，低濃度でヒトの生殖への影響が生じる可能性が問題になっているが，現在のところ不明な点が多く，解明されていない．

9.2 環境保全と法規制

ヒトが健康な生活を維持するためには快適な環境が約束されなければならない．わが国において国民の健康を保護するとともに，生活環境を保全することを目的とした法律が，1967年8月3日「公害対策基本法」として初めて公布された．さらに，この法律は新たな時代に対応するために，1972年に制定された「自然環境保護法」を包含し，地球環境の保全に関する基本的理念を定めた「**環境基本法**」(1993年11月12日）に改定された．本法律には，以下に示すような国民の健康確保に対する基本的な考え方，および健康または生活環境への影響としての公害に関する定義が定められている．

9.2.1 環境基本法

環境基本法の第一条には，「この法律は，環境の保全について，基本理念を定め，並びに国，地方公共団体，事業者及び国民の責務を明らかにすると共に，環境の保全に関する施策の基本となる事項を定めることにより，環境の保全に関する施策を総合的かつ計画的に推進し，もって現在及び将来の国民の健康で文化的な生活の確保に寄与すると共に人類の福祉に貢献することを目的とする.」と記載されている．また，地球環境保全の定義が第二条2項に，「地球環境保全とは，人の活動による地球全体の温暖化又はオゾン層の破壊の進行，海洋の汚染，野生生物種の減少その他の地球の全体又はその広範な部分の環境に影響を及ぼす事態に係る環境の保全であって，人類の福祉に貢献すると共に国民の健康で文化的な生活の確保に寄与するものをいう.」と示されている．さらに，公害の定義が第二条3項に記載されている．下記に示す典型7公害の防止を推進するための代表的な法律を整理すると表9.2のようになる．さらに，公害関連法以外の自然環境の保全に関連する法律や衣食住環境に関連する法律および合成化学物質の規制に関する法律を図9.6に示す．このように，ヒトを取り巻く生活環境中に存在する化学物質の法的規制は，あらゆる角度から規制されている．

表 9.2　環境基本法に基づく公害防止に関する主な法律

公　害	関連法	所　轄	制　定
大気汚染	大気汚染防止法	環　境　省	1968 年（昭和 43 年）　6 月
水質汚濁	水質汚濁防止法	環　境　省	1970 年（昭和 45 年）12 月
	海洋汚染防止法	国土交通省	1970 年（昭和 45 年）12 月
土壌汚染	農用地の土壌の汚染防止法等に関する法律	環　境　省	1970 年（昭和 45 年）12 月
	農薬取締法	農林水産省	1948 年（昭和 23 年）　7 月
	土壌汚染対策法	環　境　省	2003 年（平成 15 年）　2 月
騒　音	騒音規制法	環　境　省	1970 年（昭和 45 年）　4 月
振　動	振動規制法	環　境　省	1976 年（昭和 51 年）　6 月
地盤沈下	工場用水法	経済産業省	1956 年（昭和 31 年）　6 月
悪　臭	悪臭防止法	環　境　省	1971 年（昭和 46 年）　6 月

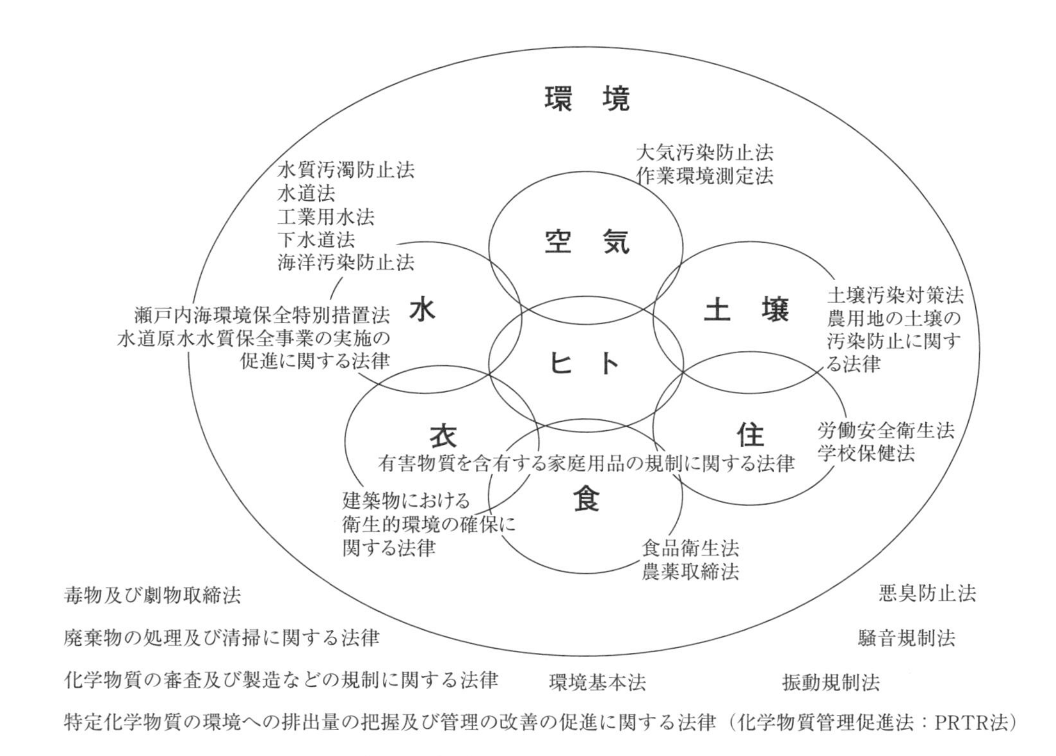

図 9.6　ヒトを取り巻く生活環境中の化学物質とその規制法

9.2.2　典型 7 公害

環境基本法において示される典型 7 公害とは，**水質汚濁**，**大気汚染**，**土壌汚染**，**悪臭**，**騒音**，**振動**，**地盤沈下**である．最近のこれらの苦情件数（図 9.7）は，大気汚染が平成 10 年度以降，著しく減少し，騒音が平成 21 年度以降，微増傾向にある．また，悪臭および水質汚濁の苦情件数は減少傾向にある．

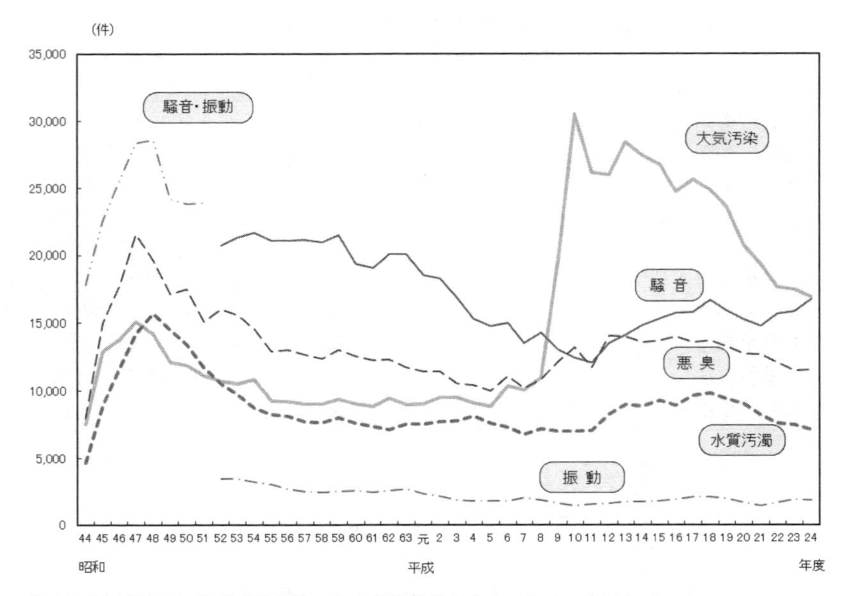

注1）「土壌汚染」及び「地盤沈下」は苦情件数が少ないため，表示していない．
注2）「騒音」と「振動」は，昭和 51 年度以前の調査においては，「騒音・振動」としてとらえていた．
注3）平成6年度から調査方法を変更したため，件数は不連続となっている．
注4）平成 22 年度の調査結果には，東日本大震災の影響により報告の得られなかった地域（青森県，岩手県，宮城県及び福島県内の一部市町村）の苦情件数が含まれていない．

図 9.7　典型7公害の種類別苦情件数の推移

（総務省　公害等調整委員会　平成 24 年度公害苦情調査，p. 2, 図 2, 2013）

ヒトは生態系の一員であるため，大気，水，土壌や食物を介して化学物質などの環境因子と接触し，生体内に取り込むことによって生体に有害作用を受けることがある．例えば，環境因子として化学物質が生体にとって有害か否かについては，物質の化学形などの質的な面および過剰摂取により有害性が発現するような量的な面からの影響が大きい．

A　水質汚濁

水質汚濁物質と生体影響を考える場合，飲料水中への化学物質の混入による疾病発生の可能性が考えられる．工場排水などに含まれるシアン，PCB，有機水銀，ヒ素，鉛，カドミウム，6価クロム化合物などによる急性・慢性中毒や発がん性がある．これら水中有害化学物質による急性・慢性中毒などの生体影響をまとめると表 9.3 のようになる．

また，地質由来の元素として，高濃度フッ素含有地下水を長期間飲用することによって**斑状歯**になることがある．さらに，硝酸態窒素（硝酸塩）を高濃度含有する地下水を乳幼児が飲用すると，胃内（乳幼児の胃液は pH 4 付近）で硝酸が還元され亜硝酸を生成し，これが血液中に取り込まれることによって**メトヘモグロビン血症**を起こすことが知られている．

飲料水中の微量汚染物質のうち，発がん性を有するため問題となっている化学物質には，非意図的生成物である塩素消毒副生成物のクロロホルムをはじめとするトリハロメタン，地下水汚染物質として問題になっているトリクロロエチレン，テトラクロロエチレン，四塩化炭素，さらにベンゼ

表 9.3 水中有害化学物質による急性・慢性中毒などの生体影響

化学物質	生体影響
シアン	チトクロム系酵素阻害による細胞呼吸毒
有機リン	コリンエステラーゼ阻害
アルキル水銀	求心性視野狭窄，言語障害，知覚障害，運動障害など水俣病様症状
水銀	腎障害
PCB	肝薬物代謝酵素誘導，クロルアクネ（ざ瘡様皮疹），色素沈着
ダイオキシン	内分泌撹乱作用，肝薬物代謝酵素誘導，催奇形性，発がん性
カドミウム	腎障害，イタイイタイ病様症状
6価クロム	鼻中隔せん孔，肺がん
ヒ素	角化症，色素沈着，黒皮症，皮膚がん
無機鉛	ヘム合成阻害，貧血，仙痛，腎障害，脳障害
フッ素	斑状歯
硝酸態窒素	メトヘモグロビン血症

ンなどがある．また，金属類では，ヒ素による黒皮症，皮膚がん，カドミウムによるイタイイタイ病様症状，メチル水銀による水俣病様症状などがある．

B 大気汚染

ヒトの生活ならびに産業活動に伴って発生する様々な汚染物質のうち，一酸化炭素，二酸化炭素，窒素酸化物，硫黄酸化物などのガス状物質やばい煙，ばいじん，粉じんなどの浮遊粒子状物質などは大気中に放出される．これら大気汚染物質は呼吸によって経気道経由で肺に侵入し，図 9.8 に示すように，鼻腔に続く咽頭，気管（上気道），気管支，肺胞などに障害を及ぼすことになる．

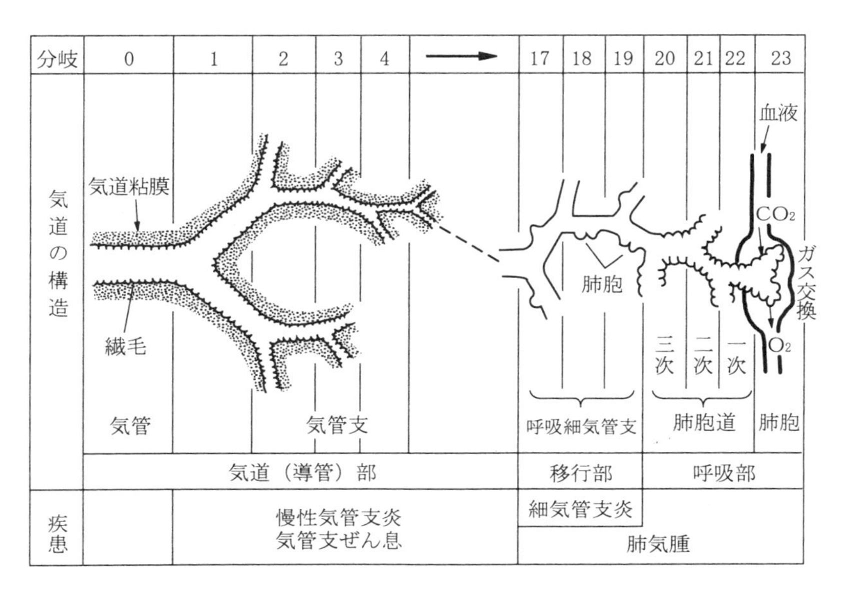

図 9.8 気道の構造と呼吸器疾患の関係
（Weibel の原図を改変）

また，大気汚染物質は大気中の存在形態によって，ガス，蒸気，エアロゾル，粉じん，ミスト，ヒューム，スモークの形態で存在し，これら物質の経気道吸収による生体影響は，化学的性質，結晶構造および粒子の大きさなどによって影響を受けるが，一般に経口の場合より吸収率が高い．そのため毒性発現も早く，その毒性は**粉じん<ミスト<ヒューム<蒸気**の順に強いといわれている．

有害大気汚染物質対策については，大気汚染防止法に基づき規制されている．従来からの二酸化窒素，二酸化硫黄，一酸化炭素，光化学オキシダントおよび浮遊粒子状物質が規制されている．これら以外の有害大気汚染物質の対策の推進については，ベンゼン，トリクロロエチレン，テトラクロロエチレンを指定化学物質に指定し，指定化学物質排出施設を定めるとともに，指定化学物質排出抑制基準を設定し，排出抑制を図っている．

健康影響として発がん性が問題となった石綿（アスベスト）については，現在種類によっては製造・使用が禁止されている．大気汚染防止法では，石綿を「特定粉じん」，石綿製品を製造する施設を「特定粉じん発生施設」と定義し，特定粉じん発生施設に対して，敷地境界規制等が行われている．2002年末現在における特定粉じん発生施設の総数は1137施設ある．

大都市地域において，二酸化窒素，浮遊粒子状物質等による大気汚染物質は依然として厳しい状況にある．移動発生源である自動車排ガスの対策として，自動車単体による規制が強化されている．ディーゼル車では2005年度末までに浮遊粒子状物質で50～85%，窒素酸化物で41～50%削減目標が掲げられた．また，ガソリン車は，同様に2005年末までに窒素酸化物で50～70%削減を目標に規制されることとなった．一方，低公害車の普及促進のために2001年7月に策定された「低公害車普及アクションプラン」に基づき，電気自動車，天然ガス自動車，メタノール自動車，ハイブリッド自動車および低燃費かつ低排出ガス認定車を実用段階にある低公害車として位置づけている．

大気中には人体に有害な微量化学物質が無数に存在するが，まだ十分には知られていない．大気中の微量有害化学物質は，① 水銀，カドミウムなどの重金属，② ホルムアルデヒド，ベンゼン，トリクロロエチレン，テトラクロロエチレン，ダイオキシン類などの人為的あるいは非意図的生成物，③ 放射性核種などの放射性物質，④ アスベストのような繊維の4群に大別される．

C　土壌汚染

化学物質による土壌汚染は，水質汚濁物質および大気汚染物質のように直接人体に影響するものではないが，生物濃縮の結果から，これら物質を含有する農畜産物や農作物を介してヒトの健康に影響を及ぼす可能性がある．土壌汚染については，農作物への影響・被害があり，その対策として「土壌の汚染に係る環境基準」として**アルキル水銀**，**PCB**，**全シアン**，**有機リン**が検液中に検出されないこととされている．また，ダイオキシン類対策特別措置法により土壌に関するダイオキシン類の環境基準が定められている．

土壌を汚染する可能性のある重金属のうちCd，Cu，Asおよびその化合物については，「農用地の土壌の汚染防止等に関する法律（1970年）」によって「特定有害物質」に指定されている．また，土壌汚染物質として注目すべきものに有機塩素系農薬，PCBなどがある．これら物質は土壌中微生物によって分解されにくく，農作物を介してヒトに移行することが判明している．これらは特に難分解性，高蓄積性，慢性毒性を有することから，「**化審法**」によって第一種特定化学物質に指定されているBHC（HCH）とDDTは1971年から全面的に使用禁止になり，エンドリン，ディルドリン，アルドリンについては使用範囲を限定して認められている．また，トキサフェンとマイレックスが第一種特定化学物質に指定された．ディルドリンとアルドリンは土壌残留性農薬に指定されている．また，1994年2月に土壌の汚染に係る環境基準が，従来からの10項目に15項目加わり，25項目に改正された（付表9.1）．

D 悪 臭

悪臭はヒトの感覚によって直接感知されるものであり，騒音とならび典型的な公害の1つである．悪臭とは複数の物質からなる低濃度の気体状物質であって，ヒトに不快感，嫌悪感を与えるものである．悪臭にかかる苦情件数は1993年頃まで減少傾向であったが，2000年頃まで増加傾向にあり，その後，減少している．発生源別に見ると，畜産農業や化学工場など，かつて問題となっていた業種に係る苦情件数は近年横ばいで推移しているが，1997年度以降，野外焼却に係る苦情件数が急激に増加している．典型7公害のうち大気汚染，騒音に次いで3番目に多い件数を占めている．

悪臭防止法（1972年）では「不快な臭いの原因となり，生活環境をそこなうおそれのある物質」を悪臭物質として定めており，現在，アンモニア，メチルメルカプタンなど22物質が規制されている（表9.4）．工場や事業所からの悪臭物質の規制は，敷地境界線における大気中許容濃度で当該物質の規制基準値の範囲で示している．この範囲は臭気強度の2.5～3.5に相当する．また，**臭気指数**規制の基準が制定され，臭気測定業務従事者（臭気判定士）制度が法律に規定され，人間の嗅覚に基づいた指標が用いられている．悪臭の規制は，都道府県知事が悪臭の対象となる地域（規制地域）を指定し，規制基準を定めることになっている．都道府県条例などによって官能試験である三点比較臭袋法を用いて数値化し，臭気強度として規制されている．

E 騒 音

正常な聴覚をもつヒトが感じることができる音圧の最小値は，1000 Hzにおいてほぼ0.0002 dyn/cm^2，最大値で200 dyn/cm^{2}である．音圧をデシベル（dB）で表示したのが音圧レベルである．音圧レベル（dB）をとると，実際に正常なヒトの両耳で聞き取れる騒音レベルは，図9.9に示される聴感図（等感曲線：等ラウドネス曲線）の範囲である．ヒトの可聴領域で，音圧レベルにおいて1000 Hzの周波数で最大可聴値は約130 dBであり，最小可聴域は0 dB付近である．また，周波数が20 Hz以下の場合は低周波振動音，20000 Hz以上の場合は超音波であり，いずれもヒトには音としては聞き取れない．

騒音の量を騒音レベルとして測定するためには，一定の周波数補正回路を組み込んだ**騒音計**が用いられる．騒音計は，騒音の音圧をマイクロフォンで交流の電気量に変え，それを増幅して測定された音圧レベルをヒトが耳で聞く音の大きさに換算し，その値を**騒音レベル**（A-weight sound pressure level）としている．

表 9.4　悪臭原因物質（特定悪臭物質）の敷地境界線における大気中許容濃度（ppm）

悪臭物質	敷地境界線における大気中許容濃度（ppm）	主要発生源事業場
アンモニア	1 ～ 5	畜産農業，鶏糞乾燥場，複合肥料製造業，でん粉製造業，化製場，魚腸骨処理場，フェザー処理場，ごみ処理場，し尿処理場，下水処理場等
メチルメルカプタン	0.002 ～ 0.01	クラフトパルプ製造業，化製場，魚腸骨処理場，ごみ処理場，し尿処理場，下水処理場等
硫化水素	0.02 ～ 0.2	畜産農業，クラフトパルプ製造業，でん粉製造業，セロファン製造業，ビスコースレーヨン製造業，化製場，魚腸骨処理場，フェザー処理場，ごみ処理場，し尿処理場，下水処理場等
硫化メチル	0.01 ～ 0.2	クラフトパルプ製造業，化製場，魚腸骨処理場，ごみ処理場，し尿処理場，下水処理場等
二硫化メチル	0.009 ～ 0.1	クラフトパルプ製造業，化製場，魚腸骨処理場，ごみ処理場，し尿処理場，下水処理場等
トリメチルアミン	0.005 ～ 0.07	畜産農業，複合肥料製造業，化製場，魚腸骨処理場，水産缶詰製造業等
アセトアルデヒド	0.05 ～ 0.5	アセトアルデヒド製造工場，酢酸製造工場，酢酸ビニル製造工場，クロロプレン製造工場，たばこ製造工場，複合肥料製造工場，魚腸骨処理場等
プロピオンアルデヒド	0.05 ～ 0.5	塗装工場，その他の金属製品製造工場，自動車修理工場，印刷工場，魚腸骨処理場，油脂系食料品製造業，輸送用機械器具製造工場等
ノルマルブチルアルデヒド	0.009 ～ 0.08	
イソブチルアルデヒド	0.02 ～ 0.2	
ノルマルバレルアルデヒド	0.009 ～ 0.05	
イソバレルアルデヒド	0.003 ～ 0.01	
イソブタノール	0.9 ～ 20	塗装工場，その他の金属製品製造工場，自動車修理工場，木工工場，繊維工場，その他の機械製造工場，印刷工場，輸送用機械器具製造工場，鋳物工場等
酢酸エチル	3 ～ 20	
メチルイソブチルケトン	1 ～ 6	
トルエン	10 ～ 60	
スチレン	0.4 ～ 2	スチレン製造工場，ポリスチレン製造工場，ポリスチレン加工工場，SBR 製造工場，FRP 製品製造工場，化粧合板製造工場等
キシレン	1 ～ 5	（トルエンに同じ）
プロピオン酸	0.03 ～ 0.2	脂肪酸製造工場，染色工場，畜産事業場，化製場，でん粉製造工場等
ノルマル酪酸	0.001 ～ 0.006	畜産事業場，化製場，魚腸骨処理場，鶏糞乾燥場，畜産食料品製造工場，でん粉製造工場，し尿処理場，廃棄物処分場等
ノルマル吉草酸	0.0009 ～ 0.004	
イソ吉草酸	0.001 ～ 0.1	

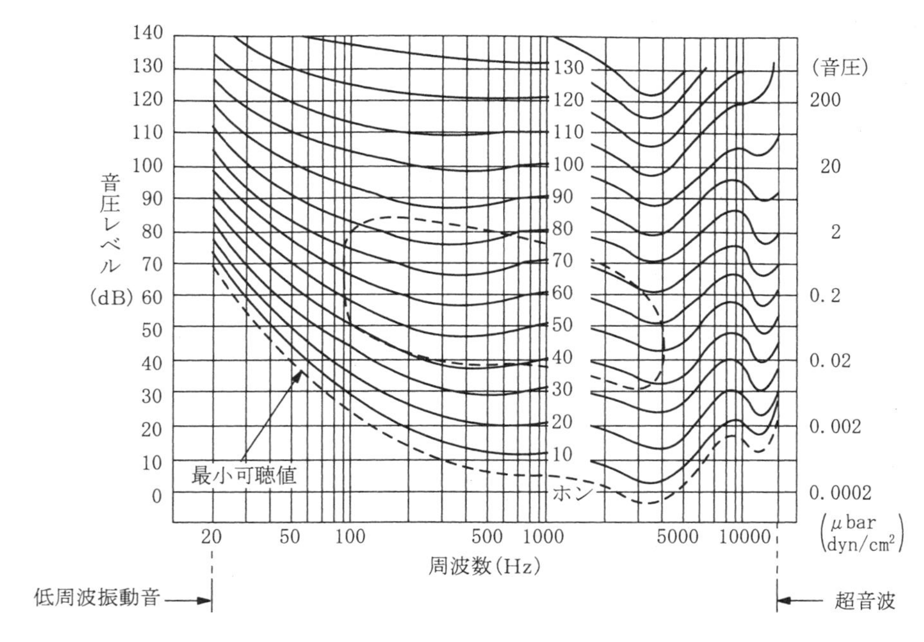

図 9.9 Fletcher と Munsin の音の等感曲線（聴感図）
破線で囲んだ範囲：ヒトの音声で使われている範囲.

騒音とは「主観的に騒々しいと感じる好ましくない音，不愉快な音，邪魔になる音」であり，ヒトの生活の中で不必要な音のすべてをいう．騒音の苦情件数は2000年度以降，増加傾向を示している．

騒音の問題において，可聴音である周波数20～20000 Hzのうち，比較的耳に感度のよい周波数200～8000 Hzの音が対象となる．日本工業規格（JIS）では，ある観測点において観測されるあらゆる騒音源からの総合された騒音を**環境騒音**といい，この騒音は**特定騒音**と**暗騒音**から構成されている．環境騒音は，一般に複数の騒音源からの騒音で構成されているが，そのうちある特定の騒音源に着目したとき，それからの騒音を特定騒音という．例えば，各種の交通機関からの音や生活騒音などが混在している都市環境において，騒音源として鉄道に着目すると，鉄道騒音が特定騒音となり，それ以外の騒音を暗騒音という．交通機関の騒音や生活騒音が鉄道騒音よりレベルが高くても，鉄道騒音を特定騒音とした場合には，やはりこれ以外の騒音は暗騒音に含まれる．騒音の環境基準は1999年4月に改定され，環境騒音評価量として**等価騒音レベル**が採用され，騒音評価の重要な指標となっている．

騒音は神経を高ぶらせ，気分をいらだたせたり，注意力を散漫にし，不快感やときには怒りさえも引き起こす．ヒトに対する影響としては，聴取障害と生体影響に分類できる．聴取障害は，会話，電話，テレビやラジオの聞き取りにくいことが起こり，仕事や勉強の能率の低下，休養，睡眠妨害や情緒不安定になったり，精神疲労を起こすなどヒトにとってさまざまな影響を及ぼしている．生体影響は，騒音の人体への影響の最も大きいものは，それによる難聴を引き起こすことであるが，これには**一過性難聴**と強い騒音に毎日曝露されて起こる職業性難聴としての回復不可能な**永久難聴**

とがある．その他，生理機能障害を起こす．

騒音に係る環境上の条件について生活環境を保全し，ヒトの健康の保護に資する上で維持されることが望ましい基準として「騒音に関わる環境基準について（1999年4月）」が告示されている（付表9.2）．騒音の環境基準（一般），道路に面する地域の騒音の環境基準，航空機騒音に関する環境基準および新幹線にかかわる環境基準などがある．なかでも，航空機騒音には**加重等価平均騒音レベル（WECPNL）**を用いた環境基準が定められていたが，2007年から**時間帯補正等価騒音レベル（Lden）**が採用されている．LdenはWECPNLで評価対象外であった定常的な航空機騒音（エンジンテスト，滑走路への移動音）が評価されている．ピークの騒音の時間帯補正等価騒音レベルに基づき，もっぱら居住の用に供される地域では57dB以下，それ以外の地域では62dB以下となっている．

F　振　動

振動は基本的には振動数と振幅とによって規定されるが，人体に作用する場合には，振動の垂直，水平などの振動の方向性，振動に強く曝露される身体部位，そして振動曝露時間などによって影響が異なる．

ヒトの振動感覚は150～250 Hzの振動に対して敏感である．しかし，振動を感じることのできる周波数の範囲は，0.1～3000 Hzであるが，振動公害として問題になるのは1～90 Hzの周波数で，そのうち振動レベルが60～80 dBであることが多い．

ヒトに対する振動の身体影響には，全身振動と局所振動とがある．局所振動は削岩機やチェーンソーなどの振動工具の使用により，職業病としては**白ろう病**で知られている職業性レイノー症候群が生じる．振動公害として問題となるのは，工業や建設の作業現場，自動車や鉄道の走行などから発生する振動が地盤を振動させることによる**全身振動**のみである．

G　地盤沈下

地盤沈下としては，主に地下水の汲み上げ過剰による粘土層の収縮をいい，建築物の破壊，洪水による浸水の一要因となり，その対策として工業用水法などによる地下水の揚水規制が行われている．

9.2.3　四大公害病

これまで日本において発生した四大公害病は，**水俣病**（熊本県水俣地区），**第二水俣病**（新潟県阿賀野川下流流域），**イタイイタイ病**（富山県神通川流域），**四日市ぜん息**（三重県四日市）の4つである．公害健康被害者の迅速かつ公正な保護を図るため公害健康被害補償法（公健法）が施行された．公健法では，指定地域を第一種と第二種とに分けており，第一種地域は大気汚染が著しく，その影響による気管支ぜん息等の疾病が多発している地域である．一方，第二種地域は，環境汚染が著しく，その影響による特異的疾患が多発している地域である．第二種地域として指定されている疾病には，水俣病，イタイイタイ病および慢性ヒ素中毒症などがある．第一種地域については大気汚染の改善の状況を踏まえて見直しが行われ，1988年3月に地域の指定がすべて解除された．しかしながら，第二種地域については，現在も水俣病認定に関する訴訟公判中であり，解除されていないのが現状である．

A　水俣病と第二水俣病

1956年5月，チッソ水俣工場附属病院から熊本県の水俣保健所に「原因不明の中枢神経疾患の患者が多発している」事実が報告され，これが水俣病発生の公式確認となった．熊本大学医学部研究班の長期にわたる調査結果により，原因物質はメチル水銀化合物であり，この物質はチッソ水俣工場におけるアセトアルデヒドの製造工程で生成され，直接排水中に排出されたものと発表された．また，1960年5月，新潟大学医学部から同県衛生部に「阿賀野川下流域で原因不明の有機水銀中毒症が発生している」との報告があり，これが新潟水俣病の公式確認となった．厚生省（現：厚生労働省）特別研究班が原因究明にあたった結果，昭和電工鹿瀬工場（新潟県）の排水口で採取した水ゴケからメチル水銀が検出された．すなわち，熊本および新潟地域における2つの水俣病が確認されるとともに，その原因究明が行われ，厚生省は1968年9月に「熊本水俣病はチッソ水俣工場の，新潟水俣病は昭和電工鹿瀬工場の，アセトアルデヒド製造工程で副生されたメチル水銀化合物が原因である」との判断を示した．

水銀化合物には，金属水銀，無機水銀および有機水銀の3態があり，それぞれの毒性は異なる．有機水銀のうち，低級アルキル水銀（メチル水銀，エチル水銀など）は無機水銀よりも毒性が強く，一般的に肝，腎に対する蓄積が著しく，血液-脳関門を容易に通過し，脳内の水銀濃度が増加する．そのため，低級アルキル水銀は，中枢神経系に作用して**求心性視野狭窄**，知覚障害，言語障害，運動失調などを引き起こす．また低級アルキル水銀は，胎盤透過性の大きいことも知られている．しかし，アルキル基の炭素数が4個以上の長鎖アルキル水銀では，典型的な神経症状を示さない．有機水銀のなかで，フェニル水銀も，神経障害を生じることなく，無機水銀中毒と同様な症状（消化管潰瘍，急性腎不全など）がみられる．

水銀の化学形態は，環境中や生体内で変化する．マグロなどの大型魚類には高濃度の水銀が含まれており，その大部分がメチル水銀である．これは無機水銀が活性型ビタミンB_{12}であるメチルコバラミンとの化学反応によってメチル化されたものと推定されている．また河川などの底質中では，微生物（メタン発酵菌）による無機水銀のメチル化も認められている．一方，フェニル水銀は，生体内で分解されて無機水銀へと変換される．

無機水銀の毒性は，セレンや亜鉛の投与により低下することが動物実験によって明らかにされている．

一方，日本以外における有機水銀による中毒事件としては，1972年にイラクにおいて発生した．原因は輸入された小麦種子に有機水銀が含有されていたことによる．当時，6,000人が入院し，死者は500人にも及んだ．メチル水銀による毒性を評価する場合，発症時の体内蓄積量と症状出現との間に関連性がある（図9.10）．メチル水銀濃度が最も高いヒトにおいて，知覚異常発現の体内総

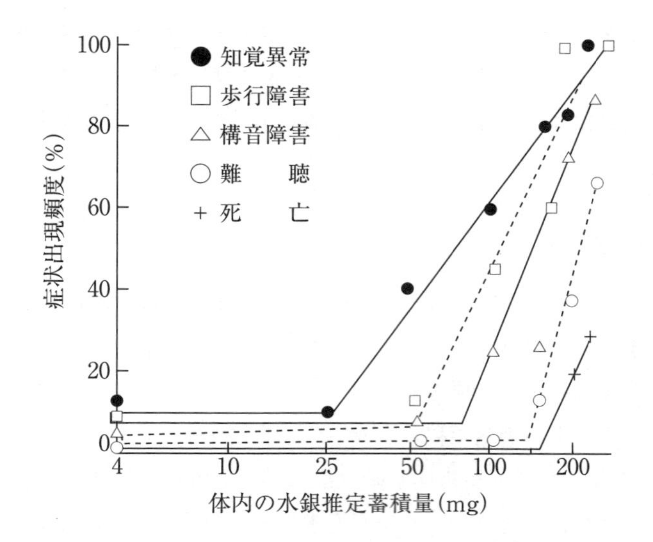

図 9.10　症状出現頻度と体内の水銀推定蓄積量との関係
(F. Bakir *et al.*, Methylmercury Poisoning in Iraq, *Science*, **181**, 230 - 241)

メチル水銀蓄積量は 25 mg，歩行障害が 55 mg，構音障害が 90 mg，聴覚障害が 170 mg である．さらに濃度が高くなると死に至る．

B　イタイイタイ病

1955 年 10 月，富山県の神通川流域に激痛を伴った骨病変を主症状とする奇病が多発していることが報告された．その後，1968 年 5 月，厚生省が，「イタイイタイ病の本態は，カドミウムの慢性中毒により，まず腎臓障害を生じ，近位尿細管でのカルシウム再吸収阻害による骨軟化症をきたし，これに妊娠，授乳，内分泌の変調，老化およびカルシウムなどの栄養不足などが誘因となって発症したものである」との見解を発表し，公害病として認定されるに至った．

体内に吸収されたカドミウムは，肝臓や腎臓でチオネインというタンパクと結合し，カドミウムチオネインとして蓄積される．カドミウムチオネインのようなメタロチオネインは，アポタンパクであるチオネインと金属（Cd，Cu，Hg，Zn 等）が結合したもので，肝臓，腎臓，小腸に多く存在し，金属の貯蔵や解毒，体内移行等に関与している．メタロチオネインの合成は金属の投与により誘導される．一般に，メタロチオネインは次のような特徴を有する．

a）哺乳類の場合，分子量が 6,000 ～ 7,000 と低分子量である．

b）含硫アミノ酸であるシステインを多く含む（哺乳類の場合，アミノ酸 61 個中 20 個がシステインである）．

c）芳香族アミノ酸を含有しない．

d）結合する金属の種類によって特有の極大吸収を示す（Cd-チオネイン，250 nm; Zn-チオネイン，215 nm）．

e）チオネインと金属の結合力は，Zn < Cu < Cd < Hg の順に強い．

C 四日市ぜん息

1955年前後に国の政策として石油コンビナートの構築が検討され，決定・着手された．エネルギー源の石油への転換に伴い，京浜，阪神，北九州地方などに巨大な石油コンビナートが建設され，**硫黄酸化物**をはじめとする大気汚染物質が大量に排出された．三重県四日市市においては，喘息発作による呼吸困難，気管支炎，扁桃腺炎などの症状を訴える患者が増え，1960年には公害病として「四日市ぜん息」と命名された．主な原因は硫黄酸化物と考えられている．また同様な症状を認める患者が，川崎市，横浜市，尼崎市，北九州市など重化学工業都市においても続発した．

9.2.4 環境因子による健康または生活環境への影響とその防止

水質汚濁に係る環境基準は，環境基本法に基づき，ヒトの健康を維持し，さらに生活環境を保全するうえで維持されることが望ましい基準として定められている．人の健康の保護に関する基準では，**アルキル水銀**，**PCB**，**全シアン**は，基準値として「検出されないこと」とされている．さらに，2013年に1,4-ジオキサンが追加されており，合計27項目となった．生活環境の保全に関する基準では，1982年に湖沼および海域の富栄養化の原因物質である窒素およびリンに関する基準が新たに定められた．また，水生生物保全に係る環境基準の項目として，2012年にノニルフェノールが追加され，さらに，2013年に直鎖アルキルベンゼンスルホン酸およびその塩も新たに追加された．水生生物の保全に係る基準値ではないが要監視項目の水域類型および指針値が設定されたものとして，クロロホルム，フェノール，ホルムアルデヒド，4-t-オクチルフェノール，アニリン，2,4-ジクロロフェノールがある．

水質汚濁に係る環境基準の内容は付表9.3～9.4に示すとおりで，全国の公共水域に一律に適用されるヒトの健康の保護に関する環境基準と，利水目的の適応に応じて水域ごとに類型指定される生活環境の保全に関する環境基準とに大別される．

次に公共用水域の水質保全のための排水の規制は，水質汚濁防止法（1970年制定）に基づく排水基準によって行われている．この基準は，特定施設を設置する工場，事業場などから公共用水域に排出される排水の水質に係る基準であり，これを事業者などに遵守させることによって水質の汚濁防止を図るものである．これら有害物質に係る項目についての排水基準および生活環境に係る項目についての排水基準を付表9.5に示す．工場，事業場などから下水道へ排出される場合の基準は，下水道排除基準といい，排水基準とほぼ同じ基準値が適用されている．

大気汚染に係る環境基準もまた，環境基本法に基づき，ヒトの健康を保護し，さらに生活環境を保全するうえで維持されることが望ましい環境基準を設定されている．この環境基準は公害防止のための各種行政施策の達成目標となる点で重要な役割を担っている．

大気汚染防止法に基づき，ばい煙（硫黄酸化物，ばいじん，カドミウムおよび窒素酸化物などの有害物質をいう.）を排出する施設に対しては排出規制がなされている.

硫黄酸化物の排出規制については，施設単位の排出基準と高汚染地域における工場単位の総量規制が実施されている．施設単位の排出基準は，***K* 値規制**が行われている.

窒素酸化物の排出規制は，工場，事業所などの固定発生源からの窒素酸化物の全国一律排出規制について，1973年8月の第一次規制以降，排出基準の強化および対象施設の拡大が行われてきた．また，移動発生源である自動車から排出される窒素酸化物については，自動車排ガスに係る許容濃度などの自動車に対する個別発生源対策だけでなく，大都市などの自動車交通量の多い地域においては，一層の排出量低減のための地域全体の自動車排出ガス総量の抑制などの方向で検討が進められている.

9.3 地球環境破壊

地球上の生物は，これまで自然の中で調和し生存してきた．しかし，時代の推移とともに数多くの新しい化合物が生み出されて利用されるようになってきた今日，環境の自然浄化だけでは生物が生存し続けることのできる地球環境を保持することが困難になってきた．生態系のバランスが崩れると地球上にさまざまな影響が現れる．天然に存在する物質であっても，多量に使用されると地球環境の破壊を誘起することがあり，対策が必要となってきた．地球環境問題に対して，世界的に多くの会議が開催され，論議されている．その中でも史上最大の規模となった環境と開発に関する国連会議/地球サミットが1992年6月ブラジルのリオデジャネイロ市で開催された．その会議では「環境と開発に関する**リオデジャネイロ宣言**」，アジェンダ21などが採択された．この合意をもとに，地球温暖化対策のための**気候変動枠組条約**や**生物多様性保全条約**の署名が行われ，さまざまな取り組みが行われている.

9.3.1 オゾン層破壊

地球を取り巻く大気の層は地表面に近い方から対流圏，成層圏，中間圏，熱圏と呼ばれている．このうち，**成層圏**の下層部（地表から約15～35 kmの上空）にはオゾン層と呼ばれるオゾンを多く含む層があり，地球全体を覆っている．オゾン層は太陽から照射されている強い紫外線により酸素の光解離により生成し，オゾン自体200～300 nmの間に極めて強い吸収帯があることから，290 nm以下の波長の紫外線を効率よく吸収する．そのため，地球に到達する紫外線のうち，290 nm以下の紫外線は地表面には到達しない．290 nm以下の紫外線（UV-C）は生物にとって有害であり，微生物に対する殺菌作用のほか，DNAにおいてチミンダイマーを形成するなど遺伝子に作用して皮膚がんなどを引き起こすことが知られている．オゾン層は地球上の生命を守る防衛ゾーンともいえる．

成層圏におけるオゾンは，生成と分解を繰り返し，その平衡過程は図 9.11 のように考えられている．現在，成層圏オゾン層の破壊が明らかにされており，これに伴い地上に到達する 290 nm 以上の有害紫外線（UV-B）の増加は，生物に多大な損傷をもたらすことになる．UV-B は皮膚がんや白内障の増加，免疫機能低下などの健康影響をもたらすほか，突然変異の発生による農作物被害の発生，プランクトン減少による水産資源減少などの影響も懸念される．

$$O_2 \xrightarrow[\lambda < 240\ \mathrm{nm}]{h\nu} O + O \quad (1)$$

$$O + O_2 \xrightarrow{[M]} O_3 \quad (2)$$

$$O_3 \xrightarrow[240\ \mathrm{nm} < \lambda < 320\ \mathrm{nm}]{h\nu} O_2 + O \quad (3)$$

$$O_3 + O \longrightarrow 2\,O_2 \quad (4)$$

ただし，(2) における［M］は熱エネルギーを吸収する物質

図 9.11　成層圏におけるオゾンの生成と分解

A　フロンによるオゾン層破壊

フロンは，メタンやエタンなどの炭化水素の水素原子を塩素やフッ素などのハロゲン原子で置換した化合物の総称であり，多くの種類が存在する．臭素が置換されているフロンは「ハロン」と呼ばれている．オゾン層は，酸素の光解離により生成し，地球全体を覆っているが，冷房用の冷媒剤，精密機械の洗浄剤，発泡剤，スプレー噴射剤として広く使用されていた**特定フロン**〔**クロロフルオロカーボン：CFCs**（CFC-11，CFC-12，CFC-113，CFC-114，CFC-115）〕や 1.1.1-トリクロロエタン，また，消火剤に使用されていた**特定ハロン**（ハロン 1211，ハロン 1301，ハロン 2402）などにより破壊される．表 9.5 に特定フロンおよび特定ハロンの性質を示す．

表 9.5　特定フロンおよび特定ハロンの構造と性質

物質名	CFC-11	CFC-12	CFC-113	ハロン 1211	ハロン 1301	ハロン 2402
分子式	CCl_3F	CCl_2F_2	$C_2Cl_3F_3$	CF_2ClBr	CF_3Br	$C_2F_4Br_2$
分子量	137.4	120.9	187.4	165.4	148.9	259.8
沸点（℃）	23.8	− 29.8	47.6	− 4.0	− 57.8	47.3
ODP[1]	1.0	0.9 ～ 1.0	0.8 ～ 0.9	3.0	10.0	6.0

[1]オゾン層破壊係数：CFC-11 を 1.0 としたオゾン層破壊力の質量当たりの推定値．

特定フロンおよび特定ハロンは，炭素原子とハロゲン原子（F，Cl，Br）のみから構成されており，化学的に非常に安定であり，大気中に放出されると，対流圏では分解されずに成層圏まで到達する．その後，紫外線の作用により分解され，**塩素ラジカル**（Cl·）や**臭素ラジカル**（Br·）を放出し，連続的にオゾンを分解して，オゾン層を破壊していく．特定フロンの大気中における寿命

は，60～400年と長く，オゾン層破壊は現在も続いている．例えば，CFC-11によるオゾン分解は図9.12のように示される．

$$CCl_3F \xrightarrow{h\nu} \cdot CCl_2F + \cdot Cl \quad \cdots\cdots\cdots \quad (1)$$

$$\cdot Cl + O_3 \longrightarrow ClO + O_2 \quad \cdots\cdots\cdots\cdots \quad (2)$$

$$O_2 \xrightarrow{h\nu} O + O \quad \cdots\cdots\cdots\cdots\cdots\cdots\cdots\cdots \quad (3)$$

$$ClO + O \longrightarrow \cdot Cl + O_2 \quad \cdots\cdots\cdots\cdots \quad (4)$$

図9.12　成層圏におけるオゾンの連続的分解（ClOサイクル）

B　オゾン層破壊の歴史と現状

1974年にカリフォルニア大学のローランド教授は，特定フロンがオゾン層を破壊するとの学説を発表して以来，特定フロンによるオゾン層破壊が大きな地球環境問題となってきた．オゾン濃度は減少傾向であり，特に高緯度地域で減少率が高い．例えば，南極上空においては，オゾン濃度が極端に低下し，**オゾンホール**と呼ばれるオゾン層破壊現象が毎年9～10月頃にみられる．オゾンホールの大きさは，1980～1995年頃に急激に拡大したが，その後ほぼ横ばいである．オゾンホールの大きさは，特定フロンや特定ハロンなどのオゾン層破壊物質の濃度に依存するが，構造が安定であるため，濃度が高い状態であり，南極上空のオゾン層破壊が続いているのが現状である（図9.13）．

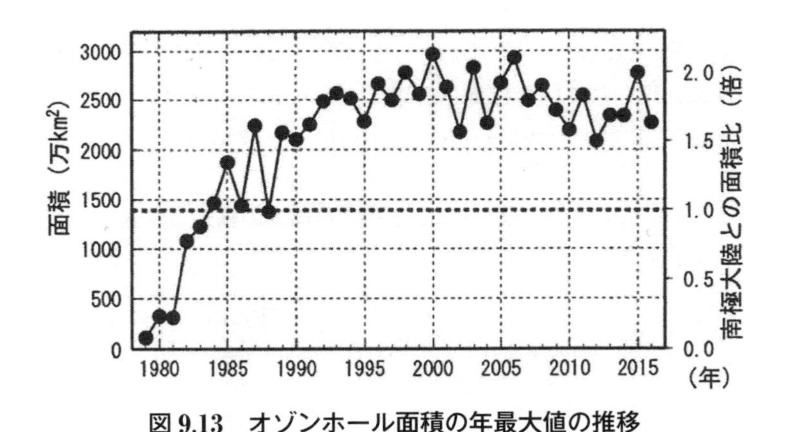

図9.13　オゾンホール面積の年最大値の推移

1979年以降の年最大値の経年変化．点線は南極大陸の面積を示す．米国航空宇宙局（NASA）提供のTOMSおよびOMIデータをもとに作成．

（気象庁オゾンホールの経年変化，2016）

http://www.data.jma.go.jp/gmd/env/ozonehp/link_hole_areamax.html

C 国際的フロン規制と代替溶剤

1985年に国際的に協力してオゾン層の保護を図る目的で，「オゾン層保護のためのウィーン条約（**ウィーン条約**）」が，さらに1987年に，オゾン層破壊物質の生産，消費および貿易を規制する目的で，「オゾン層を破壊する物質に関するモントリオール議定書（**モントリオール議定書**）」が締結された．オゾン層の破壊が予想以上に進んでいることから，モントリオール議定書は，1990～2002年まで8回にわたり改正され「改正モントリオール議定書」による規制強化が図られている．議定書の発効により，先進国では，特定フロン，ハロン，四塩化炭素などが1996年以降全廃となり，その他の**代替フロン**（**ハイドロクロロフルオロカーボン**，**HCFC**）も2020年までに全廃することになっている．

日本では，1988年にウィーン条約およびモントリオール議定書に基づき，「特定物質の規制等によるオゾン層の保護に関する法律（オゾン層保護法）」が制定され，フロン類の生産および輸入の規制を行うとともに，2001年には「特定製品に係るフロン類の回収及び破壊の実施の確保等に関する法律（フロン回収・破壊法）」により，特定フロンの回収・破壊が実施されている．

特定フロンは，冷媒剤，洗浄剤，スプレー噴射剤などに使用されていたため，これらを全廃する一方で，それらの代替物が開発・使用されている．家庭用エアゾル用品には液化プロパンガス，二酸化炭素，ジメチルエーテルなどが，カーエアコンには**代替フロン**である**ハイドロフルオロカーボン**（**HFC**）が使用されている．

フロンがもたらす地球環境への影響として，オゾン層破壊作用以外に，地球温暖化作用もあげることができる．オゾン層破壊や地球温暖化問題を考慮すると，大気中での寿命の長い特定フロンに比べ大気中での寿命の短い代替物が望まれる．例えば，分子中の塩素原子を水素原子に数原子置換した**ハイドロクロロフルオロカーボン**（**HCFC**）は，対流圏で分解されてフロンラジカルを生成しやすく，大気中での寿命は特定フロンよりも極めて短い．しかし，HCFCのオゾン層破壊作用は特定フロンに比べて弱いが，オゾン層を破壊するため，モントリオール議定書において，先進国では2020年までに全廃することが決められている．オゾン層破壊は，分子中の塩素原子に起因するものであり，塩素をまったく含まない**ハイドロフルオロカーボン**（**HFC**）はオゾン層を破壊しない．しかし，HFC 1分子の赤外線の吸収力は，二酸化炭素の数千倍であり，温室効果の高いガスであることから，HFCは，1997年京都で開催された気候変動枠組条約第3回締約国会議（COP3）の削減対象物質となっている．現在，より環境負荷の低い代替フロンとして温室効果の小さいHFCの開発や酸素原子や窒素原子を含んだ新しいタイプの代替フロンの開発が進められている．

9.3.2 地球温暖化

大気中の二酸化炭素やメタンなどは，地表から放射される赤外線を遮蔽し，地球外部に熱を逃がしにくくする作用を有するので，温室効果ガスといわれている．近年，人間活動に伴うこれらのガスに加えて，フロンなどの人為的な温室効果ガスも放出されているため，大気中のガス濃度が上昇して温室効果が強まり，地球が温暖化している．地球温暖化とは，大気中の温室効果ガスの濃度が徐々に増大し，これまでヒトが経験しなかったような速度で気温が上昇し，それに伴う気候変動が引き起こされる現象のことである．地球温暖化は，南極や北極圏の氷の融解による海面の上昇，降水量の変化，生態系の変化などを誘発し，さらに地球におけるヒトの生活環境や食糧の供給などに大きな影響を及ぼすことが懸念されている．

A　温室効果ガス

温室効果ガスとは，太陽エネルギーや地表で発生した熱が地球外部に放出しないように作用しているガスのことで，二酸化炭素，メタン，亜酸化窒素，オゾン，フロンガス，水蒸気などがある（表9.6）．現在，温室効果ガスとして二酸化炭素が最も重要視されているが，オゾン層破壊の原因物質である特定フロン（CFC-12，CFC-13）の地球温暖化ポテンシャル **global warming potential**（GWP）は二酸化炭素の数千倍である．

表9.6　人為的に排出される主要温室効果ガス

	CO_2	メタン	亜酸化窒素	CFC-11	CFC-32	CF_4
産業革命以前の濃度	280 ppmv	700 ppbv	275 ppbv	0	0	0
1994年の濃度	358 ppmv	1,720 ppbv	312 ppbv	268 pptv	110 pptv	72 pptv
地球温暖化ポテンシャル（グローバルウォーミングポテンシャル）（各温室効果ガスが100年間に及ぼす温暖化の効果（CO_2を1とした場合））	1	21	310	3800	1500	6500

注：1992年～1993年のデータから推計
ppmvは容積比で100万分の1，ppbvは同10億分の1，pptvは同1兆分の1
資料：IPCC（1995）等より環境庁（現：環境省）作成
（平成9年版　環境白書（総説），p.31，第1-1-1表）

B　地球温暖化の歴史と現状

これまで，温室効果ガスによりヒトや動植物にとって住みやすい環境が保たれてきたが，人間活動の拡大に伴い二酸化炭素やメタンが大量に大気中に排出されることにより，地球全体の気温上昇が認められている．特に二酸化炭素は，化石燃料の燃焼などによる人為的な排出量が膨大であるため，温暖化への寄与度は全世界における産業革命以降の累積で約60%を占める．日本が排出する温室効果ガスのうち，二酸化炭素の排出は全体の約95%を占める（図9.14）．

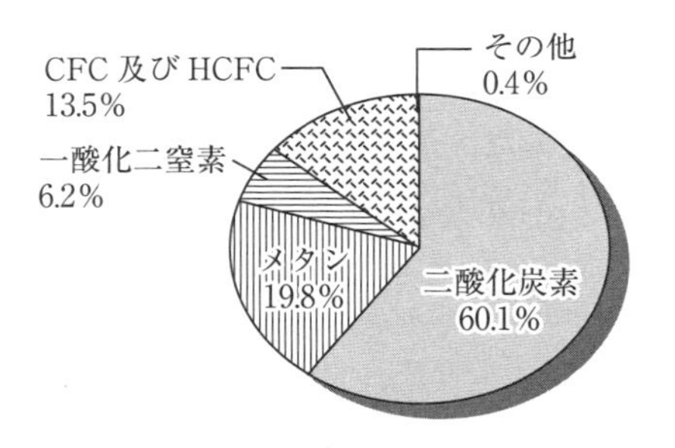

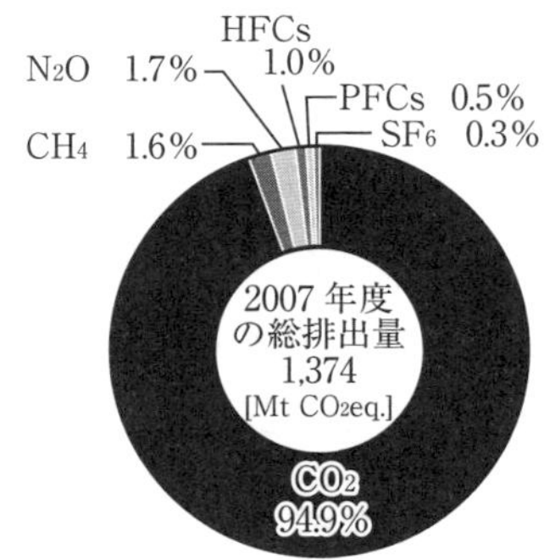

図 9.14　温室効果ガスの地球温暖化への直接寄与度
（左図：環境白書 2006，p.54．右図：環境・循環型社会・生物多様性白書 2008，p.110.）

地球温暖化防止に対する取り組みを国際的に協調していくため，1994 年に「**気候変動枠組条約**」が発効された．1995 年にはベルリンでの第 1 回締約国会議（COP1）において，2000 年以降の期間に先進締約固などが行う対策や目標についての検討を開始することになった（ベルリン・マンデート）．1997 年に京都で第 3 回締約国会議（COP3）が開催され，先進各国の温室効果ガス排出量について法的拘束力のある**京都議定書**が採択された．この議定書は，地球温暖化の要因である温室効果ガスの具体的な削減数値目標と達成方法を定めたものである．その中で，削減対象温室効果ガスとして，**二酸化炭素**，**亜酸化窒素**，**メタン**，**ペルフルオロカーボン（PFC）**，**ハイドロフルオロカーボン（HFC）**，**六フッ化硫黄（SF_6）**の 6 種類が指定され，2008～2012 年までの間に，先進国全体で 1990 年のレベル（PFC，HFC，SF_6 の 3 種類については，1995 年のレベルも選択可能）より少なくとも 5%削減することが決定されたが，条約締結には至らなかった．さらに，2002 年にデリーで第 8 回締約国会議（COP8）が開催され，京都議定書の早期実施に向け「デリー宣言」が採択された．2005 年 2 月に京都議定書が発効され，法的な拘束力が発生した．しかし，わが国の 2012 年における温室効果ガス排出量は，基準年（1990 年）比で 11.8%も増大しており，京都議定書の 6%削減の約束を達成できていない．

わが国では地球温暖化防止のための国民運動「**チーム・マイナス 6%**」が 2005 年に発足し，国民一人ひとりのライフスタイルを見直す取り組みの一環として，冷房時の室温 28 ℃を呼びかける「クールビズ」や暖房時の室温 20 ℃を呼びかける「ウォームビス」を普及・定着させるとともに，家の中でできる温暖化対策「うちエコ」を展開している．また，「**地球温暖化対策の推進に関する法律**」を設定し，京都議定書目標達成計画に基づく取組を行ってきたが，2012 年度末をもって終了した．しかし，2013 年に一部法改正を行い地球温暖化対策計画が規定され，3 年毎に目標及び施策について見直すことになっている．さらに，2015 年 4 月から削減対象温室効果ガスとして，京都議定書の 6 種類に加えて**三フッ化窒素**が追加された．

9.3.3 酸性雨

硫黄酸化物（SO_x）や**窒素酸化物**（NO_x）などの人間活動によって排出された物質の影響をまったく受けていない雨水の示すpHは，大気中の二酸化炭素だけが雨水に溶けてpHを支配すると仮定して計算されている．この仮定によって算出されたpHの値が5.6となる．この値より低いpHは人為的な原因で，pHが低下したことを意味する．大気中で生成した硫酸や硝酸を含んだ**pH5.6以下**の雨水を**酸性雨**と定義している．

A 酸性雨の生成

工場や自動車から排出された大気汚染物質である硫黄酸化物や窒素酸化物が大気中の水分子と反応し，硫酸および硝酸となり，酸性の雨や雪などとして地上に降る．さらに，酸性雨の要因は，他の大気汚染物質も密接に関わり合っているものと考えられている．酸性雨の主成分は，H^+，K^+，Na^+，Ca^{2+}などの陽イオンやSO_4^{2-}，NO_3^-，Cl^-などの陰イオンである．また，雨の中には，有機酸，特にギ酸や酢酸が含まれていることが多い．

B 生態系への影響

樹木が酸性の雨や雪などにさらされると，植物の葉はH^+を吸収し，代わりにアルカリ金属イオン，アルカリ土類金属イオンを溶出する．そして，森林の衰退を引き起こす．また，酸性雨は湖沼や河川の酸性化を引き起こし，魚や水生動植物を減少させる．特に，森林の衰退は，地球温暖化とも密接に関わり合っている．このように，酸性雨は，環境を構成するさまざまな要素に関係する複雑な問題となる．ヨーロッパ北米では酸性雨による深刻な被害が発生している．特にスウェーデンでは，全湖沼のうち約18%は既に酸性化し，約12%の湖沼で魚が激減している．ノルウェーやカナダでも，同様に生物が棲息できなくなった湖沼が増加している．

C 酸性雨対策

酸性雨の原因は，主に大気に広く拡散する硫黄酸化物や窒素酸化物であり，局地的な問題としてだけでなく，国際的な取り組みとして，硫黄酸化物の排出量の削減を開始するなど，深刻な問題として受けとめられている．1979年に「**長距離越境大気汚染条約（ジュネーブ条約）**」に基づき国際的取り組みが進められ，ヨーロッパでは1985年のヘルシンキ議定書により，また，北米では1991年に大気浄化法Clean Air Actを改正し酸性雨の防止対策の強化を図っている．一方，日本国内の酸性雨は，中国や北東アジア諸国によって排出された硫黄酸化物や窒素酸化物が原因であると考えられている．したがって，これらの国に対する燃料の精製技術，燃焼効率の向上技術の提供など，それぞれの国に適した公害防止のための協力，および酸性雨による被害の発生を未然に防ぐために国際的な取り組みをする必要がある．このため，2001年から「東アジア酸性雨モニタリングネットワーク（EANET）」が開始され，2014年4月現在，13か国が参加している．日本では，アジア大気汚染研究センターが活動している.

9.3.4　その他の地球環境問題

熱帯雨林は，大気中の温暖効果ガスである二酸化炭素を減少させ，地球環境の浄化にとって大きな役割を担っていると考えられている．また，熱帯雨林は医薬品などの工業原料や建築材料としても重要である．**熱帯雨林の破壊**が著しい国においては，人口の著しい増加が起こり，人口の急増によって農地の開拓が必要となっている．全体の熱帯雨林の45%が焼畑によって破壊されており，特にアフリカの熱帯雨林破壊のうち70%は焼畑が原因である.

熱帯雨林の破壊は，大気中の二酸化炭素の増大を引き起こし地球温暖化問題とも密接に関わる．さらに，熱帯雨林には地上の全生物の半数以上が棲息しており，その破壊に伴う動植物種の激減が心配されている．熱帯雨林の伐採は，生態系への影響のほか，土地に対する砂漠化にもつながっている．砂漠化の被害面積はアジアにおいて最も広く，次いでアフリカ，ヨーロッパと続いている．1996年12月に「砂漠化対処条約（UNCCD）」が発行され，現在，日本を含む195か国が参加している．この条約は，進行し続ける砂漠化に歯止めをかけるために**砂漠化**が深刻な地域（アフリカなど）の干ばつや砂漠化に対処するべく設けられた.

河川，海への油やプラスチック類の流出や有害廃棄物の海上投棄は，魚や海鳥，ウミガメなどに大きな被害を及ぼし，海洋における生態系を破壊するおそれがある．特に，油による**海洋汚染**については甚大なる**海洋汚染**を招いた例が多く，1990年に「油汚染に対する準備，対応及び協力に関する国際条約」が採択された．また，海洋の汚染防止のため，廃棄物の海洋投棄などの制限を定めた条約（**ロンドン条約**）が採択されている.

地球上に存在している生物種の数は500万～1千数百万種といわれている．**生物多様性の保全**と持続可能な利用を図るための「生物の多様性に関する条約」が締結され，実施されてきた．また，1973年にワシントンで「絶滅のおそれのある野生動植物の種の国際取引に関する条約（**ワシントン条約**）」が締結された．野生生物種の減少の理由は熱帯雨林の破壊や営利目的とした捕獲など人間活動によるものが多く，絶滅を防ぐために関係諸国において棲息地の保護を目的とした対策，餌の供給などが行われている.

有害廃棄物の越境移動の防止を目的に有害廃棄物の輸出に際して，不適正な輸出が行われることを防止するために「有害廃棄物の国境を越える移動及びその処分の規制に関するバーゼル条約（**バーゼル条約**）」が締結され，2009年2月現在の締結国は178か国，1機関（EC）となっている.

地球規模の水銀およびその化合物の長距離にわたる大気中の移動，環境中の残留性と蓄積性や人の健康被害の防止を目指し，2013年に，水銀を管理するための国際的な取り決めがなされ，「水銀に関する水俣条約（**水俣条約**）」が締結，2017年に発効された．条約の発効に伴って，「水銀汚染防止法」が施工された.

地球環境破壊が深刻になっている今日，世界各国が地球環境保護に対する規則や計画を積極的に実行していくことが重要である.

9.4 水

自然界に存在する天然水は種々の形態をとり，大気中では水蒸気，雲，霧などの気圏成分となっている．これらはさらに雨，雪，あられなどになって地上に降下して，地球上で図9.15に示すような水圏，気圏，地圏における水循環を形成している．天然水はその存在する場所によって次のように分類され，その化学成分はいずれも異なっている．

(1) 天水（水蒸気，雲，霧，雨，あられ）

(2) 地表水（海水，大陸氷，湖沼水，河川水）

(3) 地下水（井水，湧水，温鉱泉水）

(4) その他（結合水，結晶水，生体中の水）

地球上の水の総量はおよそ14億 km^3 で，海水97.5%，陸水が2.5%である．この陸水のうち，氷雪1.75%，地下水0.73%，その他0.19%である．ヒトをはじめとする陸上動物が利用できる淡水は1%程度であるといわれている．

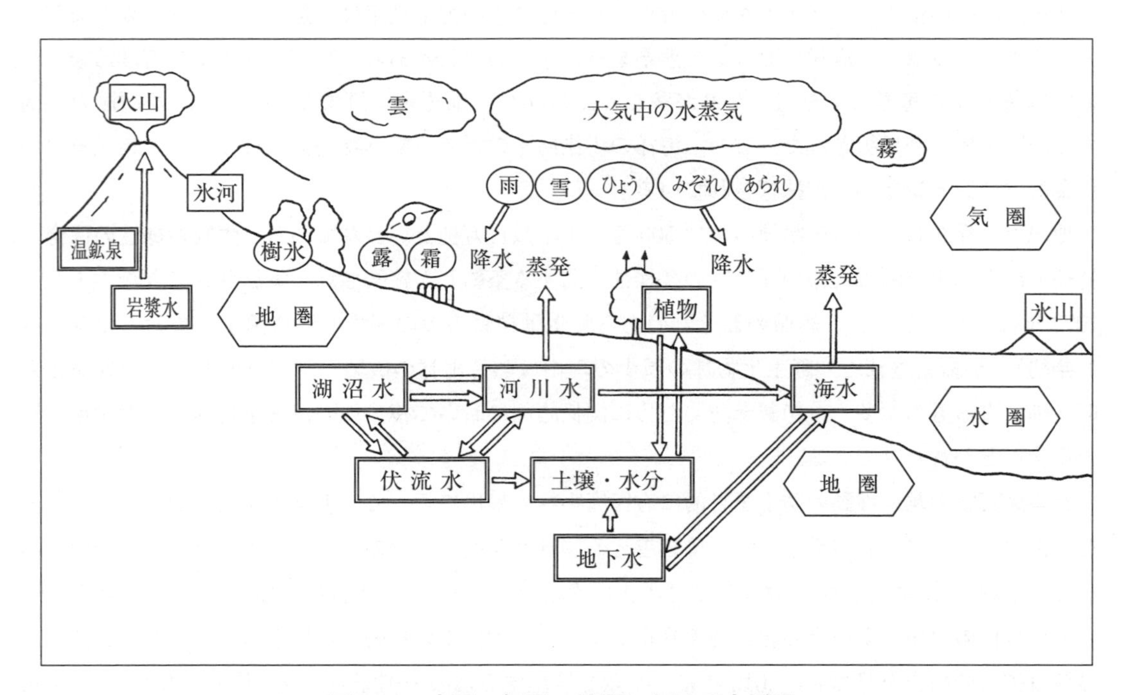

図9.15　水圏，気圏，地圏における水循環

ヒトは生命を維持するために水を必要とする．人体は体重の約60%（乳幼児は約70%）が水であり，水が10%失われると脱水症状が現れ，20%以上が失われると死に至る．ヒトの生命維持に必要な水の量は1日に2～3Lとされている（WHOでは2Lとしている）．一方，生命を維持するためだけでなく，ヒトは生活用水（炊事，洗濯，入浴，水洗便所など），産業用水（農業，水産業，工業など），公共用水（医療，消防，学校プール，公園など）として水を使用している．現在，わが国における水の使用量は1人1日約300Lであり，近年節水の努力により緩やかな減少傾向にある．

9.4.1　上　水

わが国の水道は，97.9%(2015年度）の普及率を示し，年間150～160億 m^3 の水を供給している．しかし，水道原水は各種産業の進展と国民生活の多様化に伴い汚濁され，毎年2千万人以上の人々が異臭味の被害を受けている．国民は水道水質に不信感をもつようになり，そのため，家庭用浄水器が普及し，またミネラルウォーター類（容器入り飲料水）を求める市民が増大している．このような状況に対し，大きい水道事業体は，浄水処理過程にオゾン処理を導入し，異臭味問題に対応している．

A　原　水

水道の水源には地表水と地下水があり，ダム湖水，河川水，湖沼水などの地表水の合計が70%以上を占めている（図9.16）．

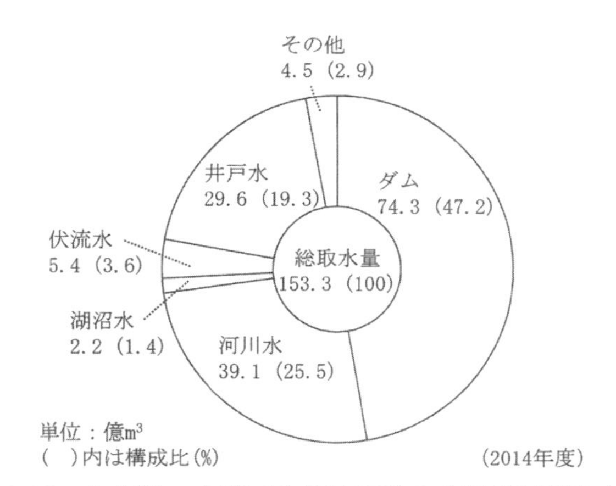

図9.16　上水道・水道用水供給事業の水源の種別取水量

地表水：懸濁性の有機性物質を含んでおり，生物の繁殖や水質汚濁成分の混入によって溶存酸素や濁度などの変動を受けやすく，そのため水源管理が必要である．しかし，取水しやすく大量に取水できるので，水道水源として使用されている．厚生労働省はトリハロメタンの生成能を抑制し，水道水源水域の保全のために「水道原水水質保全事業の促進に関する法律（水道水源法）(1994年)」を制定した．また，湖沼水やダム湖水は閉鎖性水域であるため富栄養化が進行し，異臭味の問題が発生しやすい欠点がある．

地下水（浅層水，深層水など）：一般に濁度，細菌，生物，有機性物質等が少なく，遊離炭酸を多く含むので無機質を溶解して硬度が高くなる傾向があるが，一般に良質な水が得られる．

伏流水：河川や湖沼の底部などの地層に滞留する地下水の一種で，粗いろ過を受けているので，地表水に比べ濁度も小さく，浅層水に似た水質で水道水源として用いられている．

地表水および地下水の水質を表9.7にまとめた．

表9.7　地表水と地下水の水質と特徴

	水質および特徴
地表水	・水道原水の70%以上を占めている． ・有機性物質による汚染を受けやすく，溶存酸素や濁度の変動が大きい． ・湖沼では富栄養化や異臭味が問題となっている． ・溶存塩類が少なく，軟水である． ・液性は中性（河川水）～微アルカリ性（湖沼水）である．
地下水	・有機性物質等による汚染を受けにくい． ・遊離炭酸を多く含むため，弱酸性で清涼感がある． ・溶存塩類が多く，硬水である． ・一般に良質な水が得られるが，トリクロロエチレンやテトラクロロエチレン等による汚染が問題になる．

B　水道の定義

水道は，清浄で豊富な水を所要の水圧をもって供給する施設であって，**水道法**（1957年）には「水道とは，導管その他の工作物により水を人の飲用に適する水として供給する施設の総体をいう.」と定義されている．同法では次の4種の水道が規定されている（表9.8）．

表9.8　水道の種類

水道の種類	内　容	給水率*
水道事業 ・上水道 ・簡易水道	一般の需要に応じて，水道により水を供給する事業（給水人口100人以下は除く） 給水人口5,001人以上 給水人口101人以上5,000人以下	 96.5% 3.2%
水道用水供給事業	水道事業者に対し水道用水を供給する事業	
専用水道	寄宿舎，社宅などの自家水道で，給水人口101人以上または1日最大給水量が20 m^3 を超えるもの	0.3%
簡易専用水道 （受水槽水道）	上水道などから給水を受ける水道で，受水槽の有効容量が10 m^3 以上のもの	

*給水人口/総人口（2016年3月末現在）

C 浄水方法

浄水の目的は，原水を飲用水として適合できるように処理することである．浄水方法は，原水の性状，維持管理技術と費用などを考慮して選択できる．わが国の水道は，どのような浄水方法を採用した場合でも必ず消毒設備を設け，塩素消毒することが義務づけられている．

① 塩素消毒のみの方式

② **普通沈殿－緩速ろ過方式**（比較的清浄な原水を用いる場合）

③ **薬品沈殿－急速ろ過方式**（大都市域の地表水を原水とする場合）

④ 高度浄水処理方式

① の方式は，原水の水質が地下水や伏流水のように清浄な水を水源としている場合に採用される．② と ③ の方式は，図 9.17 に示すように，基本的には**沈殿**，**ろ過**，**消毒**の 3 段階で行われる．一方，色や臭気などこれらの浄水方法では十分に処理できない原水の場合には，④ に示す曝気処理，オゾン処理，活性炭処理，生物処理などの高度浄水処理法が導入されている．

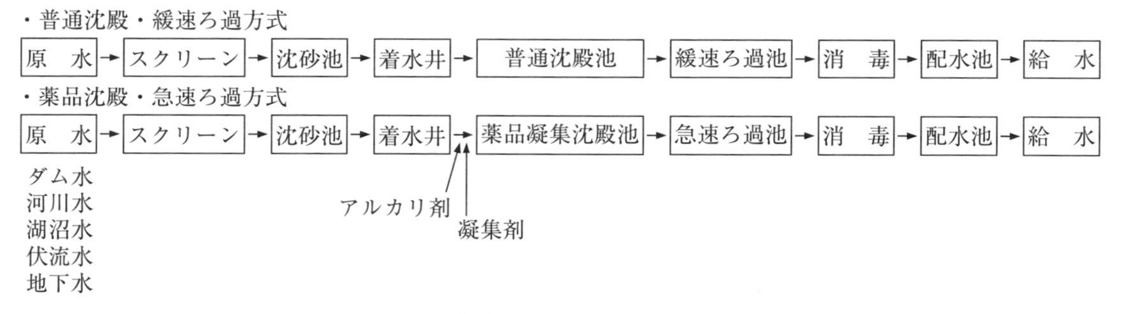

図 9.17 浄水処理工程のフローシート

② の方式の普通沈殿は，まず沈殿池に原水を導入して平均流速を 4 m/日以下に落とすか，または停止させて浮遊物質を沈殿させ原水の水質を均一化する．この処理水をろ過層に導水し，ろ過する方法が**緩速ろ過**である．緩速ろ過の効果は，ろ別，吸着，沈殿などの物理的効果のほかに，特異的な生物化学的作用がある．すなわち，砂層内やその表面に繁殖した藻類，細菌あるいは真菌類などによって生成した粘質状の**ろ過膜（生物膜）**によって濁度，細菌，マンガンイオン，アンモニア，有機質，発臭物質などを生物化学的に酸化し，分解または除去する作用がある．

③ の方式の薬品沈殿は，原水中の浮遊物質を凝集剤の注入によってゲル状ブロックを生成させ，大部分の浮遊物質を凝集沈殿させて除去したのち，上澄液を砂ろ過する方法である．ろ過速度は平均 120 m/日で，同じ面積の緩速ろ過池の 30 倍の浄水処理速度がある．**急速ろ過**では，ろ別による物理的効果のみである．そのため，細菌の除去率は緩速ろ過法よりも劣るが，浄水場の建設に広い敷地を必要としないこと，あるいは原水の濁度変化に対応した浄水処理ができる利点がある（表 9.9）．

薬品沈殿に使用される凝集剤には，代表的なものとして硫酸アルミニウム（硫酸ばん土）Al_2

$(SO_4)_3 \cdot nH_2O$ やポリ塩化アルミニウム polyaluminium chloride(PAC)$[Al_2(OH)_nCl_{6-n}]_m$ などがある．これらは水中のアルカリ分と反応して水酸化アルミニウムゲルを生成する（下式）．これは正電荷をもち，負電荷を有する水中濁質粒子を電気的に中和して**フロック**を形成する．フロックは濁質粒子を凝集して沈殿するばかりでなく，無機性または有機性物質，細菌，微生物などを吸着して沈殿して水を浄化する働きがある．PAC は pH や水温などに影響されることが少なく，よく凝集するので寒い地方だけでなく，広く使用されるようになっている．

$$Al_2(SO_4)_3 + 3Ca(HCO)_2 \longrightarrow 2Al(OH)_3 \downarrow + 3CaSO_4 + 6CO_2$$

表 9.9　緩速ろ過法と急速ろ過法の原理・特徴

ろ過の方式	原　理	特徴（○は利点，●は欠点）
緩速ろ過法	物理的ろ過のみでなく，砂層の表面に生物膜が形成され，好気性微生物による有機物の酸化，分解，吸着が行われる．	・ろ過速度は遅く，大量の水の処理には適さない．（●） ・広大なろ過面積を必要とする．（●） ・良質な水が得られる．（○）
急速ろ過法	一般に薬品沈殿と組み合わせて用いられる．水酸化アルミニウムのフロックを生成させ，フロックによる吸着，沈殿を物理的に行う．	・ろ過速度が速く，大量の水の処理に適する．（○） ・広い敷地を必要としない．（○） ・生物学的な酸化は期待できず，水質は緩速ろ過法に比べ劣る．（●） ・わが国では本法が多く用いられている．

D　水道水の塩素消毒

1）水道水の消毒

水道原水中の細菌類は浄水処理の過程で大部分が除去されるが，完全とはいえない．特に急速ろ過を用いる場合には除去が十分ではない．また浄水場で浄水処理した後，配水池から各戸に給水する過程で汚染を受ける場合があるので，処理水の消毒が必要である．水の消毒には，塩素剤，オゾン，紫外線などが用いられるが，わが国の水道では塩素剤（塩素，次亜塩素酸，次亜塩素酸ナトリウムなど）による消毒だけが認められている．塩素剤が世界的に使用されている理由は，① 価格が安く，② 消毒効果がよく，③ 大量の水の消毒が可能で，④ 残留効果が期待でき，⑤ 容易に測定ができるなどの特徴を有しているからである．

2）塩素の殺菌作用

塩素は水に溶けると，**次亜塩素酸** HOCl を生成する．

$$Cl_2 + H_2O \rightleftarrows HOCl + HCl$$

この反応は可逆的であり，HOCl は pH が上昇すると H^+ と OCl^- に解離する．

$$HOCl \rightleftarrows H^+ + OCl^-$$

これらの反応は水の pH と関係があり，pH 4 ではほとんどが HOCl で，pH 7 以上で OCl^- が増

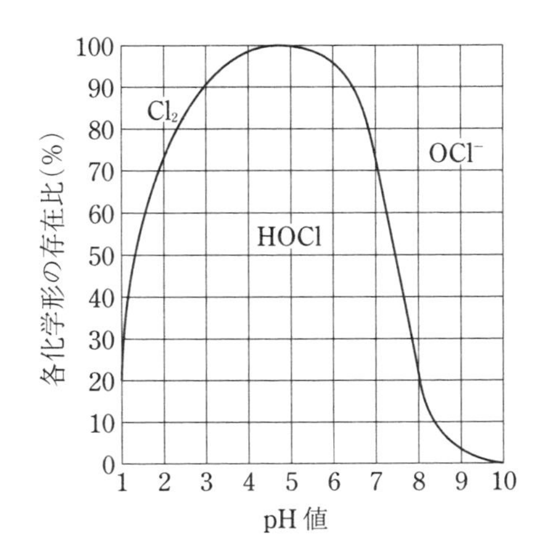

図 9.18 残留塩素の化学形と pH との関係

加し，pH 10 以上でほとんど OCl^- になる（図 9.18）．殺菌力の強さは HOCl > OCl^- であり，安定性はその逆で HOCl < OCl^- である．HOCl および OCl^- は**遊離残留塩素**（または遊離型有効塩素）と呼ばれる．

一方，水中にアンモニア，アミン類やアミノ酸などが存在すると，以下に示す化学反応が進行し，**クロラミン**が生成する．

$NH_3 + HOCl \rightleftarrows NH_2Cl + H_2O$ …………(1) pH 6.5 以上 8.5 で最大

$NH_2Cl + HOCl \rightleftarrows NHCl_2 + H_2O$ ………(2) pH 5.0 ～ 6.5 で大

$NHCl_2 + HOCl \longrightarrow NCl_3 + H_2O$ ……………(3) pH 4.4 以下で進行

浄水処理過程における処理水が示す pH 7 付近では（1）と（2）の反応がともに進行する．この反応はアンモニアの存在量によって左右される．モノクロラミン（NH_2Cl）やジクロラミン（$NHCl_2$）は**結合残留塩素**（または結合型有効塩素）と呼ばれる．結合残留塩素は遊離残留塩素に比べ安定性は良いが，殺菌力は弱い．

殺菌力：遊離残留塩素＞結合残留塩素（HOCl > OCl^-＞クロラミン）

安定性：遊離残留塩素＜結合残留塩素（HOCl < OCl^-＜クロラミン）

水道法における水道水の塩素消毒に関する基準は，次のように規定されている．

> 「給水栓における水の遊離残留塩素を 0.1 mg/L 以上（結合残留塩素の場合は 0.4 mg/L）以上を保持すること．ただし，供給する水が病原生物に著しく汚染される恐れのある場合，または病原生物に汚染を疑わせるような生物，もしくは物質を多量に含む恐れのある場合の給水栓における水の遊離残留塩素は 0.2 mg/L（結合残留塩素の場合は 1.5 mg/L）以上とする」（水道法施行規則第 17 条）

しかし，塩素は水中のフミン質などと反応して，発がん性のあるトリハロメタンを生成することや特異的な臭気や皮膚・粘膜への刺激などがあるため，水道水の水質管理目標設定項目では 1 mg/L 以下に維持することを目標値としている．

3）不連続点塩素処理 break point chlorination

水に塩素を注入し一定時間放置すると，**残留塩素**は水質により，3つのパターンに変化する（図9.19）.

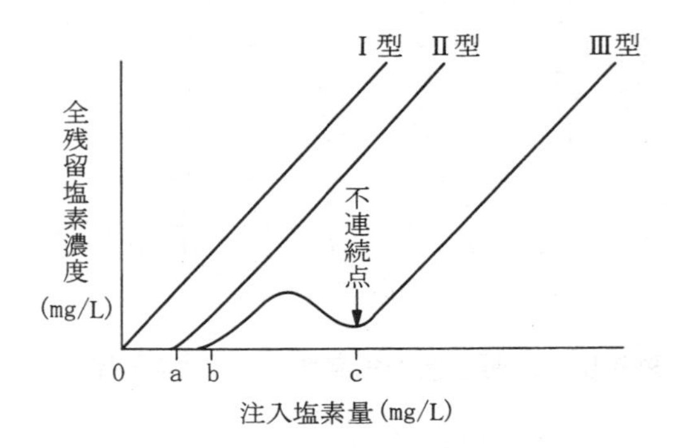

図 9.19　塩素注入量と残留塩素濃度との関係

純水のように塩素を消費する物質を含まない水の場合には，注入量に依存して残留塩素が増加する（Ⅰ型）．還元性無機物質（Fe^{2+}，NO_2^-，S^{2-}など）が含まれると，これらと反応している間は残留塩素が増加しないが，反応終了後は注入量に従って残留塩素が増大する（Ⅱ型）．また，アンモニア態窒素やアミン類，アミノ酸を含む水（Ⅲ型）では，塩素注入量の増加に従って残留塩素が増加してくるが，ある点に達すると逆に残留塩素量が減少する．この最も減少した点を**不連続点 break point** という（不連続点までの残留塩素は主に結合残留塩素に由来するものである）．不連続点が生じる時の反応式は次のとおりである.

$$NH_2Cl + NHCl_2 \longrightarrow N_2 + 3HCl$$

$$2NH_2Cl + HOCl \longrightarrow N_2 + 3HCl + H_2O$$

$$2NH_3 + 3HOCl \longrightarrow N_2 + 3HCl + 3H_2O$$

さらに塩素の注入量を多くすると再び残留塩素（主として遊離残留塩素）が増加してくる.

水に塩素を注入して一定時間後，はじめて遊離残留塩素が認められるのに要する塩素注入量を**塩素要求量**という．また，はじめて残留塩素を認めるのに必要な塩素注入量を**塩素消費量**という．Ⅰ～Ⅲ型の塩素要求量および塩素消費量を表 9.10 に示す.

不連続点生成反応が終了し，遊離残留塩素が残留するようになるまで塩素注入を行う塩素処理を**不連続点塩素処理**（**前塩素処理**）という．この処理方法を利用した前塩素処理が行われており，その目的として次のようなことが挙げられる.

① アンモニア態窒素を除去する.

② 鉄・マンガンを酸化して除去しやすくする.

③ 原水に多数生息する藻類や小動物を死滅させる.

④ 一般細菌（5,000/mL 以上）あるいは大腸菌群（MPN 2,500/100 mL 以上）が多く存在する

表 9.10 I～III型の水質および塩素要求量と塩素消費量

	水 質	残留塩素曲線のパターン	塩素要求量*	塩素消費量*
I型	塩素を消費する物質を含まない水（純水など）	注入量に依存して残留塩素が増加する.	0	0
II型	還元性無機物質（第一鉄塩, 亜硝酸塩など）を含む水	最初は増加しないが, 還元性無機物質との反応終了後は注入量に従って残留塩素が増大する.	a点	a点
III型	還元性無機物質およびアンモニア態窒素を含む水	注入量の増加に従って残留塩素が増加してくる. しかし, ある点に達すると, 逆に残留塩素量が減少し（不連続点）, その後再び増加する.	c点	b点

*図 9.19 における塩素要求量または塩素消費量を示す（単位は mg/L）.

場合, 死滅させる.

⑤ 硫化水素を酸化除去する.

4）塩素消毒副生成物

水中の種々の有機化合物は塩素処理によって塩素化や酸化反応を受け, **トリハロメタン**（THM）, ハロ酢酸, ハロアルデヒド, ハロアセトニトリルなどの**塩素消毒副生成物**を非意図的に生成する. また, 臭化物イオンの共存下では塩素処理によって含臭素化合物を生成する.

水道水で問題となる THM はクロロホルム, ブロモジクロロメタン, ジブロモクロロメタン, ブロモホルムである（図 9.20）. 代表的なものはクロロホルムであり, 変異原性, 発がん性, 肝毒性, 腎毒性などを有することが知られている. THM の典型的な前駆物質は土壌中の腐植質に由来する**フミン質**（フミン酸やフルボ酸など）である. 臭素を含む THM は, 水中に微量含有する臭化物イオンが塩素処理によって活性ブロム（Br_2 または HOBr）に酸化され, これが前駆物質を臭素化して生成する. このほか, ハロ酢酸, ハロアセトニトリル, ハロアルデヒド, 抱水クロラール, MX（3-クロロ-4-ジクロロメチル-5-ヒドロキシ-2（5*H*）-フラノン）なども水道水中で検出される.

```
    Cl              Cl              Cl              Br
    |               |               |               |
H—C—Cl          H—C—Cl          H—C—Br          H—C—Br
    |               |               |               |
    Cl              Br              Br              Br
クロロホルム   ブロモジクロロメタン   ジブロモクロロメタン   ブロモホルム
```

図 9.20 トリハロメタンの構造式

また, フェノール類を含む水では, 塩素処理によってクロロフェノール類を生成し, 異臭を与える.

5）高度浄水法

高度浄水処理は，一般的な浄水処理方式（沈殿，ろ過，消毒）では除去されない物質を取り除く目的で行われる．カルキ臭（クロラミン（NCl_3）といわれている）のもととなるアンモニアの除去，ジェオスミンや2–メチルイソボルネオールのようなカビ臭物質の除去，水道水の発泡の原因となる陰イオンや非イオン界面活性剤の除去，あるいはトリハロメタンの低減化などが可能である．

曝気処理：水中のアンモニア，トリクロロエチレン，テトラクロロエチレン，臭気物質などの揮発性ガスをエアレーションによって揮散して除去することをエアーストリッピング法という．このうち，アンモニアを除去することを特にアンモニアストリッピングという．

オゾン処理：オゾン処理は異臭物質，着色物質，フェノール類などを酸化分解によって除去する．また，トリハロメタン生成前駆物質を酸化分解することによって，トリハロメタンの低減化対策に用いられる．

活性炭処理：粉末活性炭を着水井に投入し，ジェオスミンや2–メチルイソボルネオールなどの異臭味物質などを除去する．また，粒状活性炭を砂ろ過層に重層し，異臭味，着色物質，フェノール類，合成洗剤，トリハロメタンなどを吸着除去する．

E　水質基準

1993年に施行された水道水に基づく水質基準は，2003年に「水質基準に関する省令」において改正・公布された．この大幅な改正から約10年が経過し，この間に水道水源の汚染による原水水質問題や，塩素消毒副生成物，耐塩素性病原性微生物であるクリプトスポリジウムなどの問題が提起され，水質基準が逐次改正されている．現在の水道水質基準（2015年4月施行）を付表9.6に示す．水質基準については，最新の科学的知見に従い，逐次改正方式により見直しを行いこととされている．

水道水質管理の基本は，水質基準（基準項目）を満たした水を供給することである．また，基準項目以外にも，水質管理上留意すべき項目を水質管理目標設定項目として，毒性評価が定まらない，あるいは水道水中での検出実態が明らかでない項目を要検討項目として位置づけている．

基準項目（51項目）（付表9.6.1）：「健康に関する項目（31項目）」および「性状に関する項目（20項目）」である．健康に関する項目には，一般細菌，大腸菌などの糞便汚染の指標や，カドミウム，水銀，セレン，鉛，ヒ素，6価クロムなどの重金属，亜硝酸態窒素やトリクロロエチレンなどの有害物質，トリハロメタンなどの塩素消毒副生成物が含まれる．性状に関する項目は生活利水上の支障を生ずる恐れのあるものであり，色，濁り，におい，味，発泡などの水道水の性状として基本的に必要とされる項目が含まれている．水道水は，基準項目に適合するものでなければならず，水道法により水道事業体等に検査が義務づけられている．

水質管理目標設定項目（26項目）（付表9.6.2）：水質基準として設定するまでには至らないが，一般環境中で検出されている物質，使用量が多く今後水道水中でも検出される可能性がある物質等，水道水質管理上留意すべき物質で，水質目標値とともに関連情報を付して公表し，関係者の注意を喚起すべきであるとされた項目である．

要検討項目（47 項目）（付表 9.6.3）：毒性評価が定まらない，浄水中の存在量が不明の理由から水質基準項目および水質管理目標設定項目のいずれにも分類できない項目であり，次の見直しの機会には適切な判断ができるよう，必要な情報・知見の収集に努めていくべきであるとされた項目である．

総農薬として検討対象とする農薬（120 項目）（付表 9.7）：農薬については，浄水中からこれまでの基準値の 1/10 を超える測定値がなかったことから，基準項目には含まれていない．しかし，国民の関心が高く，これに対応した特別の取り扱いが必要であることから，総農薬方式により水質管理目標設定項目に位置づけられている．総農薬として検討対象とする農薬（付表 9.7）については，次の式で与えられる検出指標値が 1 を超えないこととなっている．

$$DI = \sum_i \frac{DV_i}{GV_i}$$

DI：検出指標値，DV_i：農薬の検出値，GV_i：農薬の目標値

なお，水道水のカビ臭やカルキ臭の問題などから，水道に浄水器を設置したり，水道水を飲まずミネラルウォーター類を飲むようになった．ミネラルウォーター類は農林水産省「ミネラルウォーター類の品質表示ガイドライン」により 4 種類（ミネラルウォーター，ナチュラルウォーター，ナチュラルミネラルウォーター，ボトルドウォーター）に分類される．4 種類を総称してミネラルウォーター類と呼んでいる．これらの水質の基準は水道水と共通した項目が多いが，水道法ではなく食品衛生法で定められている．すなわち，ミネラルウォーター類は法律上では飲料水ではなく食品である．一方，水道水中の放射性物質については，2012 年 4 月に食品衛生法の規定に基づき，飲料水を含む食品中の放射性物質の基準値が設定されたことを受けて，水道水の管理目標値として放射性セシウム（セシウム 134 及び 137 の合計）10 Bq/kg が設定されている．

F 飲料水試験法

1）大腸菌

大腸菌（*Escherichia coli*）は，ヒトや動物の糞便中に存在し，し尿汚染の有力な指標（直接的指標）となる．水質基準では「検出されないこと」と定められている唯一の項目である．

《特定酵素基質培地法》 大腸菌に特異的に存在するβ-グルクロニダーゼの有無を確認するため，4-メチルウンベリフェリル-β-D-グルクロニド（MUG）を含む培地を用い，遊離する 4-メチルウンベリフェロンの蛍光を波長 366 nm の紫外線照射下で観察し，大腸菌の有無を調べる．

2）一般細菌

一般細菌はし尿や下水の混入により増加し，水質基準では一般細菌「100 個 /mL 以下」と規定されている．一般細菌は，**標準寒天培地法**によって測定される．

3）アンモニア態窒素，亜硝酸態窒素，硝酸態窒素

いずれも，し尿や下水の混入により増加するが，特に，し尿汚染の推定項目として重要である．これらの測定意義および試験法を表 9.11 に示す．

表 9.11　アンモニア態窒素，亜硝酸態窒素および硝酸態窒素の測定意義

試験項目	測定意義	水質基準	試験法
アンモニア態窒素	・し尿汚染が近い時期に起こったことを意味する ・深層水中では硝酸態窒素が還元されて生成することがある	規定されていない（微量の NH_3 には毒性がなく，前塩素処理により除去可能であるため）	インドフェノール法
亜硝酸態窒素	・し尿汚染の指標 ・亜硝酸態窒素を多量に摂取するとメトヘモグロビン血症の原因となる	0.04 mg/L 以下	イオンクロマトグラフ法
硝酸態窒素	・し尿汚染の指標であるが，硝酸態窒素の存在は過去に汚染されたことを意味する ・硝酸態窒素は特に乳児が摂取すると胃液の酸性度が弱いため亜硝酸態窒素へ還元され，メトヘモグロビン血症を起こしやすい	硝酸態窒素及び亜硝酸態窒素の合計値が 10 mg/L 以下であること	イオンクロマトグラフ法

4）全有機炭素

全有機炭素 total organic carbon（TOC）は，有機物として含まれている炭素の総量をいう．し尿や下水の混入により増加する．TOC は，有機物中の炭素を加熱によって CO_2 に酸化し，非分散型赤外線吸収装置で測定する．

5）硬　度

硬度とは，水中の Ca^{2+} および Mg^{2+} の量をこれに対応する $CaCO_3$ の量に換算し，試料に対する mg/L で表したものをいう．

硬度には次の 5 種類がある．

① 総硬度，② 永久硬度，③ 一時硬度，④ カルシウム硬度，⑤ マグネシウム硬度

総硬度：永久硬度と一時硬度との和である．

永久硬度：硫酸塩，硝酸塩，塩化物のような煮沸によって析出しない Ca^{2+} および Mg^{2+} をいう．

一時硬度：重炭酸塩（炭酸水素塩）のように煮沸によって炭酸塩となり，析出する Ca^{2+} および Mg^{2+} をいう．

$$Ca(HCO_3)_2 \longrightarrow CaCO_3\downarrow + CO_2 + H_2O$$

$$Mg(HCO_3)_2 \longrightarrow MgCO_3 + CO_2 + H_2O$$

$$MgCO_3 + 2H_2O \longrightarrow Mg(OH)_2\downarrow + CO_2 + H_2O$$

硬度の高い水は日常生活に影響するところが大きく，例えば，飲食物の調理に味を損ない，セッケン使用時に水に不溶の脂肪酸のカルシウム塩となるため泡立ちを悪くし，また，ボイラー用水として使用すると缶石（スケール）量を多くしたりする．これらの点を考慮し，硬度の水質基準は

300 mg/L 以下と規定されている．

《エチレンジアミン四酢酸（EDTA）による滴定法》 EDTA が水中ではカルシウム，マグネシウムと 1：1 の割合で結合し，水に可溶性の安定で解離度の低い錯塩を作ることに基づくキレート滴定法である．総硬度の場合は，指示薬として用いるエリオクロムブラック T（EBT）は，アンモニア緩衝液で試料を pH 10 とすることにより Mg^{2+} の存在下ブドウ赤色となる．これを EDTA で滴定すると，終末点において Mg^{2+} が消失し，EBT が遊離するため液は青色に変わる．

EBT（eriochrome black T）＋ M^{2+} ⟶ ブドウ赤色錯体 ＋ $2H^+$

（M：Ca または Mg）

$$Mg^{2+} + \underset{(青色)}{EBT^-} \xrightleftharpoons{pH\ 10} \underset{(ブドウ赤色)}{MgEBT^-} + 2H^+$$

$$\underset{(ブドウ赤色)}{MgEBT^-} + EDTA^{2-} \xrightleftharpoons{pH\ 10} MgEDTA^{2-} + \underset{(青色)\ 終末点}{EBT^-}$$

図 9.21　総硬度の EDTA によるキレート滴定法による滴定原理

6）陰イオン界面活性剤

合成洗剤のうち，親水基が陰イオンであるものを陰イオン界面活性剤という．生活排水や工場排水などの混入に由来し，河川の発泡の原因となる．また，合成洗剤にビルダー（洗浄補助剤）として添加されているリン酸化合物が富栄養化の原因となる．陰イオン界面活性剤である**アルキルベンゼンスルホン酸塩（ABS）**（構造式は図 9.22 を参照）の形状と環境内動態を表 9.12 に示す．

表 9.12　アルキルベンゼンスルホン酸塩の形状と環境内動態

アルキルベンゼンスルホン酸塩の R 基の形状	環境内動態	わが国における使用状況
直鎖構造：ソフトタイプ（直鎖状アルキルベンゼンスルホン酸塩，LAS）	微生物による β-酸化分解を受けやすい．	最も汎用されている．
分枝構造：ハードタイプ（分枝状アルキルベンゼンスルホン酸塩，ABS*）	生分解を受けにくく，残留性が高い．	現在使用されていない．

*ABS（alkylbenzene sulfonate）：特に分枝状アルキルベンゼンスルホン酸塩をさすこともある．

《メチレンブルー法》 陰イオン界面活性剤の総量を求めるには，試料にメチレンブルーを混合したのち，生成した複塩をクロロホルムで抽出し，吸光光度法で測定する．

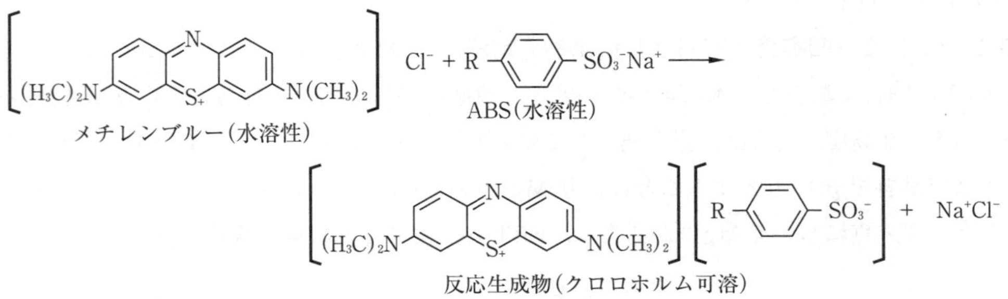

$[(H_3C)_2N\text{–}C_{12}H_6NS^+\text{–}N(CH_3)_2]Cl^- + R\text{–}C_6H_4\text{–}SO_3^-Na^+ \longrightarrow$

メチレンブルー（水溶性）　ABS（水溶性）

$[(H_3C)_2N\text{–}C_{12}H_6NS^+\text{–}N(CH_3)_2][R\text{–}C_6H_4\text{–}SO_3^-] + Na^+Cl^-$

反応生成物（クロロホルム可溶）

図 9.22　メチレンブルーと陰イオン界面活性剤との反応

7）非イオン界面活性剤

水中でイオンに解離しない界面活性剤をいう．水の硬度や電解質の影響を受けにくく，近年生産量，使用量は陰イオン界面活性剤と同程度まで増加し，洗剤以外にも化粧品，化学製品，繊維，食品添加物などに幅広く使用されている．代表的なものは，ポリオキシエチレン型非イオン界面活性剤である．ポリオキシエチレンアルキルエーテル（AE，アルキルエトキシレートともいう）の生分解性は良好である．一方，ポリオキシエチレンアルキルフェニルエーテル（APE，アルキルフェノールエトキシレートともいう）は生分解性が悪く，また生分解によって毒性の高いアルキルフェノール化合物を生成し，この中には内分泌撹乱作用を示す**ノニルフェノール**が含まれる．

《テトラチオシアノコバルト（Ⅱ）酸法》　試料にテトラチオシアノコバルト（Ⅱ）酸を混合したのち，生成した複塩をベンゼンなどの有機溶媒で抽出し，吸光光度法で測定する．

8）残留塩素

残留塩素は分解を受けやすいので，採水後ただちに測定する．

《***N,N*-ジエチル-*p*-フェニレンジアミン（DPD）法**》試験管2本にリン酸緩衝液（pH 6.5）およびDPD試薬を加える．

① 遊離残留塩素：1本は試料を加え，ただちに吸光度を測定して遊離残留塩素濃度を求める．

② 総残留塩素：残りの1本の試験管に試料を加え，ヨウ化カリウム（反応促進剤）を加えて2分放置後吸光度を測定し，総残留塩素濃度を求める．

③ 結合残留塩素：① および ② から算出する．

結合残留塩素濃度＝総残留塩素濃度（②）－遊離残留塩素濃度（①）

9）トリハロメタン

水質基準においてトリハロメタンは，クロロホルム，ジブロモクロロメタン，ブロモジクロロメタン，ブロモホルムの各基準値と，さらに総トリハロメタンの基準値が規定されている．パージトラップ（PT）法やヘッドスペース（HS）法により気化させた試料をガスクロマトグラフ-質量分析計（GC-MS）に導入して定量する．

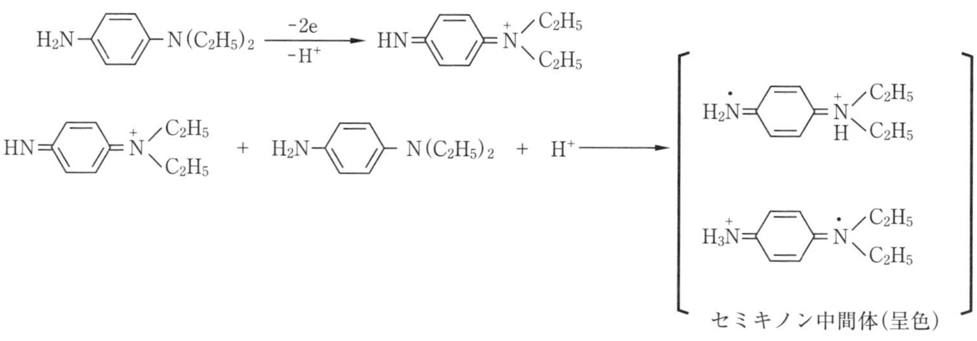

セミキノン中間体(呈色)

図 9.23 残留塩素と DPD との反応

10) 重金属類，陰イオン類，水銀，ヒ素

重金属類：カドミウム，六価クロムなどの金属は，原子吸光光度法，誘導結合プラズマ分光分析法（ICP 法），誘導結合プラズマ分光分析-質量分析法（ICP-MS 法）によって定量する.

陰イオン類：硝酸態窒素（NO_3^-）および亜硝酸態窒素（NO_2^-），シアン化物イオン（CN^-），フッ化物イオン（F^-），塩化物イオン（Cl^-），臭素酸イオン（BrO_3^-）などの陰イオンは，イオンクロマトグラフ法（IC 法）により一斉分析することができる．これらのうち，シアン化物イオンおよび臭素酸イオンはイオンクロマトグラフ-ポストカラム法による.

水銀：還元気化-原子吸光光度法によって定量する.

ヒ素：水素化物発生-原子吸光光度法によって定量する.

そのほかの主な飲料水試験項目の特徴および試験法を表 9.13 にまとめて示す.

G 公共浴用水

公共浴用水には多人数が遊泳または入浴するプール水，水泳場水や公衆浴場などがある.

これらは人の身体に付着する汚染物や分泌物などによって最も汚染されやすい．また，大気からの粉じんや降下物，あるいは汚水の流入などによって汚染される．そのため，水系感染症の発生源ともなるので維持管理には注意が必要である.

1) プールの維持管理

プールはコンクリート，鋼板，アルミニウム，ステンレス鋼板，合成樹脂などの材料でつくられる．プールでは人為的汚染を防ぐため，専用便所，脱衣場，足洗い場，シャワー，腰洗い場，洗眼，うがいなどの付属設備を設ける．プール水の水質を清浄に保つために循環ろ過方式が採用されている．この方式では，使用開始に当たって満水にしておけば毎日約 5 ～ 20% 程度の水を補給すればよい.

プール水には，水道水またはこれに準じるような清浄な水を用いる．入泳者による汚染によって，咽頭結膜熱，流行性角結膜炎などの**アデノウイルス感染症**のほか，多くの疾病の感染源になること

表 9.13　そのほかの主な飲料水試験項目の特徴・試験法

試験項目	特徴・試験法
シアン化物イオンおよび塩化シアン	・シトクロムオキシダーゼを阻害することにより，細胞呼吸毒を示す． 毒性の強さ：遊離型シアン化合物（KCN，NaCN など）＞錯塩型シアン化合物（$K_3Fe(CN)_6$，$K_4Fe(CN)_6$ など） ・シアンの汚染源としてはメッキ工場の排水などが考えられる． 《測定法》ピリジン・ピラゾロン法
フッ素	・フッ素は，0.8 mg/L 以下では虫歯の予防になるが，多量存在すると斑状歯の原因となる． ・主として地質や工場排水などの混入による． 《測定法》ランタン・アリザリンコンプレクソン法
フェノール類	・工場排水などの混入によって汚染され，微量でも塩素消毒を行った際の異臭味の原因となる． 《測定法》4-アミノアンチピリン法
有機塩素系溶剤およびベンゼン	・揮発性の有機塩素系溶剤は，金属表面の脱脂，洗浄，ドライクリーニングなどに使用されていたが，地下水を汚染し，環境中で分解されにくいため長時間残留し，かつ発がん性あるいは慢性毒性が問題になっている． ・有機塩素系溶剤のうち，トリクロロエチレン，テトラクロロエチレン，四塩化炭素は化審法の第二種特定化学物質に指定されている． 《測定法》PT-GC-MS 法および HS-GC-MS 法

がある．

2）プール水の消毒

プール水の消毒は，水中において次亜塩素酸を生じ遊離残留塩素として作用する液体塩素，次亜塩素酸ナトリウムまたは中性次亜塩素酸カルシウムあるいは塩素化イソシアヌール酸などが使用されている．これらの塩素剤を用いる循環ろ過式プールでは残留塩素を一定のレベルに保持することが困難である．この際，イソシアヌール酸は残留塩素に対して安定した効果があるので，他の塩素剤と併用されている．厚生労働省は遊泳プールの水質基準で「遊離残留塩素が 0.4 mg/L 以上であること，また 1.0 mg/L 以下であることが望ましい．」としている．なお，現在は二酸化塩素（ClO_2）も消毒剤として使用できる．学校プールの水質基準（学校保健安全法の学校環境衛生基準，文部科学省）は遊泳プールの水質基準（厚生労働省）と同じである．

9.4.2　下　水

一般に下水は家庭下水と産業下水に分類される．

近年，合成洗剤の普及によって，家庭下水が湖沼，海域などを汚染し問題視されている．また，家庭，工場などから排出される汚水ならびに排水の量は，産業の発展と都市人口の増加などに伴って増加している．一方，下水道整備の遅れが原因で，汚水や排水は，未処理のまま直接河川，湖沼などの公共用水域へ多量に放流されている．したがって，河川，湖沼など，われわれが生存していくうえで大切な水源の水質汚濁に起因するさまざまな問題が発生してきている．

A 下水道の普及率

生活排水を下水溝に導き，河川等に排除する方式は，古代エルサレムに始まりBC612年にローマのフォーラム谷につくられ，そのものの遺跡が現存している．下水道の発端は1810年のイギリスでの水洗便所の考案である．しかし，当時の下水道には終末処理施設がなく，直接河川に放流されていたために，河川の水質汚濁を促した．その後，コレラなどの水系伝染病がロンドンやパリなどで蔓延した．日本ではその予防のため，下水道が1884年に東京で建設された．その後，下水道法が1900年に施行されたが，下水道の普及率は，上水道のそれに比べると著しく低い．その理由は，上水道の普及を優先させる政策がとられたこと，し尿を農耕用肥料として利用するため汲取式便所が定着していたこと，都市への人口集中が急激でなかったこと，家庭雑排水を未処理のまま河川に放流していたことなどがあげられる．

わが国の2013年における下水道 普及率は77.0%にすぎない（福島県を除く）（図9.24）．下水道普及率は年々増大しているものの，欧米諸国に比べ著しく低く，社会資本の投下が欧米諸国のそれに比べるとより少ない．下水道の普及率は，その国の公衆衛生の水準の一指標となることから，早急な下水道整備が望まれる．

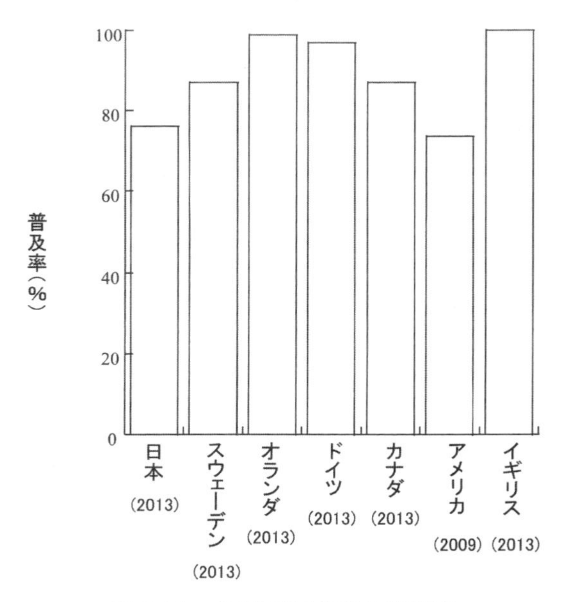

図9.24 各国の下水道の普及率
（ENVIRONMENT AT A GLANCE 2015, OECD INDICATORS, p.41）

B 下水の定義

下水道については**下水道法**に「下水を排除するために設けられる排水施設（かんがい排水施設を除く），これに接続して下水を処理するために設けられる処理施設（し尿浄化槽を除く），又はこれらの施設を補完するために設けられる施設の総体をいう.」と定義されている. また, **下水**とは「生活もしくは事業（耕作の事業を除く）に起因し, もしくは付随する廃水（以下, 汚水という）又は雨水をいう.」と定義されている. すなわち, 下水道は洪水対策として市街地に降った雨水や家庭・工場・事業所などからの汚水を排除して処理し, 処理水を河川や海に放流する施設である. 法律に定められている下水道には, 公共下水道, 流域下水道, 都市下水路の3種類がある.

1）公共下水道

終末処理施設を伴った地方公共団体が設置・管理する下水道のことを公共下水道と称する. 主として市街地における下水を排除し, 又は処理するために地方公共団体が管理する下水道で, 終末処理場を有するもの又は流域下水道に接続するものであり, かつ, 汚水を排除すべき排水施設の相当部分が暗渠である構造のものをいう. 公共下水道には, 特定公共下水道と特定環境保全公共下水道がある. 特定公共下水道は, 主として市街地にある工場からの排水を処理するものをいい, 特定環境保全公共下水道は, 住宅環境や観光地などの水質改善を担っている.

2）流域下水道

専ら地方公共団体が管理する下水道により排除される下水を受けて, これを排除し, 及び処理するために地方公共団体が管理する下水道で, 二つ以上の市町村の区域における下水を排除するものであり, かつ, 終末処理場を有するものを流域下水道という.

3）都市下水路

市街地（公共下水道の排水区域外）において専ら雨水排除を目的とした下水管・溝などのシステムのことを都市下水路という.

C　下水の分類

下水には, 家庭下水, 工場下水, 雨水, 地下水などがあり, これらを排水する方式として, 汚水と雨水を同じ下水管に流す方式（**合流式下水道**）および汚水と雨水を区別して別々の下水管に流す方式（**分流式下水道**）の2種類がある（図9.25）.

1）家庭下水

水洗便所からのし尿を中心に, 台所, 浴場, 洗濯などの排水も含まれる.

汚濁物質として, 洗濯排水に含まれるLAS（直鎖状アルキルベンゼンスルホン酸塩）やABS（分枝鎖状アルキルベンゼンスルホン酸塩）がよく知られている. 前者はソフト型と呼ばれ水中微生物により分解されやすいが, 後者はハード型と呼ばれ微生物による分解を受けにくく, 河川などの発泡や残留といった問題がある.

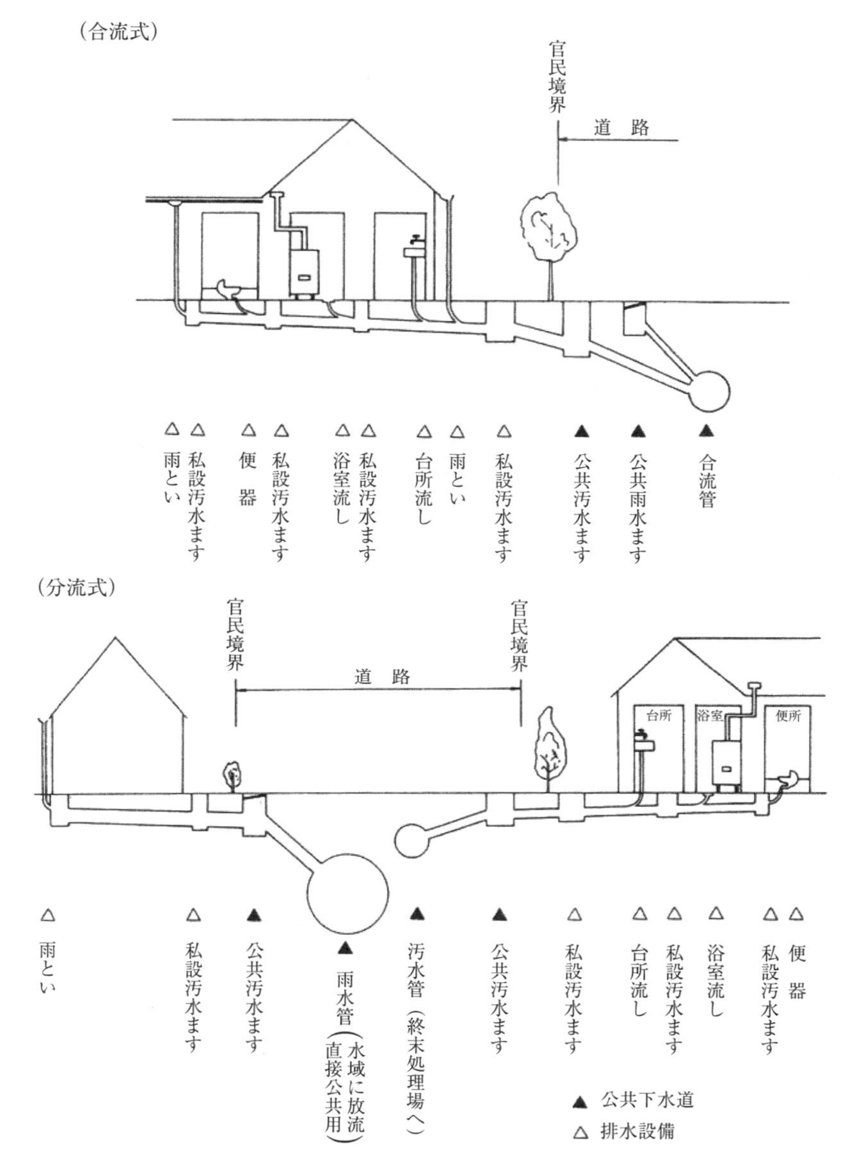

図 9.25 合流式および分流式下水道の構成

http://www.mlit.go.jp/crd/sewerage/shikumi/kousei-haijo.html（国土交通省 HP より）

2）工場下水

業種によっては有機・無機化合物，毒性物質，悪臭物質，酸，アルカリ等の濃度の高い廃水を含むため，下水処理施設に障害を与えないように下水道に流入が許される排水基準（下水道流入基準）が定められており，そのため適切な施設による排水処理を施さねばならない．

3）雨 水

都市においては舗装された地域が多く，これら地域の雨水は地下浸透や蒸発が少なく，浸水や交通マヒを生じるので雨水を早く排除する必要がある．大雨になると量的に下水処理場の処理能力を越える場合がある．雨水は溶存酸素が多く，また希釈作用を有するので，下水の浄化効率をよくする利点がある．しかし，合流式下水道の場合，大雨時には雨水を下水と共に未処理で放流するため水質汚濁の要因となるため，最近は**分流式下水道**が普及している．

4）地下水

地下水は，下水管の隙間や破損部から侵入し，この場合，雨水と同様に下水に対する希釈作用がある．

D　下水の処理方法

下水の終末処理法は，物理的，生物学的，化学的処理法の3種類に分類される．しかし，下水の種類によって処理法の組合せが異なる．これらの処理法のうち生物学的処理法がよく利用されている．一般に，下水処理工程は，一次処理（物理的処理），二次処理（生物学的処理），三次処理（化学的処理）の順に進められる．

1）一次処理

終末下水処理場では必須で，主として物理的処理法が取り入れられている．処理場では下水の流入量を水量計で測定し，スクリーンによる固形物の除去や沈砂池による砂の除去などが行われる．

a. 沈砂池

底部勾配が1～2%で，沈砂池内の平均流速は0.2～0.3 m/sec 程度である．除砂設備，スクリーンが備えられており，ここで大きい浮遊物と小石や砂などが除去される．

b. 最初沈殿池（第一沈殿池）

排泥を考慮して適切な池底勾配がつけられている．ここでの滞留時間は1日平均流水量当り1.5～3時間ほどであり，有機性に富む浮遊物質が30～50%除去される．

2）二次処理

活性汚泥法，散水ろ床法，嫌気的処理法などによる生物学的処理を行う．

a.　活性汚泥法

下水に酸素を十分に供給して曝気する（空気を送り込み接触させる）ことによって生じる好気性微生物の集団に汚泥や浮遊物が集まり，その表面に発育した生物相が，有機物を吸着，生分解し，その後，汚泥状の凝集塊（フロック）を形成し，沈降することを利用した方法である．この方法により生成した汚泥を**活性汚泥**という．余剰の汚泥は，汚泥消化槽内で嫌気的発酵によって液化・分解され浄化される．活性汚泥は，細菌や原生生物の集合体であり，それらの増殖には，温度，pH，溶存酸素などの環境条件が関与する．活性汚泥法の利点としては，浄化率が高いこと，広い土地を必要としないこと，臭気の問題が少ないことなどが挙げられる．一方，スフェロチフスなどの微生物が増殖することにより発生するバルキング，窒素化合物の酸化が不完全であるなどの欠点がある．

活性汚泥法は有機物の酸化，微生物の増殖，自己酸化の各過程からなっている．

① 酸化：微生物が有機物を二酸化炭素と水とに分解する過程．

② 微生物の増殖：有機物やアンモニアの存在下，微生物が増殖する過程（対数増殖期）．

③ 自己酸化：溶存酸素と反応して二酸化炭素と水を生成する過程（内生呼吸期）．

b．オキシデーションディッチ法

オキシデーションディッチ法は，小規模の下水処理に多く採用されている下水処理方式の一つである．楕円形の循環水路（ディッチ）の活性汚泥反応槽を有し，ローターなどの機械式曝気装置により曝気すると同時に下水を循環・撹拌する．その後，下水と活性汚泥を混合循環させ，有機物を分解する．さらに，水路を通過する間に好気的条件と嫌気的条件を繰り返すことにより，80％以上の窒素除去が可能である（好気-嫌気法）．

c．散水ろ床法

ろ床の表面に付着した細菌や原生生物などからなっている生物膜に，汚水中の浮遊物や溶解性物質が吸着，ろ過され，それらの過程で酸素の供給が十分であると好気性微生物が働いて浮遊物や溶解性物質の分解および酸化作用が促進して汚水が浄化される．散水ろ床法には標準散水ろ床法と高速散水ろ床法がある．標準散水ろ床法は，ろ床上に下水を間欠的に散布する方法で処理後の水質が良い．一方，高速散水ろ床法は，一日の処理水量が多く，広い土地を必要としないが，処理後の水質は標準散水ろ床法より劣っている．散水ろ床法による処理水の透視度は低いが，活性汚泥法では困難とされている窒素化合物の分解が可能である．しかし，広い土地が必要，悪臭やハエが発生しやすいという欠点があるので最近はあまり用いられない．

d．最終沈殿池（第二沈殿池）

生物学的処理を行った水を沈殿分離するために最終沈殿池に送り，得られた上澄みの処理水について，細菌数を基準値まで減少させるため塩素消毒を行い，放流する．

e．嫌気的処理法（メタン発酵法）

嫌気性微生物を利用して，有機物を分解する方法である．高濃度の有機物を処理することができるが，欠点として長時間を要する．分解過程は液化とガス化の二段階から成っている．

第一段階の液化では，嫌気性微生物がタンパク質，炭水化物などを低級脂肪酸（酢酸，プロピオン酸，酪酸など）に分解する過程をいい，第二段階のガス化では，メタン発酵菌によって，低級脂肪酸をメタンと二酸化炭素に分解する．嫌気的処理では，分子中に酸素原子を含まない硫化水素およびアンモニアなどの悪臭物質も生成する．

3）三次処理（高度処理）

二次処理だけでは除去できない有機物，窒素，リン化合物を除くための高度処理全般をさし，薬品凝集沈殿法，活性炭吸着法，アンモニアストリッピング法，選択的イオン交換法，生物学的硝化-脱窒素法，嫌気・好気活性汚泥法，酸化・還元法などが知られている．

三次処理として，下水処理放流水中の有機物，窒素やリン化合物などを除去するために導入される処理方法を以下に示す．

a. 薬品凝集沈殿法

硫酸アルミニウム（無機系凝集剤），アルギン酸ナトリウムやポリアクリルアミド，ポリアクリル酸ナトリウム（高分子凝集剤）を加えることにより，普通沈殿法による除去が困難で安定なコロイド性の無機物や有機物を捉え，それらを大きい粒子に凝集させた後，沈殿させる方法である．浮遊物質などのコロイド粒子は一般に負に帯電しているので，正荷電をもったイオンやコロイドを添加すると，コロイド粒子間の引力（ファンデルワールス力）によって，コロイド粒子が凝集し沈殿する原理を利用したものである．

b. 活性炭吸着法

活性炭と下水を接触させて，下水中に溶解している可溶性の汚濁物質，有機水銀化合物，有機リン，染料などを吸着除去する方法である．活性炭は内部に直径数 μm から数十 nm 以下の微小孔まで多数の細孔を有し，1,000 ～ 3,000 m^2/g という大きな比表面積をもつ．また，表面が疎水性で多数の細孔を有するため，水中から様々な微量物質を吸着除去することができる．また，活性炭の種類として，粉末活性炭，粒状活性炭，繊維状活性炭，ビーズ状活性炭，機能性賦与活性炭などがある．

c. アンモニアストリッピング法

水中に存在しているアンモニアは，水をアルカリ性にした後，空気を送り込むとアンモニアガスとなる．この原理を利用することにより，下水中のアンモニアを除去する方法である．

d. 選択的イオン交換法

イオン交換樹脂としては，陰イオン交換樹脂と陽イオン交換樹脂が知られており，下水中の重金属イオンの除去に使用されている．

e. 生物学的硝化–脱窒素法（好気–嫌気法）

下水中のアンモニア態窒素を除去するために，好気的条件下，硝化菌により硝酸態窒素とし（硝化），嫌気的条件下，炭素源としてメタノールや下水の有機物を添加することにより，生成した硝酸態窒素を脱窒菌により還元して窒素ガスに変えて除去（脱窒素）する方法である．

f. 嫌気・好気活性汚泥法

下水中のリンを除去するために標準活性汚泥法の変法である，嫌気・好気活性汚泥法が使用されている．この方法は，通常の活性汚泥法とは異なり，嫌気条件と好気条件を組合せた処理工程を有する．嫌気槽ではリン蓄積細菌が細胞内に蓄積したリンを放出し，好気槽ではリン蓄積細菌によるリンの過剰摂取が行われる．すなわち，嫌気条件下で放出されるリンの量より好気条件下で吸収されるリンの量が多く，流入水中のリンの除去が可能である．

g. 酸化・還元法

工場排水に対して利用されることが多く，酸化には塩素，サラシ粉，オゾンなどが使用され，還元には第一鉄塩，亜硫酸塩，亜硫酸ガスなどが使用される．塩素系酸化剤はアンモニアの処理や脱臭に，オゾンは有機物の分解，脱色，脱臭に用いられる．近年，有機物分解の方法として紫外線照射下でのオゾン処理，過酸化水素とオゾンによる併用処理などによる促進酸化処理が行われている．水中でオゾンと過酸化水素が反応して生成するヒドロキシラジカルは，強力な酸化剤で，酸化速度が速く，ほとんどの有機物を酸化することができ，処理費用は比較的安価である．

E 下水の終末処理

下水の終末処理は，その機能と工程から，簡易処理，中級処理，高級処理の3種類に分けることができる．

① 簡易処理：沈砂池と沈殿池を備えている．

② 中級処理：沈砂池，第一沈殿池，高速散水ろ床，第二沈殿池を備えている．

③ 高級処理：沈砂池，第一沈殿池，曝気槽，第二沈殿池を備えている（図9.26）．

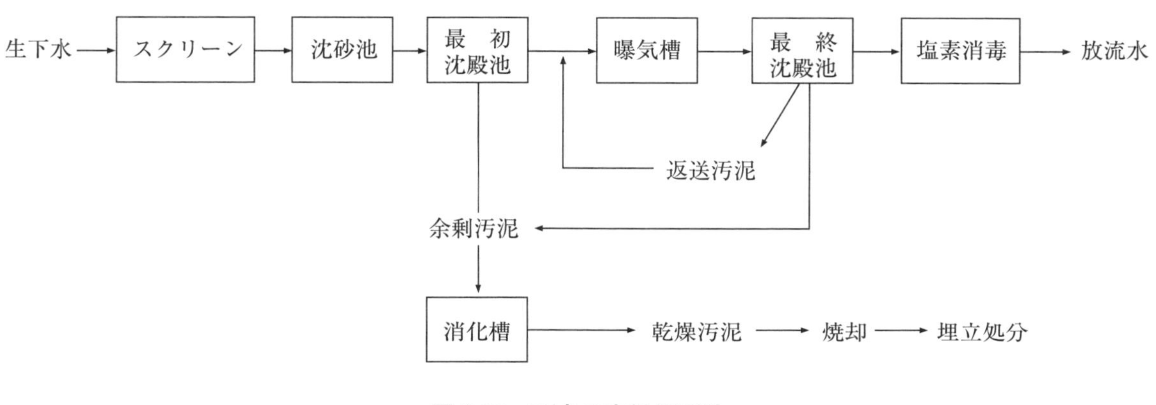

図9.26 下水の高級処理法

F 産業排水処理（実験室廃水処理）

有害産業（実験室）排水の処理法について，有害物質を含む排水を放流する前には，表9.14に示すように所定の方法で無害化される．

G 下水および水域環境基準の試験法

河川，湖沼，海域にける水質汚濁の程度を知るために環境基準が設定（表9.15）されており，それらの測定法を下記に示す．環境基本法の生活環境の保全に関する環境基準において，pH，DO，大腸菌群数，全亜鉛は，河川，湖沼，海域における測定項目である．また，BODは河川において，CODと全窒素・全リンは湖沼と海域における測定項目となっている．特に全窒素，全リンは，富栄養化防止の観点から閉鎖性水域である湖沼および海域に環境基準が設定されている．さらに，***n***-ヘキサン抽出物質は海域において，SSは河川と湖沼における測定項目となっている．さらに，水生生物の保全の観点から全亜鉛，ノニルフェノール，直鎖アルキルベンゼンスルホン酸およびその塩についても環境基準が設定された（付表9.4参照）．

表 9.14　有害物質の排水処理法

有害物質	処理法
ホルムアルデヒド	次亜塩素酸ナトリウムでギ酸さらにメタノールに酸化分解
PCB	高温高圧で分解
シアン	アルカリ性にした後，次亜塩素酸ナトリウムで CO_2 と N_2 に酸化分解処理（アルカリ塩素法） オゾンにより，窒素と炭酸水素塩まで酸化分解（オゾン酸化法） 微生物をじゅん養することで分解（生物分解法）
カドミウム，鉛	水酸化ナトリウムを添加し，水酸化物として沈殿除去
クロム	亜硫酸ナトリウムで還元した後，水酸化カルシウムを添加し，水酸化物として沈殿除去
ヒ素	硫酸および過マンガン酸カリウムにより酸化した後，塩化第二鉄を加え共沈除去
無機水銀	イオン交換樹脂による除去または硫化ナトリウムを添加し，硫化物として沈殿除去
有機水銀	アルキル水銀を含む排水は，過マンガン酸カリウムで酸化分解後，無機水銀と同様の方法で沈殿除去
フッ素	カルシウム塩を加えて難溶性のフッ化カルシウム（CaF_2）として沈殿除去
フェノール類	馴化した活性汚泥を用いる分解除去または活性炭による吸着除去
低沸点有機塩素化合物	曝気・噴霧などによる揮散処理後，活性炭による吸着除去

表 9.15　各水域における生活環境の保全に関する環境基準の設定

	河　川	湖　沼	海　域
pH	○	○	○
溶存酸素（DO）	○	○	○
大腸菌群数	○	○	○
全亜鉛	○	○	○
生物化学的酸素要求量（BOD）	○	×	×
化学的酸素要求量（COD）	×	○	○
n-ヘキサン抽出物質	×	×	○
浮遊物質（SS）	○	○	×
全窒素・全リン	×	○	○
ノニルフェノール	○	○	○
直鎖アルキルベンゼンスルホン酸及びその塩	○	○	○
底層溶存酸素量	×	○	○

1）溶存酸素 dissolved oxygen（DO）

溶存酸素（DO）とは，水に溶存する酸素量を mg/L で表したものである．一般に清浄な水では 8 ～ 10 mg/L（15 ～ 20℃）を示す．一方，有機物などが流入すると DO の値は低下する．これは生物による有機物の好気的分解の際に DO が消費されるためである．また，気圧が高くなると DO

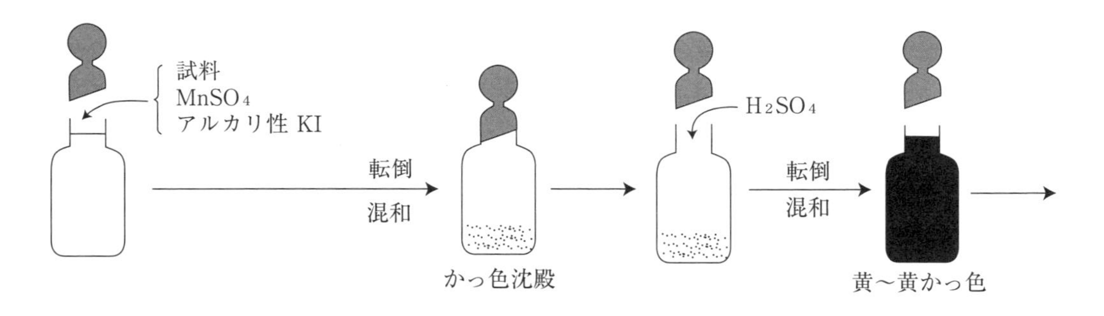

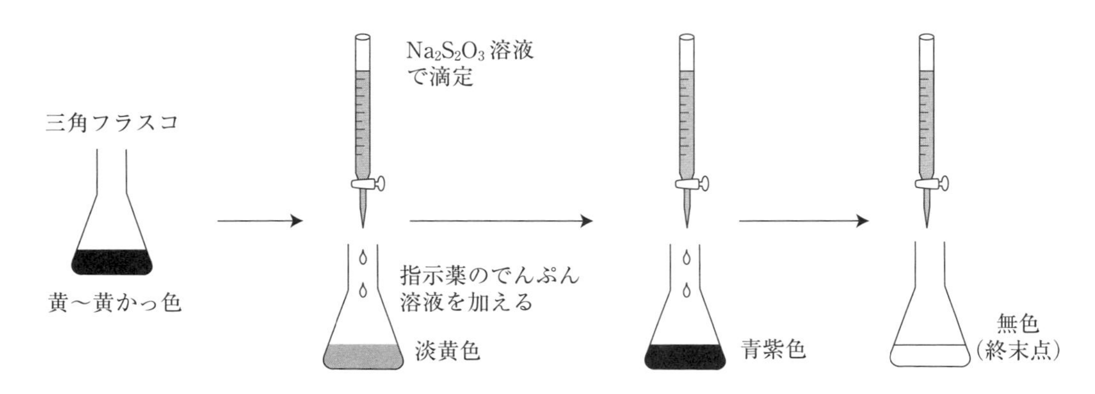

$$MnSO_4 + 2KOH \longrightarrow Mn(OH)_2 + K_2SO_4 \cdots (1)$$
$$Mn(OH)_2 + O \longrightarrow H_2MnO_3 (\text{亜マンガン酸}\downarrow) \cdots (2)$$
$$2KI + 2H_2SO_4 + H_2MnO_3 \longrightarrow MnSO_4 + K_2SO_4 + 3H_2O + I_2 \cdots (3)$$
$$I_2 + 2Na_2S_2O_3 \longrightarrow 2NaI + Na_2S_4O_6 \cdots (4)$$

図 9.27　DO 測定時の反応式および操作法
（澤村良二，濱田　昭編（1991）衛生試験法の要点と演習，p.167-168，南江堂）

の値は増大し，気温もしくは塩濃度が高くなると DO の値は低下する．

測定法としては，ウインクラー法が用いられる．試料に硫酸マンガンとアルカリ性ヨウ化カリウムを加えると亜マンガン酸を生じ，硫酸酸性下で遊離したヨウ素をチオ硫酸ナトリウムで滴定する方法であり，その反応式および操作法を図 9.27 に示す．なお，アルカリ性ヨウ化カリウム水溶液中には，亜硝酸の妨害を防ぐためアジ化ナトリウム，および第二鉄塩の妨害を防ぐためフッ化カリウムが添加されている．

2）生物化学的酸素要求量 biochemical oxygen demand（BOD）

生物化学的酸素要求量（BOD）とは，水中に存在する有機物が好気性微生物により酸化される際に消費する酸素量を mg/L で表したものである．BOD には第一段階の BOD と第二段階の BOD があり，前者は主に炭素化合物の酸化によるもので，後者はさらに窒素化合物の酸化（硝化）を含んだものである（図 9.28）．

BOD は，通常 20℃で 5 日間に消費される DO で表され，この DO はウインクラー法を用いて測

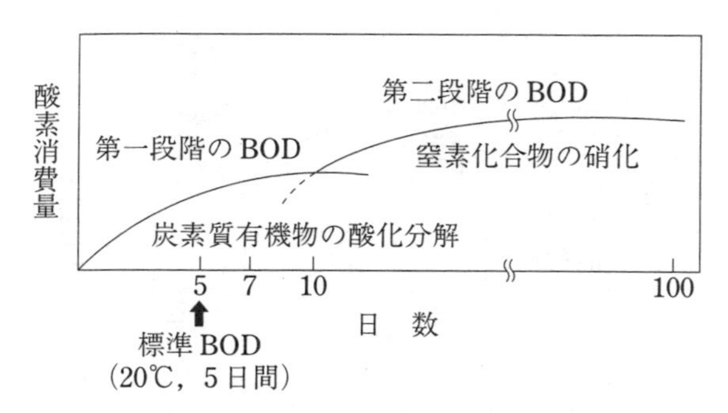

図 9.28　汚水の酸素消費曲線

（澤村良二，中村健一編（1993）薬学領域の公衆衛生学，p.272，南山堂）

定される．なお，第一鉄塩や亜硝酸塩などの還元性無機物を含んだ試料では，非生物学的に短時間（15分）でDOが消費され，このときの酸素消費量は瞬時酸素要求量 immediate dissolved oxygen demand（IDOD）といわれる．

また，微生物によって分解されないフミン質などの難分解性有機物質の量はBODの値として反映されない．

3）化学的酸素要求量 chemical oxygen demand（COD）

化学的酸素要求量（COD）とは，水中に存在する被酸化物が酸化剤（二クロム酸カリウム，過マンガン酸カリウム）により酸化分解される際に消費する酸素量を mg/L で表したものである．測定法には，酸性高温過マンガン酸法，アルカリ性過マンガン酸法，二クロム酸法などがある．測定法によって酸化力が異なり，アルカリ性過マンガン酸法＜酸性高温過マンガン酸法＜二クロム酸法の順に酸化力が大きい．酸性高温過マンガン酸法あるいは二クロム酸法は塩化物イオンによる妨害を受けるためそれぞれ硝酸銀あるいは硫酸銀を加え，塩化銀として沈殿させている．アルカリ性過マンガン酸法は塩化物イオンによる妨害を受けないため海域の環境基準の試験法に定められている．COD_{Mn} のほか，COD_{OH}，COD_{Cr} も JIS に採用されているため，酸性高温過マンガン酸法の操作法を図 9.29 に示す．試料に硝酸銀を加え，塩化物イオンを除去し，硫酸酸性下で過マンガン酸カリウムを加え，100℃で30分加熱する．その後，シュウ酸ナトリウムで脱色後，過マンガン酸カリウムで滴定する．

4）浮遊物質 suspended solid（SS）

浮遊物質（SS）とは大きさ2 mm 以下の水中に浮遊する有機性および無機性の成分を mg/L で表したものである．試料をそのまま蒸発乾固した量（蒸発残留物）から試料をろ過後，蒸発乾固した量（溶解性蒸発残留物）を減じた値である．水中の SS 量が多くなると，魚類の斃死や水生植物の光合成妨害を引き起こす．

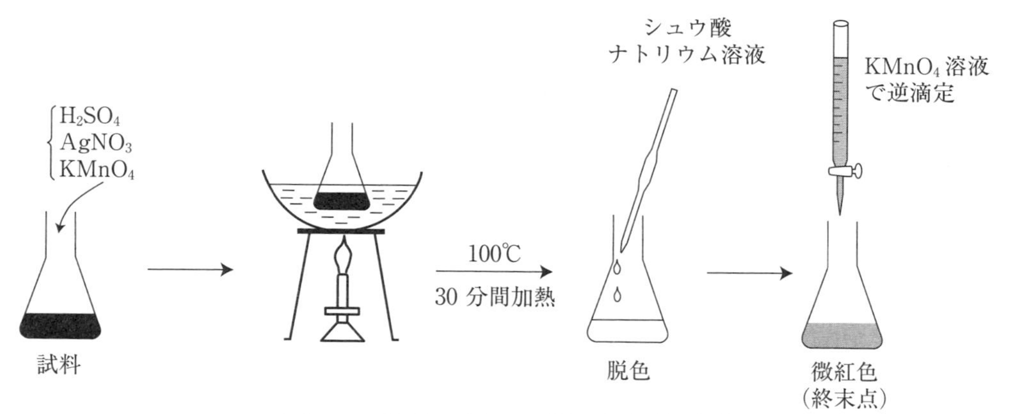

図 9.29　酸性高温過マンガン酸法の操作法
（澤村良二，濱田　昭（1991）衛生試験法の要点と演習，p.172，南江堂）

5）*n*-ヘキサン抽出物質

海域における油分による水質汚濁指標であり，*n*-ヘキサン層に分配されて抽出される比較的揮散しにくい鉱物油などの不揮発性油分の量である．なお，農薬なども抽出される．

6）全窒素と全リン

全窒素とは水中に含有される窒素化合物の総量，全リンとは水中に含有される無機および有機リン化合物の総量である．これらは富栄養化の制限因子として湖沼，海域において測定されている．

7）全亜鉛，ノニルフェノール，直鎖アルキルベンゼンスルホン酸及びその塩

水生生物への影響を把握するために測定されている．

8）大腸菌群

し尿汚染を把握するために測定されている．ここでいう大腸菌群とは，グラム陰性無芽胞の桿菌で，乳糖を分解して酸と二酸化炭素を発生する好気性または通性嫌気性の菌をいう．

9.4.3　水質汚濁

汚染のない自然の状態を保っている河川や湖沼などの水域環境においては，栄養塩類である炭素，窒素，リンなどの物質収支がバランスよく保持されている．そのため，これらの環境水のもっている固有の浄化能力を超えて，人間生活によって生じる生活雑排水，工場排水，農業排水などが水域環境に流入すると，これらが水域に生息する生物に障害を与えるとともに水域環境を悪化させ，さらに生活環境を悪化させ，ヒトの健康を損なうような有害な影響を与える場合もある．

A　自然水域の浄化作用 self purification

汚濁した河川，湖沼は物理的作用，化学的作用あるいは生物学的作用によって清浄な元の状態に戻ろうとする．このような現象を**水の自浄作用**という．実際の水域における自浄作用は汚濁物質の物理的，化学的，生物学的浄化の総合的な作用である．

① **物理的作用**：河川は流下するに従って支川などが合流し，河川の水量が増えることによって希釈され，流下過程において浮遊物質は凝集し，これがさらに溶解性物質を吸着して底層に沈殿することによって，河川の水質は清浄になる．しかし，沈殿物の堆積によって底質が悪化することもある．この沈殿による浄化効果は，湖沼のほうが河川に比べ一般に大きい．

② **化学的作用**：水中には大気の接触や緑藻類の光合成によって常に酸素が補給されているため，溶存酸素は水中の可溶性金属イオンを酸化し，不溶性酸化物として沈殿させる．また，溶存酸素が不足すると還元反応が進行する．さらに水中においては加水分解反応も進行し，これらの反応およびイオン反応が相互に反応した結果，沈殿が生じ，可溶性無機物質が減少する．

③ **生物学的作用**：水中有機汚濁物質の分解は，微生物の作用によるところが多い．この作用には好気性微生物および嫌気性微生物による場合がある．図9.30に有機物の好気性および嫌気性微生物による分解経路を示す．

好気性分解：水中に溶存する有機物が好気性細菌によって無機化され，最終的に二酸化炭素（CO_2），硝酸塩（NO_3^-），硫酸塩（SO_4^{2-}）およびリン酸塩（PO_4^{3-}）になる．通常，水中の藻類は日中遊離炭酸（溶存炭酸ガス：CO_2）と太陽光を利用して炭酸同化作用（光合成）によって水域に溶存酸素を供給し，間接的に水質浄化に関与している．好気性細菌は溶存酸素の存在下において自己増殖のために水中有機物を利用する．また原生生物は，細菌や藻類などの固形の有機物を捕食する．このような食物連鎖の間では有機物は酸化され，最終的には無機質となる．ここで発生する原

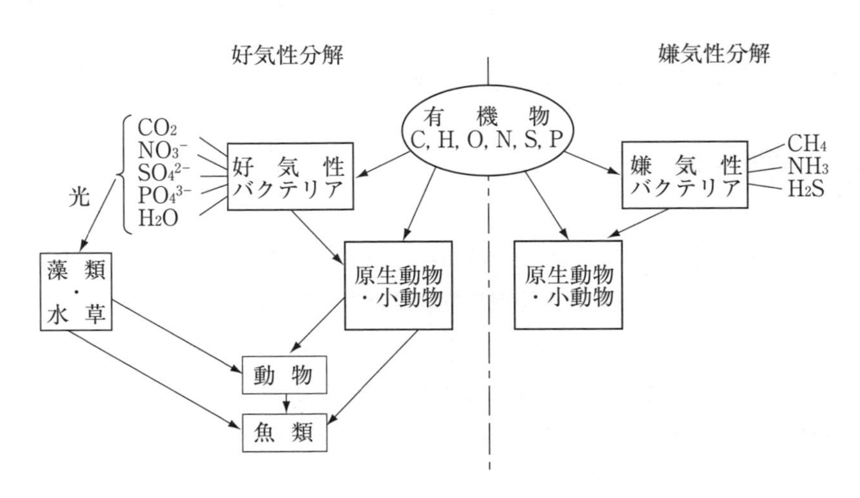

図9.30　水中有機物の好気性および嫌気性分解経路

生生物はさらに上位の昆虫などの小動物に利用される．

嫌気性分解：有機汚染物質により汚濁の進行した溶存酸素の存在しない水域において起こる．このような場合，嫌気性細菌は有機物の構成因子としての結合酸素を利用して酸化し，最終的にメタン（CH_4），アンモニア（NH_3），硫化水素（H_2S）や酢酸などの低級脂肪酸などを生成する．これら嫌気性分解による生成物は異臭を発生し，流域環境を悪化し，魚類などにも影響を与える．

B 水域における酸素平衡

水域に有機性汚水が流入すると，生物学的酸化による浄化作用によって水中の溶存酸素が消費される．これに対して，大気からの O_2 の溶解，溶存酸素に富んだ清浄な水の流入，水中の緑藻類の光合成作用などによって O_2 が補給されている．これらによる酸素供給を**再曝気反応**という．

有機性汚水が流入した河川流下方向の溶存酸素の分布は，一般に図 9.31 に示すような曲線で表される．この曲線は**溶存酸素垂下曲線**（sag curve）と呼ばれる．垂下曲線は初めの部分において溶存酸素の減少が認められるが，これは好気性細菌による有機物の分解に伴う酸素消費（**脱酸素反応**）が，大気中 O_2 が水に吸収される再曝気反応による酸素供給よりも大きいことを示している．さらに水が流下し，ある程度時間が経過すると，有機物の分解が終わりに近くなり，脱酸素反応より再曝気反応が優先し支配的になり溶存酸素が回復してくる．

溶存酸素は清浄な水では，通常 8 ～ 10 mg/L（20℃の飽和溶存酸素量は 8.84 mg/L）である．魚類の生息には 5 mg/L 以上必要であり，3 ～ 4 mg/L より低下すると生息は不可能になる．汚濁が進行すると溶存酸素が欠乏し，嫌気的分解が進行し水域は腐敗して悪臭を発し，水質の回復は難しくなる．BOD 10 mg/L が悪臭発生限界であるといわれている．

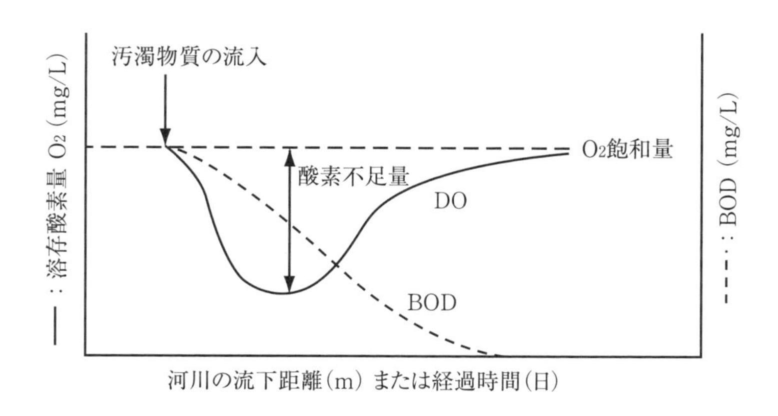

図 9.31 溶存酸素垂下曲線と BOD の関係

C 富栄養化

水域では太陽光エネルギーを利用して，炭素，窒素，リンなどの無機塩を栄養素として，緑藻類や藍藻類などの植物性プランクトンが光合成を営んで生育している．河川，湖沼などの水域において次第に栄養塩類が増加してくること，特に水の停滞した閉鎖性水域において，植物性プランクトンが異常増殖して生物生存量（生物個体量）の多い状態にあることを**富栄養化** eutrophication という．富栄養化の制限因子は，窒素（N）とリン（P）であり，これらの汚染源としては，生活雑排水の寄与が大きい．

赤潮 red tide：瀬戸内海，大阪湾，東京湾，伊勢湾などの閉鎖性海域において，生活雑排水や工場排水の流入に起因した植物性プランクトンの異常繁殖により，海面が赤色や褐色を呈することがある．これを**赤潮**という．この赤潮発生の原因プランクトンとしては鞭毛藻類，滑鞭毛藻類，珪藻類，藍藻類などがある．また，赤潮による被害としてはハマチ，カキ，ホタテなどの養殖魚介類の大量斃死がある．この原因としては，異常繁殖したプランクトンがえらに付着することによる窒息やプランクトンに含まれる毒素などが考えられている．

青潮 blue tide：大量発生したプランクトンの死骸や有機物が下層へ沈降し，これらが堆積した底層では細菌による有機物の酸化分解に大量の酸素が消費され，貧酸素水塊が形成される．この水塊が表層に上昇し，青色から白濁色を呈するようになる．これを**青潮**という．

貧酸素水塊 anoxic water mass：プランクトンが異常増殖した場合，最終的にプランクトンは死骸となって海底に堆積する．また，生活および工業排水などに含まれる固形有機物はヘドロとなって海底に堆積する．堆積した有機物が細菌によって分解される際，酸素が大量に消費され，酸素が極端に減少した**貧酸泰水塊**が形成される．この水塊中では嫌気的分解が優先し，大量の硫化水素が生成する．貧酸素水塊は酸素濃度が低いだけでなく，有害な硫化水素を含んでいるために腐卵臭の発生や魚介類の大量斃死が引き起こされる．

水の華 water bloom：霞ケ浦，諏訪湖，相模湖，琵琶湖などの淡水湖の閉鎖性水域において生活雑排水などの栄養塩類が流入すると，藍藻類の一種である**アオコ** ***Microcystis*** などが異常繁殖して，湖面が緑色の華（水の華）を咲かせたようになる．水の華による影響には透視度の低下，プランクトンの死骸による悪臭，溶存酸素の減少による生態系の変化などがある．また，湖沼，ダム湖や貯水池などを水源としている都市水道においては，富栄養化により生じた水の華によって異臭（カビ臭）味問題が発生している（表 9.16）．

表 9.16　カビ臭の発生の特徴

発生地域	日本全土にわたる．ただし，北緯 35 度以南，標高 300 m 以下に集中
時　　期	春 5 ～ 6 月，秋 9 ～ 10 月に発生頻度高い．
窒素とリン （循環期）	無機態窒素　　0.3 mg/L 以上 リン酸態リン　0.006 mg/L 以上
カビ臭発生 と 原因生物	珪　藻：***Synedora*** 藍　藻：***Anabaena*, *Phormidium*, *Oscillatoria*** 放線菌：***Streptomyces***
発生著しい 貯水池の特徴	貯　水　量　10 万トン以上 集水域人口　20 人以上（貯水容量 10,000 m^3 に対して 1 日当たり） 観光地または養魚池のあるもの

代表的なカビ臭物質としては**ジェオスミン** geosmin と **2-メチルイソボルネオール**（2-MIB）がある（図 9.32）．この異臭味原因物質は，水源の富栄養化に伴ってある種の放線菌（***Streptomyces*** 属）や ***Anabaena*** 属，***Phormidium*** 属，***Oscillatoria*** 属などの藍藻類が繁殖する際に産生される 2 次代謝物である．また，これら藍藻類のうちミクロキスティス ***Microcystis*** が産生する 2 次代謝物として**ミクロシスチン** microcystin がある．このミクロシスチンは肝臓毒であり，7 個のアミノ酸からなる環状ペプチドで，構成するアミノ酸の種類によってミクロシスチン-LR，-RR，-YR，-LA などがある．

また，アルカロイドに分類される毒素には，***Anabaena*** 属，***Aphanizomenon*** 属，***Cylindrospermopsis*** 属などが産生するアナトキシン-a，アナトキシン-a(s)，アファントキシン，シリンドロスパーモプシンなどが知られている．このうち，アナトキシン-a，アナトキシン-a(s)，アファントキシンは神経毒を，シリンドロスパーモプシンは肝臓毒を示すことが明らかとなっている．

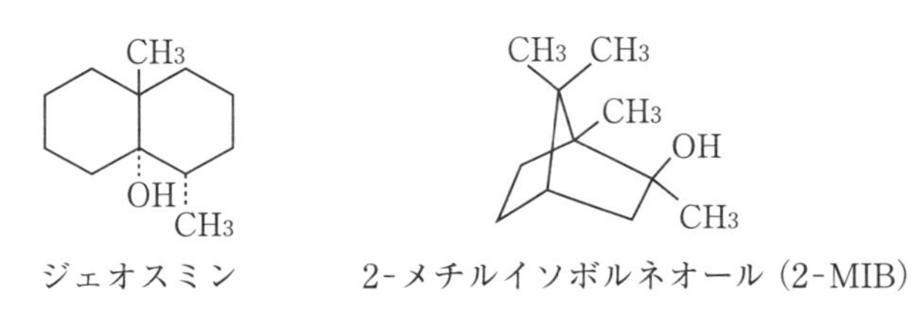

図 9.32　異臭味成分の構造式

9.5 空　　気

地球が誕生し，水棲植物が発生してその光合成により地球大気中に酸素が発生した．この溶存酸素を利用する水棲動物，さらに陸上動物へと進化してきた．このうち水棲ならびに陸上の植物は昼間には光合成をして二酸化炭素から酸素を生成し，夜間には呼吸をして二酸化炭素を発生してそのバランスが保たれ，現在の地球環境，すなわち空気の組成が決定されたわけである．空気とは大気圏の下層部分（地上 10 ～ 12 km まで）にあたる生物圏を構成する気体で，組成はほぼ一定である．表 9.17 に示したように窒素（約 78%）と酸素（約 21%）で 99% を占める．残りの 1% の大部分はアルゴンであり，カリウムの放射性同位元素である ^{40}K の崩壊で生成したものである．微量成分である二酸化炭素（0.038%）は化石燃料（石油や石炭など）の消費拡大や，森林の伐採により増加の傾向にあり，地球温暖化による地球の危機が叫ばれている．

一方，空気中には，微量の水分（1 ～ 4%）や固体の浮遊微粒子も含まれている．

表 9.17　乾燥空気の成分

主要成分	濃度（v/v%）
乾燥空気	100
窒素　（N_2）	78
酸素　（O_2）	21
アルゴン　（Ar）	0.93
二酸化炭素（CO_2）	0.038

微量成分	濃度（ppm）
ネオン　（Ne）	18
ヘリウム　（He）	5.24
メタン　（CH_4）	1.8
クリプトン（Kr）	1.14
水素　（H_2）	0.5
亜酸化窒素（N_2O）	0.32
キセノン　（Xe）	0.086
オゾン　（O_3）	0.01

9.5.1　空気と呼吸

空気中の酸素濃度は表 9.17 のように約 21% であり，生体は空気中の酸素を取り入れて組織に供給し，組織で産生された二酸化炭素を排出して生命を維持しており，この働きが呼吸である．したがって呼吸という作業が正常に行われるためには，肺に十分な空気が入り，すべての肺胞に空気が均等に分布し，さらに肺胞と血管との間で，酸素と二酸化炭素の交換が正しく行われるという肺の働きと，血液中に入った酸素がヘモグロビン（Hb）によって組織に運ばれるという血液の働きとが正常に行われることが必要となる．

ヒトは安静時，健康な成人は 1 回平均 500 mL の空気を，1 分間およそ 12 ～ 15 回呼吸している．ただし，呼吸数や換気量は，喜怒哀楽の感情で激しく変わり，また意識的にも変えることができる．健康人の吸気と呼気の時間的比率はおよそ吸気：呼気（2：1）であるが，実際に息を吸ったり吐いたりする時間はほぼ等しく，呼気の終わりにはまったく空気の流れのない休止期が存在する．通常，吸入毒性を評価する場合，大人 1 人が 1 日当たり 15 m^3 の空気を吸入すると考えられている．

正常人が空気を呼吸している場合，**動脈血酸素分圧**は 90 mmHg 前後，ヘモグロビンの酸素飽和度は約 96% 前後であり，動脈血 100 mL 中に約 20 mL の酸素を含有している．通常，動脈血酸素分圧が 60 mmHg 以下となれば，臨床的には低酸素症といわれる．しかし，60 mmHg の酸素分圧でも酸素飽和度はなお 90% 近くあり，この程度ではすぐに組織の酸素不足が起こるわけではない．

低酸素症の中には病的なものもあるが，高山に登ったときや，飛行機が高所に上昇したとき気圧の低下により酸素分圧が低下して急性酸素欠乏症，いわゆる**高山病**を引き起こす．逆に潜函内などの高圧環境下での作業などではガス分圧が上昇するため，過剰の酸素や窒素が血液中に溶解し，減圧環境下で血液中に気泡を発生するため血流障害を引き起こす．これを潜水病，潜函病（減圧症）という．一方，空気中の酸素濃度が 18% 以下の状態を酸素欠乏といい，空気中の酸素濃度が 11 ～ 12% になると低酸素血症を起こし，10% 以下で呼吸困難，7% 以下で死に至る．

呼吸により，肺胞で酸素と二酸化炭素との間でガス交換が行われるが，これは表 9.18 に示す大気中と肺胞気中の窒素，酸素，水蒸気および炭酸ガスの分圧が関与しており，肺動脈に酸素が送り込まれてヘモグロビンと結合し，逆に肺静脈中の炭酸ガスはガス交換されて呼気中には二酸化炭素

表 9.18 肺胞気と大気のガス分圧 mmHg と濃度（%）

	肺胞気（呼気）	大気（吸気）
N_2	569.0 mmHg（74.9%）	597.0 mmHg（78.62%）
O_2	104.0 mmHg（13.6%）	159.0 mmHg（20.84%）
CO_2	40.0 mmHg （5.3%）	0.15 mmHg（0.04%）
H_2O	47.0 mmHg （6.2%）	3.85 mmHg （0.5%）

と水蒸気が排出される.

9.5.2 大 気

A 大気汚染物質

ヒトの生活ならびに産業活動に伴って発生するさまざまな汚染物質のうち，一酸化炭素，二酸化炭素，窒素酸化物，硫黄酸化物などの**ガス状物質**や，ばい煙，ばいじん，粉じんなどの**粒子状物質**などは大気中に放出される．これら大気汚染物質は呼吸によって経気道経由で肺に侵入し，物質によっては呼吸器のうち鼻腔に続く咽頭，気管（上気道），気管支，肺胞などに障害を及ぼすことになる（図 9.8 参照）.

大気汚染物質は，発生源から直接大気へ排出される**一次汚染物質**と，一次汚染物質から光化学反応などによって生成する**二次汚染物質**に分けられる.

一次汚染物質 ——— 二酸化硫黄，窒素酸化物，一酸化炭素，浮遊粒子状物質など

二次汚染物質 ——— 光化学オキシダント，硫酸ミストなど

また，発生源は工場，家庭などの固定発生源と自動車などの移動発生源に分けることもできる．大気汚染は，人為的な活動によって生じる有害物質が大気を汚染する状態であり，火山の噴火などの自然災害によるものは含まれない.

1）硫黄酸化物

硫黄酸化物（SO_x）は二酸化硫黄（SO_2），三酸化硫黄（SO_3），硫酸ミストの総称であり，SO_2 について環境基準が定められている．硫黄分を含む石油，石炭，重油などの化石燃料が燃焼するとき，燃料中の硫黄が酸化されて SO_2 が発生し，空気中で酸化されると SO_3 になる．また，紫外線の存在下では大気中の水分と反応して硫酸ミストが生成する．主な発生源はボイラーなどの燃料燃焼装置で，特に燃料として石炭を使用する場合に多く発生する.

SO_x については，**施設単位の排出基準**と高汚染地域における**工場単位の総量規制基準**に基づき，規制が実施されている．施設単位の排出基準は ***K* 値規制**（量規制）と呼ばれ，補正された排出口（煙突）の高さとその地域ごとに定められた定数 *K* の値に応じて排出量の許容濃度が定められている．すなわち，全国一律の排出基準では，煙突の多い大都市では地域的に SO_x の濃度が環境基準

を超えてしまうことがあるので，煙突1本ごとに排出量を決め，地域ごとに*K*値で規制しているものである．*K*の値（3.0～17.5の16ランクが設定）は小さいほど，規制基準が厳しくなる．以下の式により計算する．

$$q = K \times 10^{-3} He^2$$

q　：硫黄酸化物の許容排出量（Nm^3/h）

K　：地域別の常数（3.0～17.5の16ランク）

He：有効煙突高さ（排煙の吹き上げ効果による補正を行った排出口の高さ）(m)

許容排出量を超える場合は，有効煙突高さを高くすれば許容範囲以下にできる．

SO_2は気道など呼吸器に対する刺激作用をもち，粘膜に炎症を起こす．このため，ぜん息様の痙れん性の咳，気管支炎などの症状を呈し，咳の頻発は二次的に心臓に負担を与え，心肺機能に悪影響をもたらす．このような呼吸系の器官に対する刺激は，SO_2が酸化されて生じる硫酸ミストが共存すると激化する．四日市ぜん息などの公害病や世界的にはロンドン型スモッグの原因物質であり，また，森林や湖沼などに影響を与える酸性雨の原因物質であることが知られている．

2）窒素酸化物

窒素酸化物（NO_x）のうち大気汚染で重要なものは，二酸化窒素（NO_2）と一酸化窒素（NO）である．NO_xには，化石燃料中に含まれる窒素分が燃焼時に酸化されて生成するフューエルNO_xと，空気中の窒素が高温燃焼時に酸化されて生成するサーマルNO_xがあり，生成量はサーマルNO_xの方がフューエルNO_xより圧倒的に多い．これらの燃焼過程では主にNOが生成し，空気中で容易に酸化されてNO_2になる．NO_xは工場のボイラー（固定発生源）や自動車（移動発生源）などにより発生する．しかし大気汚染については，NO_xの発生源は主として自動車の排気ガスであり，特に高速で走行しているときに多く排出される．

NOの生体影響は，O_2とヘモグロビン（Hb）との結合を妨害し，ヘモグロビンと結合してニトロソヘモグロビン（NO-Hb）を生成する血液毒である．Hbに対するO_2，CO，NOの結合能を比較するとO_2-Hb：CO-Hb：NO-Hb ≒ 1：300：30万となり，NOはCOよりも強くO_2の運搬を阻害する．

NO_2の毒性は気道粘膜の水分と反応（$2NO_2 + H_2O \longrightarrow HNO_2 + HNO_3$）して，亜硝酸や硝酸を生成し，気道や肺胞に強い炎症を起こし，気管支や肺に障害が生じる．低濃度NO_2の長期曝露による障害は，呼吸器に見られ，末梢気道上皮細胞の増殖と肺においては脂質の過酸化などの障害が生じ，重篤な場合は典型的な病変である肺気腫を生じる．また，高濃度のNO_2はヘモグロビンと容易に結合してメトヘモグロビンを形成し，メトヘモグロビン血症を誘発する．

また，NO_xはそれ自身が大気汚染物質であるだけでなく，光化学オキシダントや酸性雨の原因物質であることが知られている．

3）一酸化炭素（CO）

COは大気の微量常在成分である．大気中のCOは燃料等の不完全燃焼によって発生し，主として自動車がその発生源と考えられている．とくにアイドリング時や減速時に多く発生する．

COの人体影響は，血液中のヘモグロビン（Hb）と結合してCO-Hbを生成するため，HbによるO_2の組織への運搬量を減少させる．その結果，組織内はO_2欠乏状態になる．COのHbに対する親和性は，O_2のHbに対する親和性に比べて200～300倍高い．

また，COは温室効果ガスである大気中のメタンの寿命を長くすることが知られている．

4）浮遊粒子状物質

大気中には気体ばかりでなく，微小な固体または液体の粒子も浮遊しており，**粒子状物質**または**エアロゾル**と呼ばれる．粒子状物質は，沈降しやすい「降下ばいじん」と沈降しにくい「浮遊粉じん」に大別される．さらに浮遊粉じんは，環境基準の設定されている浮遊粒子状物質とそれ以外に区別される．浮遊粒子状物質は，存在形態から表9.19のように分類される．また，発生源から直接大気中に放出される一次粒子と，窒素酸化物や硫黄酸化物，揮発性有機化合物などのガス状物質が大気中で粒子状物質に変化する二次生成粒子に分けることもできる．一次粒子の発生源には，工場，事業場のばい煙中のばいじん，ディーゼル自動車排出ガス中の黒煙などの人為的発生源と，黄砂や土壌の巻き上げ等の自然発生源がある．

表9.19　浮遊粒子状物質の種類

形　態		成　因	直径（μm）	例
粉じん dust	固体	燃料の燃焼，無機物，有機物固体の粉砕，分散	1～150	鉱物性粉じん
ヒューム fume	固体	昇華，蒸留，燃焼で生成した気体分子が冷えてコロイド状となったもの	0.1～1.0	Pbヒューム，Zn蒸気からZnOの生成
ミスト（霧） mist	液体	液体分散，液体凝縮による球状の液滴コロイド	0.5～30	硫酸ミスト
煙 smoke	固・液体	有機物の不完全燃焼で生じた有機性微粒子	0.01～0.1	タバコ，石炭，油，木材の燃焼による煙
もや fog	液体	気体凝縮で生じた微細液滴	0.1～100	大気汚染のスモッグ

わが国では，大気中に浮遊する粒子状物質のうち，粒径が10 μm以下のものを**浮遊粒子状物質** suspended particulate matter（**SPM**または**PM10**）と定義し，環境基準が設定されている．浮遊粒子状物質は微小なため大気中に長時間滞留し，肺や気管等に沈着して呼吸器に悪影響を与える．粒径が10 μm以上では，鼻腔面や咽頭壁で捕捉され肺胞に入りにくい．粒径10 μm以下の粉じんは吸入性粉じんと呼ばれ，5～10 μmの粒子は上気道粘膜に捕捉され喀痰として排出される．しかし，特に1～5 μmの粒子は肺胞まで侵入しやすく，0.1 μm以下のより細かい粒子は肺胞に沈着し

障害を起こしやすい．そのため，吸入性粉じんと呼ばれる粒径10μm以下の粒子状物質がヒトの健康に重要である．これらの粒子は，呼吸によって容易に気道を通過し肺胞に到達するため，肺胞に吸入された無機微粒子は，食細胞に摂取されて間質に移行するか，あるいはリンパ節に運ばれて，線維化結節をつくる．これが反復して繰り返され塊状巣を生成し，肺機能を著しく障害する．この症状が**じん肺症**である．じん肺は粒子状物質の種類によって，ケイ肺，滑石肺，アルミナ肺，**アスベスト肺**，炭素肺などに分類される．アスベストは肺がん，特に悪性中皮腫を引き起こすことから，特定粉じんに定められている．

近年，浮遊粒子状物質のなかでも，粒径が2.5μmより小さい**微小粒子状物質（PM2.5）**の健康影響が懸念されている．PM2.5は，発生源から直接排出される一次粒子と，大気中での光化学反応等によりガス成分（VOC，NO_x，SO_x 等）から生成される二次粒子に分類される．わが国では2009年にPM2.5の環境基準が定められている．米国の疫学調査により，呼吸器・循環器系疾患による死亡や発症との関連性が示されている．**ディーゼル排出微粒子** diesel exhaust particles（**DEP**）は，粒径1μm以下の粒子を多く含み，多環芳香族炭化水素などの有害成分の含有量が高く，発がん性，気管支ぜん息や花粉症などアレルギー性疾患をはじめとする健康への影響が懸念されている．

5）光化学オキシダント

光化学オキシダントとは，自動車や工場から排出された窒素酸化物（NO_x）や炭化水素類などの一次汚染物質が太陽光，特に紫外線照射により反応（光化学反応）して二次的に生成する酸化性物質の総称である．いわゆる光化学スモッグの原因となり，高濃度では粘膜を刺激し，呼吸器への影響を及ぼすほか，農作物など植物にも影響を与える．光化学オキシダントの80～90%は**オゾン** ozone（O_3）であり，ほかに，**パーオキシアセチルナイトレート** peroxyacetylnitrate（PAN）などの有機過酸化物やホルムアルデヒド，アクロレインなどが含まれている．

光化学オキシダントの生成は次のように考えられている．

$$2NO + O_2 + M \longrightarrow 2NO_2 + M \quad (\text{M：非メタン炭化水素})$$

$$NO_2 \xrightarrow[320 \sim 400\ \text{nm}]{\text{光}} NO + O$$

$$O + O_2 + M \longrightarrow O_3 + M$$

生成した O_3 は，さらにオレフィン類や NO_2 などと反応してPANを生じると考えられる．例えば，2-ブテンと O_3，NO_2 は次式のように反応してPANを生成する．

$$CH_3CH{=}CHCH_3 + O_3 \longrightarrow \underset{\text{パーオキシラジカル}}{CH_3COOO\cdot} + \underset{\text{アルデヒド}}{CH_3CHO}$$

$$CH_3COOO\cdot + NO_2 \longrightarrow CH_3COOONO_2(\text{PAN})$$

炭化水素類のうち，光化学オキシダントの原因となるのは，光化学反応性の乏しいメタンを除いた各種の**非メタン炭化水素**（特にオレフィン類）である．非メタン炭化水素は，自動車から排出されるほか，塗装工場，印刷工場などからも排出される．非メタン炭化水素の多くは揮発性有機化合物（VOC）であり，VOC は光化学オキシダントの原因物質になり得る．

光化学オキシダントは，粘膜への刺激が強く，呼吸器へ悪影響を及ぼす．O_3 は容易に肺の深部にまで到達し，咳をはじめ，胸部圧迫感，胸骨下の疼痛，唾液増加，粘液の喀出などの症状を引き起こす．PAN やアルデヒド類はいずれも眼を刺激する物質であり，光化学スモッグの被害の原因物質である．光化学オキシダントが 0.3 ～ 0.8 ppm で鼻・咽頭の刺激，のどの渇きが起こり，1 ppm で大部分が頭痛，のどの刺激，息苦しさを感じる．また，農作物など植物への影響も指摘されている．ロサンゼルス型スモッグの原因物質であるほか，O_3 は二酸化炭素よりもはるかに強い温室効果をもっていることが知られている．

6) その他

低濃度長期曝露による健康影響を未然に防止する観点から，ベンゼン，トリクロロエチレン，テトラクロロエチレンは 1997 年に，ジクロロメタンは 2001 年に環境基準が設定されている．ダイオキシン類は，炭素・酸素・水素・塩素が加熱される過程で非意図的に生成し，発がん性などの観点から社会的関心が高く，1999 年に環境基準が定められている．

B 大気汚染の現状

ヒトの健康を保護し生活環境を保全する上で維持されることが望ましい基準として，「大気汚染に係る環境基準」が環境基本法において設定されている．現在，環境基準が定められている大気汚染物質は，二酸化硫黄，二酸化窒素，一酸化炭素，浮遊粒子状物質，光化学オキシダントの 5 項目と，年平均値が決められた有害大気汚染物質（ベンゼン，トリクロロエチレン，テトラクロロエチレン，ジクロロメタン）と，微小粒子状物質，ダイオキシン類である（表 9.20）．

これらの「大気汚染に係る環境基準」を達成し，大気汚染を防止するための法規制として「大気汚染防止法」が制定されている．工場・事業場など固定発生源の排出基準や自動車排出ガスの許容濃度が定められており，事業者等はこの基準を守らなければならない．主な規制対象を表 9.21 に示した．

自動車等の移動発生源対策としては，大気汚染防止法に基づく排出規制のほか，自動車交通量が多い地域では 2001 年より「自動車から排出される窒素酸化物及び粒子状物質の特定地域における総量の削減等に関する特別措置法」(**自動車 NO_x・PM 法**）が適用されている．埼玉，千葉，東京，神奈川，愛知，三重，大阪，兵庫において，NO_x と PM の排出量が少ない車の使用を義務づける車種規制などの措置が実施されている．また，浮遊粒子状物質と光化学オキシダント対策の一環として，**揮発性有機化合物** volatile organic compounds（VOC）が関係することから，2006 年より VOC の排出規制が開始されている．VOC とは常温常圧で空気中に容易に揮発する有機化合物の総称であり，トルエン，キシレン，酢酸エチルなど多種多様な物質が含まれる．VOC の排出を抑制

表 9.20　大気汚染に係る環境基準

1. 大気汚染に係る環境基準

項　目	環境上の条件
二酸化硫黄（SO_2）	1時間値の1日平均値が0.04 ppm以下であり，かつ，1時間値が0.1 ppm以下であること
二酸化窒素（NO_2）	1時間値の1日平均値が0.04 ppmから0.06 ppmまでのゾーン内またはそれ以下であること
一酸化炭素（CO）	1時間値の1日平均値が10 ppm以下であり，かつ，1時間値の8時間平均値が20 ppm以下であること
浮遊粒子状物質（SPM）	1時間値の1日平均値が0.10 mg/m^3以下であり，かつ，1時間値が0.20 mg/m^3以下であること
光化学オキシダント（O_x）*	1時間値が0.06 ppm以下であること

*光化学オキシダントとは，オゾン，パーオキシアセチルナイトレートその他の光化学反応により生成される酸化性物質（中性ヨウ化カリウム溶液からヨウ素を遊離するものに限り，二酸化窒素を除く）をいう．

2. 有害大気汚染物質に係る環境基準

項　目	環境上の条件
ベンゼン	1年平均値が0.003 mg/m^3以下であること
トリクロロエチレン	1年平均値が0.2 mg/m^3以下であること
テトラクロロエチレン	1年平均値が0.2 mg/m^3以下であること
ジクロロメタン	1年平均値が0.15 mg/m^3以下であること

3. 微小粒子状物質に係る環境基準

項　目	環境上の条件
微小粒子状物質($PM_{2.5}$)*	1年平均値が15 μg/m^3以下であり，かつ，1日平均値が35 μg/m^3以下であること

*粒径が2.5μmの粒子を50%の割合で分離できる分粒装置を用いて，より粒径の大きい粒子を除去した後に採取される粒子をいう．

4. ダイオキシン類に係る環境基準

項　目	環境上の条件
ダイオキシン類	1年平均値が0.6 pg-TEQ/m^3以下であること

するため，自動車からの炭化水素の排出規制に加え，工場等の固定発生源から排出規制，自主的取組の促進などの施策を講じ，大気環境の一層の改善を図っている．

大気汚染防止法では大気汚染状況の常時監視を都道府県に義務づけており，一般的な住宅地においては一般環境大気測定局（一般局），自動車排出ガスの影響を受けやすい道路周辺には自動車排出ガス測定局（自排局）が設置され，大気汚染物質をモニタリングして公表している．大気汚染状

表 9.21 大気汚染防止法における主な規制対象の大気汚染物質

ばい煙	・硫黄酸化物 ・ばいじん（いわゆるスス） ・有害物質（窒素酸化物，カドミウム，塩素，フッ素，鉛など）
揮発性有機化合物（VOC）	
粉じん	・一般粉じん（特定粉じんを除く粉じん） ・特定粉じん（アスベスト）
特定物質	アンモニア，一酸化炭素など 28 物質
有害大気汚染物質	・248 物質（このうち優先取組物質が 23 物質） ・指定物質（ベンゼン，トリクロロエチレン，テトラクロロエチレン）
自動車排出ガス	一酸化炭素，炭化水素，鉛化合物，窒素酸化物，粒子状物質

況の推移と環境基準達成率を図 9.33 および表 9.22 に示す．また，主な大気汚染物質の概要を表 9.23 に，代表的な測定法を表 9.24 にまとめて示す．

二酸化硫黄：かつては大気汚染の主要原因物質であったが，燃料に含まれる硫黄をあらかじめ取り除く脱硫，燃焼ガスから SO_2 を取り除く排煙脱硫などの対策が進められ，1960 年代後半をピークに以後減少した．近年は横ばい傾向にある．環境基準達成率は，一般局，自排局とも 2001 年度以降ほぼ 100% に近く，良好な状態が続いている．

二酸化窒素：1970 年代に入って工場排ガスの総量規制などにより徐々に減少した．自動車台数の増加により 1990 年代以降は横ばいの状態であったが，近年，緩やかな改善傾向がみられる．2015 年度の環境基準達成率は，一般局では 100%，自排局では 99.8% であり，自動車 NO_x・PM 法の対策地域も改善されている．しかし，関東地域では一部，環境基準を達成していない自排局がある．

一酸化炭素：1970 年代に比べて著しく改善され，1980 年代以降は漸減傾向を示している．すべての一般局，自排局において環境基準を達成しており，良好な状態が続いている．

浮遊粒子状物質：1970 年代に顕著に減少し，1980 年代以降は横ばいの状態であったが，近年徐々に改善されつつある．環境基準の達成状況は，ダイオキシン類対策特別措置法と自動車 NO_x・PM 法が成立し，焼却場からの排出とディーゼル車に対する規制が強化され，また排ガス対策を施した新車が増えた結果，2003 年度以降は改善された．2011 年度の達成率は黄砂の影響により一般局 69.2%，自排局 72.9% と大幅に低下したが，2015 年度は一般局 99.6%，自排局 99.7% となっている．

光化学オキシダント：1973 年をピークに以降は年度による変動が大きいものの，大まかには横ばい状態が続いている．環境基準の達成状況は極めて悪く，2015 年度の達成率は一般局で，自排局ともに 0% であり，依然として極めて低い水準となっている．光化学オキシダントについては，環境基準（1 時間値が 0.06 ppm 以下であること）が設定されているほか，「1 時間値が 0.12 ppm 以上で，気象条件からその状態が継続すると認められた場合」に光化学オキシダント注意報を発令

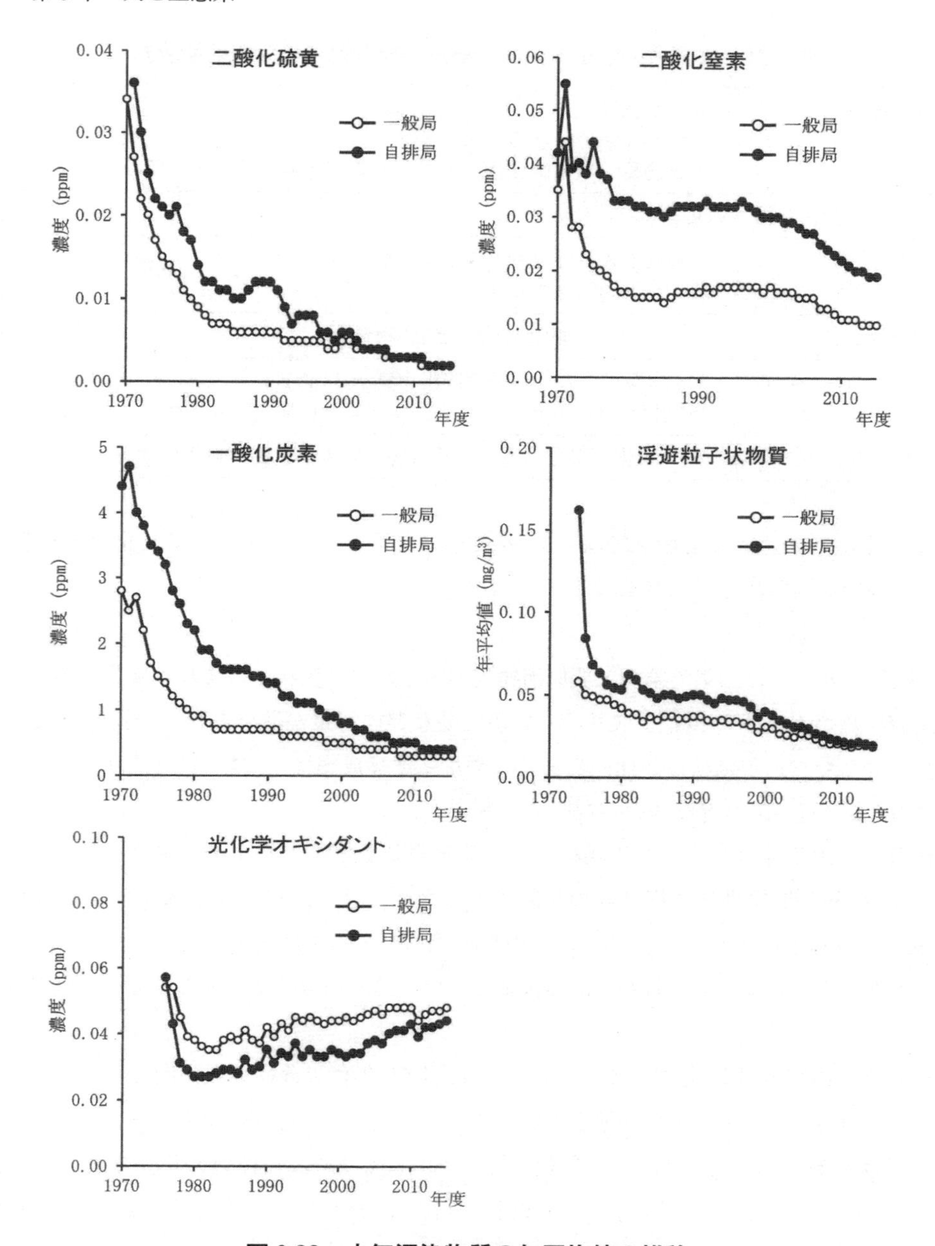

図 9.33　大気汚染物質の年平均値の推移

（平成 24 年度版日本の大気汚染状況（環境省 水・大気環境局編集）および環境省ホームページ http://www.env.go.jp/press/files/jp/105329.pdf より作成）

し，屋外での運動を避けるなど健康被害を防ぐための各種措置を講じることになっている．光化学オキシダントは気象条件により大きく左右され，注意報の発令回数は夏期に多い．注意報レベル以上の濃度日数は関東地域と一部の関西地域で多くなっている．

微小粒子状物質：2009 年に PM2.5 の環境基準が設定され，2015 年度環境基準達成率は一般局では 74.5%，自排局では 58.4% であった．中国において PM2.5 による深刻な大気汚染が発生し，わが国でも一時的に PM2.5 濃度の上昇が観測され，国民の PM2.5 に対する関心が高まっている．

表 9.22 大気汚染状況の推移と環境基準達成率

物 質	年次推移	2015年度環境基準達成率 %（測定局数）	
		一般局	自排局
二酸化硫黄	1970～1980年に著しく改善され，近年は横ばい傾向にある．	99.9 (974)	100 (51)
二酸化窒素	ほぼ横ばいながらゆるやかな改善傾向がみられる．	100 (1,253)	99.8 (400)
一酸化炭素	1970～1980年に著しく改善され，近年も漸減傾向にある．	100 (57)	100 (230)
浮遊粒子状物質	ゆるやかな改善傾向がみられる．	99.6 (1,302)	99.7 (391)
光化学オキシダント	環境基準の達成状況は極めて低い水準となっている．	0.0 (1,144)	0.0 (29)
微小粒子状物質	環境基準の達成状況は低い水準となっている．	74.5 (765)	58.4 (219)

（環境省ホームページ http://www.env.go.jp/press/files/jp/105329.pdf より作成）

表 9.23 大気汚染物質の概要

大気汚染物質	主な発生源	影 響	現状または対策
硫黄酸化物	工場などの固定発生源（特に石炭，石油の燃焼）	・酸性雨，四日市ぜん息の原因物質 ・呼吸器障害	・重油の脱硫，排煙脱硫装置の普及などにより低下した
窒素酸化物	自動車（高速走行時）などの移動発生源	・酸性雨，光化学オキシダントの原因物質 ・呼吸器障害，メトヘモグロビン血症	・自動車 NO_x・PM 法による規制強化 ・横ばいから改善傾向
一酸化炭素	不完全燃焼，自動車排ガス（低速走行時，アイドリング時）	・酸欠	・近年も漸減傾向
浮遊粒子状物質	工場粉じん，ディーゼル粉じん	・じん肺症等	・自動車 NO_x・PM 法による規制強化 ・VOC の排出規制 ・横ばいから改善傾向
光化学オキシダント（O_3，PAN など）	NO_x と VOC とが紫外線の作用により反応して生成	・光化学スモッグを生成 ・呼吸器障害	・VOC の排出規制 ・環境基準の達成状況は極めて悪い
微小粒子状物質	不完全燃焼，二次生成	・呼吸器疾患 ・循環器疾患	・中国における汚染が顕在化し，問題になっている ・わが国において環境基準の達成率は低い

表 9.24　大気汚染物質の測定法

項　目	主な測定法と測定原理
二酸化硫黄	・溶液導電率法：硫酸酸性過酸化水素水の吸収液に試料空気を導入し，生成した硫酸の導電率の増大から定量する．$SO_2 + H_2O_2 \longrightarrow H_2SO_4$ ・紫外線蛍光法
二酸化窒素	・ザルツマン法：ザルツマン試薬を吸収液として試料空気を導入し，生じた NO_2 イオンと発色液とが反応して生じたアゾ色素の吸光度（545 nm）を測定する． ・オゾンを用いる化学発光法
一酸化炭素	・非分散型赤外線吸収分析法：異なる原子からなる分子に赤外線を照射すると，その分子の数に伴い赤外線を吸収し，発熱する．
浮遊粒子状物質	・光散乱法：空気中の浮遊粉塵に光ビームを当て，その重量濃度に比例して発する散乱光を光電子増倍管により電流に変換し，計数値として読みとる． ・圧電天びん法 ・ベータ線吸収法
光化学オキシダント	・中性 KI 法：中性 KI 溶液を吸収液として試料空気を導入し，遊離した I_3^- の吸光度（363 nm）を測定する．$2KI + O_3 + H_2O \longrightarrow I_2 + 2KOH + O_2$，$KI + I_2 \longrightarrow K^+ + I_3^-$ ・紫外線吸収法 ・エチレンを用いる化学発光法
微小粒子状物質	・ろ過捕集による質量濃度測定法

PM2.5 については，常時監視体制の強化や観測データの集積を図るとともに，発生源別寄与や二次生成メカニズムを解明するための取り組みが進められている．

C　大気安定度

大気汚染度に最も影響を与える気象要素が大気安定度である．一般に，大気の温度は地表面が高く，上層に行くに伴い低くなる．一般に，乾燥した空気は 100 m 上昇するごとに約1℃，正確には 0.98℃ずつ低下していく．これを**乾燥空気断熱減率**という．

実際，地表近くにある空気は暖かく，上空の冷たい空気よりも比重が軽い．そのため，軽い空気は上空の重い空気と入れ代わる傾向があり，大気の動きが生じる．この場合，地表近くの空気中に存在する汚染物質は上空に向け拡散され，このような条件では大気汚染は起こらないことになる．このような地表面の空気と上空の空気が入れ代わる状態を，大気が不安定であるという．逆に，上空の空気の温度が下層の空気温度より高い場合は，下層空気中の汚染物質の上空への拡散は起こらない．このような状態を大気が安定であるという．

現在の空気の気温減率を γ とし，乾燥空気断熱減率を Γ で表すと，次のような関係が成り立つ．

$\Gamma < \gamma$（気温のてい減）　　不安定

$\Gamma = \gamma$　　中　立

$\Gamma > \gamma$（気温の逆転）　　安　定

気温減率が100 m につき0.98℃以上のときは大気は不安定であり，0.98℃では中立，0.98℃以下では安定となる（図9.34）．

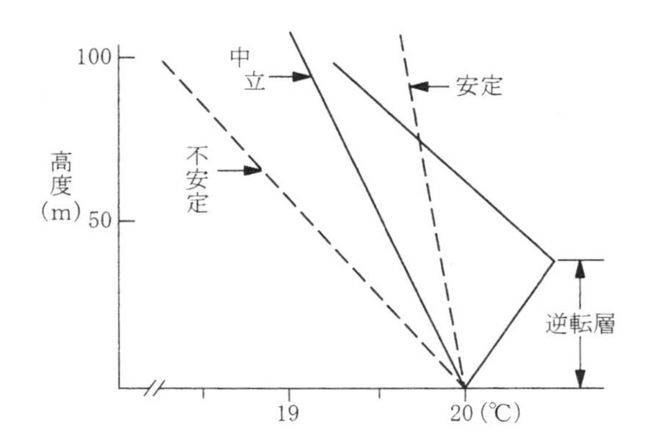

図9.34 高度と気温の関係（大気安定度，気温逆転層）

このうち，ある高さまでは上層に行くに伴い気温が低下せず逆に上昇し，ある空気の層の部分ではじめて温度が低下するような現象がみられる場合，この層を**逆転層**という．逆転層が発生した場合，逆転層より下の部分の大気は撹拌されるが，逆転層の部分でさえぎられてしまい，これ以上，上空への汚染物の拡散は起こらない．このため，逆転層があると大気の汚染度が高くなるという現象がみられる．

図9.35は煙突から排出される煙の形と大気安定度，気温と逆転層との関係をまとめたものである．

逆転層は，その発生する原因により以下のように区別されるが，一般に無風に近い状態ほど発生しやすい．

放射性逆転：急速な熱放射により地表面付近の気温が上層より低くなり生じる．冬の晴れた夜間（明け方）で風速3 m以下のとき発生しやすく，日本での逆転層による大気汚染の発生成因として最も多い．この種の逆転層は，特に冬季には地上約200 m以下に形成されることが多く，接地逆転層ともいう．

地形性逆転：低地に冷たい空気が流入して生じる．盆地などに発生しやすい．

沈降性逆転：高気圧圏内で下降した空気が断熱圧縮で温度上昇し，下層空気より気温が高くなり生じる．

前線性逆転：前線が存在し，寒気団が暖気団の下層へもぐり込んで生じる．

D 放射線（輻射線）

放射線 radiation（輻射線）とは，粒子または波動のエネルギーの形態で物質から放射される粒子線や電磁波をいう．放射線は波長の違いによりエネルギーや物理的性質が異なり，波長が短いほどエネルギーは大きい．放射線は，X線より短波長の電磁波やα線，β線などの粒子線のように大き

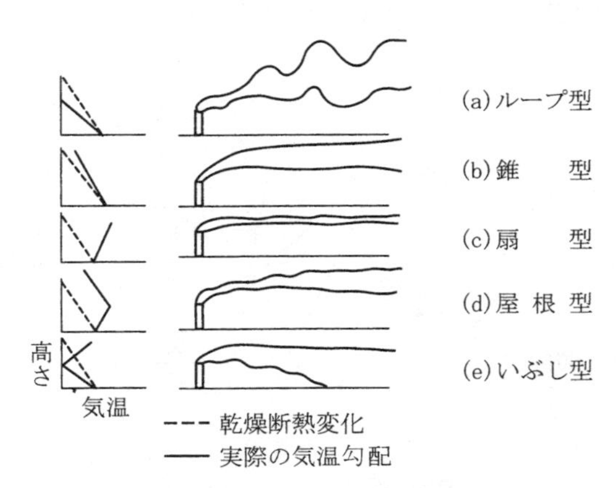

図 9.35　煙突からのばい煙排ガスの型

(a) ループ型：天気のよい日の日中のように大気が不安定なときの形．図のように煙は大きく蛇行．煙源近くに瞬間的に高濃度が現れる．晴れた日中によくみられる．
(b) 錐　型：風が強いときは錐型になりやすい．大気の安定度は中立か不安定である．
(c) 扇　型：接地逆転層の中に出された煙はこの形をとることが多い．大気は安定で風はないときが多い．
(d) 屋根型：ループ型の煙が夕方になって下層から接地逆転層ができはじめるときにみられる形．上の方は不安定で下の方は安全である．
(e) いぶし型：一番問題になる形の煙．通常は朝日が出てしばらくした頃によくみられる形である．夕方から夜にかけて形成された扇型の煙が下層からくずれるときにできる形の煙．
図でわかるようにループ型の煙といぶし型の煙とが風下方向で接地するが，ループ型は大気が不安定のときのもの，いぶし型は安定な逆転層のくずれるときのものである．

いエネルギーをもち，物質を通過する際に物質から電子を放出させる電離作用のある電離放射線（通常これを放射線という）と非電離放射線に分類される．電磁波の波長域を図 9.36 に示す．

1）電離放射線

電離放射線とは，γ 線，X 線のような電磁波（光子）と α 線，β 線，電子，陽子，中性子のような粒子線をさす．ヒトが被曝する放射線には，自然界から受ける宇宙線，地殻中および人体内部の自然の放射線源と人工的に曝露されるものとして，医療，科学・技術研究，産業などの個人的曝露のレベルから，原子炉破壊や核実験のような地球規模の放射線被曝がある．

自然界からの被曝線量の年間平均値は，宇宙線 0.3 mSv（シーベルト），地殻 0.5 mSv，人体内部 0.2 mSv で合計約 1 mSv である．このうち，宇宙線と地殻からの放射線の空間線量率が地域のバックグラウンド値に相当する．この値は土質によって地域差がある．放射線のヒトに対する感受性は組織によって異なり，リンパ組織が最も感受性が高く，次いで造血組織，消化管内皮細胞，生殖器，皮膚の順である．電離放射線のヒトに及ぼす影響には，透過力の強い放射線（γ 線や X 線など）の大線量を急性的に被曝すると造血器官，生殖腺，腸管や中枢神経系の障害である早期効果が現れる．これに対して，小線量を慢性的に被曝すると白血病，がん，白内障，寿命短縮などの**晩発効果**が現れ，さらに，被曝者の子孫に遺伝的影響が及ぶこともある．

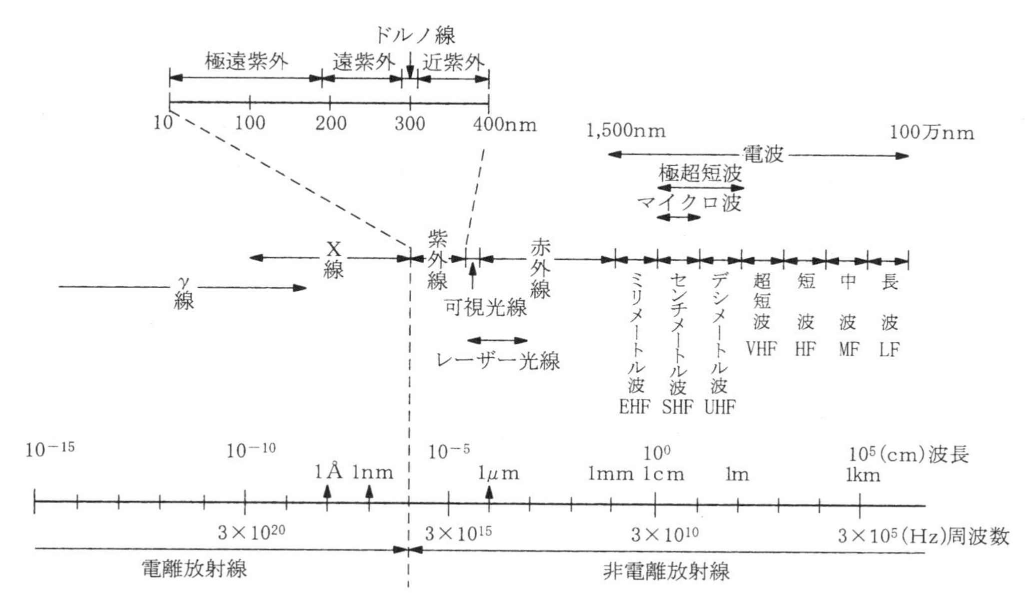

図 9.36 電磁波（電離放射線と非電離放射線）の波長域
（1 Å = 10^{-8} cm，1 nm = 10^{-7} cm，1 μm = 10^{-4} cm）

2）非電離放射線

非電離放射線には，波長の短かいものから紫外線（10 ～ 400 nm），可視光線（400 ～ 760 nm），赤外線（760 ～ 100 万 nm，0.76 μm ～ 1 mm），マイクロ波（1 mm ～ 50 cm），超短波（50 cm ～ 10 m）がある．

a）紫外線 ultraviolet ray

紫外線は，波長 10 nm から 400 nm までの電磁波である．より短波長のものは細胞に傷害を与え生体影響が強いが，太陽からの紫外線のうち 290 nm 以下の短い波長は大気圏のオゾン層に吸収されて地上にほとんど到達しない．そのため，地上に到達するものは，290 ～ 400 nm の紫外線である．

紫外線は一般に 3 種類に分類され，400 ～ 320 nm の波長領域は **UV-A**，320 ～ 280 nm の波長領域は **UV-B**（**ドルノ線**あるいは**健康線**），および 280 ～ 190 nm の波長領域を **UV-C** と呼び，それぞれ生体への影響は異なる．

紫外線の作用と波長領域との関係は，皮膚に対する作用としてビタミン D 生成作用，紅斑形成作用や発がん作用があり，さらに眼に対する障害や光化学作用などがある．これら生体影響と波長との関連性を表 9.25 に示す．

b）可視光線 visible ray

可視光線は波長 400 ～ 760 nm の範囲の電波である．これは視細胞と色素細胞などから構成されている視覚器を刺激することによって光覚と色覚を与える．ヒトの眼は 397 ～ 723 nm の波長の光に視覚を有する．視覚刺激が長時間になると照度の強弱，光のちらつき，色の偏りなどによる疲労を起こし，中枢神経に悪影響を及ぼす．

表 9.25　紫外線の生体影響

分　類	波　長	生体作用と特徴
UV-A	400 ～ 320 nm	・紫外線は皮膚の透過力が弱く，その透過力は表皮から 0.2 mm 程度である．眼への影響は弱く，真皮の基底膜に浸透してメラニン色素の色素沈着を起こす．
UV-B（ドルノ線・健康線）	320 ～ 280 nm	・毛細血管の拡張から皮膚に紅斑を形成する．その後，メラニン色素が沈着して日焼けとなる． ・7-デヒドロコレステロールなどのプロビタミン D をビタミン D_2（エルゴカルシフェロール）とビタミン D_3（コレカルシフェロール）に変換する．そのため日光浴によって，くる病が予防できる．
UV-C	280 nm 以下	・オゾン層に吸収され，ほとんど地上に到達しない．100 nm 以下の波長は皮膚，角膜，結膜の一部に対して細胞破壊を起こす． ・皮膚細胞中 DNA の塩基のうち，チミン二量体 thymine dimer などのピリミジンダイマーを形成する．強い紫外線の反復曝露によって皮膚がん発生の危険がある．
	280 ～ 250 nm	・殺菌効果が強い．特に 260 nm 付近が強く，殺菌灯（254 nm）に用いられている．

c）赤外線 infrared ray

赤外線の波長は 760 nm から 1 mm の範囲にある電磁波であり，これが物質に吸収されると，熱エネルギーに変換され温熱感を与えるため熱線とも呼ばれる．皮膚によく吸収され温熱感を与える．700 ～ 800 nm の赤外線は皮膚透過力が強く，1.5 ～ 4 mm の皮下組織に達し温熱性紅斑を生じるが，一過性で色素沈着を起こすことはない．赤外線に長期間照射されると水晶体の混濁を起こす．これを赤外線白内障または熱性白内障といい，老人性白内障と異なり赤外線の照射を中止すると回復する．

d）マイクロ波 microwave

マイクロ波は，赤外線と無線用の超短波との中間帯の波長の電磁波である．極超短波ともいい，波長 1 mm ～ 1 m で周波数 300 GHz ～ 300 MHz のものである．レーダーや長距離電話，通信機器への利用，家庭用としては電子レンジ，温熱治療としてマイクロウェーブ療法（極超短波療法），産業用としては木材，ゴム，プラスチック工業において熱接着加工に利用されている．

生体への影響としては，マイクロ波のエネルギーを吸収し発熱する．局所照射による局所熱作用によって，眼では白内障，睾丸では一過性の無精子障害などを起こす．また，全身照射による深部発熱により組織壊死などの障害が発生する．

e）超短波 very high frequency

超短波の波長は約 50 cm ～ 10 m の電磁波である．超短波は医療診断，通信・計測分野や工業的には超音波洗浄や超音波溶着作業などで用いられている．超音波の過剰照射によって精神神経系障害を起こし，不快感，耳鳴り，頭痛，吐き気，めまい，思考低下や超音波酔いなどの症状を起こす．

9.5.3 室内空気

空気環境には，生活環境としての普通室内環境（室内空気）と大気環境（屋外の自然環境）がある．室内空気の対象となるのは，住宅，事務所，学校，病院，宿泊施設，映画館，店舗，集会所，その他，ヒトが日常生活をする屋内ならびにそれに準じる場所である．室内環境は屋外，すなわち大気の気象条件の変化に影響される．また，建物の構造や位置，内部設備の規模や機能などの居住環境，さらに室内のヒトの員数や室内での作業内容に影響される．室内空気の判定基準として，従来から日本薬学会協定衛生試験法に衛生化学的標準として掲載されていたもの（付表9.8），学校保健安全法によるもの（付表9.9），ビル衛生管理法によるものがある．ビル衛生管理法によるものを表9.26に示す．

表9.26 ビル衛生管理法*による環境基準

項目	基準
（1）浮遊粉じん	空気1 m^3 につき0.15 mg以下（粒径10 μm以下のものについて）
（2）一酸化炭素	10 ppm（厚生労働省令で定める特別の事情がある建築物にあっては，厚生労働省令で定める数値20 ppm）以下
（3）二酸化炭素	1,000 ppm以下
（4）温　　度	① 17 ℃以上28 ℃以下 ② 居室における温度を外気の温度より低くする場合は，その差を著しくしないこと
（5）相対湿度	40% 以上70% 以下
（6）気　　流	0.5 m/sec以下
（7）ホルムアルデヒド	空気1 m^3 につき0.1 mg以下

*建築物における衛生的環境の確保に関する法律

A 温熱条件

ヒトが快適な温度感を覚えるのは，体内で生成する熱と放散する熱が等しく，体温がほぼ一定しているときである．この熱の発生と放散は周囲の気象条件に影響される．体温調節に影響する気象条件（温熱条件）として，気温，気湿，気動，熱輻射がある．

1）気　温

太陽の輻射（日射）量により左右され，日中でも変動する．気温は温熱条件のうち，感覚温度（体感温度）に最も影響を与える．体表面温度に比べて気温が低い場合，伝導，対流，輻射により体熱は放散される．気温が高い場合は，熱が体内に流入するので体熱放散は皮膚などからの蒸発に依存する．すなわち，気温15～25℃は人体のエネルギー消費が最小となり違和感がないが，気温

27℃以上では脈拍と呼吸の増加，発汗，血圧低下，食欲低下などを起こし，気温15℃以下では末梢血管の収縮，局所の発赤，貧血，血圧上昇，ふるえ，筋肉緊張などが起こる．

2）気湿（湿度）

大気中の水分含量を湿度といい，絶対湿度と相対湿度がある．**絶対湿度**は大気1 m^3中に含まれる水蒸気の重さ（g/m^3）である．**相対湿度**はその温度における飽和水蒸気圧に対する割合（%）であり，通常，気湿は相対湿度で表される．気湿が45～65%の範囲は通常快適感を与え，80%以上では湿潤感を，30%以下では強い乾燥感を与える．湿度の快適性は気温によって異なる．例えば，高い湿度は，高温のとき蒸し暑さを，低温のときは底冷えを感じさせる．低い湿度は，高温のとき爽快さや涼しさを与えるが，上部気道を刺激し，微生物やじんあいの捕集効果を低下させ，呼吸器疾患を起こしやすくする．気温および気湿の測定には，通常，アスマン通風乾湿計（図9.37）が用いられる．

3）気動，カタ冷却力

室内空気の流動を**気動（気流）**といい，m/secで表す．通常，気動を求めるためにカタ冷却力を測定する．**カタ冷却力**とは，ヒトの平温（36.5℃）に等しいカタ温度計（図9.38）がその周囲の空気によりどれだけ冷却されるかを冷却力として表すもので，輻射，伝導（放熱），気動ならびに蒸発冷却に基づくものがある．乾カタ冷却力は生体の輻射，伝導，気動による熱損失の尺度に相当し，湿カタ冷却力は輻射，伝導，気動に加え蒸散量による熱損失の尺度とされる．

カタ冷却力と気動は以下の計算式を用いて算出される．

カタ温度計のアルコール柱が38℃（100°F）から35℃（95°F）に降下するまでの時間 T（秒）を測定し，次の計算式を用いてカタ冷却力 H を算出する．

$$\text{カタ冷却力 } H\ (\mathrm{mcal/cm^2/sec}) = \frac{f}{T}$$

f：カタ係数（$\mathrm{mcal/cm^2}$）

T：カタ温度計のアルコール柱が38℃から35℃に降下するのに要する時間（sec）

気動　気動1 m/sec以下のとき

$$V = \left(\frac{H/\theta - 0.20}{0.40} \right)^2$$

気動1 m/sec以上のとき

$$V = \left(\frac{H/\theta - 0.13}{0.47} \right)^2$$

V：気動（m/sec）

H：カタ冷却力（$\mathrm{mcal/cm^2/sec}$）

θ：乾カタ温度計を用いた場合（$36.5 - t$）℃（t℃は気温）

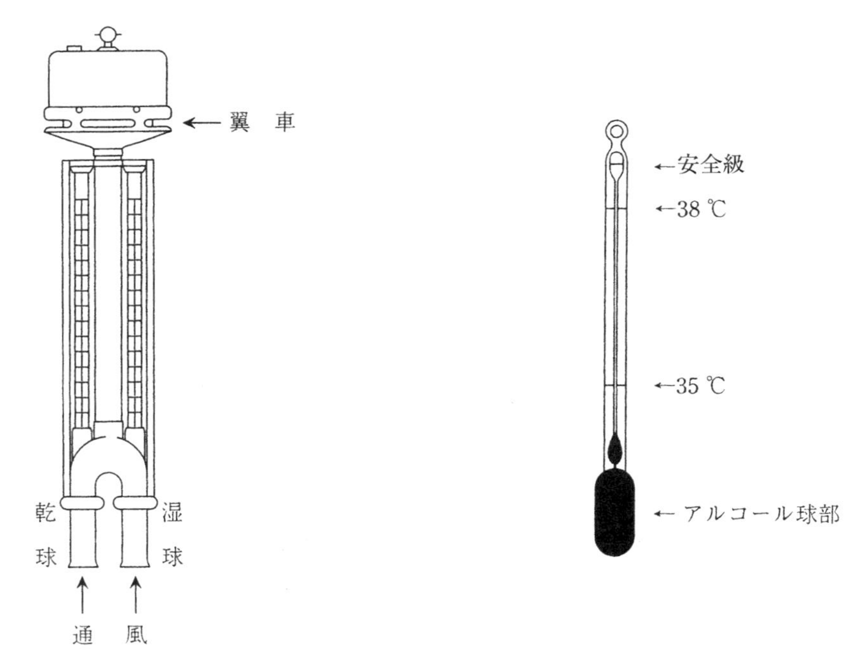

図 9.37 アスマン通風乾湿計
（日本薬学会編：衛生試験法注解，p.1009，金原出版，2010）

図 9.38 カタ温度計
（日本薬学会編：衛生試験法注解，p.1019，金原出版，2010）

4）感覚温度

ヒトの周囲の気温，気湿および気動の 3 因子が複合して人体に実感として感じさせる温度を**感覚温度**という．感覚温度は，実感する温度と同じ温度感を与える静止した飽湿（気動 0 m/sec，湿度 100%）の空気温度で表す．

感覚温度は，乾球温度，湿球温度および気動の値を感覚温度図表（図 9.39）に代入して求めるもので，これによりヒトが快適と感じるか否かを判定できる．

5）不快指数

気温と気湿を組み合わせて，人体の感じる快・不快さの程度を**不快指数**という．日本人では 75 で 9%，77 で 65%，80 で 93% のヒトが不快に感じるとされている．アスマン通風乾湿計の乾球温度と湿球温度から，以下の式で算出される．

$$\text{不快指数} = 0.72\,(t + t') + 40.6$$

t：乾球温度（℃），t'：湿球温度（℃）

6）熱輻射

太陽や人工熱源あるいは壁面などが赤外線を吸収して熱エネルギーを放出することをいう．熱輻射の測定には，黒球温度計（図 9.40）が用いられる．

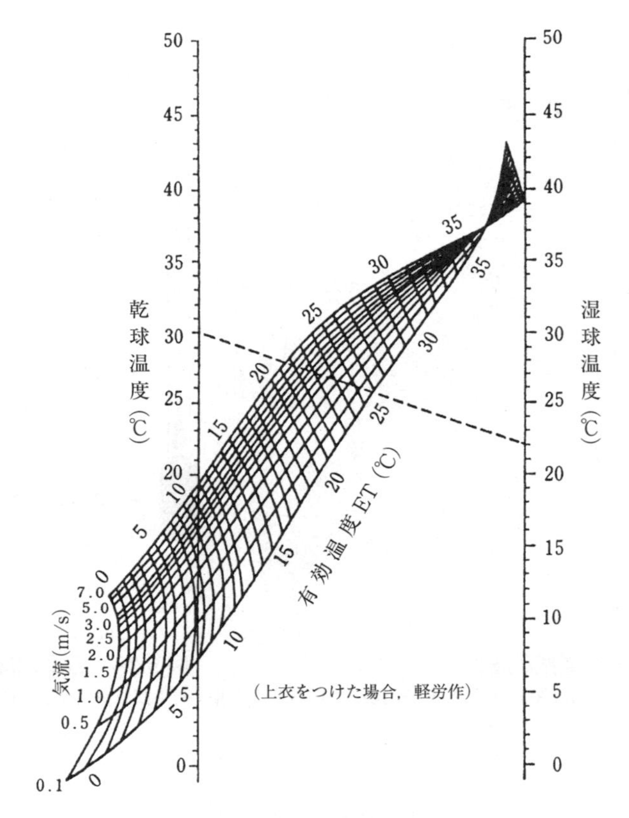

図 9.39　感覚温度図表

（日本薬学会編：衛生試験法注解，p.1022，金原出版，2010）

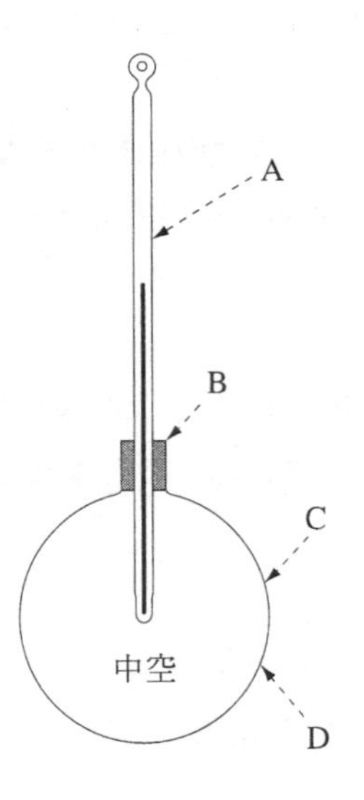

図 9.40　黒球温度計

A：100 ～ 150℃ 棒状温度計，B：コルク栓，C：つや消し黒塗り，D：銅板（0.5 mm）

（日本薬学会編：衛生試験法注解，p.1025，金原出版，2010）

表 9.27 温熱条件の概要と測定法

温熱条件	測定器具と方法
気 温 気 湿	アスマン通風乾湿計で乾球温度と湿球温度を測定する. ・気温（℃）＝乾球温度 ・気湿（相対湿度％）：乾球温度と湿球温度から算出できるが，アスマン通風乾湿計湿度表を用いれば，ただちに求めることができる.
カタ冷却力	乾カタ冷却力：輻射，伝導放熱，気動による熱損失の尺度（汗をかかない場合） 湿カタ冷却力：輻射，伝導放熱，気動および蒸発による熱損失の尺度（汗をかいた場合） ・乾カタ温度計（または湿カタ温度計）の目盛が38℃から35℃に下降するまでの時間 T（sec）を測定して算出する. カタ冷却力（mcal/cm^2/sec）の算出：f/T（fは各温度計に固有のカタ係数）
気 動	気動（m/sec）：乾カタ冷却力と気温から算出する.
感覚温度	乾球温度，湿球温度，気動から感覚温度図表を用いて求める.
熱 輻 射	黒球温度計で測定する.

これらの温熱条件の概要および測定法を表 9.27 にまとめて示す.

B 汚染物質

普通室内空気試験成績判定基準表（付表 9.8），学校保健安全法による学校環境衛生基準，ビル衛生管理法による環境基準（表 9.26）には，温熱条件以外に汚染条件として二酸化炭素，一酸化炭素，浮遊粒子状物質（浮遊粉じんまたはじんあい）などの基準値がある．室内空気汚染物質には次のようなものがある.

・燃焼生成物（暖房，厨房，タバコなど）：一酸化炭素，二酸化炭素，窒素酸化物

・生物的汚染物質：ダニ，カビなど

・化学的汚染物質（建材，接着剤，塗料，殺虫剤など）：ホルムアルデヒド，揮発性有機化合物（VOC），農薬など

・その他：じんあい（粒子状物質）など

1）二酸化炭素（CO_2）

CO_2 の生体影響は，十分な O_2 が存在するときは麻酔作用が主であり，O_2 欠乏状態では皮膚や粘膜に刺激を与える．中毒症状としては，CO_2 濃度 2.5% 以下で 1 時間以内では影響が出ないが，3% で呼吸深度が深まり，4% で局所的刺激，頭部重圧感，頭痛，耳鳴り，血圧上昇，めまいなどが起こる．さらに 6% で呼気が激しく増加し，8 ～ 10% では速やかに意識不明になり，チアノーゼを起こして呼吸が停止し，死に至る.

一般大気中の CO_2 濃度は 0.03 ～ 0.04% である．室内では，ヒトの呼気（約 4 ～ 6% の CO_2 を含む），喫煙，炊事，調理などにより CO_2 濃度が増加する．室内空気の汚染は複雑であり，汚染の程度を一律に測定することは困難であるが，室内空気の汚染度と CO_2 濃度の間にはある程度の相関

関係があるとされている．室内空気中のCO_2濃度は上に述べたような濃度にまで上昇することはなく，ヒトに影響を与えることはない．しかし，締め切った室内に多数のヒトが集まることにより，呼気由来のCO_2濃度が上昇するとともに水蒸気圧も上昇し，蒸し暑く感じたり，頭痛が起こる．また，室内に風邪のヒトがいれば感染も起こる．したがって，室内空気を快適かつ保健衛生的な状態に保つためにCO_2濃度の目安を0.1～0.12%としている．

2）一酸化炭素（CO）

COは有機物や炭素の不完全燃焼によって生成する無色，無臭のガスで室内空気中に広く存在する．COのヒトに対する毒性としては体内組織のO_2欠乏によるものがある．COの血球中ヘモグロビン（Hb）との結合力はO_2の約200～300倍であり，COが存在するとHbの本来の機能である体内組織へのO_2の供給を妨げることになる．例えば，空気中にCOが0.07%あると，血中Hbの50%はCOと結合し，体内へのO_2の供給は半減する．しかし，COおよびO_2とHbとの結合は可逆的で，COを含まない空気中では，血中の一酸化炭素ヘモグロビン（CO-Hb）からCOが解離して呼気中に排出される．COの中毒症状はHb総量に対するCO-Hbの割合によって左右される．表9.28にCO-Hb濃度と中毒症状を示した．American Conference of Governmental Industrial Hygienist（ACGIH）では，工場などでのCOの許容範囲濃度を25 ppmとし，従事者の血液中CO-Hb含量をHbの8%以下としている．

表9.28　CO-Hb濃度と中毒症状

CO-Hb（%）	中毒症状
1～10	無症状
10～20	前額部緊迫感，頭痛，皮膚血管拡張
20～30	頭痛，側頭部脈動，下肢脱力
30～40	激頭痛，めまい，倦怠，嘔吐，虚脱
40～50	呼吸・脈拍増加，虚脱，意識消失
50～60	痙れん，昏睡，仮死

3）じんあい

じんあいは空気中に浮遊している固体または液体の微細な粒子であり，粒子の大きさが10 μm以下のものを**浮遊粒子状物質**という．そのうち0.1～5 μmのものは吸入可能で，気管支や肺胞に達し，特に0.1～1 μmのものは肺の深部に沈着して種々の障害を引き起こす．浮遊粒子状物質はその性状からダスト（粉じん），ヒューム，ミスト，スモーク，もやに分類される（表9.19を参照）．

肺胞に吸入された無機性微粒子は，肺機能を著しく障害する．また気管支の変化や肺気腫なども起こす．このように粒子状物質の吸入によって起こる病気を総称して**じん肺症**という．代表的なものにケイ肺症，アスベスト肺症などがある．

ケイ肺症：遊離のケイ酸を含む粉じんの吸入によって起こり，呼吸困難，咳，喀痰，心悸亢進などの症状を呈する．

アスベスト肺症：アスベストは天然の繊維状ケイ酸塩鉱物で，石綿とも呼ばれる．アスベスト肺症（石綿肺）はアスベスト粉じんの吸入によって起こり，気管支や肺胞の組織にアスベストの細長い結晶が突き刺さった状態で沈着し，特に肺の下葉が主に侵され，肺気腫や肺組織の線維化を引き起こす．また，アスベストは15～40年という長い潜伏期間を経た後，肺がん，特に**悪性中皮腫**を発生させる場合もあり，警戒を要する．アスベストはその耐熱性，耐薬品性などの特性から，以前はヘアードライヤーの加熱部や学校の防火天井材，自動車のブレーキライニングとして用いられていた．2004年に原則使用が禁止され，現在，すべてのアスベストの製造・使用が禁止されている．

有機性浮遊粒子状物質は，物質の燃焼に伴って生成するものが多く，炭素の燃焼によって生成する**多環芳香族炭化水素**と，この多環芳香族炭化水素が窒素酸化物などと反応して生成した**ニトロ多環芳香族化合物**に分類できる．これらの構造式を図9.41に示した．多環芳香族炭化水素，ニトロ多環芳香族化合物は変異原物質であることが知られており，また発がん性を示す化合物も存在する．これらの化合物は，室内においては，石油ストーブ，タバコの煙，食品の加熱調理などによって生成する．

また，室内の気密化が進むことで空気の流れが滞り，それとともに室内に湿気がこもりやすく，**ダニ**や**カビ**による汚染が起こりやすくなる．ダニは羽毛，毛髪，繊維くずなどの粉じん（ダスト）中に含まれ，カビは浴室や流し台など水分の多いところで発生する．カビの一部はダニの餌にもなり，室内の温度，湿度，栄養分（ヒトの汗，フケ，食べ残しなども含む）を掃除や換気などによって整えることが重要となる．ダニやカビはアレルゲンとして，ぜん息，アトピー性皮膚炎，アレル

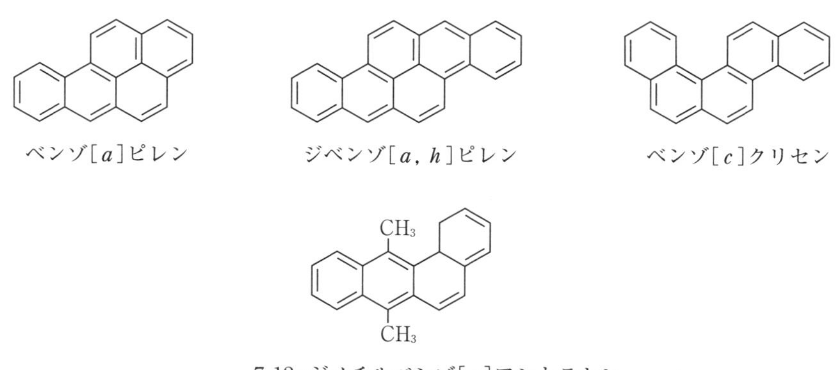

図9.41　多環芳香族炭化水素とニトロ多環芳香族化合物

ギー性鼻炎を起こすことがある．

じんあいの測定法としては，ろ紙に空気を採取し，その重量を測定する方法などがある．

4）微生物

空気中に浮遊する微生物は0.01～100 μmの大きさのものが普通で，一般的には植物性や動物性のじんあいなどの粒子に付着している．その個数は，屋外大気では1 m^3当たり数十～数百個，オフィスビル内では数十個程度である．これらの大部分は非病原性である．室内空気中の微生物は，在室するヒトおよびそのヒトの活動内容により影響される．すなわち，室内の微生物量を測定することは，室内の空気の清浄度を評価するうえだけでなく，感染防止の点からも重要である．特に病院などではバイオクリーンルームに関係する法律や指針が実施され，浮遊じんあい，浮遊菌，落下細菌などの個数を定期的に測定することにより，作業環境の空気清浄度の確認が行い，手術後の抵抗力が低下している患者などへの日和見感染の防止に努めている．

室内微生物について，特に注目されているのがレジオネラ属菌である．もともとこの菌は一般の土壌中に生息する菌であり，少量の菌では一般の健康なヒトには感染しないが，老人など抵抗力の低下しているヒトには肺炎のような重篤な症状を示す．1976年に米国で発生した**在郷軍人病（レジオネラ肺炎）**がそれで，退役軍人である老人の集会場の空調設備の冷却水にこのレジオネラ属菌が多量繁殖し，空調設備の冷風中のエアロゾルを汚染し集団感染を起こした．日本においても病院や老人養護施設などでレジオネラ症（レジオネラ肺炎やポンティアック熱）の発生が報告されている．高濃度の菌を吸入した場合は，健康人でも感染の恐れのあることが報告されており，空調設備の点検などが必要である．

室内空気中の微生物の試験法としては，一定時間内に一定面積の寒天平板培地上に落下し，36℃，24～48時間に発育する細菌の総数を計測する落下細菌を測定する方法がある．また，食品の腐敗やマイコトキシン汚染，呼吸器アレルギー誘発などに関係する落下真菌数の測定には，クロラムフェニコール（抗生物質）添加PDA（potato dextrose agar）培地を用い同様に行うことができる．

5）シックハウス症候群と化学物質過敏症

オイルショック後，省エネルギー化のために，オフィスビルや一般住宅などの建物を高気密化・高断熱化するとともに，換気回数を減らすという対策がとられた．この対策に伴い，室内空気中の化学物質に関係したシックハウス症候群sick house syndromeや化学物質過敏症chemical sensitivityが多発するようになった．新築や改装した建物で発生頻度が高く，新しく家具などを設置した場合にも発生することがある．しかし，症状は多種多様で共通する症状は必ずしも多くないことや，原因も多岐にわたり，未解明な部分が多い．

シックハウス症候群：国際的には**シックビルディング症候群**sick building syndromeの用語が用いられており，特定の建物（1つまたは複数）に滞在した際にさまざまな症状を示す現象を意味している．わが国では，シックハウス症候群は医学的に確立した単一の疾病というよりも，「居住者の健康を維持するという観点から問題のある住宅において見られる健康障害の総称」を意味する用語と位置づけられている．主な発症関連因子として，建材や内装材から放散される**ホルムアルデヒド**（HCHO）やトルエンをはじめとする**揮発性有機化合物** volatile organic compound（VOC）が指摘されている．主な症状は，皮膚・粘膜刺激症状（皮膚や眼，咽頭，気道など）と不定愁訴（全身倦怠，めまい，頭痛・頭重など）である．代表的な原因物質とされるHCHOは，アトピー性皮膚炎や気管支喘息などのアレルギー性疾患を増悪化させることが知られている．また，シロアリ駆除に使用されてきた**クロルピリホス**については，駆除従事者で健康影響が示唆される報告がある．改正された建築基準法関連法令（2003年）では，建材へのHCHOの使用を規制するとともに，クロルピリホスの使用を禁止している．しかし，皮膚・粘膜刺激症状や不定愁訴を誘発する要因は必ずしもVOCだけではなく，カビやダニなどのハウスダストや，微生物，温度や湿度などの温熱環境因子，騒音や振動などの物理的環境因子，精神的ストレスなども発症や増悪に関係すると考えられている．

化学物質過敏症：従来，化学物質の健康影響は，中毒とアレルギーの2つの機序で理解されてきた．しかし近年，微量化学物質の曝露により，これまでの概念では説明不可能な機序によって生じる健康障害の病態が知られるようになった．このような病態は化学物質過敏症とよばれ，国際的には**多種化学物質過敏症** multiple chemical sensitivityの用語が用いられている．化学物質過敏症は，非アレルギー性で化学物質に対して過敏な状態である．すなわち，最初にある程度の量の化学物質に曝露されるか，あるいは低濃度の化学物質に長期間反復曝露されて，いったん過敏状態になると，その後極めて微量の同系統の化学物質に対しても過敏症状を来す状態をいう．症状は多種多様であり，粘膜刺激症状（結膜炎，鼻炎，咽頭炎），皮膚炎，気管支炎，喘息，循環器症状（動悸，不整脈），消化器症状（胃腸症状），自律神経障害（異常発汗），精神症状（不眠，不安，うつ状態など），中枢神経障害（痙れん），頭痛，発汗，疲労感等が同時もしくは交互に出現するとされている．

厚生労働省では，シックハウス症候群や化学物質過敏症など室内空気の汚染による健康影響の問題が発生しているため，化学物質の室内濃度指針値の設定を行っている．指針値（ガイドライン）は，ヒトがこの濃度以下の曝露を一生涯受けたとしても健康への有害な影響は認められないとの判断により設定された値である．現時点で，表9.29に示したHCHO，トルエン，キシレン，パラジクロロベンゼンなど13物質の指針値と総揮発性有機化合物（TVOC）の暫定目標値が定められている．表9.30には，厚生労働省の“室内空気質健康影響研究会”で報告されたシックハウス症候群と化学物質過敏症に関する知見を示す．

6）タバコ煙

タバコ煙の構成物質は4,000種類ともいわれ，その中にはニトロソアミン類に代表される多くの有害物質が含まれていることが知られている．喫煙は，肺がんに限らず，さまざまな部位のがん発生に関与していると考えられている．また，慢性気管支炎，肺気腫等の慢性閉塞性肺疾患（COPD）との関連は多数報告されている．タバコ煙には，ガス状物質と粒子状物質が含まれる．

・ガス状物質：ジメチルニトロサミン，ニトロソピロリジン，ヒドラジン，ホルムアルデヒド，シアン化水素，一酸化炭素など

表 9.29　揮発性有機化合物の室内濃度指針値と主な用途

揮発性有機化合物	主な用途	室内濃度指針値
ホルムアルデヒド	接着剤，防腐剤	100 μg/m^3 (0.08 ppm)
トルエン	接着剤，塗料の溶剤	260 μg/m^3 (0.07 ppm)
キシレン	接着剤，塗料の溶剤，可塑剤	870 μg/m^3 (0.20 ppm)
パラジクロロベンゼン	防虫剤，芳香剤	240 μg/m^3 (0.04 ppm)
エチルベンゼン	塗料の溶剤	3800 μg/m^3 (0.88 ppm)
スチレン	断熱材	220 μg/m^3 (0.05 ppm)
クロルピリホス	殺虫剤，防蟻剤	1 μg/m^3 (0.07 ppb)*
フタル酸ジ-*n*-ブチル	可塑剤	220 μg/m^3 (0.02 ppm)
テトラデカン	塗料の溶剤，灯油	330 μg/m^3 (0.04 ppm)
フタル酸ジ-2-エチルヘキシル	可塑剤	120 μg/m^3 (7.6 ppb)
ダイアジノン	殺虫剤	0.29 μg/m^3 (0.02 ppb)
アセトアルデヒド	接着剤，防腐剤	48 μg/m^3 (0.03 ppm)
フェノブカルブ	防蟻剤	33 μg/m^3 (3.8 ppb)
総揮発性有機化合物（TVOC）		暫定目標値 400 μg/m^3

*小児の場合は 0.1 μg/m^3 (0.007 ppb)

表 9.30　シックハウス症候群と化学物質過敏症

シックハウス症候群	化学物質過敏症
1. 医学的に確立した単一の疾患ではなく，居住に由来する様々な健康障害の総称を意味する用語	1. 微量化学物質に反応し，非アレルギー性の過敏状態の発現により，精神・身体症状を示すとされるもの
2. 主な症状 ・皮膚や眼，咽頭などの皮膚・粘膜刺激症状 ・全身倦怠感，頭痛・頭重などの不定愁訴	2. その病態や発症機序について，未解明な部分が多い
3. 発症関連因子 ホルムアルデヒド等の化学物質，カビやダニ等	3. 診断を受けた症例には，中毒やアレルギーといった既存の疾病による患者が含まれている
4. 室内濃度指針値は，必ずしもシックハウス症候群を直ちに引き起こす閾値ではないため，診断に際しては総合的な検討が必要	4. 病態解明を進めるとともに，感度や特異性に優れた臨床検査方法および診断基準が開発されることが必要

・粒子状物質：ベンゾ［*a*］ピレン，ベンズ［*a*］アントラセン，ナフタレン類，β-ナフチルアミン，ニッケル化合物，ニコチンなど

これらの有害物質の多くは，主流煙に比べて副流煙に数倍から数十倍の濃度で含まれていることが知られている．**受動喫煙**は，肺がん，急性心筋梗塞などの虚血性心疾患，乳幼児突然死症候群，子どもの呼吸器感染症や喘息発作を誘発するとされている．**健康増進法**では「多数の者が利用する施設を管理する者は，受動喫煙を防止するために必要な措置を講ずるよう努めなければならない」と規定している．また，WHO は「**たばこの規制に関する世界保健機関枠組条約**」を通じて，たばこの害にさらされることからの保護に関する国際的な規制を行っている．これにより公共の場での受動喫煙防止対策が促進され，労働安全衛生法の一部改正（2014 年）により職場での受動喫煙防止対策が努力義務化されている．

C 換 気

ある室内に対して，その室内以外から空気が流入し，流入した空気によって順次その室内の空気が希釈され，交換されることを換気と呼ぶ．換気量は単位時間当たり置換される空気量（m^3/h）で表す．また1時間に置換される空気の量を室内容積である気積で除した値は，1時間にその室内の空気が何回置換されたかを示すもので**換気回数**といわれる．また室内のある汚染物質の濃度を一定濃度以下にするための換気量を**必要換気量**という．

1）換気方法

換気方法には大別して，自然換気と人工換気がある．自然換気の要因として風力，室内外の温度差ならびに気体の拡散がある．特に，温度差による換気を重力換気という．例えば，室外温度より室内温度が5℃以上高いとき，室内の暖かい空気は部屋の上方へ移動し，部屋の上部では外部の圧力が高まり，逆に下部では減圧状態となる．そこで，外部からの冷たい空気が部屋の下部から入り，暖められた室内の空気は上部から排出されて換気が行われる．なお一般住宅において，木造建築の自然換気回数は3～5回/hであるのに対して，コンクリート建築の場合は1～2回/hと少ないので人工換気が必要となってくる．

2）換気量

換気量の測定法を大別すると，空気量を直接測定する方法と，空気の化学的あるいは物理的変化の状況（CO_2の量や絶対温度など）を測り，これから計算によって間接的に求める方法がある．

室内の気積が比較的小さく，在室者がいないか，または極めて少ないときには，測定する室内に適当量のCO_2を供給したのち，室内空気をよくかき混ぜて分布を均等にし，室内CO_2の平均濃度C_1（%）を測定する．つぎに一定時間t（例えば1時間）経過したのち，再び空気をかき混ぜて室内CO_2の平均濃度C_t（%）を測定する．換気量は以下の式によって求める．

$$V = 2.303 \frac{V_R}{t} \log \frac{C_1 - C_0}{C_t - C_0}$$

V：換気量（m^3/h），V_R：室内の気積（m^3），C_0：室外の空気中のCO_2濃度（%）

1時間における**換気回数**は換気量（m^3/h）を気積（m^3）で除して求められ，室内の空気が1時間当たり入れ替わる回数である．

室内に一定数の在室者がいる場合には，一定量のCO_2が発生しているので，その空気は汚染されている．そこで室内の空気をヒトが健康上必要な水準に保つために供給されるべき新鮮な外気の量を**必要換気量**という．CO_2の発生量が変化せず，また発生量と換気量が平衡を保ってCO_2濃度が一定とみなせるときは，必要換気量（V'）は以下の式によって求められる．

$$V' = \frac{M \cdot 100}{C_S - C_0}$$

V'：必要換気量（m^3/h），C_S：室内の CO_2 基準濃度（%），
M：室内の CO_2 量（m^3/h），C_0：外気の CO_2 濃度（%）

室内の CO_2 基準濃度は，ビル衛生管理法では0.1%（1,000 ppm）以下と定められている．

9.6 廃棄物処理

廃棄物・リサイクルに関する主な法律を表9.31に示す．

1970年12月に「廃棄物の処理及び清掃に関する法律」(以下「廃棄物処理法」と略す）が制定された．同法は公衆衛生の立場から，家庭ゴミ（し尿を含む）の適正処理と感染症予防を目的として制定されたが，廃棄物の減量，処理に際して発生する有害物質の除去等に関する具体的な方策はなされていなかった．しかし，6価クロムの埋立てに端を発した産業廃棄物処理に関心が高まり，4回の大改定が行われた結果，「廃棄物の排出抑制，適正な分別，保管，収集，運搬，再生，処分等の処理」項目が追加されて，廃棄物の減量・リサイクルの推進，処理施設の確保，不法投棄対策の強化，一般廃棄物，産業廃棄物処理業の許可制の導入，事業者責任の徹底等が整備され，現在は制度的基本枠組みを定める重要な法律として位置づけられている．

1992年に「再生資源の利用の促進に関する法律」(**再生資源利用促進法**）が制定され，再生資源のリサイクル，リサイクル容易な構造・材料の工夫，分別回収のための表示，副生成物の有効利用等のリサイクルについて事業者側を中心にして推進することを基準とした．

1995年には，「容器包装に係る分別収集及び再商品化の促進等に関する法律」(**容器包装リサイクル法**）が制定された．目的とする廃棄物の再生および排出抑制が「廃棄物処理法」にも採用され，リサイクル促進策が強化された．さらに，1998年には家庭電化製品の再商品化を推進する「特定家庭用機器再商品化法」(**家電リサイクル法**）も制定された．いずれも再商品化を事業者側の責任において実施することとし，分別・収集は消費者，地方自治体が行うという役割分担が基本となっている．2000年には循環型社会を形成するための「**循環型社会形成推進基本法**」，建築資材廃棄物の分別と再資源化に関する「建設工事に係る資材の再資源化等に関する法律」(**建設リサイクル法**)，食品廃棄物の発生抑制と減量を基本事項として食品関連事業者を対象とした「食品循環資源の再生利用等の促進に関する法律」(**食品リサイクル法**）および環境負荷の低減に寄与する再生品の調達を国が率先して行う「国等による環境物品等の調達の促進等に関する法律」(**グリーン購入法**）が新たに制定されたほか，「廃棄物処理法」の一部改正，「再生資源の利用の促進に関する法律」が「資源の有効な利用の促進に関する法律」へと名称変更された．2002年には自動車製造関連業者を対象

表 9.31 廃棄物・リサイクル関連法

法 律 名	制定年	規 定 内 容
廃棄物処理法（廃掃法）	1970	廃棄物の処理及び清掃に関する事項
廃棄物処理法（廃掃法）大改定	1991	廃棄物の減量化と安全で適正な処理の制度化
再生資源利用促進法	1992	再生資源の利用促進に関する事項
環境基本法	1993	環境保全についての基本理念を規定
循環型社会形成推進基本法	2000	循環型社会形成に関する基本原則
資源有効利用促進法	2000	3R を促進するための措置
リサイクル法		
① 容器包装リサイクル法	1995	容器包装の分別収集，再商品化を促進
② 家電リサイクル法	1998	テレビなどの廃家電の再商品化を促進
③ 建設リサイクル法	2000	建設資材廃棄物の分別解体と再資源化を促進
④ 食品リサイクル法	2000	食品循環資源の発生抑制，減量，再生利用促進
⑤ 自動車リサイクル法	2002	使用済自動車の適正処理と再資源化を促進
⑥ 小型家電リサイクル法	2013	小型電子機器（デジタルカメラ，ゲーム機など）の再資源化を促進
グリーン購入法	2000	国等による循環物品等の調達の推進
PRTR 法	1999	事業所の化学物質排出移動量届出制度
改正化審法（旧化審法：1973）	2003	化学物質の審査及び製造等の規制に関する法律
ダイオキシン類対策特別措置法	1999	環境汚染の防止とその除去に係る措置
PCB 廃棄物適正処理推進特別措置法	2001	PCB 廃棄物の確実かつ適正な処理
土壌汚染対策法	2002	土壌汚染状況の把握と健康被害の防止措置

として廃車部品の適正処理と再資源化を義務付けた「使用済自動車の再資源化等に関する法律」（**自動車リサイクル法**）が制定された．

最近，産業活動から環境へ排出される物質をゼロにするための社会，産業生産システムを構築するための取組みがなされている．これを**ゼロエミッション**“循環型社会"と呼んでいる．

1992 年に制定された**再生資源利用促進法**は，2000 年に改正され，**資源有効利用促進法**に名称が変更された．同法の目的は「資源の有効な利用の確保を図るとともに，廃棄物の発生の抑制及び環境の保全に資する」としたマテリアル・リサイクルを対象とした．すなわち，再生資源のリサイクルを促進し，廃棄物の**発生抑制（リデュース）**，環境保全を図ることを目的に**再使用（リユース）**を，回収されたものを原材料とする**再生利用（リサイクル）**などを義務付ける業種，品目を政令で指定し，産業界，消費者がともに役割分担を決めてリサイクル向上を目指して行えることなどが定められている．その特徴は「**リサイクル（1R）からリデュース，リユース，リサイクル（3R）へ**」といえる．

一方，大改定後の「廃棄物処理法」では循環型社会を意識しつつ廃棄物の発生抑制，分別・再生をも指向した，リサイクル法との「廃棄物関連 2 法」として，さらに不法投棄，不適正処理に対する罰則の強化，マニフェストの採用，排出者の責任強化などが制度化された．こうした背景のもと，排出者，製造・小売業者，行政が，それぞれ役割分担をきめ細かく規定した数々の個別リサイクル法が誕生した．2013年4月には，デジタルカメラやゲーム機などの使用済小型電子機器の再資源化を促進するために，**小型家電リサイクル法**が施行された．

1) **容器包装リサイクル法**（容器包装に係る分別収集及び再商品化の促進等に関する法律）
2) **家電リサイクル法**（特定家庭用機器再商品化法）
3) **建設リサイクル法**（建設工事に係る資材の再資源化等に関する法律）
4) **食品リサイクル法**（食品循環資源の再生利用等の促進に関する法律）
5) **自動車リサイクル法**（使用済自動車の再資源化等に関する法律）
6) **小型家電リサイクル法**（使用済小型電子機器等の再資源化の促進に関する法律）

2000年6月に「**循環型社会形成推進基本法**（循環型社会基本法）」が成立，施行された．同法は個別的リサイクル法の頂点に立法化されており，その第2条で循環型社会の定義を「製品等が廃棄物等となることが抑制され，並びに製品等が循環資源（＝廃棄物のうち有用なもの）となった場合においてはこれについて適正に循環的な利用が行われることが促進され，及び循環的な利用が行われない循環資源については適正な処分が確保され，もって天然資源の消費を抑制し，環境への負荷ができる限り低減される社会」としている．すなわち，

1) 廃棄物の発生を抑制する．
2) 発生した廃棄物などについてはその有用性に着目して「循環資源」とし，その適正な循環的利用を図る（① リデュース，② リユース，③ リサイクル，④ サーマルリサイクル，⑤ 適正処分の順）．
3) 循環的利用がないものは適正な最終処理（焼却，埋立など）を行う．
4) 循環型社会の形成に向け，事業者・消費者の「排出者責任」の明確化と，生産者が，その生産した製品が使用され廃棄された後まで一定の責任を負う「拡大生産者責任」の一般原則を確立する．
5) 国は「循環型社会形成推進基本計画」を策定し，5年ごとに見直す．

「廃棄物処理法」では，「廃棄物とは，ごみ，粗大ごみ，燃えがら，汚泥，ふん尿，廃油，廃酸，廃アルカリ，動物の死体，その他の汚物または不要物であって，固形状または液状のものをいう」とされている．また，廃棄物は，その発生形態や性状，排出後の処理の責任主体，処理方法などの違いから，図9.42に示すように**一般廃棄物**と**産業廃棄物**の2つに大別される．

一般廃棄物とは，主に一般家庭の日常生活に伴って生じた廃棄物（生ごみ，不燃性ごみ，粗大ごみなど）が「生活系廃棄物」，事業活動に伴って生じた廃棄物のうち産業廃棄物以外の廃棄物を「事業系一般廃棄物」という．市町村は，一般廃棄物の収集・運搬，処理・処分の責任を負い，区域内における一般廃棄物の処理の計画を定めなければならない．

産業廃棄物とは，事業活動に伴って生じた廃棄物であって，廃棄物処理法で規定された燃えがら，汚泥，廃油，廃アルカリ，廃プラスチック類計20種類の廃棄物をいう．産業廃棄物処理の実施主体は，**排出事業者**が自ら処理することを原則とする．

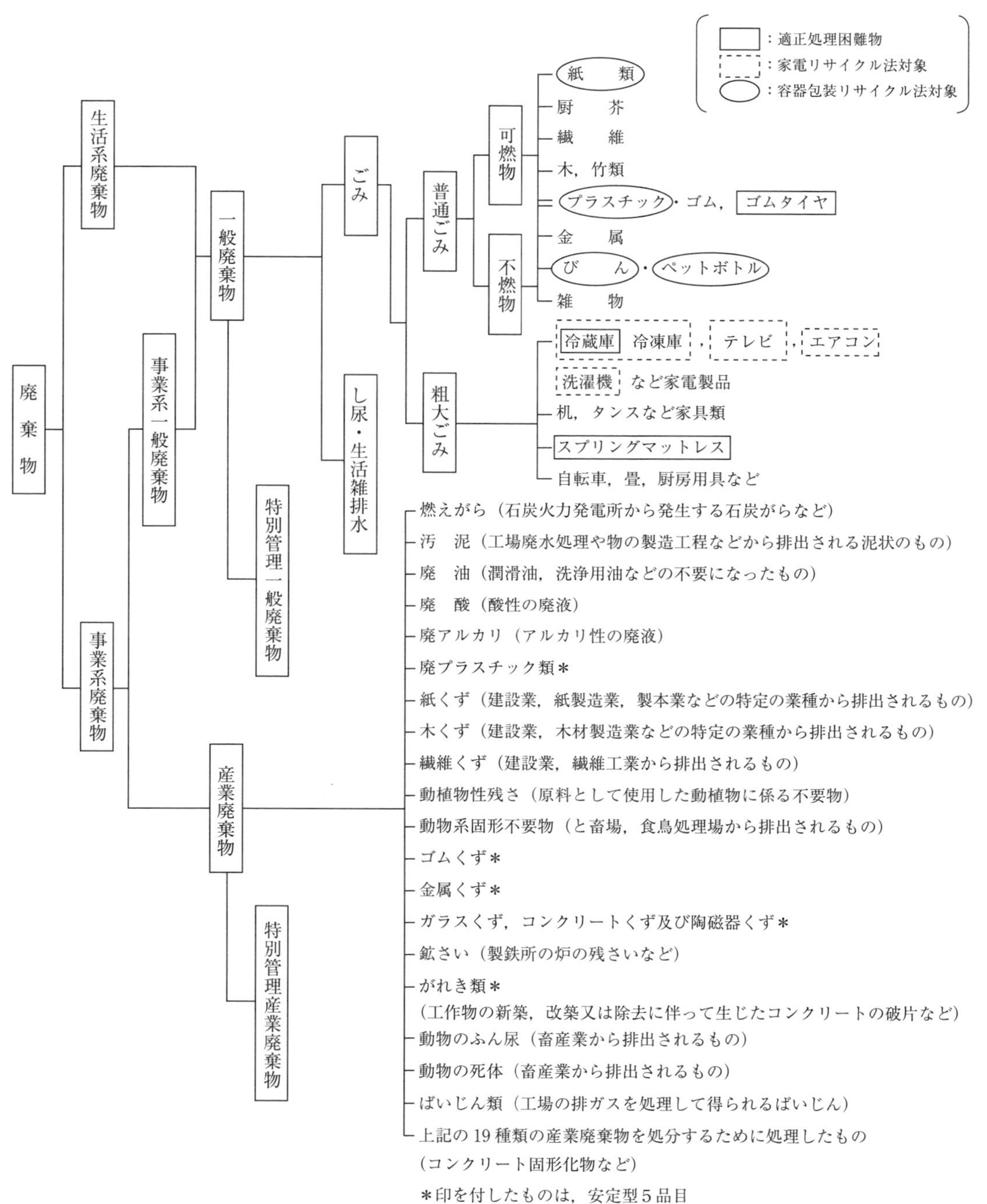

図 9.42 廃棄物の分類

（「環境白書」平成17年度版，p.157）

家庭，事業所や工業などから排出される一般および産業廃棄物は，一部資源化しうるものはリサイクルされるほか，収集・運搬されて，大部分は焼却などの中間処理を経て最終処分場へ埋立てられる．次に廃棄物の処理形体系の概略図を図9.43に示す．大型家庭ごみは高圧を加えて圧縮減量化し，溶融固形化したものを堤防工事，埋立て，道路建設などに用いる．産業廃棄物は種類に応じて破砕，圧縮，切断，溶融加工，中和などの中間処理が行われる．基本的に固形物は埋立て処分，赤泥，建設汚泥などの許可されたものについては海洋投入処分される．

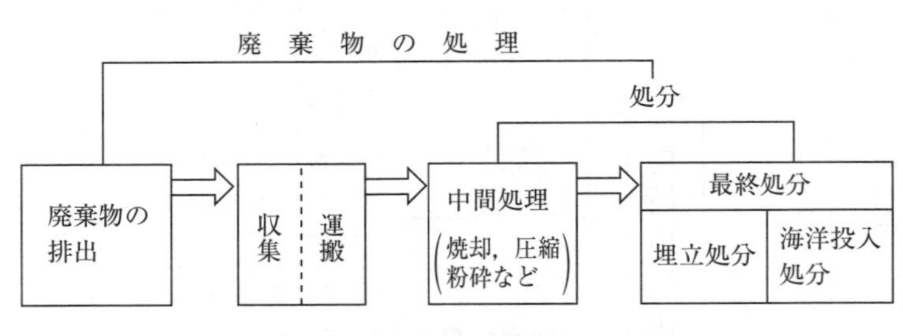

図9.43　廃棄物の処理体系

9.6.1　一般廃棄物

A　排出量の変化

2015年のごみの排出量は，年間4,398万トンであり，前年度比0.8%減となっている．2006年と比較し13%以上も減少している．ごみ総排出量は減少，1人1日当たりの最終処分量も89%と減少している．2015年におけるごみの処理のうち，最終処分量は417万トン，総資源化量は900万トンであり，リサイクル率は20.4%となっている．

ごみは最終的に埋立て処分されるが，その埋立て処分地の確保は難しくなってきており，残余容量は1998年以降減少している．また，最終処分場の数は，1996年度以降，減少傾向にある．2015年における残余容量は約1億404万 m^3，残余年数も20.4年となっている．

B　し尿処理

わが国のし尿処理は，大別すると，し尿処理は水洗便所によるもの（公共下水道，地域し尿処理施設，浄化槽）とそれ以外の計画収集によるくみ取り，自家処理に分けられる．1999年における水洗化人口は約1億1,700万人で，このうち公共下水道によるものが8,800万人，浄化槽によるものが2,900万人を占めている．公共下水道の整備されていない都市近郊や農村地域においては，浄化槽が高い普及率を示している．

くみ取りし尿の処理は，一般に消化槽方式によって行われている．投入されたし尿はスクリーンを経て消化槽に入る．消化槽はし尿を嫌気的状態で発酵，液化，嫌気的分解させ最終分解物として低級脂肪酸，H_2，CH_4，CO_2，H_2S，NH_3，メルカプタンなどのガスを生成させる．この消化処理は無加温式で消化日数約60日以上，加温式では30～50 tで消化日数15～30日が標準とされている．

浄化槽には，水洗便所からのし尿汚水のみを処理する**単独処理浄化槽**と，その他し尿汚水と家庭雑排水などを一緒に処理する**合併式浄化槽**がある．単独式浄化槽はし尿汚水とその洗浄水のみを対象とするもので，浄化効率は低いが維持管理が比較的容易である．現在は，浄化槽法により家庭雑排水を一緒に処理できない単独処理浄化槽は新たに設置はできない．処理方式には，代表的な嫌気性微生物を利用する腐敗タンク方式や好気性微生物を利用する散水ろ床方式，接触曝気方式などがある．2012年における浄化槽設置数は約776万基であり，単独処理浄化槽が約453万基と減少し，合併処理浄化槽が約323万基と増加している．

9.6.2 産業廃棄物

A 排出量と処理の変化

2014年の産業廃棄物の種類別排出量を種類別にその割合をみると，図9.44および表9.32に示すように，汚泥の占める割合が第1位で43.0%，次いで動物ふん尿が20.7%，がれきが16.4%であり，この3品目が全体の約80%以上を占めている．また，2014年度の産業廃棄物の処理・処分状況は

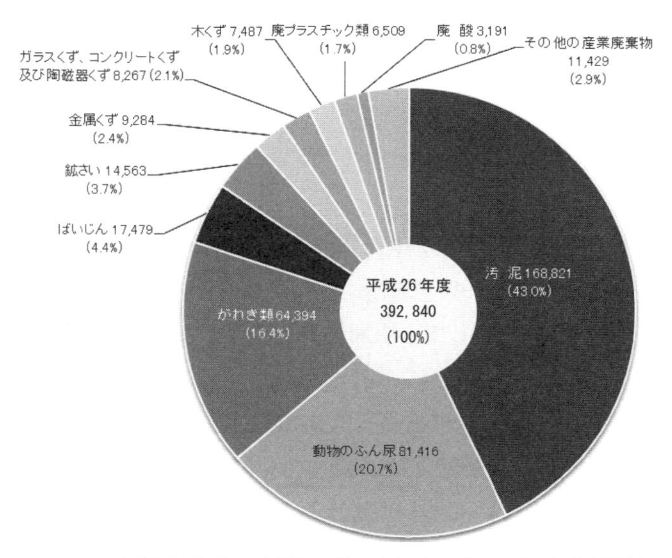

図9.44 産業廃棄物の種類別排出量（平成26年度実績値）
（http://www.env.go.jp/press/103381.html）

表 9.32　産業廃棄物の種類別排出量

種　類	平成 25 年度（参考）		平成 26 年度	
	排出量（千 t）	割合（%）	排出量（千 t）	割合（%）
燃え殻	1,833	0.5	2,046	0.5
汚泥	164,115	42.7	168,821	43.0
廃油	2,912	0.8	3,044	0.8
廃酸	2,778	0.7	3,191	0.8
廃アルカリ	2,243	0.6	2,306	0.6
廃プラスチック類	6,120	1.6	6,509	1.7
紙くず	896	0.2	985	0.3
木くず	6,991	1.8	7,487	1.9
繊維くず	89	0.0	103	0.0
動植物性残さ	2,603	0.7	2,706	0.7
動物系固形不要物	97	0.0	83	0.0
ゴムくず	26	0.0	28	0.0
金属くず	7,815	2.0	9,284	2.4
ガラスくず，コンクリートくずおよび陶磁器くず	6,468	1.7	8,267	2.1
鉱さい	16,761	4.4	14,563	3.7
がれき類	63,233	16.4	64,394	16.4
動物のふん尿	82,626	21.5	81,416	20.7
動物の死体	125	0.0	126	0.0
ばいじん	16,911	4.4	17,479	4.4
合計	384,642	100.0	392,840	100.0

※各種類の産業廃棄物排出量は四捨五入して表示しているため，合算した値は合計値と異なる場合がある．
（http://www.env.go.jp/press/103381.html）

総排出量 3 億 9,284 万トンのうち，19%が中間処理を経ず直接再利用され，1%が排出された状態で直接最終処分されている．また，79%が脱水，焼却，破砕などの中間処理を施され，この中間処理段階で 44%が減量化される．こうして，中間処理残渣として残るものは処理前の約 1/3 にまで減量化されている（図 9.45）．

再生利用量，減量化量，最終処分量の推移を図 9.46 に示す．産業廃棄物の総排出量は減少傾向にあり，再生利用量，減量化量，最終処分量はすべて減少傾向にある．

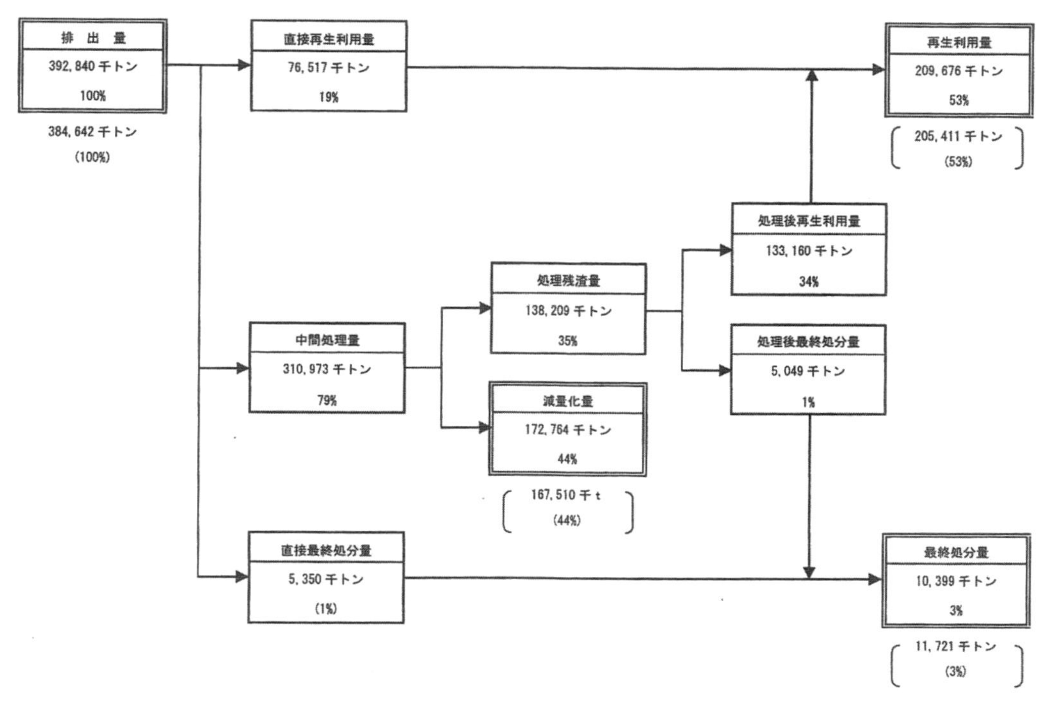

図 9.45 産業廃棄物の処理状況（平成 26 年度実績値）
(http://www.env.go.jp/press/103381.html)

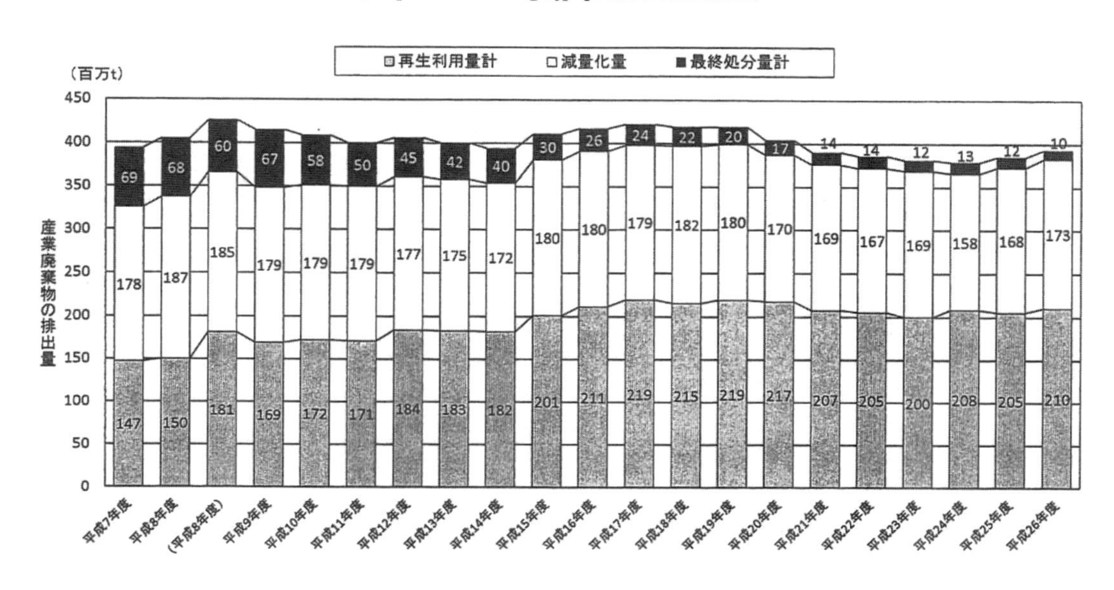

平成8年度より排出量の推計方法が一部変更されている。平成8年度及びそれ以降の排出量は、「廃棄物の減量化の目標量※」（平成11年9月28日政府決定）と同じ前提条件で算出されている。
※ ダイオキシン対策基本方針（ダイオキシン対策関係閣僚会議決定）に基づく政府の設定値

図 9.46 産業廃棄物の再生利用量，減量化量，最終処分量の推移（平成 26 年度実績値）
(http://www.env.go.jp/press/103381.html)

9.6.3 医療廃棄物

特別管理廃棄物とは，廃掃法で「産業廃棄物のうち爆発性，毒性，感染性その他の人の健康または生活環境に係る被害を生ずるおそれがある性状を有するものとして政令で定めるもの」と規定され，必要な処理基準を設けて通常の廃棄物より厳しい規制が行われており，**特別管理一般廃棄物**と**特別管理産業廃棄物**に分類されている（表9.33）．特別管理産業廃棄物を生ずる事業場を設置している事業者は，**特別管理産業廃棄物管理責任者**を選任し，特別管理産業廃棄物の処理に関する業務を適切に行わせなければならない．

表9.33　特別管理一般廃棄物と特別管理産業廃棄物の内容

<table>
<tr><th>区分</th><th colspan="2">主な分類</th><th>概要</th></tr>
<tr><td rowspan="4">特別管理一般廃棄物</td><td colspan="2">PCB使用部品</td><td>廃エアコン・廃テレビ・廃電子レンジに含まれるPCBを使用する部品</td></tr>
<tr><td colspan="2">ばいじん</td><td>ごみ処理施設の集じん施設で生じたばいじん</td></tr>
<tr><td colspan="2">ばいじん，燃え殻，汚泥</td><td>ダイオキシン特措法の特定施設である廃棄物焼却炉から生じたもので，ダイオキシン類を3 ng/gを超えて含有するもの</td></tr>
<tr><td colspan="2">感染性一般廃棄物</td><td>医療機関等から排出される一般廃棄物であって，感染性病原体が含まれ若しくは付着しているおそれのあるもの</td></tr>
<tr><td rowspan="14">特別管理産業廃棄物</td><td colspan="2">廃油</td><td>揮発油類，灯油類，軽油類（難燃性のタールピッチ類等を除く）</td></tr>
<tr><td colspan="2">廃酸</td><td>著しい腐食性を有するpH 2.0以下の廃酸</td></tr>
<tr><td colspan="2">廃アルカリ</td><td>著しい腐食性を有するpH 12.5以上の廃アルカリ</td></tr>
<tr><td colspan="2">感染性産業廃棄物</td><td>医療機関等から排出される産業廃棄物であって，感染性病原体が含まれ若しくは付着しているおそれのあるもの</td></tr>
<tr><td rowspan="10">特定有害産業廃棄物</td><td>廃PCB等</td><td>廃PCB及びPCBを含む廃油</td></tr>
<tr><td>PCB汚染物</td><td>PCBが染みこんだ汚泥，PCBが塗布され，又は染みこんだ紙くず，PCBが染みこんだ木くず若しくは繊維くず，PCBが付着し，又は封入されたプラスチック類若しくは金属くず，PCBが付着した陶磁器くず若しくはがれき類</td></tr>
<tr><td>PCB処理物</td><td>廃PCB等又はPCB汚染物を処分するために処理したものでPCBを含むもの</td></tr>
<tr><td>指定下水汚泥</td><td>下水道法施行令第13条の4の規定により指定された汚泥</td></tr>
<tr><td>鉱さい</td><td>重金属等を一定濃度を超えて含むもの</td></tr>
<tr><td>廃石綿等</td><td>石綿建材除去事業に係るもの又は大気汚染防止法の特定粉じん発生施設が設置されている事業場から生じたもので飛散するおそれのあるもの</td></tr>
<tr><td>燃え殻</td><td>重金属等，ダイオキシン類を一定濃度を超えて含むもの</td></tr>
<tr><td>ばいじん</td><td>重金属等，1,4-ジオキサン，ダイオキシン類を一定濃度を超えて含むもの</td></tr>
<tr><td>廃油</td><td>有機塩素化合物等，1,4-ジオキサンを含むもの</td></tr>
<tr><td>汚泥，廃酸又は廃アルカリ</td><td>重金属等，PCB，有機塩素化合物等，農薬等，1,4-ジオキサン，ダイオキシン類を一定濃度を超えて含むもの</td></tr>
</table>

（http://www.env.go.jp/recycle/waste/sp_contr/）

医療機関から排出される廃棄物のうち，感染の危険があり，取扱い上注意を必要とするものは，感染性廃棄物として分類されている．感染性廃棄物とは，「医療関係機関などから生じ，人が感染し，もしくは感染するおそれのある病原体が含まれ，もしくは付着している廃棄物またはこれらのおそれのある廃棄物」のことである．薬剤師，医師，歯科医師，獣医師，保健師などは，感染性廃棄物を生じる事業場の管理責任者となることができる．感染性廃棄物の処理については，「廃棄物処理法に基づく感染性廃棄物処理マニュアル」(2017 年 3 月改訂）に基づいて適正に分別，保管，

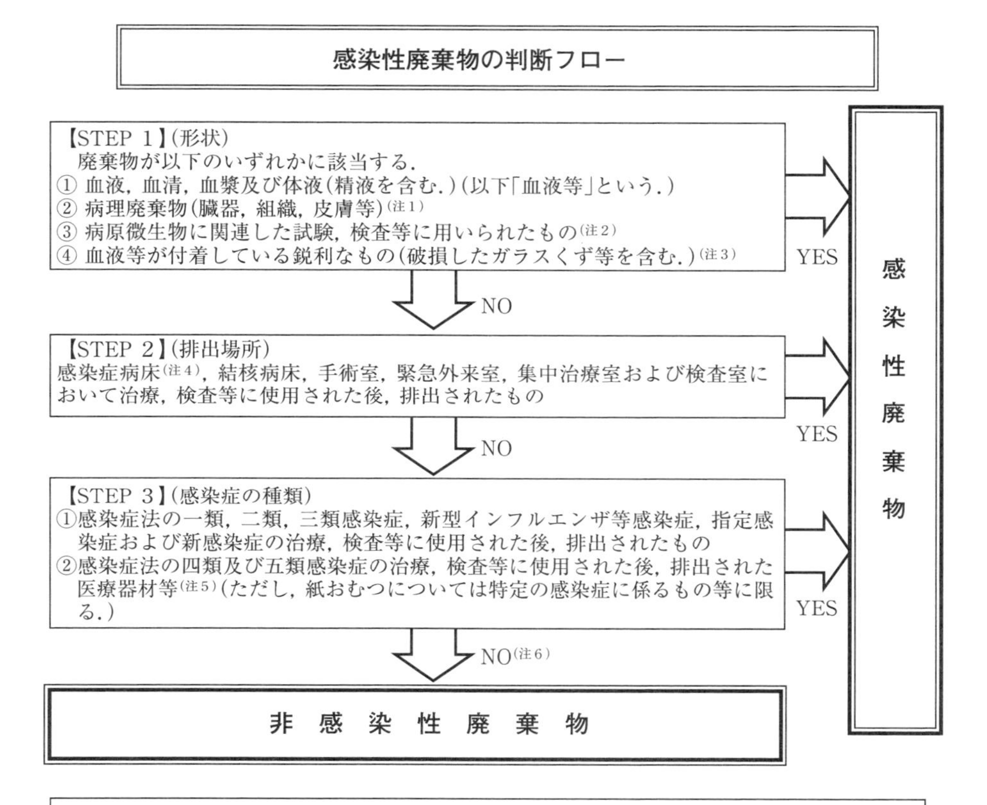

(注)　次の廃棄物も感染性廃棄物と同等の取扱いとする.
・外見上血液と見分けがつかない輸血用血液製剤等
・血液等が付着していない鋭利なもの(破損したガラスくず等を含む.)

(注1)　ホルマリン漬臓器等を含む.

(注2)　病原微生物に関連した試験，検査等に使用した培地，実験動物の死体，試験管，シャーレ等

(注3)　医療器材としての注射針，メス，破損したアンプル・バイヤル等

(注4)　感染症法により入院措置が講ぜられる一類，二類感染症，新型インフルエンザ等感染症，指定感染症及び新感染症の病床

(注5)　医療器材(注射針，メス，ガラスくず等)，ディスポーザブルの医療器材(ピンセット，注射器，カテーテル類，透析等回路，輸液点滴セット，手袋，血液バッグ，リネン類等)，衛生材料(ガーゼ，脱脂綿等)，紙おむつ，標本(検体標本)等
なお，インフルエンザ(鳥インフルエンザおよび新型インフルエンザ等感染症を除く.)
伝染性紅斑，レジオネラ症等の患者の紙おむつは，血液等が付着していなければ感染性廃棄物ではない.

(注6)　感染性・非感染性のいずれかであるかは，通常はこのフローで判断が可能であるが，このフローで判断できないものについては，医師等(医師，歯科医師および獣医師)により，感染のおそれがあると判断される場合は感染性廃棄物とする.

出典：環境省「廃棄物処理法に基づく感染性廃棄物処理マニュアル」

図 9.47　感染性廃棄物の判断フロー

収集運搬，再生および処分をすることとなっている．

感染性廃棄物の判断基準は「廃棄物の形状」，「排出場所」または「感染症の種類」から「感染性廃棄物の判断フロー」によって客観的に判断することを基本とする（図9.47）．しかし，判断できない場合は，血液などその他の付着の程度や付着した廃棄物の形状，性状の違いにより，専門知識を有する者（医師，歯科医師および獣医師）によって感染のおそれがあると判断されたときは感染性廃棄物となる．なお，非感染性の廃棄物であっても，**鋭利なもの**については感染性廃棄物と同等の取扱いとする．

感染性廃棄物の保管場所は，他と区別し，関係者以外の立入りを禁止し，保管は短期間が望ましい．また，保管容器は，運搬する間に，内容物が飛散・流出しないよう① **密閉できる**，② 収納しやすい，③ 損傷しにくい，など廃棄物の性状に応じた材質の容器を使用する．さらに，感染性廃棄物の表示は，内容物をより正確に分別・識別するために，容器外部に色分けした**バイオハザードマーク**を付けることが望ましい（図9.48）．

感染性廃棄物の処理を業者に委託して行う場合，引き渡しに際して廃棄物の種類，量，性状，取扱い方法などを記載した「特別管理産業廃棄物管理票（マニフェスト）」を交付し，適正に処理されたことを，処理業者から返送されるマニフェストによって確認しなければならない．

バイオハザードマーク	色分けと適用廃棄物
	黄色（鋭利なもの） ・注射針（全て）など
	橙色（固形物） ・血液，体液などの付着した固形物
	赤色 ・液状または泥状のもの（組織，血液，体液など）

図9.48　感染性廃棄物の分類

9.6.4　マニフェスト制度

産業廃棄物の性状が十分把握されないままで処理されることによる事故や環境汚染を未然に防止するとともに，不法投棄等を防止し適正な処理を確保するため，産業廃棄物の移動に関する管理を**マニフェスト（積荷目録）**で把握することが実施された．1990年4月からマニフェストシステムが導入され，1991年の法改正で「特別管理産業廃棄物」について義務づけられてきた．しかし，1998年12月改正からは産業廃棄物の処理を委託する全ての排出事業者にマニフェストを使用することが義務付けられた．

マニフェストとは，一般に積荷目録とか送り状伝票という意味を有しているが，これを産業廃棄物の処理対策に導入したものがマニフェストシステムである．また，マニフェストは大きく一次マ

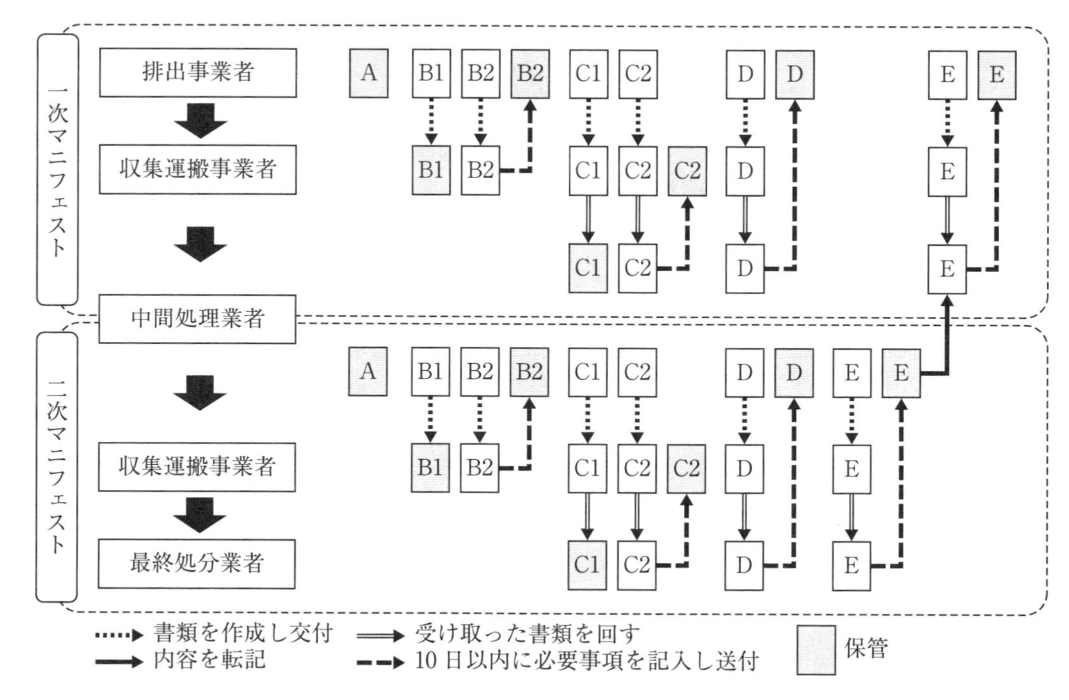

図 9.49 マニフェストシステムの仕組み

ニフェストおよび二次マニフェストからなっている．一次マニフェストとは，排出事業者，収集運搬業者，処分業者間でやりとりするものを，二次マニフェストとは処分委託者としての中間処理業者，収集運搬業者，最終処分業者間でやりとりするものをいう．マニフェストシステムは現在，紙マニフェストと電子マニフェストの2種類がある．紙マニフェストシステムの仕組みを図9.49に示す．

産業廃棄物管理票は，7枚複写になっている．それぞれの管理票は，保管票（A，C1，C2票），運搬終了票（B1，B2票），処分終了票（D票），最終処分終了票（E票）から構成されている．それぞれの管理票は，5年間保存しなければならない．

A票：排出事業者が保存

B1票：収集運搬業者が保存

B2票：収集運搬業者→排出事業者，運搬終了を確認（排出事業者が保存）

C1票：収集処分業者が保存

C2票：処分業者→収集運搬業者，処分終了を確認（収集運搬業者が保存）

D票：処分業者→排出事業者，処分終了を確認（排出事業者が保存）

E票：処分業者→排出事業者，最終処分終了を確認（排出事業者が保存）

排出事業者は，最終的にA，B2，D，E票の4枚がそろうことによって処分が確認できるシステムとなっている．

9.6.5 廃棄物による環境汚染問題（リサイクル法）

A 鉱さい，汚泥等による環境汚染

鉱さいや汚泥による土壌あるいは地下水，河川，海域等の水域環境に対する重金属汚染は過去に多くの公害事例が認められている．鉱さいによるものとしては宮崎県高千穂町土呂久の亜ヒ酸鉱山跡周辺および島根県足鹿郡旧笹ケ谷鉱山周辺地域における**慢性ヒ素中毒患者の発生**の例，あるいは岐阜県の神岡鉱山に起因する神通川流域に発生した**イタイイタイ病**がある．また，東京都江戸川区の工場跡地の鉱さい野づみによる**6価クロム汚染**が顕在化し，クロム粉じん曝露による労働者の鼻中隔穿孔症など健康影響の実態が発見された．汚泥による環境汚染については，静岡県の田子の浦港周辺におけるパルプ廃液によるヘドロからの**硫化水素ガス発生**による住民への影響，また，兵庫県高砂市西港のヘドロから**高濃度PCBの検出**による社会問題が発生した．

最近では，ドライクリーニングや機械部品の脱脂溶剤として用いられたトリクロロエチレンやテトラクロロエチレンの廃油汚泥による**地下水汚染**が東京都昭島市，千葉県君津市や兵庫県太子町など全国各地で顕在化し社会問題となった．これがきっかけとなって水道水質基準，公共用水域の環境基準が改定され，また，これら溶剤は化審法の第二種特定化学物質にも指定された．

B ダイオキシン類

ダイオキシン類対策特別措置法では，ごみの焼却過程などで生成する非意図的生成物として，ポリ塩化ジベンゾ-*p*-ジオキシン（PCDD），ポリ塩化ジベンゾフラン（PCDF）およびコプラナーポリ塩化ビフェニル（コプラナーPCB）の3物質を含めてダイオキシン類と定義している．塩素含有プラスチック等を含む都市廃棄物の焼却によって，焼却灰であるフライアッシュ中に特に毒性が強い2,3,7,8-テトラクロロジベンゾ-*p*-ジオキシン（2,3,7,8-TCDD）をはじめとするダイオキシン類が検出され問題となっている（図9.50）．ダイオキシンは一般にプラスチックや樹脂原料であるフェノール系化合物と塩素化合物が300℃程度の温度で燃焼すると生成し，900℃以上であれば分解して生成しないといわれている．

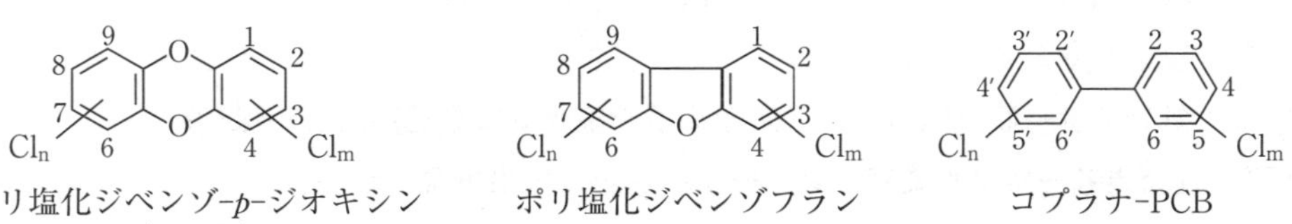

ポリ塩化ジベンゾ-*p*-ジオキシン（PCDD）　ポリ塩化ジベンゾフラン　コプラナ-PCB

図9.50　ダイオキシン類の化学構造

コプラナーPCB：ビフェニルのオルト位（2,6,2′,6′の位置）に塩素がなく，メタ位（3,5,3′,5′の位置）やパラ位（4,4′位置）に塩素が入ったPCBのこと．3,3′,4,4′-テトラクロロビフェニルなどが強毒性として知られている．

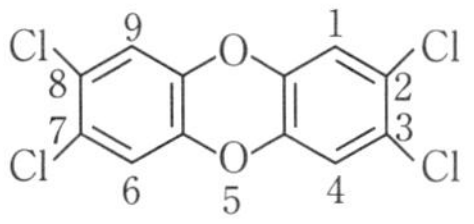

2,3,7,8-テトラクロロジベンゾ-*p*-ジオキシン
(2,3,7,8-TCDD)

ダイオキシン類の毒性を表すために，最も毒性が強い2, 3, 7, 8-TCDDの毒性係数を1として，各種ダイオキシンの毒性を表す場合に**毒性等価係数** toxicity equivalency factor（**TEF**）が用いられる．この毒性等価係数は，動物実験の結果から胸腺萎縮，薬物代謝酵素誘導などのデータが根拠になっている．

ダイオキシン類の種々の規制は，ダイオキシンの測定値に毒性等価係数（TEF）を乗じて，2, 3, 7, 8-TCDDの**毒性等量** toxicity equivalency quantity（**TEQ**）の総和として表す．ダイオキシン類の規制に関しては**耐容1日摂取量** tolerable daily intake（**TDI**）が1996年6月に10pg-TEQ/kg/dayと決められていたが，WHOのTDIの基準が1～4 pg-TEQ/kg/dayと提案されたことから，現在の環境省および厚生労働省における検討会において審議した結果，1999年6月にわが国も当面TDIを4pg-TEQ/kg/dayとすることとなった．

これらの健康影響評価をふまえ，1998年6月厚生労働省は「ごみ処理に係るダイオキシン類削減対策検討会」において「ごみ処理に係るダイオキシン類発生防止等ガイドライン」の中で緊急対策の必要なごみ焼却場からの排出ガスの判断濃度を80 ng-TEQ/m^3Nとし，これを超える施設は緊急対策の推進を必要とした．また，2000年1月にはダイオキシン類対策特別措置法が施行され，廃棄物燃焼炉などのダイオキシン類を排出する施設からの排出ガスに関する基準が定められた．

ダイオキシン類対策特別措置法の目的は，「ダイオキシン類による環境汚染の防止及びその除去等を行うため，ダイオキシン類に関する基準を定めるとともに，必要な規制，汚染土壌に係る措置等を定めることにより，国民の健康の保護を図ること」である．本法による規制としては，① 耐容一日摂取量（4 pg-TEQ/kg/day），② 大気，水質（水底の底質を含む）および土壌の環境基準，③ 事業所からの排出ガスと排出水規制，④ 汚染状況の調査方法，⑤ 汚染土壌の除去に関する措置が行われている．

環境省が実施した2012年度ダイオキシン類に係る環境調査結果では，大気および土壌では，すべての地点で環境基準を達成していたが，公共用水域の水質・底質および地下水質では，環境基準を超過した地点が出ている．

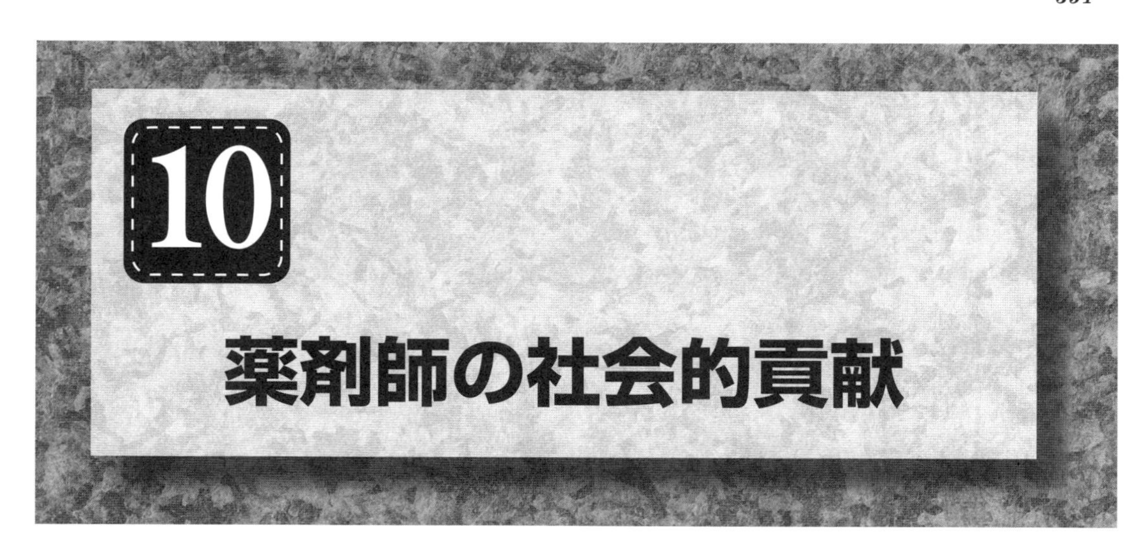

10.1 衛生行政における薬剤師の役割

10.1.1 衛生行政

衛生行政は，憲法28条の規定に基づいて，基本的には国（厚生労働省）― 都道府県（衛生主管部局）― 保健所 ― 市町村（衛生主管課係）という一貫した体系により，すべての国民の健康の保持増進を図るために行われる公の活動である．ただし，地域保健法の施行令によって指定された71市（2014年4月現在）と東京都の23特別区は，国（厚生労働省）― 政令市・特別区（衛生主管部局）― 保健所 という体系で実施される．また一般的に保健所の設置は都道府県が行うが，この地域保健法の施行令によって指定された71市と東京都の23特別区はそれぞれ直轄の保健所を設置している．

衛生行政を実施していくうえで，保健所はとくに地域の公衆衛生行政の中心的機関としての役割を担っている．すなわち，地域保健法において，地域における公衆衛生の向上と増進を図るため，以下に示す公衆衛生に関連する14事項についての指導やこれに必要な事業を行うことを目的として設置されているのが保健所である．

① 地域保健に関する思想の普及と向上に関する事項
② 人口動態統計その他地域保健に係る統計に関する事項
③ 栄養の改善と食品衛生に関する事項
④ 住宅，水道，下水道，廃棄物の処理，清掃その他の環境の衛生に関する事項
⑤ 医事と薬事に関する事項

⑥ 保健師に関する事項
⑦ 公共医療事業の向上と増進に関する事項
⑧ 母性，乳幼児，老人の保健に関する事項
⑨ 歯科保健に関する事項
⑩ 精神保健に関する事項
⑪ 治療方法が確立していない疾病その他の特殊な疾病により長期に療養を必要とする者の保健に関する事項
⑫ エイズ，結核，性病，伝染病その他の疾病の予防に関する事項
⑬ 衛生上の試験と検査に関する事項
⑭ その他地域住民の健康の保持と増進に関する事項

衛生行政には，国民の保健衛生を向上させるため数多くの薬剤師が携わっている．例えば，厚生労働省を中心に環境省，外務省，文部科学省などに薬系技官として薬剤師が配属され，薬事衛生，食品衛生，環境衛生，新薬の開発促進，医療保険制度などの政策の立案や施行に従事している．また，都道府県や政令市では，保健所，薬事監視や食品衛生監視の業務に，国立医薬品食品衛生研究所や都道府県衛生研究所などの公的な試験研究機関では，様々な試験・研究に薬剤師が専門職員として配置されている．

10.1.2　労働衛生行政

労働衛生行政は，厚生労働省労働基準局が労働基準行政の一環として実施するもので，労働者の職域での災害防止，職業性疾患の予防，保健福祉の保持・増進が行われる．そのうち，一般的な労働安全衛生については，安全衛生部が所管している．また付属機関としては，産業医学総合研究所，その他各種審議会があり，地方でも国の直轄機関として，都道府県に労働局，その下に労働基準局が配置されている．

労働衛生行政に関連する法規としては，職場における勤労者の安全と衛生の向上をはかるため，1972年（昭和47年）から**労働安全衛生法**が施行されている．労働安全衛生法には，職場における労働者の安全と衛生を確保することは事業者の責務であることが始めに明記されており，国は労災防止計画を策定すること，事業者は安全衛生管理体制を整備して災害と健康障害を防止するための措置を講じること，労働者に必要な安全教育を実施し，作業環境管理や健康診断等の健康管理などが義務づけられている．

10.2 学校保健と学校薬剤師

10.2.1 学校保健の意義と学校保健行政

学校保健行政は，国民の健康の保持を図るために国や地方公共団体が教育機関に学ぶ児童・生徒および教職員を対象（国民の約1/5）として行う公の活動で，国においては，文部科学省のスポーツ・青少年局，初等中等教育局，高等教育局が，都道府県では教育委員会や知事部局が，市区町村では教育委員会が所管している．図10.1に文部科学省のスポーツ・青少年局における健康に関係する所轄事項を示す．

図10.1に示すように，スポーツ・青少年局学校保健教育課の所轄としては，学校保健，学校安全，学校給食が含まれる．

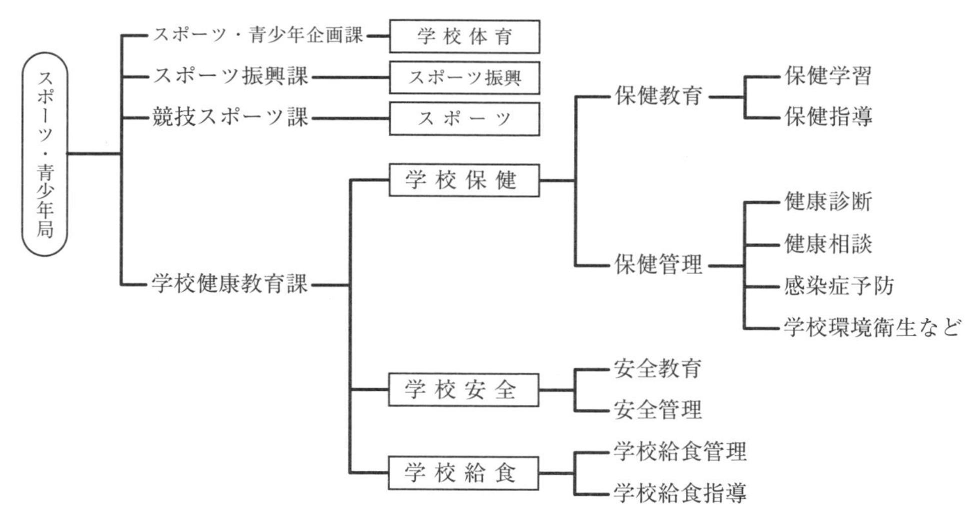

図10.1 スポーツ・青少年局における健康に関する所轄事項
（厚生労働統計協会編（2014）国民衛生の動向2014/2015，p.384，厚生労働統計協会より）

学校教育法第12条に「学校においては，学生，生徒，児童及び幼児並びに職員の健康の保持増進を図るため，健康診断を行い，その他その保健に必要な措置を講じなければならない．」とある．また学校保健安全法第1条には，「学校における児童生徒等及び職員の健康の保持増進を図るため，学校における保健管理に関し必要な事項を定めるとともに，学校における教育活動が安全な環境において実施され，児童生徒等の安全の確保が図られるよう，学校における安全管理に関し必要な事項を定め，もって学校教育の円滑な実施とその成果の確保に資することを目的とする」(学校保健安全計画）と規定されている．さらに，学校教育の内容についての基準である学習指導要領の中で，健康の保持増進以上の幅広い内容を包含する保健教育が示されている．このような保健管理と保健教育を含めた総合的教育活動を**学校保健**と称している．

学校保健の構成は図10.2に示すように，保健教育，保健管理および保健組織活動からなる．保健教育は保健学習と保健指導を含み，保健管理の構成は対人管理と対物管理に大別される．さらに対人管理には心身の管理と生活の管理が含まれ，対物管理には環境管理が含まれる．

学校における保健教育は，健康生活に必要なことを児童・生徒に理解させ，これに必要な態度，習慣，技能を養うことを目標としており，教科を通じて行われる保健学習と学校生活を通じて行われる保健指導に分けられる．保健学習は，体育または保健体育の教科の中で，小学校・中学校・高等学校を通じて，学習指導要領に基づいて進められ，保健行動の体験と実践につながる保健指導は，道徳，特別教育活動，学校行事などを含めた学校教育のすべてを通じて行われる．保健教育は，学年・年齢に応じて，それぞれの発達段階に必要な目標および内容を定めて適切な指導をすることが必要である．

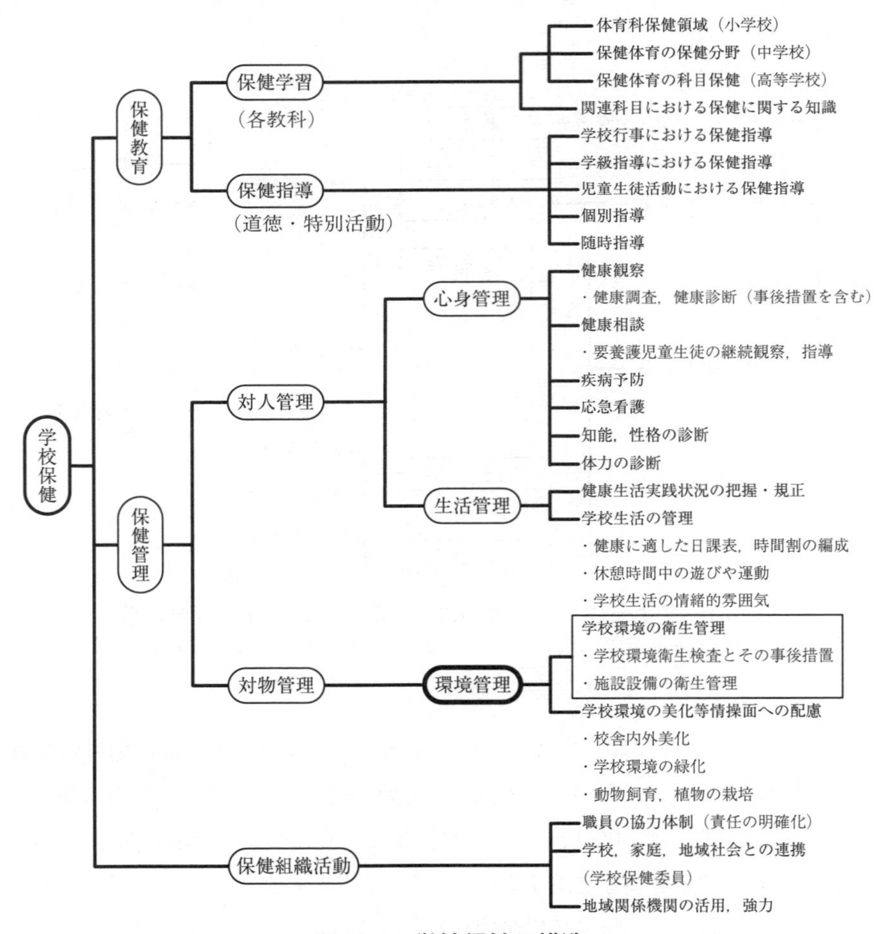

図10.2　学校保健の構造

（日本薬剤師会編（1993）新訂　学校と学校薬剤師 1993，p.19，薬事時報社より一部改変）

A　小学校における保健教育

小学校の保健教育における学習指導要領を次に示す．

1）体の発育と心の発育について理解できるようにする．

2）けがの防止について理解できるようにする．

3）病気の予防について理解できるようにする．

4）健康な生活について理解できるようにする．

B　中学校における保健教育

中学校の保健教育における学習指導要領を次に示す．

1）心身の機能の発達と心の健康について理解させる．

2）健康と環境について理解させる．

3）傷害の防止について理解を深めさせる．

4）疾病の予防について理解を深めさせる．

C　高等学校における保健教育

高等学校の保健教育における学習指導要領を次に示す．

1）わが国の疾病構造や社会の変化に対応して，健康を保持増進するためには個人の適切な生活行動が重要であることを理解させる（現代社会と健康）．

2）環境と人間の健康とはかかわりがあること，このため環境の保全が重要であることを理解させる（環境と健康）．

3）生涯の各段階において健康についての課題があり，これに適切に対応することが必要であることを理解させる（生涯を通じる健康）．

4）集団の健康を高めるための公衆衛生活動と保健・医療の制度について理解させる（集団の健康）．

学校安全は，安全管理と安全教育をいい，1959 年（昭和 34 年）に「日本学校安全令法」が公布されてから，学校安全の普及充実や学校の管理下における児童生徒の災害共済給付の事業が本格的に取り組まれるようになっている．

学齢期における死亡や傷病をより少なくするためには，学校における児童，生徒，幼児の生命・健康を守るための強力な安全教育，安全管理が必要である．

安全教育は，児童，生徒の安全にとって望ましい行動の変容に必要な態度や能力を育てるものであり，安全学習と安全指導に分けることができる．また安全管理とは，児童，生徒の学校生活において，事故の要因となる学校環境や児童生徒の学校における行動などに関する危険の早期発見と，その速やかな除去および事故発生時の適切なる応急処置などのできる体制を確立し，児童生徒の安全を確保することをいう．

学校給食は，児童，生徒の心身の健全な発達を促すとともに，食に関する正しい理解と適切な判断力を養い，学校における食育の推進を図ることを目的として，学校教育活動の一環として実施されている．また学校給食は，年間を通じ原則として毎週5回，在学するすべての児童，生徒に対して授業日の昼食時に実施されるが，これが継続的に実施されることにより，児童，生徒は日常生活における食事について正しい理解を深め，健全な食生活を営むことができる判断力を培い，望ましい食習慣を養うことができる．

10.2.2　学校保健安全法

1958年4月に学校保健法（現・学校保健安全法）が「児童生徒等および職員の健康の保持増進を図り，学校における教育活動が安全な環境において実施され，もって学校教育の円滑な実施とその成果の確保に資することを目的とする」ために制定され，その第2条に「学校においては，児童，生徒，学生又は幼児及び職員の健康診断，環境衛生検査，安全点検その他の保健又は安全に関する事項について計画を立て，これを実施しなければならない」(学校環境衛生)，第3条に「学校においては，換気，採光，照明及び保温を適切に行い，清潔を保つ等環境衛生の維持に努め，必要に応じてその改善を図らなければならない」(学校環境の安全）と定めている．また同法第16条第1項および第2項で，学校には学校医を，大学以外の学校には学校歯科医および**学校薬剤師**を置くものとされ，同法施行規則（1958年6月）第23条第1項第2号では，「学校医は学校環境衛生の維持及び改善に関し，学校薬剤師と協力して必要な助言を行うこと」としている．

1978年，学校保健法の一部改正が行われ，学校における環境衛生検査の内容が明示された．日本薬剤師会は，この法改正の趣旨にのっとり，1980年（昭和55年)3月に初版の「学校と学校薬剤師」を編さんし，全国の学校薬剤師に対する研修の資料とするとともに趣旨の徹底を図った．これは，1987年（昭和62年）3月に改訂され，さらに1992年6月の「学校環境衛生の基準」(学校環境衛生検査の結果を判断できる判定基準を示したもの）の全面改訂にともなって，1993年5月に「新訂　学校と学校薬剤師1993」として新たに編さんされている．さらに学校保健法の一部改正が，2008年6月に行われ，2009年（平成21年）4月1日より法律名が**学校保健安全法**に改められた．

10.2.3　学校薬剤師と学校環境衛生

学校保健安全法施行規則第24条において，学校薬剤師は，① 学校保健計画および学校安全計画の立案に参与すること，② 環境衛生検査に従事すること，③ 学校環境衛生の維持および改善に関し，必要な指導と助言を行うことなどが規定されており，その職務が制度的に確立されている．すなわち学校薬剤師の主要な任務は，環境管理を行うことであり，これは学校内の環境衛生に係わる多岐の分野にわたっている．表10.1に学校薬剤師の具体的な職務を示す．

学校保健活動を効果的に運営するために，各種の分野が融合した形で有機的なつながりをもった学校保健委員会が組織される．本委員会において，学校保健活動を組織的，計画的に進める基本となるのは，学校保健計画や学校安全計画の立案とその実施の評価である．

学校保健組織のうち，常勤職員として学校保健に従事しているものとしては，学校における保健の総括責任者としての校長，これを補佐して連絡調整を行う保健主事，直接に児童生徒の養護を担当し，専門的な立場から学校保健の推進のために中心的役割を担っている唯一の専任教諭である養護教諭がいる．さらに体育主任，安全主任，学校給食主任，保健教育担当教員，その他一般職員から構成される．

また，非常勤職員として学校保健に従事しているものは，学校保健全般の指導と助言，保健計画の立案に参画，健康診断，疾病予防と保健指導などを行う学校医，歯科の検査・相談と歯科衛生に携わる学校歯科医および種々の学校環境衛生の検査を実施し，その評価と助言などや学校環境衛生管理を行う学校薬剤師であり，これらの臨時職員も学校保健組織の構成員として保健管理の任務を担っている．

学校保健法第3条が規定された当初，これにより学校環境衛生の維持・改善を図ることは法的に確立していたが，学校環境衛生検査の結果を判断する基準はなかった．そのため，1961年3月14日に文部大臣は，保健体育審議会に学校環境衛生の基準を作成するよう諮問した．これを受けて1964年6月には，学校薬剤師の職務内容を示した「学校環境衛生の基準」が保健体育審議会より答申され，文部省体育局長名をもって各都道府県教育長に通知された．この基準は，学校保健法に基づく定期環境検査，臨時検査および日常における環境衛生（日常点検）ならびに学校環境衛生の維持・改善を図ることを目的としており，「照度及び照明環境」から始まり「水泳プールの管理」まで15項目にわたって，それぞれの項目ごとに検査方法，判定基準，事後措置などが示された．これは学校環境衛生検査の指導指針として広く使われ，学校環境衛生の向上に大きな役割を果たしてきた．

「学校環境衛生の基準」は数回の改訂を重ねた後，科学技術の進展や学校を取り巻く環境の変化を踏まえ，2004年2月に全面改訂されたが，あくまでも通知により示された指導指針に過ぎなかった．そのため，2008年6月に可決・成立した学校保健法等の一部を改正する法律により改正された学校保健安全法に基づいて，旧基準（「学校環境衛生の基準」）の内容を踏まえた新たな**「学校環境衛生基準」**が2009年3月31日に文部科学省よりスポーツ青少年局長通知として公布され，同年4月1日より施行されており，同基準を学校保健安全法に位置付けることで，学校環境衛生の適切な維持管理が図られるようになった．また学校保健安全法では，学校の適切な環境の維持を学校設置者の責務とし，適切な環境維持のために学校薬剤師との十分な連携に努めることが求められている．

また1996年に，日本薬剤師会が薬局の機能（表10.2）に**「かかりつけ薬局・かかりつけ薬剤師」**として地域住民に貢献することをあげており，その中で薬剤師は学校薬剤師として，地域の学校へ積極的に参画することが求められている．

表 10.1　学校薬剤師の職務

学校保健安全法施行規則第 24 条　学校薬剤師の職務執行の準則 第 24 条　学校薬剤師の職務執行の準則は，次の各号に掲げるとおりとする． 1　学校保健計画及び学校安全計画の立案に参与すること 2　第 1 条（学校保健安全法施行規則）の環境衛生検査に従事すること 3　学校の環境衛生の維持及び改善に関し，必要な指導及び助言を行うこと 4　第 8 条（学校保健安全法）の健康相談に従事すること 5　第 9 条（学校保健安全法）の保健指導に従事すること 6　学校において使用する医薬品，毒物，劇物並びに保健管理に必要な用具及び材料の管理に関し必要な指導と助言を行い，及びこれらのものについて必要に応じ試験，検査又は鑑定を行うこと 7　前号に掲げるもののほか，必要に応じ，学校における保健管理に関する専門的事項に関する技術及び指導に従事すること 二　学校薬剤師は，前項の職務に従事したときは，その状況の概要を学校薬剤師執務記録に記入して校長に提出するものとする．
学校内の環境衛生に係わる環境衛生基準 1　教室等の環境（換気，保温，採光，照明，騒音等の環境）に係わる学校環境衛生基準 2　飲料水等の水質及び施設・設備に係わる学校環境衛生基準 3　学校の清潔，ネズミ，衛生害虫等及び教室等の備品に係わる学校環境衛生基準 4　水泳プールに係わる学校環境衛生基準 5　日常における環境衛生に係わる学校環境衛生基準

表 10.2　地域社会における「かかりつけ薬局・かかりつけ薬剤師」の機能・役割

1	医薬品の提供 医療用医薬品，一般用医薬品（OTC 薬），薬局製剤の提供，医薬品の適正使用（薬歴簿，情報提供），医薬品などの安全性情報報告
2	**学校薬剤師** **学校保健安全計画，学校環境衛生検査**
3	地域医療活動 休日・夜間医療活動，地域住民の健康教育，**覚せい剤などの乱用防止推進**
4	在宅医療・居宅介護 在宅患者訪問薬剤管理指導，居宅療養管理指導，福祉用具貸与
5	その他 厚生労働省への医薬品の副作用報告，医薬品や薬剤師に対する国民向け PR

10.3　医薬品副作用被害と生物由来製品感染等被害の救済制度

医薬品は，治療だけでなく予防という役割も持ち，必要不可欠なものとして国民の生命，健康の保持増進に大きく貢献している．しかし医薬品には人体にもともと存在しない化合物がほとんどなので，服用した場合，個人差により有害事象が生じる場合がある．医薬品の有効性は有効性と安全性のバランスの上に成り立っているものであり，それぞれ違う要素をもつ人に対する副作用の可能性の予見には限度がある．たとえ医薬品を細心の注意を払って使用したとしても，予期しない副作用を防止することは困難である．そこで，医薬品医療機器総合機構法に基づく公的制度として，医薬品を適正に使用したにもかかわらず発生した副作用による健康被害者に対して副作用救済給付を行い，被害者の迅速な救済を図ることを目的として，医薬品副作用被害救済制度が設けられた．

10.3.1　医薬品副作用被害救済制度

昭和30年代に発生したキノホルムによるスモン事件がきっかけとなり，医薬品救済制度が1979年に創設された．現在，独立行政法人 医薬品医療機器総合機構（PMDA）が中心になって活動を行っている．厚生労働大臣の許可を受けた医薬品は，医療機関で処方され薬局などで購入して，添付文書に記載されている用法・用量および使用上の注意に従って使用することになっている．医薬品救済制度は，適正に使用したにもかかわらず健康被害（副作用）が発生し，入院が必要な症状が出たり，日常生活が著しく制限されるような障害が発生したり，死亡したときに給付を行う制度である．この制度では，抗悪性腫瘍剤，免疫抑制剤，血液製剤，もっぱら動物に使用される医薬品は除外されている．

10.3.2　生物由来製品感染等被害救済制度

生物由来製品感染等被害救済制度とは，輸血に用いられる血液製剤などをはじめとした生物由来医薬品（ワクチン，抗毒素，血液製剤，ホルモン，酵素など），動物の心臓弁や人および動物由来の成分を塗布したカテーテル類などの医療機器のほか，生物機能を利用して製造された医薬品（遺伝子組換え技術などを使用して生産アンチセンス医薬品，リボザイム等）を使用して感染等の被害が起こったときに救済する制度である．生物由来品には製品の使用による感染症の発生リスクがあるもの，特定生物由来製品は感染症の発生リスクが理論的にも経験的にも高いものが含まれている．

生物由来製品感染等被害救済制度は2004年に創設され，スモン患者やHIV患者の救済が行われている．また，2008年から「特定フィブリノゲン製剤及び特定血液凝固第Ⅸ因子製剤によるC型肝炎感染被害者を救済するための給付金の支給に関する特別措置法」による救済も行われている．

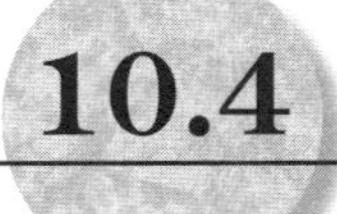

10.4　薬物乱用と規制

興味本位の使用から精神依存，身体依存を起こし悪循環を断ち切れなくなるのが薬物乱用の実態である．乱用される薬物には，麻薬，覚せい剤，大麻などがあり，それぞれ法律で規制されている．乱用される薬物でも医療行為で必要量を使用する場合には，依存や異常行動の発現が見られない．医療への麻薬の使用量は日本の場合世界に比べて低く，がん患者の疼痛からの解放と，QOLの向

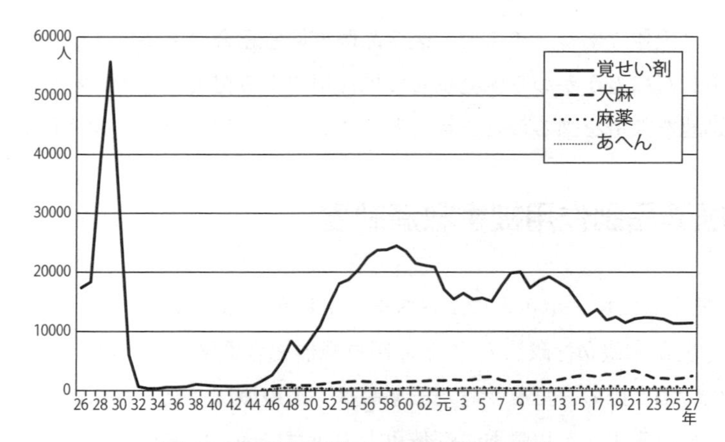

図 10.3　乱用薬物と検挙者数の推移

*3,4-メチレンジオキシメタンフェタミン，通称エクスタシー
（資料：厚生労働省）

上のために正しい知識の普及が望まれる．

10.4.1　薬物の乱用と依存，薬物中毒

乱用される薬物は，身体依存を依存 dependence，精神依存を嗜癖 addiction と呼ばれる特徴的な症状を引き起こす．また反復使用により耐性を生じやすく，身体依存を起こす薬物の場合には，使用の中断により退薬現象 withdrawal symptom を起こす．嗜癖性のある薬物は脳に存在する報酬系に作用して，多幸感を引き起こす．多幸感を引き起こす薬物は海馬や扁桃体を含む中脳辺縁系のドパミン濃度を増加させることから，嗜癖のドパミン仮説といわれている．薬物乱用から依存を起こすと自己コントロールができなくなり，薬物中毒に陥る．

10.4.2　麻　薬

麻薬は麻薬及び向精神薬取締法で規制されている薬物である．麻薬を取り扱うためには麻薬取扱者（麻薬管理者，麻薬施行者，麻薬研究者）としての免許を受けなければならず，全国の都道府県知事に申請する必要がある．医師，歯科医師，獣医師はいずれの登録も可能で，薬剤師は，麻薬管理者，麻薬研究者として登録することが可能である．麻薬施行者は麻薬を使った治療や処方箋発行を行うことができ，麻薬管理者は麻薬を使った診療施設や麻薬取扱の届け出をした薬局の麻薬管理を行う．麻薬研究者は学術研究にのみに麻薬，アヘン，けしがらの使用や麻薬原料植物の栽培等が認められている．

麻薬はアヘンおよびアヘンアルカロイド含有する薬物（モルヒネ，コデイン，ヘロイン），コカイン，および合成麻薬である LSD（lysergic acid diethylamide），MDMA（3,4-メチレンジオキシメタンフェタミン），MDA（3,4-メチレンジオキシアンフェタミン），5-MeO-DIPT（*N*,*N*-ジイソプロピル-5-メソキシトリプタミン）類，麻酔薬であるケタミンなどを指す．それに加えて 2014 年 8 月 1 日からは，指定薬物に分類されていた 5F-QUPIC（キノリン-8-イル-1-(5-フルオロペンチル)-1*H*-インドール-3-カルボキシラート）が，指定薬物に指定後も，いわゆる「合成ハーブ」などとして販売されていたことから，新たに麻薬に指定された．

モルヒネ，ジアセチルモルヒネ（ヘロイン），コデイン，オキシコドンは中枢神経系に作用し，意識をなくすことなく痛みを和らげ，WHO の痛みのラダーにより中程度以上の痛みに使用される．がん疼痛をもつ患者では依存性の形成は認められないが，使用の必要のない薬物乱用では，多幸感をもたらすため嗜癖により強い耐性と依存を起こす．治療にはオピオイド拮抗薬のナロキソンや長期作用型オピオイド（メサドン）を使用する．治療使用では呼吸管理に注意を払う必要がある．

コカインはコカの葉に含まれており，海外では高山病の予防にも使われているが，日本への持ち込み所持は禁止されている．コカインも中枢神経を興奮させ，多幸感をもたらす．一方，ナトリウムチャネルを阻害し，局所麻酔薬としての効果も持つため過量では心毒性を引き起こすことがある．アメリカで，妊娠中にコカインを使用した女性が発育不全と知能障害をもったコカインベビーを出産したことが話題になったように，胎盤から胎児への移行性は高い．

LSD は麦角菌が産生するアルカロイドから合成された化合物で，非現実的に意識を変える作用があるため，幻覚剤とされている．インドール骨格をもち，セロトニン受容体に作用する．

MDMA，MDA はそれぞれ覚せい剤のメタンフェタミン，アンフェタミンの誘導体であるが，セロトニン輸送体に親和性が高く，セロトニン神経系の活動を亢進させる．重度の MDMA 嗜癖者では長期の認知障害の報告がある．中毒症状としてセロトニン症候群やけいれんがある．休薬時に攻撃性の高まることも報告されている．治療では脱水症状を改善し，対症療法を行う．

5F-QUPIC は JWH-018（麻薬）に似たタイプの合成カンナビノイドの 1 つで，危険ドラッグとして流通していることが報告されている．国内で乱用のおそれがあり，麻薬と同種の有害作用をもつことから，麻薬に指定された．マウスへの投与では，中枢神経抑制作用，歩行失調，四肢の硬直，無動状態，けいれんおよび挙尾反応が観察されている．服用したヒトでは，足取りのふらつき，ろれつが回らない状態が認められている．

10.4.3　覚せい剤

覚せい剤は覚せい剤取締法で規制されている薬物である．アンフェタミンやメタンフェタミンは神経終末にあるモノアミンの輸送単体を阻害することによりドパミン濃度を高める．そのため治療にも用いられている．中毒症状として服用後覚醒，多幸感，興奮，昏迷が起こり，量を多くすると頻脈，紅潮，発汗，動悸が持続する．さらに過量服用すると散瞳，高体温，けいれん発作がみられるようになる．治療では脱水症状を改善し，対症療法を行う．

10.4.4　大　麻

薬物乱用のゲートドラッグとして大麻は注目されている．マリファナ（乾燥させた葉），ハッシシ（マリファナの乾燥品）の服用は，大麻に含まれるカンナビノイドと総称される化合物の作用により，多幸感，不安の軽減，用量依存的に聴覚や視覚の鋭敏化などの感覚変化や傾眠が惹起される．高用量ではパニック発作，幻覚，妄想などが出現する．服用により洞性頻脈が高頻度に発現し，心拍数が増加する．

10.4.5　危険ドラッグ

ハーブに覚せい剤やカンナビノイドの化学構造に類似した構造をもつ化学物質を混和し，多幸感を得ることを目的とした，合法ハーブ，お香等と販売され，若者を中心に乱用がみられる．幻覚等の作用を有し，乱用による健康被害が生じることがある．乱用される薬物の化学構造に類似した新規化合物は，使用した場合に健康被害が発生するおそれがあるので，合成カンナビノイド系772物質，カチノン系495物質を含み化学構造の一部が共通している物質群を厚生労働大臣が「指定薬物」として2013年に包括指定した．2017年6月で2,364物質が指定されている．使用後の死亡事件や交通事故が社会問題になっている．

10.4.6　ドーピング

薬物の治療行為以外の使用として，スポーツ選手の競技力増強のために薬物投与が行われている事例がある．競技に対する中立性と検査に対する透明性をもつ機関として1999年に世界アンチ・ドーピング機構（WADA）が設立され，日本では2001年に財団法人日本アンチ・ドーピング機構が設立された．現在ドーピングは「競技スポーツにおける禁止物質による不正な競技力向上」として周知されるようになってきた．近年，ドーピング防止と薬物・薬剤に関する専門的な知識を有し，スポーツ現場において競技者や指導者からの薬に関する問い合わせに応じる，教育現場において積極的なドーピング防止教育を行うことを目的として，スポーツファーマシストが誕生した．

常に（競技会および競技会外）禁止される物質と方法を表10.3に，競技会で禁止される物質と方法を表10.4にまとめた．その他にアルコールと新規に認可されたβ遮断薬が特定競技において禁止される物質になっている．また，禁止物質にはなっていないが監視プログラムに掲載され，競技会時に監視するものは，興奮薬（ブプロピオン，カフェイン，ニコチン，フェニレフリン，フェニルプロパノールアミン，ピプラドロール，シネフリンと麻薬（ミトラギニン，コデイン，トラマドール），テルミサルタンがある．競技会(時)外のみ監視されている物質は糖質コルチコイドである．β_2作用薬同士の組合せは，協議会時および競技会外での監視プログラムに掲載されている(2017年版)．

表 10.3　常に禁止される物質と方法（競技会および競技会外）(2017 年版)

禁止物質
S0. 無承認物質
S1. タンパク同化薬 1. タンパク同化男性化ステロイド薬（5α-アンドロスト-1-エン-3β, 17β-ジオール他） 2. その他のタンパク同化薬（クレンブテロール他）
S2. ペプチドホルモン，成長因子および関連物質 1. エリスロポエチン受容体作動薬 1.1. 赤血球新生刺激物質（エリスロポエチン他） 1.2. 非赤血球新生 EPO 受容体作動薬 2. 低酸素誘導因子（HIF）安定薬（コバルト等）および HIF 活性化因子（アルゴン等） 3. 男性における絨毛性ゴナドトロピン（CG）および黄体形成ホルモン（LH）およびそれらの放出因子 4. コルチコトロピン類およびそれらの放出因子（コルチコレトリン等） 5. 成長ホルモン（GH）およびその放出因子 それに加えて成長因子
S3. β_2 作用薬（24 時間の最大吸入量までの吸入サルブタモール，吸入ホルモテロール，吸入サルメテロールは除く）
S4. ホルモン拮抗薬と調節薬 1. アロマターゼ阻害薬［4-アンドロステン-3, 6, 17-トリオン（6-オキソ）等］ 2. 選択的エストロゲン受容体調節薬（ラロキシフェン等） 3. その他の抗エストロゲン作用を有する薬物（クロミフェン等） 4. ミオスタチン機能を修飾する薬物（ミスタチン阻害薬等） 代謝調節薬（インスリン類他）
S5. 利尿薬と他の隠ぺい薬 利尿薬（アセタゾラミド他） 血漿増量物質（グリセロール：アルブミン他）

禁止方法
M1. 血液および血液成分の操作 1. 血液ドーピング（自己血他） 2. 酸素摂取や酸素運搬を人為的に促進すること 3. 血液あるいは血液成分を物理的あるいは化学的手段を用いて血管内操作をすること
M2. 化学的・物理的操作 1. 採集された検体を変化させるための改ざん等 2. 静脈内投与および / あるいは 6 時間あたりで 50 mL を超える静脈
M3. 遺伝子ドーピング 1. 核酸のポリマーまたは核酸アナログの移入 2. 正常なあるいは遺伝子を修飾した細胞の使用

表 10.4　特定競技において禁止される物質（主に競技会(時)）(2014 年版)

禁止物質
S6. 興奮薬 a. 特定物質でない興奮薬（アドラフィニル他） b. 特定物質である興奮薬（アドレナリン他）
S7. 麻薬（ブプレノルフィン，モルヒネ他）
S8. カンナビノイド
S9. 糖質コルチコイド

特定競技において禁止される物質（主に競技会(時)）
P1. アルコール：航空スポーツ，アーチェリー，自動車，空手，モーターサイクル，パワーボート
P2. β 遮断薬：アーチェリー，自動車，ビリヤード，ダーツ，ゴルフ，射撃，スキー / スノボー—ジャンプ，フリースタイル（エアリアル / ハーフパイプ），スノーボード（ハーフパイプ / ビッグエアー），水中スポーツ

治療の目的で使用している医薬品がある場合には，事前に届け出て許可を得ることで，競技中も安心して使用できる．また，一般医薬品（OTC薬），漢方薬，栄養補助食品の中にも禁止物質が含まれている場合があり，薬剤師として，常に情報を更新しながら正しく安全に医薬品を使えるように，周囲の人々に伝える努力をしていきたい．

10.5 家庭用品と規制

家庭用品を保健衛生的観点からみて安全なものにするために，家庭用品も規制され，都道府県等による商品の検査等を通じて，基準違反の有無が監視されている．

10.5.1 家庭用品の規制

1973年に，有害物質を含有する家庭用品について保健衛生上の見地から必要な規制を行うこと

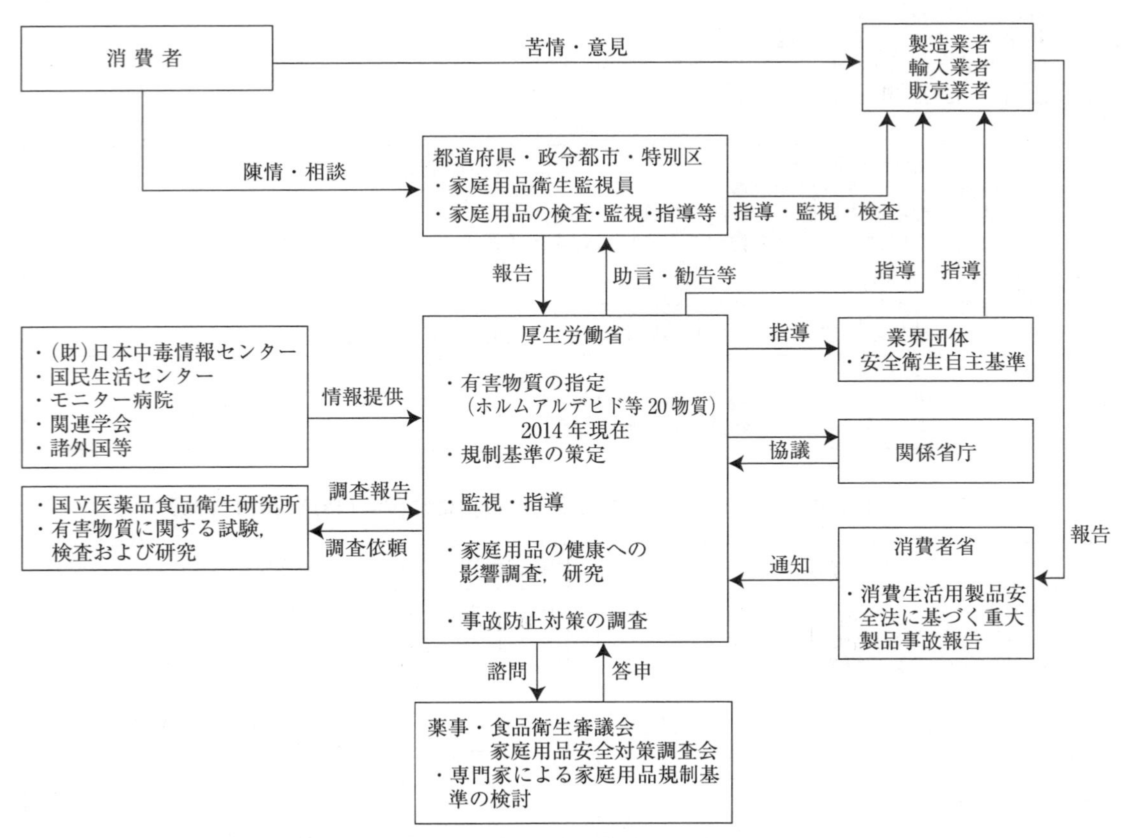

図10.4　家庭用品安全対策に係わる行政の概要
（厚生労働省資料より）

により，国民の健康の保護に資することを目的とした，「有害物質を含有する家庭用品の規制に関する法律」が施行された．都道府県，政令市，特別区の家庭用品衛生監視員と家庭用品の安全対策に係わる行政の概要を図 10.4 に示し，また，家庭用品の規制基準とその毒性については表 10.5 に示した．

表 10.5　有害物質を含有する家庭用品の規制基準とその毒性

有害物質	用　途	対象家庭用品	基準値	毒　性
塩化水素 硫酸	洗浄剤	住宅用	酸として 10% 以下	皮膚障害 粘膜の炎症
水酸化ナトリウム 水酸化カリウム	洗浄剤	家庭用	アルカリとして 5% 以下	皮膚障害 粘膜の炎症
塩化ビニル	噴射剤	室内の消臭剤	検出せず	発がん性
メタノール	溶剤	帯電防止	5 w/w% 以下	視神経障害
テトラクロロエチレン トリクロロエチレン	溶剤	家庭用エアロゾル，家庭用洗剤	0.1% 以下	肝障害 腎障害 中枢神経障害
4,6-ジクロル-7-(2,4,5-トリクロルフェノキシ)-2-トリフルオロメチルベンズイミダゾール(DTTB)	防虫加工剤	繊維製品 おしめカバー，下着，寝衣，手袋，靴下，中衣，外衣，帽子，寝具および敷物 家庭用毛糸	30 ppm 以下	経皮・経口急性毒性 肝臓障害 生殖器障害
ヘキサクロルエポキシオクタヒドロエンドエキソジメタノナフタリン（ディルドリン）	防虫加工剤	繊維製品 おしめカバー，下着，寝衣，手袋，靴下，中衣，外衣，帽子，寝具および敷物 家庭用毛糸	家庭用品への使用は認めない	肝機能障害 中枢神経障害
ジベンゾ[a,h]アントラセン	木材防腐剤	クレオソート油を含有する家庭用の材木防腐剤および木材防虫剤 クレオソート油およびその混合物で処理された家庭用の防腐木材および防虫木材	10 ppm 以下（試料 1g あたり 10 μg 以下） 3 ppm 以下（試料 1g あたり 3 μg 以下）	発がん性
ジベンゾ[a]アントラセン	木材防腐剤			発がん性
ベンゾ[a]ピレン	木材防腐剤			発がん性
トリス(1-アジリジニル)ホスフィンオキシド(APO)	防災加工剤	繊維製品	家庭用品への使用は認めない	経皮・経口急性毒性 造血機能障害 生殖機能障害
トリス(2,3-ジブロムプロピル)ホスフェイト(TDBPP)	防災加工剤	寝衣，寝具，カーテンおよび床敷物	家庭用品への使用は認めない	発がん性
ビス(2,3-ジブロムプロピル)ホスフェイト化合物	防災加工剤	寝衣，寝具，カーテンおよび床敷物	家庭用品への使用は認めない	発がん性

表 10.5　つづき

<table>
<tr><th>有害物質</th><th>用　途</th><th>対象家庭用品</th><th>基準値</th><th>毒　性</th></tr>
<tr><td>トリフェニル錫化合物
トリブチル錫化合物</td><td rowspan="2">防菌・防かび剤</td><td rowspan="2">繊維製品
おしめ，おしめカバー，よだれ掛け，下着，衛生バンド，衛生パンツ，手袋およびくつした
家庭用接着剤
家庭用塗料
家庭用ワックス
くつ墨およびくつクリーム</td><td>家庭用品への使用は認めない</td><td>皮膚刺激性
経皮・経口急性毒性</td></tr>
<tr><td>有機水銀化合物</td><td>検出せず</td><td>中枢神経障害
皮膚障害</td></tr>
<tr><td>ホルムアルデヒド</td><td>樹脂加工品</td><td>①，② 繊維製品，③ その他
① おしめ，おしめカバー，よだれ掛け，下着，寝衣，手袋，くつした，中衣，外衣，帽子，寝具であって生後24か月以下の乳幼児用のもの
② 下着，寝衣，手袋，くつしたおよびたび
③ かつら，つけまつげ，つけひげまたは靴下止めに使用される接着剤</td><td>① 所定の試験方法で吸光度差が0.05以下，または16 ppm以下（試料1 gあたり16 μg以下）
②，③ 75 ppm以下（試料1 gあたり75 μg以下）</td><td>皮膚刺激性
皮膚アレルギー</td></tr>
</table>

10.5.2　家庭で見られる中毒

厚生労働省が実施している「家庭用品等に係る健康被害病院モニター報告制度」の統計から家庭で見られる中毒の頻度は，吸入による中毒事故と，小児の誤飲による中毒事故が圧倒的に多いことが推測される．

平成28年（2016年）に公開された平成27年（2015年）の結果のうち多かった10位までのものについて表10.6に示した．

小児の事故で多いのはタバコと医薬品・医薬部外品の中毒・事故である．図10.5に示したように，2009年から事故件数は約半分に減少した．これはたばこ税の増税に伴うものと考えられるが，その後もタバコは100件弱，医薬品は50件程度と中毒・事故件数は微減にとどまっている．3位以下は，2009年に減少したもののほぼ横ばいである．誤飲事故報告ではハイハイから伝い歩きをする6か月から1歳半未満に事故が最も多く（78件；27.3%），次いで12か月から17か月齢（51件；17.8%），3～5歳までが（50件；17.5%）となっている．誤飲事故は午前12時，午後5時か

表 10.6 家庭用品等による健康被害のべ報告件数（上位 10 品目および総計）

皮膚障害		小児の誤飲事故		吸入事故	
装飾品	47(31.3%)	タバコ	63(22.0%)	殺虫剤	269(22.4%)
ゴム・ビニール手袋	13(8.7%)	医薬品･医薬部外品	48(16.8%)	洗浄剤（住宅用・家具用）	222(18.5%)
時計	12(8.0%)	プラスチック製品	43(12.0%)	漂白剤	122(10.2%)
めがね	5(4.6%)	玩具	39(10.9%)	芳香・消臭・脱臭剤	77(6.4%)
下着	5(4.6%)	金属製品	31(8.7%)	防水スプレー	72(8.0%)
時計バンド，スポーツ用品	8(8.9%)	電池	21(5.9%)	除菌剤	55(4.8%)
革靴，履き物（革靴・運動靴を除く），洗剤，楽器，ビューラー	4(3.7%)	硬貨	20(5.6%)	洗剤（洗濯用・台所用）	52(4.3%)
	4(3.7%)	食品類	15(3.9%)	園芸用殺虫･殺菌剤	41(3.4%)
	3(3.3%)	洗剤類	11(3.1%)	排水パイプ用洗浄剤	34(2.8%)
	3(3.3%)	化粧品	10(2.8%)	忌避剤	31(2.8%)
総計	150(100%)	総数	286(100%)	総計	1,201(100%)

（厚生労働省，平成 27 年度　家庭用品等による健康被害病院モニター報告より）

ら 9 時の時間帯に発生し，発生場所は居間が最多となった．たばこの中毒症状として，軽度な場合には顔色不良（顔面蒼白），めまい，悪心，嘔吐，腹痛，下痢，冷や汗（発汗），脈の異常（頻脈）等が，重症例として錯乱，不穏・興奮，嗜眠，昏睡，痙攣発作，徐脈，低血圧等が報告されている．少量の場合（タバコ 2 cm 程度）には無処置あるいは牛乳を飲ませる等の処置で済むが，大量のタバコでは，服用してから 1 時間以内ならば胃洗浄を考慮する．ムスカリン様症状（流涎，喘鳴，徐脈など）にはアトロピン投与が有効な場合もある．医薬品・医薬部外品に関しては，幼児の手の届くところに医薬品・医薬部外品が置かれていたことが第一原因であり，女児が椅子を使って戸棚の上に置いてあった母のポーチを取り，中に入っていた解熱鎮痛薬をかじっていた，という事故も報告されている．さらに殺虫剤のホウ酸団子は食物と間違いやすいため，小児がいる家庭では注意を喚起する必要がある．染髪剤のチューブをかじって口唇，口腔内びらんおよび発赤，水疱様腫脹を認めた症例，入浴中に石けん等を口にする事例も報告されている．

食品では銀杏（ビタミン B_6 のメチル化体である 4-*O*-メチルピリドキシンが含有）を 30 ～ 40 個食べた 4 歳女児が痙攣発作を起こした事例，2 歳女児に健康補助剤を与え，チアノーゼを起こした事例の報告がある．

また，ボタン電池を使用した玩具で遊んでいて，ボタン電池を誤飲する事故報告が増えている．使い切っていないボタン電池は，誤飲すると体内で消化管等に張り付き，せん孔を起こす可能性があるので，速やかに医療機関を受診するように喚起する必要がある．

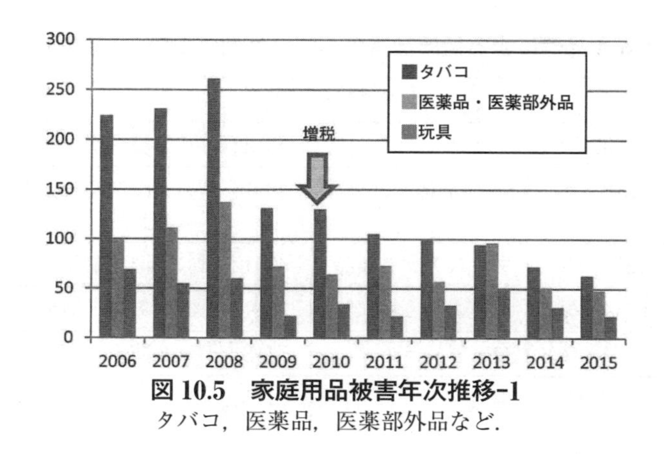

図 10.5　家庭用品被害年次推移-1

タバコ，医薬品，医薬部外品など.

一方，吸入事故の報告からは図10.6に示したように，洗浄剤（住宅用・家具用）については右肩上がりに増加している．殺虫剤は2013年以降，漂白剤，芳香・消臭・脱臭剤はほぼ横ばいになっている．吸入事故の37.3％は9歳以下の子供で，製品別では，スプレー式製品が約半分の633件（52.7％）と一番多く，次いで液体製品が350件（29.1％）となっている.

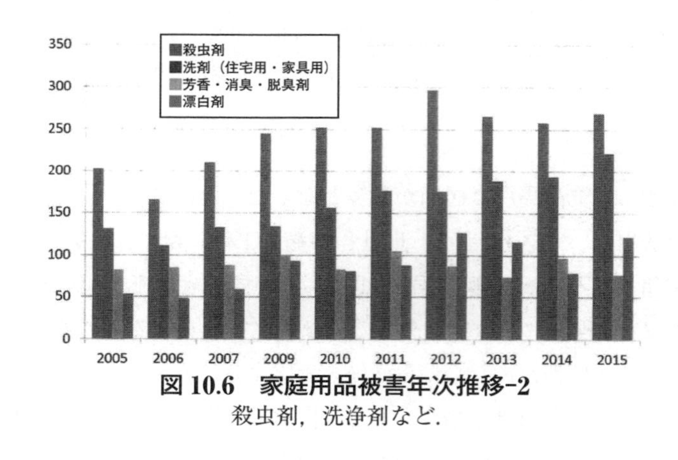

図 10.6　家庭用品被害年次推移-2

殺虫剤，洗浄剤など.

防虫剤により中毒が起こる原因は，密閉した室内での防虫スプレーの使用による．症状としてのどの痛み，頭痛，咳，息苦しさ，場合によっては化学性肺炎が見られる場合もある．うがいと室内の換気をして経過観察する場合や対症療法が行われる場合もある．洗浄剤はトイレや浴室等の住宅用の洗剤で，サンポール，ネオナイス等塩酸を含有する酸性物質，カビキラー，ハイター等のカビ取り洗剤，漂白剤はアルカリ性物質，オキシドールのような過酸化水素に代表される酸化剤等がある．また，電池にもアルカリや硫酸を使ったものが家庭内用品にある．これらは腐食性物質で，皮膚や粘膜に腐食作用を起こす．もし間違えて口から入ってしまった場合には水または牛乳を粘膜保護のため摂取させる．眼や皮膚などについた場合には，大量の水で洗い流す．一時前に，酸性洗浄剤とアルカリ性洗浄剤を併用して，有毒ガスを発生させる数件の事件が発生した．必ず換気をして，併用は行わないように注意を喚起することが大事である．この事件以降，これらの洗浄剤には注意喚起の表示義務が行われるようになった.

10.5.3　中毒原因物質の解毒処置

特に家庭内の中毒情報は，財団法人日本中毒情報センターの中毒110番電話サービス（大阪，つくば）で対応している．

毒物の付着した衣類は二次被害を防ぐ考慮をしながらすぐに脱がせ，皮膚は十分に洗浄する．ガスを吸入したときには，新鮮な空気が吸える場所に移動する．目に入ったときは流水で目を十分に洗う．呼吸，脈拍，意識の有無などバイタルサインの確認と救急通報を行う傍ら，上記のことは最低限実行を試みる必要がある．

飲み込んだ場合には飲み込んだ量を確認し，タバコなど水溶性の場合には牛乳を飲ませる等の処置が有効な場合もあるが，揮発性のあるもの，脂溶性の物質は吸収を早める恐れがある．中毒を起こすような物質にはけいれん発作を起こすものもあり，このような状態では誤嚥を防ぐために行わない．救急施設での処置でも，胃洗浄が行える場合と行えない場合がある．中毒量の毒物を1時間以内に服用したと認められる場合には，活性炭のような吸着剤を服用させる場合が多い．また，電解質等の点滴により排泄を促し，下剤や腸洗浄により排泄の促進を促す場合もある．毒物服用による興奮やけいれん誘発などの対症療法として，ジアゼパムやミダゾラム（ベンゾジアゼピン系薬剤）が用いられている．

代表的な毒物の中毒の症状と解毒法について表10.7にまとめて示す．

表10.7　代表的な毒物の中毒症状・毒性と解毒法

	化学物質	中毒症状	毒　性	解毒法
金属	無機水銀	消化器症状	近位尿細管の上皮細胞，糸球体	亜セレン酸ナトリウム，ジメルカプロール（BAL）
	金属水銀	消化器症状，神経症状	色素沈着，腎障害	
	メチル水銀	中枢神経障害，ハンター・ラッセル症候群	中枢神経毒	
	カドミウム	骨軟化症	近位尿細管	EDTA-Ca
	ヒ素	消化器症状，黒色色素沈着（黒皮症）	細胞毒（-SH酵素の働きを阻害）	ジメルカプロール，ペニシラミン
	無機鉛	貧血	ヘム合成阻害	EDTA-Na，EDTA-Ca
	四エチル鉛	中枢神経障害	中枢神経毒	
	クロム（6価）	鼻中隔穿孔，潰瘍	粘膜障害	
ガス	一酸化炭素	神経障害，循環器障害	CO-ヘモグロビン	高圧酸素療法
	窒素酸化物	下部気道障害	メトヘモグロビン	メチレンブルー
	硫黄酸化物	気道障害，呼吸障害		
	硫化水素	粘膜刺激，神経症状	細胞呼吸障害	亜硝酸アミル

表 10.7　つづき

	化学物質	中毒症状	毒　性	解毒法
化学物質	シアン	中枢神経症状，心循環系症状，呼吸器症状	細胞呼吸障害	亜硝酸アミル，チオ硫酸ナトリウム，ヒドロキソコバラミン
	ベンゼン	粘膜刺激，神経障害，白血病	骨髄障害	
	ナフタレン	溶血性貧血	エポキシド形成	メチレンブルー
	タバコ	嘔吐，興奮		アトロピン
	アジ化ナトリウム	中枢神経症状，循環系症状	細胞呼吸障害	
	アニリン系化合物	消化器症状，チアノーゼ	メトヘモグロビン	メチレンブルー
	メタノール	粘膜刺激，中枢神経症状，視覚障害	細胞呼吸障害（ギ酸）	エタノール
	エチレングリコール	消化器症状，中枢神経症状	細胞呼吸障害	エタノール
	ギ酸	中枢神経症状	細胞呼吸障害	葉酸
	モルヒネ	呼吸麻痺	神経毒	酒石酸レバロルファン，ナロキソン
農薬	有機リン系	縮瞳，視覚障害，脱力感，消化器症状	アセチルコリンエステラーゼの阻害	2-PAM，アトロピン
	カルバメート系	精神神経症状，消化器症状	アセチルコリンエステラーゼの阻害	アトロピン
	ビピリジニウム系	中枢神経症状，吐気，発熱，麻痺等	フリーラジカル形成，スーパーオキシドアニオン，過酸化水素生成による障害	酸素吸入禁忌
	有機フッ素系	消化器症状，けいれん	TCAサイクル中のアコニターゼ阻害	グリセロールモノ酢酸塩
	ピレスロイド系	全身倦怠感，興奮，唾液分泌過多，けいれん	神経細胞のイオン透過性を変化させ，NaとKの活性化機構を阻害	
	クマリン系	出血	血液凝固因子阻害	VK1

10.6 合成化学物質の法規制

ヒトの生活の進化に伴い，様々な化学物質・合成化学物質の開発・製造が行われ環境中へも過剰に排出されるようになってきた．これらの中には環境中で分解されにくく安定に存在する性質をもつものや，生態系へ毒性を発現させる可能性の高いものもある．ヒトの健康と，生態系のバランスを保ち，環境汚染を防止するために，1973年に「化学物質の審査及び製造等の規制に関する法律（化審法）」が制定された．さらに平成11年（1999年）には化学物質の環境に与えるリスクを管理するために，「特定化学物質の環境への排出量の把握及び管理の改善の促進に関する法律：化学物質排出把握管理促進法（PRTR）」が制定されている．

10.6.1　化学物質の審査及び製造等の規制に関する法律（化審法）

この法律制定のきっかけとなったのは，昭和43年（1968年）におきたカネミ油症中毒事件である．米ぬか油製造過程で混入したPCBが人に対して毒性を発揮することから，化学物質による環境汚染を防止するために制定された．この法律では，化学物質の分解性，蓄積性，人への長期毒性と動植物への毒性の4項目を中心に分類し，以下の1）から5）の分類措置をとるように政令で定めている．

1）第一種特定化学物質（PCB等28物質）

・難分解性，かつ高蓄積性で，人への長期毒性または高次捕食動物への生体毒性を有するおそれがある化学物質

・製造または輸入の許可制（事実上禁止），特定の用途（人または生活環境動植物への被害が生ずるおそれがない）以外での使用禁止，物質および使用製品の取り扱い事業者へ技術上の基準適合義務・表示義務等が規定

2）第二種特定化学物質（トリクロロエチレン等23物質）

・難分解性ではない物質を含み，被害のおそれのある環境残留性があり，人への長期毒性および生活環境動植物への被害のおそれが見込まれる化学物質

・製造，輸入の予定および実績数量等の届け出，必要に応じて製造または輸入数量等の変更命令

・物質及び使用製品の取扱事業者へ技術上の指針遵守・表示の義務付け等が規定

3）監視化学物質（酸化水銀等37物質）

・難分解性を有しかつ高蓄積性があり，人に対する長期毒性または高次捕食動物に対する生体毒性が明らかではない既存化学物質

・製造・輸入数量の実績等を把握，合計1 t以上の化学物質は，物質名と製造・輸入数量を公表難分解性かつ高濃縮性であり，人または高次捕食動物に対する長期毒性が明らかでないもの

・製造，輸入，使用等の状況または国による予備的な毒性評価の結果から，環境の汚染が生ずるおそれがあると見込まれる場合には，製造・輸入事業者に対し有害性（ヒトまたは高次捕食動物への長期毒性）の調査を指示

・有害性を有すると判定された場合には第一種特定化学物質に指定

・有害性情報等，取扱事業者に対する情報伝達の努力義務

4）優先評価化学物質

・難分解性ではない物質を含み，被害のおそれのある環境残留性があり，長期毒性または生活環境，動植物への長期毒性および被害のおそれが十分に低いとは認められないため，優先的にリスク評価を行う必要のある化学物質
・製造または輸入した者は，優先評価化学物質ごとに，毎年度，前年度の製造数量または輸入数量等を経済産業大臣に届け出る義務
・ヒトの健康に係る被害等を生ずるおそれについての評価を行う必要があると認めるときは，その製造等の事業を営む者に対し，当該優先評価化学物質の試験成績の資料提出を求めることができる.
・有害性に係る判定をする必要があると認めたときは，その製造等の事業者に対し，有害性の調査の結果を報告すべきことを指示
・取扱者は，他の事業者に対し譲渡または提供するとき，優先評価化学物質の名称等の情報を提供するよう努める.

5）一般化学物質

・優先評価化学物質等以外のもので，基準に該当する懸念が低い高分子化合物
・既存化合物名簿に載っている一般化学物質を製造または輸入した者は，一般化学物質ごとに，毎年度，前年度の製造数量または輸入数量等を届け出る.

6）新規化学物質に関する確認制度の拡大措置（2010年から）

・新規化学物質が，高分子化合物かつ環境の汚染が生じて人の健康に係る被害等を生ずるおそれがないものとしての基準に該当する旨の厚生労働大臣，経済産業大臣および環境大臣の確認を受け，製造または輸入するときは新規化学物質の製造または輸入開始前の届出を要しない.

これらの概略を図10.7に示す.

10.6.2　毒物及び劇物取締法

毒物及び劇物取締法は，保健衛生上の見地から必要な取り締まりを行うことを目的として1950年に制定された. この法律で規定する「毒物」とは毒性の強い医薬品及び医薬部外品以外のものをいい，有機リン剤系農薬のエチルパラニトロフエニルチオノベンゼンホスホネイト（別名EPN）のほか27の化学物質とそれを含有する製剤その他の毒性を有する物であって政令で定めるものとなっている. また「劇物」は毒物に準じて規制する必要があるもので，アクリルニトリルのほか93の化合物とそれを含有する製剤その他の劇性を有する物であって政令で定めるものとなっている.「特定毒物」は毒物のうち特に著しい毒性をもつ化合物として，有機リン剤系殺虫剤のオクタ

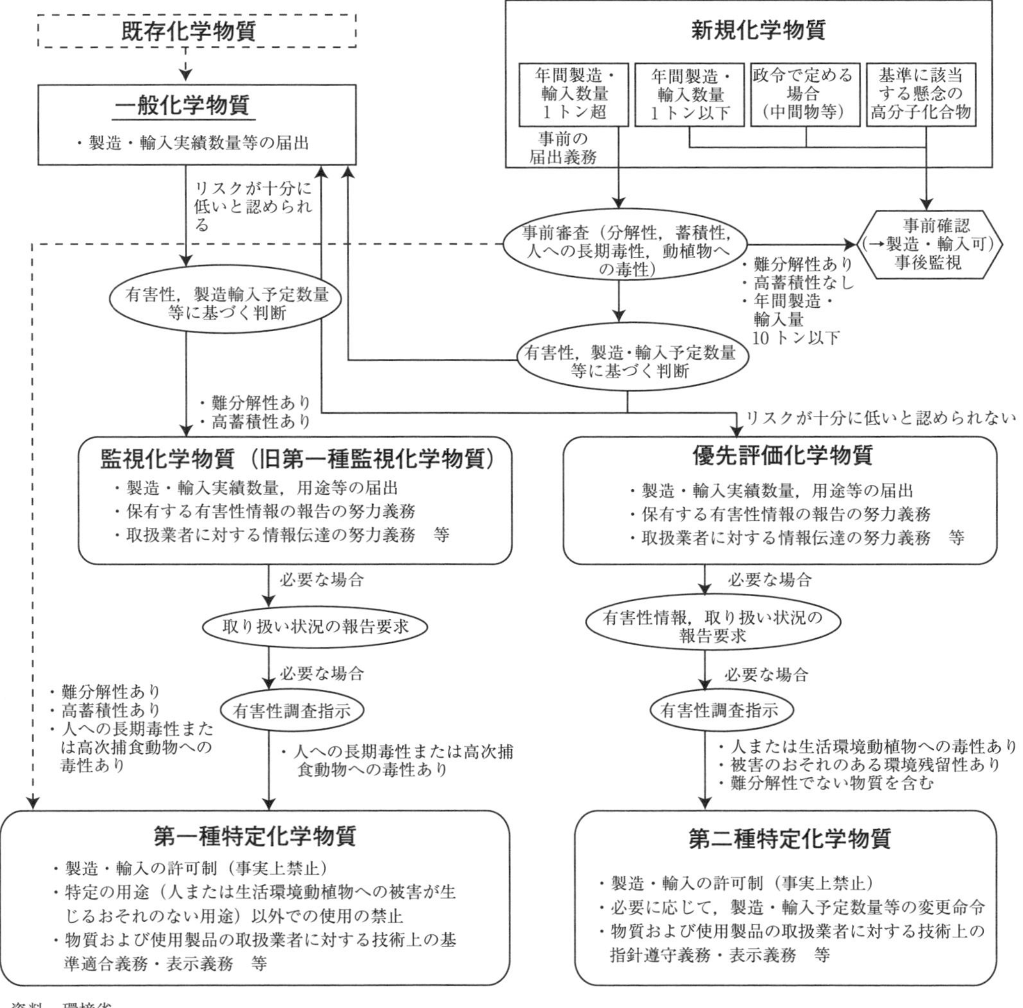

資料　環境省
・この図でのリスクとは，第二種特定化学物質の要件である「人への長期毒性または生活環境動植物への生態毒性」および「被害のおそれが認められる環境残留」に該当するおそれのことを指す．
・有害性情報を新たに得た場合の報告義務がある．（第一種特定化学物質を除く）
・必要に応じ，取り扱い方法に関する指導・助言がある．（第二種特定化学物質，監視化学物質，優先評価化学物質）

図 10.7　化審法における審査・規制制度の概略

メチルピロホスホルアミドのほか9化合物とそれを含有する製剤その他の著しい毒性を有する毒物であって政令で定めるものが定められている．毒物・劇物は許可を得た者でなければ製造，販売，輸入ができない．「特定毒物」は法的な制限が設けられており，「特定毒物研究者（都道府県知事の認可を受けた者）」が学術研究の目的でのみ，製造，輸入，使用できる．また，シンナー，爆発物に対する規制もこの法律に追加されている．

医薬品および医薬部外品はほぼ同じ基準で薬事法によって毒薬または劇薬に指定されているが，医薬部外品には毒物および劇物に該当するようなものは除外されている．

毒物劇物の判定基準

物質の物性，化学製品としての特質等と動物，ヒトまたはその他の毒性に関する知見に基づいて行われる．化学物質を動物に投与し，急性毒性試験で得られる LD_{50} を指標にする．

経口，経皮，吸入等考えられる経路からの化学物質の曝露により，どれか1つの経路でも毒性が認められた場合に「毒物」とされる．1つも毒物と判定される曝露経路がなく，どれか1つの曝露経路で劇物と判定される場合には劇物とされる．表10.8に毒物と劇物の LD_{50} 値の差による判定基準を示した．また，皮膚に対する腐食性，目等の粘膜に対する重篤な損傷が認められた場合には劇物と判定される．

その他に下記の5つの知見が得られている場合には，参考にして判定を行う．

① 中毒徴候の発現時間，重篤度ならびに器官，組織における障害の性質と程度

② 吸収，分布，代謝，排泄動態，蓄積性および生物学的半減期

③ 生体内代謝物の毒性と他の物質との相互作用

④ 感作の程度

⑤ その他

また，ヒトの場合はヒトの事故事例から毒性を検討し，判定を行う．

その他の知見として，化学物質の反応性等の物理化学的性質，有効な *in vitro* 試験等における知見により，毒性，刺激性の検討を行い，判定を行う．

物性や製品形態（物性：蒸気圧，解毒法の有無，通常の使用頻度，製品形態）から投与経路が限定されるものについては，想定しがたい曝露経路での判定を省略するなど現実的かつ効率的に判定する．

表10.8　曝露経路の違いにおける LD_{50} 値による毒物および劇物の分類

経　路	物　性	毒　物	劇　物
経口		50 mg/kg 以下	50～300 mg/kg 以下
経皮		200 mg/kg 以下	200～1000 mg/kg 以下
吸入	ガス	500 ppm　以下	500～2500 ppm 以下
（4時間）	蒸気	2.0 mg/L 以下	2.0 mg ～ 10 mg/L 以下
	ダスト・ミスト	0.5 mg/L 以下	0.5 mg ～ 1.0 mg/L 以下

10.6.3　特定化学物質の環境への排出量等および管理の改善の促進に関する法律（化学物質排出把握管理促進法：PRTR法）

この法律の目的は，「事業者による化学物質の自主的な管理の改善を促進し，環境の保全上の支障を未然に防止する」ことである．この法律は2つの制度，① 有害性が判明している化学物質について，環境への排出量の把握に関するPRTR（環境汚染物質排出移動登録）制度と ② 化学物質の物性，有害性および取扱いなどに関する情報提供に関するMSDS（化学物質安全データーシート）制度，から成っている．

PRTR 制度とは,「人の健康や生態系に有害なおそれがある化学物質について，環境中への排出量及び廃棄物に含まれての移動量を，事業者が自ら把握して，行政庁に報告し，さらに行政庁は事業者からの報告や統計資料を用いた推計に基づき排出量・移動量を集計・公表する制度」をいう．届出対象物質は「第一種指定化学物質」で，亜鉛の水溶性化合物のほか 462 物質が指定されている．このうち発がん性物質をもつため「特定第一種指定化学物質」として，オキシランのほか 15 物質を製品中に 0.1％以上含むものが指定されている．対象事業者は医療業，高等教育機関（人文学部のみを除く），自然科学研究所，廃棄物処理業，全製造業など 24 の業種となっている．

MSDS 制度は「第一種指定化学物質，第二種指定化学物質及びそれらを含有する製品（指定化学物質等）を他の事業者に譲渡・提供する際，その組成，成分，物理的及び化学的性質，有害情報および取扱いなどに関する情報（MSDS）提供を義務付ける制度」をいい，指定化学物質等を取り扱っているすべての事業者が対象になっている．

10.6.4　製造物責任法（PL 法：Product Liability 法）

日常生活に汎用されている製品にも多くの化学物質が使用されてきている．家庭用品に関しては,「有害物質を含有する家庭用品の規制に関する法律」により，薬事法，毒物及び劇物取締法，食品衛生法などで規制されない生活用品の健康被害から国民を保護できるように定められている．しかし，製造または加工の過程で生じた欠陥を持った物品（医薬品を含む）の販売により，明らかに消費者の使用上の安全性が確保されず，健康または財産に損害が生じるような場合には，消費者への補償が必要となる．これに係わる法律として製造物責任法（PL 法）が 1994 年に制定された．この法律の第一条には,「この法律は，製造物の欠陥により人の生命，身体又は財産に係る被害が生じた場合における製造業者等の損害賠償の責任について定めることにより，被害者の保護を図り，もって国民生活の安定向上と国民経済の健全な発展に寄与することを目的とする」と記されている．HIV で汚染された血液を使用して製造された血液製剤の事件は，PL 法が関与するものである．医薬品に添えられている添付文書は「使用に基づく注意と警告」となる．薬剤師が医薬品適正を踏まえた服薬指導と薬学的判断を行うこと，医薬品を用いる必要性を患者に伝え，有害事象の発生の可能性を知らせ回避することは，販売者として PL 法の責任を果たすことになる．医薬品の適正使用により誘発された副作用は PL 法の適用外となる．また，薬局製剤は PL 法の対象となる．加工された製品の欠陥によって生命，身体または財産に係わる損害が生じたことが証明された場合には，被害者は PL 法に基づき製造会社などに対して損害賠償を求めることができる．

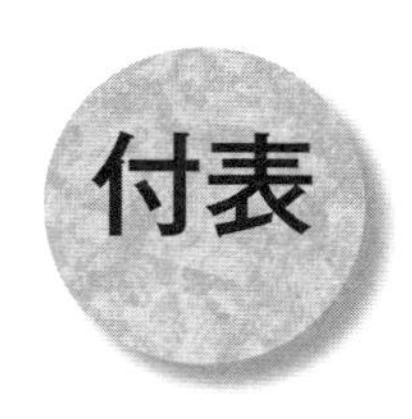

※付表○.○の左の数字は関連する本文の章番号を表す.

付表 4.1 死因順位・率

（人口 10 万対），年次別

		第1位		第2位		第3位		第4位		第5位	
		死因	死亡率	死因	死亡率	死因	死亡率	死因	死亡率	死因	死亡率
1899	明32	肺炎及び気管支炎	206.1	脳血管疾患	170.5	全結核	155.7	胃腸炎	149.7	老衰	127.2
1930	昭5	胃腸炎	221.4	肺炎及び気管支炎	200.1	全結核	185.6	脳血管疾患	162.8	老衰	118.8
40	15	全結核	212.9	肺炎及び気管支炎	185.8	脳血管疾患	177.7	胃腸炎	159.2	老衰	124.5
50	25	全結核	146.4	脳血管疾患	127.1	肺炎及び気管支炎	93.2	胃腸炎	82.4	悪性新生物	77.4
60	35	脳血管疾患	160.7	悪性新生物	100.4	心疾患	73.2	老衰	58.0	肺炎及び気管支炎	49.3
70	45	脳血管疾患	175.8	悪性新生物	116.3	心疾患	86.7	不慮の事故	42.5	老衰	38.1
71	46	脳血管疾患	169.6	悪性新生物	117.7	心疾患	82.0	不慮の事故	40.7	老衰	34.0
72	47	脳血管疾患	166.7	悪性新生物	120.4	心疾患	81.2	不慮の事故	40.1	老衰	30.8
73	48	脳血管疾患	166.9	悪性新生物	121.2	心疾患	87.3	不慮の事故	37.2	肺炎及び気管支炎	31.3
74	49	脳血管疾患	163.0	悪性新生物	122.2	心疾患	89.8	不慮の事故	33.0	肺炎及び気管支炎	32.6
75	50	脳血管疾患	156.7	悪性新生物	122.6	心疾患	89.2	肺炎及び気管支炎	33.7	不慮の事故	30.3
76	51	脳血管疾患	154.5	悪性新生物	125.3	心疾患	92.2	肺炎及び気管支炎	32.6	不慮の事故	28.0
77	52	脳血管疾患	149.8	悪性新生物	128.4	心疾患	91.2	肺炎及び気管支炎	28.6	不慮の事故	26.7
78	53	脳血管疾患	146.2	悪性新生物	131.3	心疾患	93.3	肺炎及び気管支炎	30.3	不慮の事故	26.2
79	54	脳血管疾患	137.7	悪性新生物	135.7	心疾患	96.9	肺炎及び気管支炎	28.5	老衰	25.5
80	55	脳血管疾患	139.5	悪性新生物	139.1	心疾患	106.2	肺炎及び気管支炎	33.7	老衰	27.6
81	56	悪性新生物	142.0	脳血管疾患	134.3	心疾患	107.5	肺炎及び気管支炎	33.7	老衰	25.5
82	57	悪性新生物	144.2	脳血管疾患	125.0	心疾患	106.7	肺炎及び気管支炎	35.0	不慮の事故	24.7
83	58	悪性新生物	148.3	脳血管疾患	122.8	心疾患	111.3	肺炎及び気管支炎	39.3	不慮の事故	25.0
84	59	悪性新生物	152.5	脳血管疾患	117.2	心疾患	113.9	肺炎及び気管支炎	37.6	不慮の事故	24.6
85	60	悪性新生物	156.1	心疾患	117.3	脳血管疾患	112.2	肺炎及び気管支炎	42.7	不慮の事故	24.6
86	61	悪性新生物	158.5	心疾患	117.9	脳血管疾患	106.9	肺炎及び気管支炎	43.9	不慮の事故	23.7
87	62	悪性新生物	164.2	心疾患	118.4	脳血管疾患	101.7	肺炎及び気管支炎	44.9	不慮の事故	23.2
88	63	悪性新生物	168.4	心疾患	129.4	脳血管疾患	105.5	肺炎及び気管支炎	51.6	不慮の事故	24.8
89	平元	悪性新生物	173.6	心疾患	128.1	脳血管疾患	98.5	肺炎及び気管支炎	52.7	不慮の事故	25.4
90	2	悪性新生物	177.2	心疾患	134.8	脳血管疾患	99.4	肺炎及び気管支炎	60.7	不慮の事故	26.2
91	3	悪性新生物	181.7	心疾患	137.2	脳血管疾患	96.2	肺炎及び気管支炎	62.0	不慮の事故	26.9
92	4	悪性新生物	187.8	心疾患	142.2	脳血管疾患	95.6	肺炎及び気管支炎	65.0	不慮の事故	28.1
93	5	悪性新生物	190.4	心疾患	145.6	脳血管疾患	96.0	肺炎及び気管支炎	70.6	不慮の事故	28.0
94	6	悪性新生物	196.4	心疾患	128.6	脳血管疾患	96.9	肺炎及び気管支炎	72.4	不慮の事故	29.1
95	7	悪性新生物	211.6	脳血管疾患	117.9	心疾患	112.0	肺炎	64.1	不慮の事故	36.5
96	8	悪性新生物	217.5	脳血管疾患	112.6	心疾患	110.8	肺炎	56.9	不慮の事故	31.4
97	9	悪性新生物	220.4	心疾患	112.2	脳血管疾患	111.0	肺炎	63.1	不慮の事故	31.1
98	10	悪性新生物	226.7	心疾患	114.3	脳血管疾患	110.0	肺炎	63.8	不慮の事故	31.1
99	11	悪性新生物	231.6	心疾患	120.4	脳血管疾患	110.8	肺炎	74.9	不慮の事故	32.0
2000	12	悪性新生物	235.2	心疾患	116.8	脳血管疾患	105.5	肺炎	69.2	不慮の事故	31.4
01	13	悪性新生物	238.8	心疾患	117.8	脳血管疾患	104.7	肺炎	67.8	不慮の事故	31.4
02	14	悪性新生物	241.7	心疾患	121.0	脳血管疾患	103.4	肺炎	69.4	不慮の事故	30.7
03	15	悪性新生物	245.4	心疾患	126.5	脳血管疾患	104.7	肺炎	75.3	不慮の事故	30.7
04	16	悪性新生物	253.9	心疾患	126.5	脳血管疾患	102.3	肺炎	75.7	不慮の事故	30.3
05	17	悪性新生物	258.3	心疾患	137.2	脳血管疾患	105.3	肺炎	85.0	不慮の事故	31.6
06	18	悪性新生物	261.0	心疾患	137.2	脳血管疾患	101.7	肺炎	85.0	不慮の事故	30.3
07	19	悪性新生物	266.9	心疾患	139.2	脳血管疾患	100.8	肺炎	87.4	不慮の事故	30.1
08	20	悪性新生物	272.3	心疾患	144.4	脳血管疾患	100.9	肺炎	91.6	不慮の事故	30.3
09	21	悪性新生物	273.5	心疾患	143.7	脳血管疾患	97.2	肺炎	89.0	老衰	30.7
10	22	悪性新生物	279.7	心疾患	149.8	脳血管疾患	97.7	肺炎	94.1	老衰	35.9
11	23	悪性新生物	283.2	心疾患	154.5	肺炎	98.9	脳血管疾患	98.2	不慮の事故	47.1
12	24	悪性新生物	286.6	心疾患	157.9	肺炎	98.4	脳血管疾患	96.5	老衰	48.2
13	25	悪性新生物	290.3	心疾患	156.5	肺炎	97.8	脳血管疾患	94.1	老衰	55.5
14	26	悪性新生物	293.5	心疾患	157.0	肺炎	95.4	脳血管疾患	91.1	老衰	60.1
15	27	悪性新生物	295.5	心疾患	156.5	肺炎	96.5	脳血管疾患	89.4	老衰	67.7
*16	28	悪性新生物	298.2	心疾患	158.2	肺炎	95.3	脳血管疾患	87.4	老衰	74.2

資料　厚生労働省「人口動態統計」
注　1）昭和22～47年は沖縄県を含まない。
　　2）死因名は平成7年以降は第10回分類による。なお，昭和54～平成6年は第9回分類，昭和43年～53年は第8回分類，42年以前は第7回分類によるが，53年以前はほとんど第8回分類による死因名を用いた。
　　3）平成6年以前の「老衰」は，「精神病の記載のない老衰」のことである。
　　4）平成6年以前の「不慮の事故」は，「不慮の事故及び有害作用」のことである。
　　5）平成7年以降の「心疾患」は，「心疾患（高血圧性を除く）」のことである。
　　*　概数である。

（国民衛生の動向 2017/2018, p.416）

付表 4.2　死因順位[1] 第 5 位までの死亡数・率

(人口 10 万対)，年齢階級別

総　数

平成27年('15)

	第1位		第2位		第3位		第4位		第5位	
	死因	死亡数 死亡率 (割合)	死因	死亡数 死亡率 (割合)	死因	死亡数 死亡率 (割合)	死因	死亡数 死亡率 (割合)	死因	死亡数 死亡率 (割合)
総数	悪性新生物	370 346 295.5 (28.7)	心疾患	196 113 156.5 (15.2)	肺炎	120 953 96.5 (9.4)	脳血管疾患	111 973 89.4 (8.7)	老衰	84 810 67.7 (6.6)
0歳[2]	先天奇形，変形及び染色体異常	715 71.1 (37.3)	周産期に特異的な呼吸障害等	248 24.7 (12.9)	乳幼児突然死症候群	96 9.5 (5.0)	胎児及び新生児の出血性障害等	83 8.3 (4.3)	不慮の事故	81 8.1 (4.2)
1～4	先天奇形，変形及び染色体異常	159 4.0 (20.5)	不慮の事故	109 2.7 (14.0)	悪性新生物	68 1.7 (8.8)	{心疾患 肺炎}	50 1.3 (6.4)	(同左)	
5～9	悪性新生物	100 1.9 (22.1)	不慮の事故	87 1.7 (19.2)	先天奇形，変形及び染色体異常	33 0.6 (7.3)	心疾患	26 0.5 (5.8)	肺炎	25 0.5 (5.5)
10～14	悪性新生物	107 1.9 (22.8)	自殺	89 1.6 (18.9)	不慮の事故	74 1.3 (15.7)	先天奇形，変形及び染色体異常	28 0.5 (6.0)	心疾患	18 0.3 (3.8)
15～19	自殺	447 7.5 (36.6)	不慮の事故	288 4.8 (23.6)	悪性新生物	147 2.5 (12.0)	心疾患	52 0.9 (4.3)	その他の新生物	21 0.4 (1.7)
20～24	自殺	1 052 17.9 (50.1)	不慮の事故	365 6.2 (17.4)	悪性新生物	176 3.0 (8.4)	心疾患	82 1.4 (3.9)	脳血管疾患	24 0.4 (1.1)
25～29	自殺	1 234 19.6 (47.2)	悪性新生物	323 5.1 (12.3)	不慮の事故	301 4.8 (11.5)	心疾患	152 2.4 (5.8)	脳血管疾患	51 0.8 (1.9)
30～34	自殺	1 398 19.5 (39.4)	悪性新生物	654 9.1 (18.4)	不慮の事故	356 5.0 (10.0)	心疾患	232 3.2 (6.5)	脳血管疾患	130 1.8 (3.7)
35～39	自殺	1 573 19.1 (29.1)	悪性新生物	1 284 15.6 (23.8)	心疾患	514 6.2 (9.5)	不慮の事故	455 5.5 (8.4)	脳血管疾患	311 3.8 (5.8)
40～44	悪性新生物	2 848 29.4 (29.2)	自殺	1 984 20.5 (20.3)	心疾患	1 142 11.8 (11.7)	脳血管疾患	817 8.4 (8.4)	不慮の事故	634 6.5 (6.5)
45～49	悪性新生物	4 519 52.4 (33.4)	自殺	1 965 22.8 (14.5)	心疾患	1 750 20.3 (12.9)	脳血管疾患	1 208 14.0 (8.9)	不慮の事故	704 8.2 (5.2)
50～54	悪性新生物	7 764 98.2 (39.4)	心疾患	2 550 32.2 (12.9)	自殺	2 008 25.4 (10.2)	脳血管疾患	1 673 21.2 (8.5)	肝疾患	983 12.4 (5.0)
55～59	悪性新生物	13 123 174.5 (45.7)	心疾患	3 425 45.5 (11.9)	脳血管疾患	2 171 28.9 (7.6)	自殺	1 822 24.2 (6.3)	不慮の事故	1 130 15.0 (3.9)
60～64	悪性新生物	25 325 298.3 (48.5)	心疾患	6 404 75.4 (12.3)	脳血管疾患	3 632 42.8 (7.0)	自殺	1 807 21.3 (3.5)	不慮の事故	1 761 20.7 (3.4)
65～69	悪性新生物	43 689 449.9 (49.5)	心疾患	10 564 108.8 (12.0)	脳血管疾患	5 979 61.6 (6.8)	肺炎	3 469 35.7 (3.9)	不慮の事故	2 594 26.7 (2.9)
70～74	悪性新生物	51 643 666.2 (45.2)	心疾患	13 959 180.1 (12.2)	脳血管疾患	8 573 110.6 (7.5)	肺炎	6 375 82.2 (5.6)	不慮の事故	3 512 45.3 (3.1)
75～79	悪性新生物	58 149 918.7 (37.9)	心疾患	20 720 327.4 (13.5)	脳血管疾患	12 830 202.7 (8.4)	肺炎	12 008 189.7 (7.8)	不慮の事故	4 961 78.4 (3.2)
80～84	悪性新生物	66 526 1 327.3 (29.9)	心疾患	33 452 667.4 (15.0)	肺炎	22 781 454.5 (10.2)	脳血管疾患	20 567 410.4 (9.2)	老衰	7 372 147.1 (3.3)
85～89	悪性新生物	55 978 1 777.7 (21.8)	心疾患	43 226 1 372.7 (16.9)	肺炎	31 841 1 011.2 (12.4)	脳血管疾患	24 705 784.6 (9.6)	老衰	17 863 567.3 (7.0)
90～94	心疾患	36 332 2 672.3 (18.4)	悪性新生物	28 727 2 112.9 (14.6)	老衰	27 389 2 014.5 (13.9)	肺炎	26 494 1 948.7 (13.4)	脳血管疾患	18 993 1 397.0 (9.6)
95～99	老衰	20 371 5 646.7 (22.5)	心疾患	17 217 4 772.5 (19.0)	肺炎	11 803 3 271.7 (13.0)	脳血管疾患	8 330 2 309.0 (9.2)	悪性新生物	7 981 2 212.3 (8.8)
100歳以上	老衰	9 074 14 695.5 (36.6)	心疾患	4 165 6 745.3 (16.8)	肺炎	2 936 4 754.9 (11.8)	脳血管疾患	1 915 3 101.4 (7.7)	悪性新生物	1 174 1 901.3 (4.7)
(再掲) 65歳以上	悪性新生物	313 867 930.4 (27.4)	心疾患	179 635 532.5 (15.7)	肺炎	117 707 348.9 (10.3)	脳血管疾患	101 892 302.0 (8.9)	老衰	84 791 251.3 (7.4)
75歳以上	悪性新生物	218 535 1 343.0 (23.1)	心疾患	155 112 953.2 (16.4)	肺炎	107 863 662.9 (11.4)	脳血管疾患	87 340 536.7 (9.2)	老衰	84 087 516.7 (8.9)
80歳以上	悪性新生物	160 386 1 613.1 (20.3)	心疾患	134 392 1 351.6 (17.0)	肺炎	95 855 964.0 (12.1)	老衰	82 069 825.4 (10.4)	脳血管疾患	74 510 749.4 (9.4)

資料　厚生労働省「人口動態統計」
注　1）死因順位は死亡数の多いものから定めた。また，同位の場合は次の順位を空白とした。
　　2）乳児（0歳）の死因については乳児死因簡単分類を使用した。また，死亡率は出生10万対の率である。
　　3）死因名は次のように省略した。
　　　心疾患　←　心疾患（高血圧性を除く）
　　　周産期に特異的な呼吸障害等　←　周産期に特異的な呼吸障害及び心血管障害
　　　胎児及び新生児の出血性障害等　←　胎児及び新生児の出血性障害及び血液障害
　　4）（　）内の数値は，それぞれの年齢別死亡数を100としたときの割合（%）である。

(国民衛生の動向 2017/2018, p.417)

付表 4.3　簡易生命表

男

平成28年('16)

年齢 x	死亡率 $_nq_x$	生存数 l_x	死亡数 $_nd_x$	定常人口 $_nL_x$	定常人口 T_x	平均余命 $\mathring{e}_x$
0(週)	0.00069	100 000	69	1 917	8 097 832	80.98
1	0.00010	99 931	10	1 916	8 095 915	81.01
2	0.00005	99 921	5	1 916	8 093 998	81.00
3	0.00005	99 916	5	1 916	8 092 082	80.99
4	0.00022	99 911	22	8 986	8 090 166	80.97
2(月)	0.00014	99 889	14	8 323	8 081 180	80.90
3	0.00032	99 874	32	24 964	8 072 856	80.83
6	0.00036	99 842	36	49 911	8 047 892	80.61
0(年)	0.00194	100 000	194	99 851	8 097 832	80.98
1	0.00031	99 806	31	99 789	7 997 981	80.14
2	0.00021	99 775	21	99 765	7 898 191	79.16
3	0.00014	99 754	14	99 747	7 798 426	78.18
4	0.00010	99 740	10	99 735	7 698 680	77.19
5	0.00009	99 730	9	99 725	7 598 945	76.20
6	0.00009	99 721	9	99 716	7 499 219	75.20
7	0.00008	99 712	8	99 707	7 399 503	74.21
8	0.00007	99 703	7	99 699	7 299 796	73.22
9	0.00007	99 696	7	99 692	7 200 096	72.22
10	0.00007	99 689	7	99 686	7 100 404	71.23
11	0.00007	99 682	7	99 679	7 000 718	70.23
12	0.00008	99 675	8	99 671	6 901 039	69.24
13	0.00010	99 667	10	99 663	6 801 368	68.24
14	0.00013	99 657	13	99 651	6 701 705	67.25
15	0.00017	99 644	17	99 636	6 602 054	66.26
16	0.00021	99 628	21	99 618	6 502 418	65.27
17	0.00026	99 607	26	99 594	6 402 800	64.28
18	0.00031	99 581	31	99 566	6 303 206	63.30
19	0.00038	99 550	38	99 532	6 203 640	62.32
20	0.00045	99 512	44	99 490	6 104 108	61.34
21	0.00049	99 468	48	99 444	6 004 618	60.37
22	0.00050	99 419	50	99 394	5 905 174	59.40
23	0.00051	99 369	51	99 344	5 805 780	58.43
24	0.00051	99 319	51	99 293	5 706 436	57.46
25	0.00052	99 268	51	99 242	5 607 142	56.49
26	0.00053	99 216	53	99 190	5 507 900	55.51
27	0.00054	99 164	53	99 137	5 408 710	54.54
28	0.00055	99 110	54	99 083	5 309 573	53.57
29	0.00056	99 056	56	99 028	5 210 489	52.60
30	0.00058	99 000	57	98 972	5 111 461	51.63
31	0.00059	98 943	58	98 914	5 012 489	50.66
32	0.00061	98 885	60	98 855	4 913 575	49.69
33	0.00064	98 825	63	98 794	4 814 719	48.72
34	0.00067	98 762	66	98 729	4 715 926	47.75
35	0.00071	98 696	70	98 661	4 617 197	46.78
36	0.00075	98 626	74	98 589	4 518 535	45.81
37	0.00080	98 551	79	98 512	4 419 946	44.85
38	0.00085	98 473	83	98 431	4 321 434	43.88
39	0.00090	98 389	89	98 345	4 223 003	42.92
40	0.00098	98 300	97	98 253	4 124 657	41.96
41	0.00108	98 204	106	98 151	4 026 405	41.00
42	0.00119	98 098	116	98 040	3 928 253	40.04
43	0.00130	97 981	127	97 918	3 830 213	39.09
44	0.00143	97 854	140	97 785	3 732 295	38.14
45	0.00159	97 714	155	97 638	3 634 510	37.20
46	0.00175	97 559	171	97 475	3 536 872	36.25
47	0.00195	97 388	190	97 295	3 439 397	35.32
48	0.00217	97 198	211	97 094	3 342 103	34.38
49	0.00240	96 987	233	96 872	3 245 009	33.46
50	0.00264	96 754	255	96 628	3 148 137	32.54
51	0.00289	96 499	278	96 361	3 051 509	31.62
52	0.00314	96 220	302	96 071	2 955 147	30.71
53	0.00342	95 918	328	95 756	2 859 076	29.81
54	0.00376	95 590	359	95 413	2 763 320	28.91
55	0.00415	95 230	395	95 036	2 667 907	28.02
56	0.00457	94 835	434	94 622	2 572 872	27.13
	0.00506	94 402	478	94 166	2 478 250	26.25
58	0.00559	93 924	525	93 665	2 384 083	25.38
59	0.00613	93 399	572	93 116	2 290 418	24.52
60	0.00670	92 826	622	92 519	2 197 302	23.67
61	0.00735	92 204	678	91 870	2 104 782	22.83
	0.00809	91 526	741	91 161	2 012 912	21.99
63	0.00895	90 785	813	90 385	1 921 751	21.17
64	0.00989	89 973	890	89 534	1 831 366	20.35
65	0.01092	89 083	973	88 604	1 741 832	19.55
66	0.01205	88 110	1 062	87 587	1 653 228	18.76
	0.01319	87 049	1 148	86 482	1 565 641	17.99
68	0.01435	85 900	1 233	85 291	1 479 160	17.22
69	0.01563	84 668	1 323	84 014	1 393 868	16.46
70	0.01702	83 344	1 419	82 643	1 309 855	15.72
71	0.01858	81 926	1 522	81 174	1 227 211	14.98
	0.02031	80 404	1 633	79 597	1 146 038	14.25
73	0.02225	78 771	1 752	77 905	1 066 441	13.54
74	0.02433	77 018	1 874	76 092	988 536	12.84
75	0.02680	75 144	2 014	74 150	912 444	12.14
76	0.02976	73 130	2 176	72 056	838 295	11.46
	0.03321	70 954	2 357	69 791	766 238	10.80
78	0.03722	68 597	2 553	67 338	696 447	10.15
79	0.04182	66 044	2 762	64 681	629 109	9.53
80	0.04718	63 282	2 985	61 808	564 428	8.92
81	0.05342	60 296	3 221	58 706	502 620	8.34
	0.06061	57 075	3 459	55 365	443 914	7.78
83	0.06864	53 616	3 680	51 794	388 549	7.25
84	0.07760	49 936	3 875	48 013	336 755	6.74
85	0.08752	46 061	4 031	44 056	288 742	6.27
86	0.09811	42 030	4 123	39 973	244 686	5.82
	0.10963	37 907	4 156	35 829	204 712	5.40
88	0.12215	33 751	4 123	31 684	168 883	5.00
89	0.13580	29 628	4 023	27 606	137 199	4.63
90	0.15129	25 605	3 874	23 653	109 593	4.28
91	0.16763	21 731	3 643	19 888	85 940	3.95
	0.18517	18 089	3 349	16 387	66 053	3.65
93	0.20397	14 739	3 006	13 206	49 665	3.37
94	0.22407	11 733	2 629	10 386	36 460	3.11
95	0.24552	9 104	2 235	7 953	26 074	2.86
96	0.26834	6 869	1 843	5 915	18 121	2.64
	0.29255	5 026	1 470	4 261	12 206	2.43
98	0.31817	3 555	1 131	2 963	7 945	2.23
99	0.34518	2 424	837	1 983	4 982	2.06
100	0.37355	1 587	593	1 273	2 999	1.89
101	0.40323	994	401	780	1 726	1.74
	0.43414	593	258	455	946	1.59
103	0.46618	336	157	251	491	1.46
104	0.49920	179	89	130	241	1.34
105〜	1.00000	90	90	111	111	1.23

資料　厚生労働省「平成28年簡易生命表」

(国民衛生の動向 2017/2018, p.426)

付表 4.4　簡易生命表

女

平成28年('16)

年齢	死亡率	生存数	死亡数	定常人口		平均余命
x	${}_nq_x$	l_x	${}_nd_x$	${}_nL_x$	T_x	$\mathring{e}_x$
0 (週)	0.00069	100 000	69	1 917	8 713 724	87.14
1	0.00009	99 931	9	1 916	8 711 807	87.18
2	0.00006	99 921	6	1 916	8 709 891	87.17
3	0.00005	99 915	5	1 916	8 707 974	87.15
4	0.00024	99 910	24	8 986	8 706 058	87.14
2 (月)	0.00016	99 886	16	8 323	8 697 072	87.07
3	0.00035	99 871	35	24 963	8 688 749	87.00
6	0.00034	99 836	34	49 908	8 663 785	86.78
0 (年)	0.00198	100 000	198	99 847	8 713 724	87.14
1	0.00029	99 802	29	99 788	8 613 877	86.31
2	0.00019	99 773	19	99 764	8 514 090	85.33
3	0.00012	99 754	12	99 748	8 414 326	84.35
4	0.00009	99 742	9	99 738	8 314 578	83.36
5	0.00007	99 734	7	99 730	8 214 840	82.37
6	0.00007	99 726	7	99 723	8 115 110	81.37
7	0.00006	99 720	6	99 717	8 015 387	80.38
8	0.00005	99 714	5	99 711	7 915 670	79.38
9	0.00006	99 708	6	99 705	7 815 959	78.39
10	0.00006	99 703	6	99 700	7 716 254	77.39
11	0.00007	99 697	7	99 693	7 616 554	76.40
12	0.00007	99 690	7	99 686	7 516 861	75.40
13	0.00007	99 683	7	99 680	7 417 175	74.41
14	0.00008	99 676	8	99 672	7 317 495	73.41
15	0.00009	99 668	9	99 664	7 217 823	72.42
16	0.00011	99 659	11	99 654	7 118 159	71.43
17	0.00012	99 648	12	99 642	7 018 505	70.43
18	0.00013	99 636	13	99 629	6 918 864	69.44
19	0.00014	99 623	14	99 616	6 819 234	68.45
20	0.00016	99 609	16	99 601	6 719 619	67.46
21	0.00019	99 592	19	99 583	6 620 018	66.47
22	0.00022	99 574	22	99 563	6 520 435	65.48
23	0.00024	99 552	24	99 540	6 420 872	64.50
24	0.00025	99 528	25	99 515	6 321 332	63.51
25	0.00026	99 502	25	99 490	6 221 817	62.53
26	0.00025	99 477	25	99 464	6 122 327	61.55
27	0.00025	99 452	25	99 440	6 022 863	60.56
28	0.00025	99 427	25	99 415	5 923 424	59.58
29	0.00027	99 402	26	99 389	5 824 009	58.59
30	0.00028	99 376	28	99 362	5 724 620	57.61
31	0.00030	99 348	29	99 333	5 625 258	56.62
32	0.00032	99 318	31	99 303	5 525 925	55.64
33	0.00034	99 287	34	99 270	5 426 622	54.66
34	0.00038	99 253	37	99 235	5 327 352	53.67
35	0.00042	99 216	41	99 196	5 228 117	52.69
36	0.00045	99 175	45	99 152	5 128 922	51.72
37	0.00048	99 130	48	99 106	5 029 769	50.74
38	0.00051	99 082	50	99 057	4 930 664	49.76
39	0.00055	99 031	54	99 005	4 831 607	48.79
40	0.00060	98 977	59	98 948	4 732 602	47.82
41	0.00066	98 918	66	98 886	4 633 654	46.84
42	0.00073	98 852	72	98 817	4 534 768	45.87
43	0.00079	98 780	78	98 742	4 435 952	44.91
44	0.00085	98 702	84	98 661	4 337 210	43.94
45	0.00093	98 618	92	98 573	4 238 549	42.98
46	0.00103	98 527	101	98 477	4 139 976	42.02
47	0.00113	98 426	112	98 371	4 041 499	41.06
48	0.00125	98 314	123	98 253	3 943 129	40.11
49	0.00138	98 191	136	98 124	3 844 875	39.16

年齢	死亡率	生存数	死亡数	定常人口		平均余命
x	${}_nq_x$	l_x	${}_nd_x$	${}_nL_x$	T_x	$\mathring{e}_x$
50	0.00151	98 055	149	97 982	3 746 752	38.21
51	0.00166	97 906	162	97 826	3 648 770	37.27
52	0.00179	97 744	175	97 658	3 550 943	36.33
53	0.00191	97 569	186	97 477	3 453 286	35.39
54	0.00201	97 383	196	97 286	3 355 809	34.46
55	0.00213	97 187	207	97 084	3 258 523	33.53
56	0.00227	96 980	220	96 871	3 161 438	32.60
57	0.00245	96 760	237	96 642	3 064 567	31.67
58	0.00265	96 522	256	96 396	2 967 925	30.75
59	0.00286	96 266	275	96 130	2 871 529	29.83
60	0.00306	95 991	294	95 846	2 775 399	28.91
61	0.00327	95 697	313	95 542	2 679 553	28.00
62	0.00350	95 384	334	95 219	2 584 011	27.09
63	0.00378	95 050	360	94 872	2 488 792	26.18
64	0.00411	94 690	389	94 498	2 393 920	25.28
65	0.00449	94 301	423	94 093	2 299 422	24.38
66	0.00493	93 878	463	93 650	2 205 329	23.49
67	0.00539	93 415	504	93 167	2 111 679	22.61
68	0.00589	92 911	547	92 642	2 018 513	21.73
69	0.00645	92 364	595	92 071	1 925 871	20.85
70	0.00707	91 769	649	91 449	1 833 800	19.98
71	0.00776	91 120	707	90 772	1 742 351	19.12
72	0.00858	90 413	776	90 031	1 651 579	18.27
73	0.00954	89 637	855	89 216	1 561 548	17.42
74	0.01059	88 782	940	88 319	1 472 331	16.58
75	0.01187	87 842	1 043	87 330	1 384 012	15.76
76	0.01341	86 799	1 164	86 228	1 296 682	14.94
77	0.01527	85 635	1 308	84 994	1 210 454	14.14
78	0.01754	84 327	1 479	83 603	1 125 460	13.35
79	0.02012	82 848	1 667	82 031	1 041 857	12.58
80	0.02308	81 181	1 874	80 262	959 826	11.82
81	0.02651	79 307	2 102	78 276	879 564	11.09
82	0.03061	77 205	2 363	76 046	801 288	10.38
83	0.03542	74 842	2 651	73 541	725 241	9.69
84	0.04094	72 191	2 955	70 739	651 700	9.03
85	0.04715	69 236	3 265	67 629	580 961	8.39
86	0.05407	65 971	3 567	64 213	513 332	7.78
87	0.06208	62 404	3 874	60 493	449 119	7.20
88	0.07151	58 530	4 186	56 463	388 627	6.64
89	0.08251	54 344	4 484	52 126	332 164	6.11
90	0.09489	49 861	4 731	47 513	280 038	5.62
91	0.10875	45 129	4 908	42 688	232 525	5.15
92	0.12527	40 222	5 039	37 710	189 837	4.72
93	0.14402	35 183	5 067	32 646	152 127	4.32
94	0.16389	30 116	4 936	27 630	119 481	3.97
95	0.18406	25 180	4 635	22 832	91 851	3.65
96	0.20486	20 546	4 209	18 402	69 018	3.36
97	0.22628	16 337	3 697	14 443	50 617	3.10
98	0.24830	12 640	3 139	11 024	36 173	2.86
99	0.27090	9 502	2 574	8 168	25 150	2.65
100	0.29406	6 928	2 037	5 866	16 982	2.45
101	0.31776	4 890	1 554	4 076	11 115	2.27
102	0.34194	3 337	1 141	2 735	7 040	2.11
103	0.36659	2 196	805	1 768	4 305	1.96
104	0.39165	1 391	545	1 100	2 536	1.82
105～	1.00000	846	846	1 437	1 437	1.70

資料　厚生労働省「平成28年簡易生命表」

(国民衛生の動向 2017/2018, p.427)

付表 9.1 土壌汚染防止に関連する基準

特定有害物質（法第2条第1項）		土壌汚染対策法の指定基準（法第5条第1項）		（参考）環境基本法に基づく土壌の汚染に係る環境基準
		＜直接摂取によるリスク＞土壌含有量基準	＜地下水等の摂取によるリスク＞土壌溶出量基準	
四塩化炭素	揮発性有機化合物（第1種特定有害物質）		検液1Lにつき0.002 mg以下であること	検液1Lにつき0.002 mg以下であること
1,2-ジクロロエタン			検液1Lにつき0.004 mg以下であること	検液1Lにつき0.004 mg以下であること
1,1-ジクロロエチレン			検液1Lにつき0.1 mg以下であること	検液1Lにつき0.1 mg以下であること
シス-1,2-ジクロロエチレン			検液1Lにつき0.04 mg以下であること	検液1Lにつき0.04 mg以下であること
1,3-ジクロロプロペン			検液1Lにつき0.002 mg以下であること	検液1Lにつき0.002 mg以下であること
ジクロロメタン			検液1Lにつき0.02 mg以下であること	検液1Lにつき0.02 mg以下であること
テトラクロロエチレン			検液1Lにつき0.01 mg以下であること	検液1Lにつき0.01 mg以下であること
1,1,1-トリクロロエタン			検液1Lにつき1 mg以下であること	検液1Lにつき1 mg以下であること
1,1,2-トリクロロエタン			検液1Lにつき0.006 mg以下であること	検液1Lにつき0.006 mg以下であること
トリクロロエチレン			検液1Lにつき0.03 mg以下であること	検液1Lにつき0.03 mg以下であること
ベンゼン			検液1Lにつき0.01 mg以下であること	検液1Lにつき0.01 mg以下であること
カドミウム及びその化合物	重金属等（第2種特定有害物質）	土壌1 kgにつき150 mg以下であること	検液1Lにつき0.01 mg以下であること	検液1Lにつき0.01 mg以下であり，かつ，農用地においては米1 kgにつき0.4 mg未満であること
六価クロム化合物		土壌1 kgにつき250 mg以下であること	検液1Lにつき0.05 mg以下であること	検液1Lにつき0.05 mg以下であること
シアン化合物		遊離シアンとして土壌1 kgにつき50 mg以下であること	検液中に検出されないこと	検液中に検出されないこと
水銀及びその化合物		土壌1 kgにつき15 mg以下であること	検液1Lにつき0.0005 mg以下であること	検液1Lにつき0.0005 mg以下であること
うちアルキル水銀			検液中に検出されないこと	検液中に検出されないこと
セレン及びその化合物		土壌1 kgにつき150 mg以下であること	検液1Lにつき0.01 mg以下であること	検液1Lにつき0.01 mg以下であること
鉛及びその化合物		土壌1 kgにつき150 mg以下であること	検液1Lにつき0.01 mg以下であること	検液1Lにつき0.01 mg以下であること
砒素及びその化合物		土壌1 kgにつき150 mg以下であること	検液1Lにつき0.01 mg以下であること	検液1Lにつき0.01 mg以下であり，かつ，農用地（田に限る）においては，土壌1 kgにつき15 mg未満であること
ふっ素及びその化合物		土壌1 kgにつき4000 mg以下であること	検液1Lにつき0.8 mg以下であること	検液1Lにつき0.8 mg以下であること
ほう素及びその化合物		土壌1 kgにつき4000 mg以下であること	検液1Lにつき1.0 mg以下であること	検液1Lにつき1 mg以下であること
シマジン	農薬等（第3種特定有害物質）		検液1Lにつき0.003 mg以下であること	検液1Lにつき0.003 mg以下であること
チウラム			検液1Lにつき0.006 mg以下であること	検液1Lにつき0.006 mg以下であること
チオベンカルブ			検液1Lにつき0.02 mg以下であること	検液1Lにつき0.02 mg以下であること
PCB			検液中に検出されないこと	検液中に検出されないこと
有機りん化合物			検液中に検出されないこと	検液中に検出されないこと

付表 9.2　騒音の環境基準

騒音に係る環境基準

Ⅳ－1　道路に面する地域以外の地域

平成24年('12) 4 月改正

地域の類型	基準値	
	昼　間	夜　間
AA	50デシベル以下	40デシベル以下
A及びB	55デシベル以下	45デシベル以下
C	60デシベル以下	50デシベル以下

・地域の類型
AA：療養施設，社会福祉施設等が集合して設置される地域など特に静穏を要する地域
A：専ら住居の用に供される地域
B：主として住居の用に供される地域
C：相当数の住居と併せて商業，工業等の用に供される地域
・時間の区分
昼間：午前 6 時から午後10時まで
夜間：午後10時から翌日の午前 6 時まで

Ⅳ－2　道路に面する地域

平成24年('12) 4 月改正

地域の区分	基準値	
	昼　間	夜　間
A地域のうち 2 車線以上の車線を有する道路に面する地域	60デシベル以下	55デシベル以下
B地域のうち 2 車線以上の車線を有する道路に面する地域及びC地域のうち車線を有する道路に面する地域	65デシベル以下	60デシベル以下

この場合において，幹線交通を担う道路に近接する空間については，上記にかかわらず，特例として次表の基準値の欄に掲げるとおりとする。

基準値	
昼　間	夜　間
70デシベル以下	65デシベル以下

備考
個別の住居等において騒音の影響を受けやすい面の窓を主として閉めた生活が営まれていると認められるときは，屋内へ透過する騒音に係る基準（昼間にあっては45デシベル以下，夜間にあっては40デシベル以下）によることができる。

Ⅳ－3　航空機

平成19年('07)12月改正

地域の類型	基準値
Ⅰ	57デシベル以下
Ⅱ	62デシベル以下

注　Ⅰをあてはめる地域は専ら住居の用に供される地域とし，Ⅱをあてはめる地域はⅠ以外の地域であって通常の生活を保全する必要がある地域とする。

Ⅳ－4　新幹線鉄道

平成12年12月改正

地域の類型	基準値
Ⅰ	70デシベル以下
Ⅱ	75デシベル以下

注　Ⅰをあてはめる地域は主として住居の用に供される地域とし，Ⅱをあてはめる地域は商工業の用に供される地域などⅠ以外の地域であって通常の生活を保全する必要がある地域とする。

付表 9.3　水質汚濁に係る環境基準（人の健康の保護に関する環境基準（公共用水域））

平成 28 年（'16）3 月改正

項目	基準値	項目	基準値	項目	基準値
カドミウム	0.003mg/L以下	四塩化炭素	0.002mg/L以下	チウラム	0.006mg/L以下
全シアン	検出されないこと	1,2－ジクロロエタン	0.004mg/L以下	シマジン	0.003mg/L以下
鉛	0.01mg/L以下	1,1－ジクロロエチレン	0.1mg/L以下	チオベンカルブ	0.02mg/L以下
六価クロム	0.05mg/L以下	シス-1,2-ジクロロエチレン	0.04mg/L以下	ベンゼン	0.01mg/L以下
砒素	0.01mg/L以下	1,1,1-トリクロロエタン	1 mg/L以下	セレン	0.01mg/L以下
総水銀	0.0005mg/L以下	1,1,2-トリクロロエタン	0.006mg/L以下	硝酸性窒素及び亜硝酸性窒素	10mg/L以下
アルキル水銀	検出されないこと	トリクロロエチレン	0.01mg/L以下	ふっ素	0.8mg/L以下
PCB	検出されないこと	テトラクロロエチレン	0.01mg/L以下	ほう素	1 mg/L以下
ジクロロメタン	0.02mg/L以下	1,3-ジクロロプロペン	0.002mg/L以下	1,4-ジオキサン	0.05mg/L以下

備考
1. 基準値は年間平均値とする。ただし，全シアンに係る基準値については，最高値とする。
2.「検出されないこと」とは，定められた方法により測定した場合において，その結果が当該方法の定量限界を下回ることをいう。
3. 海域についてはふっ素及びほう素の基準値は適用しない。

付表 9.4　水質汚濁に係る環境基準（生活環境の保全に係る環境基準（公共用水域））

平成 28 年（'16）3 月改正

（1）河川（湖沼を除く）

ア

項目 / 類型	利用目的の適応性	基準値					該当水域
		水素イオン濃度（pH）	生物化学的酸素要求量（BOD）	浮遊物質量（SS）	溶存酸素量（DO）	大腸菌群数	
AA	水道1級，自然環境保全及びA以下の欄に掲げるもの	6.5以上 8.5以下	1 mg/L以下	25mg/L以下	7.5mg/L以上	50MPN/ 100mL以下	別に環境大臣または都道府県知事が水域類型ごとに指定する水域
A	水道2級，水産1級，水浴及びB以下の欄に掲げるもの	6.5以上 8.5以下	2 mg/L以下	25mg/L以下	7.5mg/L以上	1,000MPN/ 100mL以下	
B	水道3級，水産2級及びC以下の欄に掲げるもの	6.5以上 8.5以下	3 mg/L以下	25mg/L以下	5 mg/L以上	5,000MPN/ 100mL以下	
C	水産3級，工業用水1級及びD以下の欄に掲げるもの	6.5以上 8.5以下	5 mg/L以下	50mg/L以下	5 mg/L以上	−	
D	工業用水2級，農業用水及びEの欄に掲げるもの	6.0以上 8.5以下	8 mg/L以下	100mg/L以下	2 mg/L以上	−	
E	工業用水3級，環境保全	6.0以上 8.5以下	10mg/L以下	ごみ等の浮遊が認められないこと	2 mg/L以上	−	

備考　1. 基準値は，日間平均値とする（湖沼，海域もこれに準ずる）
　　　2. 農業用利水点については，水素イオン濃度6.0以上7.5以下，溶存酸素量 5 mg/L以上とする。（湖沼もこれに準ずる）

イ

項目 / 類型	水生生物の生息状況の適応性	基準値			該当水域
		全亜鉛	ノニルフェノール	直鎖アルキルベンゼンスルホン酸及びその塩	
生物A	イワナ・サケマス等比較的低温域を好む水生生物及びこれらの餌生物が生息する水域	0.03mg/L以下	0.001mg/L 以下	0.03mg/L 以下	別に環境大臣または都道府県知事が水域類型ごとに指定する水域
生物特A	生物Aの水域のうち，生物Aの欄に掲げる水生生物の産卵場（繁殖場）又は幼稚仔の生育場として特に保全が必要な水域	0.03mg/L以下	0.0006mg/L 以下	0.02mg/L 以下	
生物B	コイ，フナ等比較的高温域を好む水生生物及びこれらの餌生物が生息する水域	0.03mg/L以下	0.002mg/L 以下	0.05mg/L 以下	
生物特B	生物A又は生物Bの水域のうち，生物Bの欄に掲げる水生生物の産卵場（繁殖場）又は幼稚仔の生育場として特に保全が必要な水域	0.03mg/L以下	0.002mg/L 以下	0.04mg/L 以下	

備考　1. 基準値は，年間平均値とする。（湖沼，海域もこれに準ずる）

（2）湖沼（天然湖沼及び貯水量1,000万立方メートル以上であり，かつ，水の滞留時間が4日間以上である人工湖）

ア

項目 / 類型	利用目的の適応性	基準値					該当水域
		水素イオン濃度（pH）	化学的酸素要求量（COD）	浮遊物質量（SS）	溶存酸素量（DO）	大腸菌群数	
AA	水道1級，水産1級，自然環境保全及びA以下の欄に掲げるもの	6.5以上 8.5以下	1 mg/L以下	1 mg/L以下	7.5mg/L以上	50MPN/ 100mL以下	別に環境大臣または都道府県知事が水域類型ごとに指定する水域
A	水道2，3級，水産2級，水浴及びB以下の欄に掲げるもの	6.5以上 8.5以下	3 mg/L以下	5 mg/L以下	7.5mg/L以上	1,000MPN/ 100mL以下	
B	水産3級，工業用水1級，農業用水及びCの欄に掲げるもの	6.5以上 8.5以下	5 mg/L以下	15mg/L以下	5 mg/L以上	−	
C	工業用水2級，環境保全	6.0以上 8.5以下	8 mg/L以下	ごみ等の浮遊が認められないこと	2 mg/L以上	−	

備考　水産1級，水産2級及び水産3級については，当分の間，浮遊物質量の項目の基準値は適用しない。

付表 9.4 つづき

イ

項目 類型	利用目的の適応性	基準値		該当水域
		全窒素	全燐	
I	自然環境保全及びII以下の欄に掲げるもの	0.1mg/L以下	0.005mg/L以下	別に環境大臣または都道府県知事が水域類型ごとに指定する水域
II	水道1,2,3級（特殊なものを除く） 水産1種，水浴及びIII以下の欄に掲げるもの	0.2mg/L以下	0.01mg/L以下	
III	水道3級（特殊なもの）及びIV以下の欄に掲げるもの	0.4mg/L以下	0.03mg/L以下	
IV	水産2種及びVの欄に掲げるもの	0.6mg/L以下	0.05mg/L以下	
V	水産3種，工業用水，農業用水，環境保全	1mg/L以下	0.1mg/L以下	

備考 1. 基準値は，年間平均値とする。
2. 水域類型の指定は，湖沼植物プランクトンの著しい増殖を生ずるおそれがある湖沼について行うものとし，全窒素の項目の基準値は，全窒素が湖沼植物プランクトンの増殖の要因となる湖沼について適用する。
3. 農業用水については，全燐の項目の基準値は適用しない。

ウ

項目 類型	水生生物の生息状況の適応性	基準値			該当水域
		全亜鉛	ノニルフェノール	直鎖アルキルベンゼンスルホン酸及びその塩	
生物A	イワナ・サケマス等比較的低温域を好む水生生物及びこれらの餌生物が生息する水域	0.03mg/L以下	0.001mg/L以下	0.03mg/L以下	別に環境大臣または都道府県知事が水域類型ごとに指定する水域
生物特A	生物Aの水域のうち，生物Aの欄に掲げる水生生物の産卵場（繁殖場）又は幼稚仔の生育場として特に保全が必要な水域	0.03mg/L以下	0.0006mg/L以下	0.02mg/L以下	
生物B	コイ，フナ等比較的高温域を好む水生生物及びこれらの餌生物が生息する水域	0.03mg/L以下	0.002mg/L以下	0.05mg/L以下	
生物特B	生物A又は生物Bの水域のうち，生物Bの欄に掲げる水生生物の産卵場（繁殖場）又は幼稚仔の生育場として特に保全が必要な水域	0.03mg/L以下	0.002mg/L以下	0.04mg/L以下	

エ

項目 類型	水生生物が生息・再生産する場の適応性	基準値	該当水域
		底層溶存酸素量	
生物1	生息段階において貧酸素耐性の低い水生生物が生息できる場を保全・再生する水域又は再生産段階において貧酸素耐性の低い水生生物が再生産できる場を保全・再生する水域	4.0mg/L以上	別に環境大臣または都道府県知事が水域類型ごとに指定する水域
生物2	生息段階において貧酸素耐性の低い水生生物を除き、水生生物が生息できる場を保全・再生する水域又は再生産段階において貧酸素耐性の低い水生生物を除き、水生生物が再生産できる場を保全・再生する水域	3.0mg/L以上	
生物3	生息段階において貧酸素耐性の高い水生生物が生息できる場を保全・再生する水域、再生産段階において貧酸素耐性の高い水生生物が再生産できる場を保全・再生する水域又は無生物域を解消する水域	2.0mg/L以上	

備考 1. 基準値は、日間平均値とする。
2. 底面近傍で溶存酸素量の変化が大きいことが想定される場合の採水には、横型のバンドン採水器を用いる。

付表 9.4 つづき

(3) 海　　域

ア

項目 類型	利用目的の適応性	基準値					該当水域
		水素イオン濃度 (pH)	化学的酸素要求量 (COD)	溶存酸素量 (DO)	大腸菌群数	n-ヘキサン抽出物質（油分等）	
A	水産1級，水浴，自然環境保全及びB以下の欄に掲げるもの	7.8以上 8.3以下	2 mg/L以下	7.5mg/L以上	1,000MPN/ 100mL以下	検出されないこと	別に環境大臣または都道府県知事が水域類型ごとに指定する水域
B	水産2級，工業用水及びCの欄に掲げるもの	7.8以上 8.3以下	3 mg/L以下	5 mg/L以上	－	検出されないこと	
C	環境保全	7.0以上 8.3以下	8 mg/L以下	2 mg/L以上	－	－	
備考	水産1級のうち，生食用原料カキの養殖の利水点については，大腸菌群数70MPN／100mL以下とする。						

イ

項目 類型	利用目的の適応性	基準値		該当水域
		全窒素	全燐	
I	自然環境保全及びII以下の欄に掲げるもの （水産2種及び3種を除く）	0.2mg／L以下	0.02mg／L以下	別に環境大臣または都道府県知事が水域類型ごとに指定する水域
II	水産1種 水浴及びIII以下の欄に掲げるもの （水産2種及び3種を除く）	0.3mg／L以下	0.03mg／L以下	
III	水産2級及びIV以下の欄に掲げるもの （水産3種を除く）	0.6mg／L以下	0.05mg／L以下	
IV	水産3種，工業用水 生物生息環境保全	1 mg／L以下	0.09mg／L以下	

備考 1．基準値は，年間平均値とする。
2．水域類型の指定は，海洋植物プランクトンの著しい増殖を生ずるおそれがある海域について行うものとする。

ウ

項目 類型	水生生物の生息状況の適応性	基準値			該当水域
		全亜鉛	ノニルフェノール	直鎖アルキルベンゼンスルホン酸及びその塩	
生物A	水生生物の生息する水域	0.02mg/L以下	0.001mg/L以下	0.01mg/L以下	別に環境大臣または都道府県知事が水域類型ごとに指定する水域
生物特A	生物Aの水域のうち，水生生物の産卵場（繁殖場）又は幼稚仔の生育場として特に保全が必要な水域	0.01mg/L以下	0.0007mg/L以下	0.006mg/L以下	

エ

項目 類型	水生生物が生息・再生産する場の適応性	基準値	該当水域
		底層溶存酸素量	
生物1	生息段階において貧酸素耐性の低い水生生物が生息できる場を保全・再生する水域又は再生産段階において貧酸素耐性の低い水生生物が再生産できる場を保全・再生する水域	4.0mg/L以上	別に環境大臣または都道府県知事が水域類型ごとに指定する水域
生物2	生息段階において貧酸素耐性の低い水生生物を除き、水生生物が生息できる場を保全・再生する水域又は再生産段階において貧酸素耐性の低い水生生物を除き、水生生物が再生産できる場を保全・再生する水域	3.0mg/L以上	
生物3	生息段階において貧酸素耐性の高い水生生物が生息できる場を保全・再生する水域、再生産段階において貧酸素耐性の高い水生生物が再生産できる場を保全・再生する水域又は無生物域を解消する水域	2.0mg/L以上	

備考 1．基準値は、日間平均値とする。
2．底面近傍で溶存酸素量の変化が大きいことが想定される場合の採水には、横型のバンドン採水器を用いる。

付表 9.5　水質汚濁防止法において排水基準が定められている項目

<table>
<tr><th colspan="3">項　目</th><th>説　明</th></tr>
<tr><td>有害物質</td><td colspan="2">カドミウム及びその化合物（Cd）
シアン化合物（CN）
有機燐化合物（O-P）
鉛及びその化合物（Pb）
六価クロム化合物（Cr^{6+}）
砒素及びその化合物（As）
水銀及びアルキル水銀
その他の水銀化合物（T-Hg）
アルキル水銀化合物（R-Hg）
ポリ塩化ビフェニル（PCB）
トリクロロエチレン（TCE）
テトラクロロエチレン（PCE）
ジクロロメタン
四塩化炭素
1,2-ジクロロエタン
1,1-ジクロロエチレン
1,2-ジクロロエチレン（※1）
1,1,1-トリクロロエタン
1,1,2-トリクロロエタン
1,3-ジクロロプロペン
チウラム
シマジン
チオベンカルブ
ベンゼン
セレン及びその化合物（Se）
ほう素及びその化合物
ふっ素及びその化合物
アンモニア，アンモニウム化合物
亜硝酸化合物及び硝酸化合物
塩化ビニルモノマー（※2）
1,4-ジオキサン</td><td>水質汚濁防止法では，人の健康に影響の大きい物質を有害物質と総称し，その他の物質より厳しい規制がなされている．

※1 排水基準は，シス-1,2-ジクロロエチレンに対して規制を設定．地下浸透規制は，シス体とトランス体の合計濃度を規制する．

※2 排水基準は設定がなく，地下浸透規制のみ対象．</td></tr>
<tr><td rowspan="15">有害物質以外</td><td colspan="2">水素イオン濃度（pH）</td><td>pH は水の液性を示すもので，pH7 が中性で，数値が小さくなるほど酸性が強くなり，数値が大きくなるほどアルカリ性が強くなる．</td></tr>
<tr><td colspan="2">生物化学的酸素要求量（BOD）</td><td>水の有機汚濁の程度を示すもので，水中の好気性微生物が有機物質を酸化分解するときに消費する酸素の量をいう．</td></tr>
<tr><td colspan="2">化学的酸素要求量（COD）</td><td>水中にある物質の中で化学的に直接酸化できるもの（主として有機物質）の量を示しており，有機汚濁の指標とされている．</td></tr>
<tr><td colspan="2">浮遊物質量（SS）</td><td>水中に懸濁している不溶解性物質の量を示す．</td></tr>
<tr><td rowspan="2">ノルマルヘキサン抽出物質（油分）</td><td>鉱油類含有量</td><td rowspan="2">ノルマルヘキサンにより抽出される物質の含有量を示す．抽出される物質は主として油分であり，鉱物油と動植物油がある．</td></tr>
<tr><td>動植物油脂類含有量</td></tr>
<tr><td colspan="2">大腸菌群数</td><td>大腸菌群は一般に人畜の腸管内に常棲する細菌（ふん便 1g 中に 10 億～100 億が存在）でそれらが水中に存在するか否かによって，その水がふん便で汚染されているかどうかを判断する指標となっている．</td></tr>
<tr><td colspan="2">フェノール類含有量</td><td rowspan="6">水道用水基準，水産用水基準等を考慮して規制項目とされたものである．</td></tr>
<tr><td colspan="2">銅含有量（Cu）</td></tr>
<tr><td colspan="2">亜鉛含有量（Zn）</td></tr>
<tr><td colspan="2">溶解性鉄含有量（Sol-Fe）</td></tr>
<tr><td colspan="2">溶解性マンガン含有量（Sol-Mn）</td></tr>
<tr><td colspan="2">クロム含有量（T-Cr）</td></tr>
<tr><td colspan="2">窒素含有量（T-N）</td><td rowspan="2">閉鎖性水域の富栄養化の原因物質とされている．</td></tr>
<tr><td colspan="2">燐含有量（T-P）</td></tr>
</table>

付表 9.6.1　水道水質基準に関する省令

水質基準（51 項目）

番号	項　目	基準値 (mg/L)	水質検査方法	検査の省略	水質検査省略に当たっての検討個所				
					河川水	湖沼水	地下水	資機材	消毒
1	一般細菌	100個以下/mL	標準寒天培地法	不可	○	○	○		
2	大腸菌	不検出	特定酵素基質培地法	不可	○	○	○		
3	カドミウム	0.003	AAS/ICP/ICP-MS		○	○	○		
4	水銀	0.0005	CV-AAS		○	○	○		
5	セレン	0.01	Hy-AAS/AAS/Hy-ICP/ICP-MS		○	○	○		
6	鉛	0.01	AAS/ICP/ICP-MS					鉛管	
7	ヒ素	0.01	Hy-AAS/AAS/Hy-ICP/ICP-MS		○	○	○		
8	六価クロム	0.05	AAS/ICP/ICP-MS		○	○	○	○	
9	亜硝酸態窒素	0.04	IC	不可	○	○	○		
10	シアン	0.01	IC-PC/ 流路 -AS ※	不可	○	○	○		○
11	硝酸態窒素及び亜硝酸態窒素	10	IC	不可	○	○	○		
12	フッ素	0.8	IC		○	○	○		
13	ホウ素	1.0	ICP/ICP-MS		海水淡水化の場合は省略不可				
14	四塩化炭素	0.002	PT-GC-MS/HS-GC-MS				○		
15	1,4-ジオキサン	0.05	SA-GC-MS				○		
16	シス-1,2-ジクロロエチレン及びトランス-1,2-ジクロロエチレン	0.04	PT-GC-MS/HS-GC-MS				○		
17	ジクロロメタン	0.02	PT-GC-MS/HS-GC-MS				○		
18	テトラクロロエチレン	0.01	PT-GC-MS/HS-GC-MS				○		
19	トリクロロエチレン	0.01	PT-GC-MS/HS-GC-MS				○		
20	ベンゼン	0.01	PT-GC-MS/HS-GC-MS				○		
21	塩素酸	0.6	DPD/IC				○		
22	クロロ酢酸	0.02	SE-GC-MS	不可					○
23	クロロホルム	0.06	PT-GC-MS/HS-GC-MS	不可					○
24	ジクロロ酢酸	0.03	SE-GC-MS	不可					○
25	ジブロモクロロメタン	0.1	PT-GC-MS/HS-GC-MS	不可					
26	臭素酸	0.01	IC-PC	不可				次亜塩素酸	オゾン処理
27	総トリハロメタン	0.1	PT-GC-MS/HS-GC-MS	不可					○
28	トリクロロ酢酸	0.03	SE-GC-MS	不可					○
29	ブロモジクロロメタン	0.03	PT-GC-MS/HS-GC-MS	不可					○
30	ブロモホルム	0.09	PT-GC-MS/HS-GC-MS	不可					○
31	ホルムアルデヒド	0.08	MOD-SE-GC-MS	不可					○
32	亜鉛	1.0	AAS/ICP/ICP-MS		○	○	○	○	
33	アルミニウム	0.2	AAS/ICP/ICP-MS		○	○	○	凝集剤	
34	鉄	0.3	AAS/ICP		○	○	○	○	
35	銅	1.0	AAS/ICP/ICP-MS		○	○	○	○	
36	ナトリウム	200	AAS/ICP/IC		○	○	○		
37	マンガン	0.05	AAS/ICP/ICP-MS		○	○	○		
38	塩化物イオン	200	IC/Tit	不可	○	○	○		○
39	硬度（Ca, Mg）	300	Tit/ICP/IC		○	○	○		
40	蒸発残留物	500	Weight		○	○	○		
41	陰イオン界面活性剤	0.2	SA-HPLC/ 流路-AS ※		○	○	○		
42	ジェオスミン	0.00001	SA-GC-MS/PT-GC-MS/HS-GC-MS		○	○			
43	2-メチルイソボルネオール	0.00001	SA-GC-MS/PT-GC-MS/HS-GC-MS		○	○			
44	非イオン界面活性剤	0.02	SA-AS		○	○	○		
45	フェノール類	0.005	SE-GC-MS/ 流路-AS ※		○	○	○		
46	有機物（TOC）	3	TOC	不可	○	○	○		
47	pH	5.8 ～ 8.6	EI	不可	○	○	○	○	○
48	味	異常でない	官能法	不可	○	○	○	○	○
49	臭気	異常でない	官能法	不可	○	○	○	○	○
50	色度	5 度	Col ほか	不可	○	○	○	○	○
51	濁度	2 度	比濁法ほか	不可	○	○	○		

※シアン，陰イオン界面活性剤及びフェノール類については，流路型吸光光度法を期間を限り暫定的に認める.

付表 9.6.2

水質管理目標設定項目（26 項目）

番号	項 目	目標値 (mg/L)	水質検査方法	検査の優先度	水質検査に当たっての検討個所				
					河川水	湖沼水	地下水	資機材	消毒
1	アンチモン	0.02	Hy-AAS/Hy-ICP/ICP-MS		○	○	○		
2	ウラン	0.002 P	SA-ICP/ICP-MS		○		○		
3	ニッケル	0.02	AAS/ICP/ICP-MS	高				○	
4	1,2-ジクロロエタン	0.004	PT-GC-MS/HS-GC-MS				○		
5	トルエン	0.4	PT-GC-MS/HS-GC-MS				○		
6	フタル酸ジ（2- エチルヘキシル）	0.08	SE-GC-MS		○	○	○		
7	亜塩素酸	0.6	DPD/IC/Elec	二酸化塩素使用の場合に検査を実施				○	○
8	二酸化塩素	0.6	DPD/IC/Elec	二酸化塩素使用の場合に検査を実施				○	○
9	ジクロロアセトニトリル	0.01 P	SE-GC-MS	高					○
10	抱水クロラール	0.02 P	SE-GC-MS	高					○
11	農薬類	1	（検出値と目標値の比の和として）	高	○	○	○		
12	残留塩素	1	比色法ほか						○
13	硬度（Ca, Mg）	10 ～ 100	Tit/ICP/IC		○	○	○		
14	マンガン	0.01	AAS/ICP/ICP-MS		○	○	○		
15	遊離炭酸	20	Tit		○	○	○		
16	1,1,1-トリクロロエタン	0.3	PT-GC-MS/HS-GC-MS		○	○	○		
17	メチル-*t*-ブチルエーテル	0.02	PT-GC-MS/HS-GC-MS				○		
18	有機物等（$KMnO_4$）	3	Tit	高	○	○	○		
19	臭気強度（TON）	3 TON	官能法		○	○	○	○	○
20	蒸発残留物	30 ～ 200	Weight		○	○	○		
21	濁度	1 度	透過光測定法ほか		○	○	○		
22	pH	7.5	EI		○	○	○	○	○
23	腐食性（ランゲリア指数）	-1 ～ 0	計算法		○	○	○		
24	従属栄養細菌	2,000個以下/mL P	R2A 寒天培地法						
25	1,1-ジクロロエチレン	0.1	PT-GC-MS/HS-GC-MS				○		
26	アルミニウム	0.1	AAS/ICP/ICP-MS		○	○	○	凝集剤	

P：暫定

「水質検査方法」欄で使用している略号の意味は次のとおりである．

AAS：原子吸光光度法
AS：吸光光度法
Col：比色法
CV-AAS：還元気化原子吸光光度法
EI：電極法
Elec：電流法
HPLC：高速液体クロマトグラフ法
HS-GC-MS：ヘッドスペース-ガスクロマトグラフ-質量分析法
Hy-AAS：水素化物発生原子吸光光度法
Hy-ICP：水素化物発生誘導結合プラズマ発光分光分析法
IC：イオンクロマトグラフ法
ICP：ICP 発光分析法
IC-PC：イオンクロマトグラフ・ポストカラム吸光光度法
ICP-MS：誘導結合プラズマ-質量分析法
MOD-SE-GC-MS：誘導体化-溶媒抽出-ガスクロマトグラフ-質量分析法
PT-GC-MS：パージ・トラップ-ガスクロマトグラフ-質量分析法
SA-GC-MS：固相抽出-ガスクロマトグラフ-質量分析法
SA-HPLC：固相抽出-高速液体クロマトグラフ法
SE-AS：溶媒抽出-吸光光度法
SE-GC-MS：溶媒抽出-ガスクロマトグラフ-質量分析法
Tit：滴定法
Weight：重量法
Zn-SE-AAS：亜鉛添加-溶媒抽出-原子吸光光度法
DPD：*N,N*-ジエチル-*p*-フェニレンジアミン法

付表 9.6.3
要検討項目（47 項目）

番号	項　目	目標値 (mg/L)	水質検査方法	検査の優先度	水質検査に当たっての検討個所				
					河川水	湖沼水	地下水	資機材	消毒
1	銀	—							
2	バリウム	0.7							
3	ビスマス	—							
4	モリブデン	0.07	AAS/ICP/ICP-MS		○	○	○		
5	アクリルアミド	0.0005							
6	アクリル酸	—							
7	17-β-エストラジオール	0.00008 P							
8	エチニル-エストラジオール	0.00002 P							
9	エチレンジアミン四酢酸 (EDTA)	0.5							
10	エピクロロヒドリン	0.0004 P							
11	塩化ビニル	0.002							
12	酢酸ビニル	—							
13	2,4-ジアミノトルエン	—							
14	2,6-ジアミノトルエン	—							
15	*N,N*-ジメチルアニリン	—							
16	スチレン	0.02							
17	ダイオキシン類	1 pgTEQ/L(P)	SE-GC-MS/SA-GC-MS		○	○	○		
18	トリエチレンテトラミン	—							
19	ノニルフェノール	0.3 P							
20	ビスフェノール A	0.1 P							
21	ヒドラジン	—							
22	1,2-ブタジエン	—							
23	1,3-ブタジエン	—							
24	フタル酸ジ（*n*-ブチル）	0.01							
25	フタル酸ブチルベンジル	0.5							
26	ミクロキスチン-LR	0.0008 P							
27	有機すず化合物	0.0006 P (TBTO)							
28	ブロモクロロ酢酸	—							
29	ブロモジクロロ酢酸	—							
30	ジブロモクロロ酢酸	—							
31	ブロモ酢酸	—							
32	ジブロモ酢酸	—							
33	トリブロモ酢酸	—							
34	トリクロロアセトニトリル	—							
35	ブロモクロロアセトニトリル	—							
36	ジブロモアセトニトリル	0.06							
37	アセトアルデヒド	—							
38	MX	0.001							
39	キシレン	0.4							
40	過塩素酸	0.025							
41	パーフルオロオクタンスルホン酸（PFOS）	—							
42	パーフルオロオクタン酸 (PFOA)	—							
43	*N*-ニトロソジメチルアミン（NDMA）	0.0001							
44	アニリン	0.02							
45	キノリン	0.0001							
46	1,2,3-トリクロロベンゼン	0.02							
47	ニトリロ三酢酸（NTA）	0.2							

P：暫定

付表 9.7 総農薬として検討対象とする農薬（121 項目）

番号	農薬名	用途	目標値（mg/L）	番号	農薬名	用途	目標値（mg/L）
1	1,3-ジクロロプロペン（D-D）	殺虫剤	0.05	61	チアジニル	殺虫剤，殺菌剤	0.1
2	2,2-DPA（ダラポン）	除草剤	0.08	62	チウラム	殺虫剤，殺菌剤	0.02
3	2,4-D（2,4-PA）	除草剤	0.03	63	チオジカルブ	殺虫剤	0.08
4	EPN	殺虫剤	0.004	64	チオファネートメチル	殺虫剤，殺菌剤	0.3
5	MCPA	除草剤	0.005	65	チオベンカルブ	除草剤	0.02
6	アシュラム	除草剤	0.9	66	テフリルトリオン	除草剤	0.002
7	アセフェート	殺虫剤，殺菌剤	0.006	67	テルブカルブ（MBPMC）	除草剤	0.02
8	アトラジン	除草剤	0.01	68	トリクロピル	殺虫剤	0.006
9	アニロホス	除草剤	0.003	69	トリクロルホン（DEP）	殺虫剤，殺菌剤，植物成長調整剤	0.005
10	アミトラズ	殺虫剤	0.006	70	トリシクラゾール	除草剤	0.1
11	アラクロール	除草剤	0.03	71	トリフルラリン	除草剤	0.06
12	イソキサチオン	殺虫剤	0.008	72	ナプロパミド	除草剤	0.03
13	イソフェンホス	殺菌剤	0.001	73	パラコート	除草剤	0.005
14	イソプロカルブ（MIPC）	殺虫剤	0.01	74	ピペロホス	除草剤	0.0009
15	イソプロチオラン（IPT）	殺虫剤，殺菌剤，植物成長調整剤	0.3	75	ピラクロニル	除草剤	0.01
16	イプロベンホス（IBP）	殺菌剤	0.09	76	ピラゾキシフェン	除草剤	0.004
17	イミノクタジン	殺虫剤，殺菌剤	0.006	77	ピラゾリネート（ピラゾレート）	殺虫剤	0.02
18	インダノファン	除草剤	0.009	78	ピリダフェンチオン	除草剤	0.002
19	エスプロカルブ	除草剤	0.03	79	ピリブチカルブ	殺虫剤，殺菌剤	0.02
20	エディフェンホス（エジフェンホス，EDDP）	殺菌剤	0.006	80	ピロキロン	殺虫剤，殺菌剤	0.05
21	エトフェンプロックス	殺虫剤，殺菌剤	0.08	81	フィプロニル	殺虫剤，殺菌剤，植物成長調整剤	0.0005
22	エトリジアゾール（エクロメゾール）	殺菌剤	0.004	82	フェニトロチオン（MEP）	殺虫剤，殺菌剤	0.01
23	エンドスルファン（ベンゾエピン）	殺虫剤	0.01	83	フェノブカルブ（BPMC）	殺虫剤，殺菌剤	0.03
24	オキサジクロメホン	除草剤	0.02	84	フェリムゾン	殺虫剤	0.05
25	オキシン銅（有機銅）	殺虫剤，殺菌剤	0.03	85	フェンチオン（MPP）	殺虫剤，殺菌剤	0.006
26	オリサストロビン	殺虫剤，殺菌剤	0.1	86	フェントエート（PAP）	除草剤	0.007
27	カズサホス	殺虫剤	0.0006	87	フェントラザミド	殺虫剤，殺菌剤	0.01
28	カフェンストロール	殺虫剤，除草剤	0.008	88	フサライド	殺虫剤，殺菌剤	0.1
29	カルタップ	殺虫剤，殺菌剤，除草剤	0.3	89	ブタクロール	殺菌剤	0.03
30	カルバリル（NAC）	殺虫剤	0.05	90	ブタミホス		0.02
31	カルプロパミド	殺虫剤，殺菌剤	0.04	91	ブプロフェジン		0.02
32	カルボフラン	代謝物	0.005	92	フルアジナム	除草剤	0.03
33	キノクラミン（ACN）	除草剤	0.005	93	プレチラクロール	殺菌剤	0.05
34	キャプタン	殺菌剤	0.3	94	プロシミドン	殺虫剤	0.09
35	クミルロン	除草剤	0.03	95	プロチオホス	殺菌剤	0.004
36	グリホサート	除草剤	2	96	プロピコナゾール	除草剤	0.05
37	グルホシネート	除草剤，植物成長調整剤	0.02	97	プロピザミド	殺虫剤，殺菌剤	0.05
38	クロメプロップ	除草剤	0.02	98	プロベナゾール	殺虫剤，除草剤	0.05
39	クロルニトロフェン（CNP）	除草剤	0.0001	99	ブロモブチド	殺菌剤	0.1
40	クロルピリホス	殺虫剤	0.003	100	ベノミル	殺虫剤，殺菌剤	0.02
41	クロロタロニル（TPN）	殺虫剤，殺菌剤	0.05	101	ベンシクロン	除草剤	0.1
42	シアナジン	除草剤	0.004	102	ベンゾビシクロン	除草剤	0.09
43	シアノホス（CYAP）	殺虫剤	0.003	103	ベンゾフェナップ	除草剤	0.005
44	ジウロン（DCMU）	除草剤	0.02	104	ベンタゾン	除草剤，植物成長調整剤	0.2
45	ジクロベニル（DBN）	除草剤	0.03	105	ベンディメタリン	殺虫剤，殺菌剤	0.3
46	ジクロルボス（DDVP）	殺虫剤	0.008	106	ベンフラカルブ	除草剤	0.04
47	ジクワット	除草剤	0.005	107	ベンフルラリン（ベスロジン）	除草剤	0.01
48	ジスルホトン（エチルチオメトン）	殺虫剤	0.004	108	ベンフレセート	殺虫剤	0.07
49	ジチアノン	殺菌剤	0.03	109	ホスチアゼート	殺虫剤	0.003
50	ジチオカルバメート系農薬	殺虫剤，殺菌剤	0.005（二硫化炭素として）	110	マラチオン（マラソン）	除草剤	0.7
51	ジチオピル	除草剤	0.009	111	メコプロップ（MCPP）	殺虫剤	0.05

付表 9.7　つづき

52	シハロホップブチル	除草剤	0.006	112	メソミル	殺虫剤	0.03
53	シマジン（CAT）	除草剤	0.003	113	メタラキシル	殺虫剤, 殺菌剤	0.06
54	ジメタメトリン	除草剤	0.02	114	メチダチオン（DMTP）	殺虫剤	0.004
55	ジメトエート	殺虫剤	0.05	115	メチルダイムロン	除草剤	0.03
56	シメトリン	除草剤	0.03	116	メトミノストロビン	殺虫剤, 殺菌剤	0.04
57	ジメピペレート	除草剤	0.003	117	メトリブジン	除草剤	0.03
58	ダイアジノン	殺虫剤, 殺菌剤	0.003	118	メフェナセット	除草剤	0.02
59	ダイムロン	殺虫剤, 殺菌剤, 除草剤	0.8	119	メプロニル	殺虫剤, 殺菌剤	0.1
60	ダゾメット, メタム（カーバム）及びメチルイソチオシアネート	殺菌剤	0.01（メチルイソチオシアネートとして）	120	モリネート	除草剤	0.005

測定方法：以上の農薬は, SA-GC-MS (SE-GC-MS), MOD-SA-GC-MS (MOD-SE-GC-MS), SA-HPLC, LC-MS のいずれかの方法により測定する.

付表 9.8　普通室内空気試験成績判定基準表

試験項目		季　節	成績表示区分				
			A	B	C	D	E
温度条件	気温（℃）	夏 〔冷房の場合〕	24 ～ 25 (25 ～ 26)	26 23	27 22 ～ 21	28 20	＞ 29 ＜ 19
		春　秋	22 ～ 24	25 21	26 20	27 19	＞ 28 ＜ 18
		冬	22 ～ 23	24 21 ～ 20	25 19	26 18	＞ 27 ＜ 17
	気湿（%）		50 ～ 60	61 ～ 65 49 ～ 45	66 ～ 70 44 ～ 40	71 ～ 80 39 ～ 30	＞ 81 ＜ 29
	気動（m/sec）	夏	0.40 ～ 0.50	0.51 ～ 0.74 0.39 ～ 0.25	0.75 ～ 1.09 0.24 ～ 0.10	1.10 ～ 1.49 0.09 ～ 0.04	＞ 1.56 ＜ 0.03
		春　秋	0.30 ～ 0.40	0.41 ～ 0.57 0.29 ～ 0.17	0.58 ～ 0.82 0.16 ～ 0.08	0.83 ～ 1.15 0.07 ～ 0.03	＞ 1.16 ＜ 0.02
		冬	0.20 ～ 0.30	0.31 ～ 0.45 0.19 ～ 0.12	0.46 ～ 0.65 0.11 ～ 0.06	0.66 ～ 0.99 0.05 ～ 0.02	＞ 1.00 ＜ 0.01
	カタ冷却力	乾	6.0 ～ 7.0	7.1 ～ 9.0 5.9 ～ 5.0	9.1 ～ 11.0 4.9 ～ 3.5	11.1 ～ 12.9 3.4 ～ 2.1	＞ 13.0 ＜ 2.0
		湿	18.0 ～ 19.0	19.1 ～ 20.9 17.9 ～ 15.1	21.0 ～ 24.9 15.0 ～ 12.1	25.0 ～ 29.9 12.0 ～ 9.1	＞ 30.0 ＜ 9.0
	感覚温度　℃	夏	22	23 21 ～ 20	24 19	25 18	＞ 26 ＜ 17
		春　秋	20 ～ 21	22 19	23 18	24 17	＞ 25 ＜ 11
		冬	19	20 18	21 17	22 16	＞ 23 ＜ 15
汚染条件	二酸化酸素（%）	普通の場合	＜ 0.069	0.070 ～ 0.099	0.100 ～ 0.139	0.140 ～ 0.199	＞ 0.200
		再循環式機械換気実施の場合	＜ 0.099	0.100 ～ 0.139	0.140 ～ 0.199	0.200 ～ 0.249	＞ 0.250
		無煙突暖房の場合（主としてガス，石油ストーブ）	＜ 0.099	0.100 ～ 0.199	0.200 ～ 0.349	0.350 ～ 0.449	＞ 0.450
	浮遊粒子状物質（mg/m^3）		＜ 0.09	0.1 ～ 0.29	0.3 ～ 0.9	1.0 ～ 1.9	＞ 2.0
	細菌数（落下法 5 分間露出）		＜ 29	30 ～ 74	75 ～ 149	150 ～ 299	＞ 300

温度（気温，感覚温度）の実測値が小数点以下の端数の場合は，4 捨 5 入した値で判定する．
（日本薬学会編：衛生試験法注解，p.982，金原出版，2010）

付表 9.9 学校保健安全法による学校環境衛生の基準（教室等の環境に係る学校環境衛生基準）

検査項目			基 準
換気及び保温等	換気		二酸化炭素 1,500 ppm 以下が望ましい
	温度		10 ～ 30 ℃が望ましい
	相対湿度		30 ～ 80 %が望ましい
	浮遊粉じん		0.10 mg/m^3 以下
	気流		0.5 m/秒以下
	一酸化炭素		10 ppm 以下
	二酸化窒素		0.06 ppm 以下が望ましい
	揮発性有機化合物		
		ホルムアルデヒド	100 μg/m^3 以下
		トルエン	260 μg/m^3 以下
		キシレン	870 μg/m^3 以下
		パラジクロロベンゼン	240 μg/m^3 以下
		エチルベンゼン	3,800 μg/m^3 以下
		スチレン	220 μg/m^3 以下
	ダニ又はダニアレルゲン		100 匹/m^3 以下又はこれと同等のアレルゲン量以下
採光及び照明	照度		・教室及びそれに準ずる場所の照度の下限値は，300 lx とする．また，教室及び黒板の照度は，500 lx 以上であることが望ましい． ・教室及び黒板のそれぞれの最大照度と最小照度の比は，20：1 を超えないこと．また，10：1 を超えないことが望ましい． ・コンピューター教室等の机上の照度は，500 ～ 1000 lx 程度が望ましい． ・テレビやコンピューター等の画面の垂直面照度は，100 ～ 500 lx 程度が望ましい． ・その他の場所における照度は，工業標準化法（昭和 24 年）に基づく日本工業規格 Z9110 に規定する学校施設の人工照明の照度基準に適合すること．
	まぶしさ		・児童生徒等から見て，黒板の外側 15° 以内の範囲に輝きの強い光源（昼光の場合は窓）がないこと． ・見え方を妨害するような光沢が，黒板面及び机上面にないこと． ・見え方を妨害するような電灯や明るい窓等が，テレビ及びコンピューター等の画面に映じていないこと．
騒音	騒音レベル		閉窓時 LAeq 50 dB 以下，開窓時 LAeq 55 dB 以下が望ましい．

日本語索引

あ

い

す

せ

ふ

へ

わ

外国語索引

A

B

C

D